U0337242

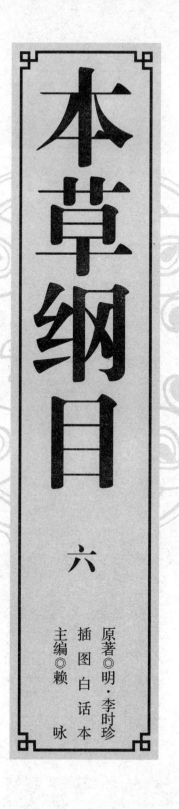

本草纲目

六

原著◎明·李时珍

插图白话本

主编◎赖咏

中国书店

第三十二卷 《本草纲目》果部

果之四
（味类一十三种）

秦椒《神农本草经》

蜀椒《神农本草经》

崖椒《图经本草》

蔓椒《神农本草经》

地椒《嘉祐本草》

胡椒《唐本草》

毕澄茄《开宝本草》　　附山胡椒

吴茱萸《神农本草经》

食茱萸《唐本草》

盐麸子《开宝本草》　　附咸平树、酸角、咸草

醋林子《图经本草》

茗《唐本草》

皋芦《拾遗本草》

上附方旧五十三，新一百方。

秦　椒
（见《神农本草经》中品）

[释名]　大椒（见《尔雅》）椒（音毁）　花椒

[集解]　《名医别录》记载：秦椒生长于泰山山谷和秦岭山脉一带，琅琊山脉也能见到。每年八、九月采集果实。

陶弘景说：现在的秦椒是从西部传入，形状好像花椒，但比它略大，呈黄黑颜色，味道非常像蜀椒，有人说就是现在的檓树子。说檓树就是猪椒，恐怕是谬传。

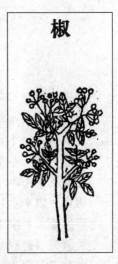

苏恭说：秦椒的树干、叶茎、果实都像蜀椒，但味道淡些，果实小些。蓝田、秦岭之间生长有很多秦椒。苏颂说：现在的秦州（今甘肃谷县东一带）、凤州（今陕西凤县东北一带）、明水今（陕西略阳县一带）、越州（今广西合浦县东北一带）、金州（今陕西安康县一带）、商州（今陕西商县一带）都长有秦椒。初秋时开花，秋末结果实，九、十月便可以采集。

《尔雅》记述：檓就是大椒。

郭璞在《尔雅》上述话加注说：秦椒为丛生，果实较大的即是檓。

《唐风》中有诗句说：椒聊结实，繁衍盈升。

陆玑疏释上面这句诗时说：秦椒树像似茱萸，长有针一样的刺。它的茎叶坚挺而且光滑亮泽，味道辛香。蜀国人和吴国人在制作茶茗时，都与秦椒的叶子混合煮在一起，以求其香味。当今成皋（今河南荥阳一带）一带山区生长竹叶椒，它的枝干也像蜀椒，有小毒，性热，相似。其籽粒长而不圆，非常香，像橘皮的味道。岛上的獐、鹿吃掉叶后，其肉自然地发出椒香、橘香。现今南北方生长一种椒，它的果实比蜀椒大，与陶弘景和郭璞、陆玑的说法正相吻合，因此应当将果实大的椒树视为秦椒。

寇宗奭说：这种椒是秦国一带所产，因此称之为秦椒。一般椒株的样子都差不多，但秦椒的叶子较大，籽粒也大，而纹路较浅，不像蜀椒的纹路折皱那样高凸，这些是秦椒与其他椒树的不同之处。不过陕西一带也种有蜀椒。

李时珍说：秦椒就是花椒。原产于秦国，如今处处可以种植，十分容易繁殖衍生。它的叶子相对而长，叶尖而有刺。四月开小花，五月结果实。果实生时色青，熟时色红，个大于蜀椒。它的种子的颜色也不如蜀椒黑亮。

范子计然说：蜀椒原产于武都（今四川西和县南一带），红色的好；秦椒原产于陇西天水（今甘肃天水一带），籽粒细小的好。苏颂说它秋初开花，其实不是那样。

[修治] 同蜀椒。

附 椒红

[气味] 辛，温，有毒。

《名医别录》记述：生椒红温、熟椒红寒，有毒。

甄权说：苦、辛。

徐之才说：恶括楼、防葵，畏雌黄。

[主治] 《神农本草经》：除风邪气，温中，去寒痹，坚齿发，明目。久服，可以轻身美容耐老增年通神。

《名医别录》：疗喉痹、吐逆、疝瘕，去老血，产后余疾腹痛，出汗，利五脏。

孟诜说：治上气咳嗽，久风温痹。

甄权说：治恶风遍身，四肢挛痹，口齿浮肿摇动，女人月闭不通，产后恶血痢，多年痢，疗腹中冷痛，生毛发，无瘢。

朱震亨说：能下肿温气。

[附方] 旧有附方六条。

1. 膏瘅尿多。《伤寒类要》：患者少饮。用秦椒一分炮出汗，瓜蒂二分，二者共研为末。水服二十枚大豆大小的量，每月服三次。

2. 手足心胀。《肘后方》：风邪所致。将椒、盐末等分，用醋调和后敷于患部，疗效良好。

3. 损疮中风。孟诜《食疗本草》：用面做馄饨，以秦椒作馅，放在炭灰中烧热，使秦椒裂口，封于疮上，冷却即换。

4. 久患口疮。《食疗本草》：选用开口大椒，水洗面拌，煮作粥，空腹吞之，以饭送下。重者可再服，以病愈为度。

5. 牙齿风痛。孟洗《食疗本草》：秦椒煎醋含漱。

6. 百虫入耳。《续十全方》：椒末一钱，醋半盏，长时间浸泡，少量逐渐滴入耳中，虫会自动出来。

蜀 椒
（见《神农本草经》下品）

[释名] 巴椒（见《名医别录》） 汉椒（见《日华子本草》） 川椒（见《本草纲目》） 南椒（见《雷公炮炙论》） 蓎藙（唐毅） 点椒

李时珍说：蜀，古国名。汉，水名。就是现在四川西部的成都、广汉、潼川。巴，即是国名又是水名。就是现在重庆、夔州（今奉节县东白帝）、顺庆（今四川省南充市北）、阆中。川则是巴蜀的总称。四川得名于岷（岷江）、沱、黑、白四大水，分流东、西、北四方。

［集解］　《名医别录》记载：蜀椒生长于武都（今四川西和县南一带）山谷和巴郡（今重庆市北嘉陵江北岸一带）。每年八月采集果实，阴干。

陶弘景说：蜀郡（今四川省成都市）北部有人工种植。皮肉厚，腹里白，气味浓。江阳（四川省泸州市）、建平（今福建建阳县东南）、晋康（广东郁南县东南）一带也生长蜀椒，样子细红，味道辛，但不香，药力不如巴郡的蜀椒。

苏恭说：现今产于金州（今陕西安康县一带）西域的蜀椒最好。

苏颂说：现今归（今湖北秭归县一带）、峡（今湖北宜昌市西长江西陵峡口）以及今四川、陕西、河南一带人家大都在园圃中种植蜀椒。这种蜀椒高四五尺，像茱萸，但又比茱萸略小，长有针刺。叶子坚挺而且光滑，煮后可以饮食。每年上月无花结子，所结之子长于枝叶间，颗粒像小豆而且还更圆些，皮呈紫红色，到了八月即可采集果实，焙干后使用。江淮及北方一带也长有蜀椒，它们的茎叶都同四川蜀椒相似，但不及四川蜀椒质量优良，也不如四川蜀椒皮厚、里白、味烈。

李时珍说：蜀椒肉厚皮皱，它的籽粒光亮黑泽，就像人的瞳仁一样，因此又称之为椒目。而其他椒的籽粒虽然也有光亮，也呈黑色，但都比不上蜀椒。比如土椒，它的籽粒就没有什么光彩。

［修治］　雷敩（音教）说：到作南椒必须先将椒目和未开口的摘出弃掉，然后用酒拦湿再上笼蒸，从巳时（上午十时）蒸至午时（中午十二时）即可，不要揭盖而使共自然冷却，待至无蒸气便可取出装入瓷器中，注意防风防潮。

寇宗奭说：制作秦椒、蜀椒，都应先用微火炒，待其出汗趁热放入竹筒中，然后用木梗捣去里面的黄壳，取红色部分做药，如果未捣尽，可再捣再取。制作秦椒、蜀椒，还可以椒其炒热后，摊到铺在地面的纸上，用碗盖住，待其冷却后，碾碎取红色部分做药。

附　椒红

［气味］　辛，温，有毒。

《名医别录》记述：药性大热。多食，令人乏气喘促。孟诜说：十月份食蜀椒，损气伤心，令人多忘。

李鹏飞说：久食，令人失明，伤血脉。

徐之才说：杏仁作为使药，放盐味更好，畏款冬花、防风、附子、雄黄。食蜀椒中毒者，用凉水、麻仁浆可解。

［主治］　邪气咳嗽，温中，逐骨节皮肤死肌，寒湿痹痛，下气。久服头不白，可以轻身增年。

《名医别录》：除六腑寒冷，伤过时温疟大风汗不出，心腹留饮宿食，肠澼下痢，泄精，女子哺乳余疾，散风邪瘕结，水肿黄疸，鬼疰蛊毒，杀虫、鱼毒。久服开腠理，通血脉，坚齿发，明目，调关节，耐寒暑，可作膏药。

甄权说：治头风下泪，腰脚不遂，虚损留结，破血，下诸石水，治咳嗽，腹内冷痛，除齿痛。

《日华子本草》：破症结开胸，治天行时气，产后宿血，壮阳，疗阴汗，暖腰膝，缩小便，止呕逆。

孟诜说：通神去年，益血，利五脏，下乳汁，无瘢，生毛发。

李时珍说：散寒除温，解郁结，消宿食，通三焦，温脾胃，补右肾命门，杀蛔虫，止泄泻。

[发明] 苏颂说：服食方，单服椒红补下，选用蜀椒效果较好。段成式说椒气下达，饵之益下，不上冲也。

李时珍说：蜀椒纯粹是壮阳之物，是手足太阳，右肾命门理气这药。它的味道辛而且麻，性温而热。禀南方之阳，受西方之阴，因此可以入肺散寒，治咳嗽；入脾除温，治风寒湿痹，水肿泻痢；入右肾补火，治阳衰尿频，足弱久痢等证。一位七十多岁的妇女，腹泻五年，服用上百种药物都不见效。我开出五十丸感应丸让她服用，二日后腹泻仍不止。再以平胃散加椒红、茴香，用枣肉制作成丸让她服下，病即治愈。每当患极度厌食症，服此药可以立即治好。这是除湿消食，温脾补肾的验方。按照《岁时记》的说法，年初饮用椒柏酒可以辟除瘟疫。蜀椒又名玉衡星精。服后可以使人体健耐老；柏树是百木中的精华，人们称这为仙药，这主要是它能消除病邪的缘故。吴国孟镇人服用蜀椒后说：蜀椒集五行之气而生长，

叶青、皮红、花黄、膜白、子黑。它的气味馨香，药性下行，能使火热下达，不致上薰，草药之中，功效都不及蜀椒（其方见下）。李时珍说椒红丸可以补肾，但没有区分水火，这会耽误治疗。一般讲此方只是治疗脾胃和命门虚寒有湿郁的患者比较适且。但如果是肺胃素热的的患者，则不宜用此方。朱丹溪氏因此说：椒属火性，具有下达的功能。久服，早火自水中生。如此服用椒的患者没有不中毒的。又上请说：凡是吃饭伤饱，心胸痞闷的患者，以水吞服生椒一二十颗即可解缓。这是缘于蜀椒能通三焦，引正气，下恶气，消宿食。戴原礼说：凡是呕吐，服药后不适的患者，其膈间一定有蛔虫。蛔虫闻见药味就蠕动，致使药物排出而蛔虫排不出。但在呕吐药中加炒川椒十余粒，蛔虫闻川椒味就死。张仲景治蛔虫在乌梅丸中加蜀椒，也是这个道理。许叔徽说：大凡肾气上逆，必须以椒使其归经，此病就可治愈。

[附方] 旧有附方十二条，新近附方二十三条。

1. 椒红丸。治元脏伤惫，目暗耳聋。服用此药百余天，可以感到身体轻舒，睡眠减少，脚腿有力，这是椒红的效力所致。服用三年，则心智爽语，目明异常，面色红悦，髭发光黑。制作时先剔去蜀椒中的椒目和未开口的，炒出湿汗，曝晒放干，捣碎

取椒红一斤；再将生地黄捣碎取汁，倒入铜器中煎出一升，稀稠适当。用汁调和椒红末制成梧子般大小的药丸。服用时应空腹，以暖酒送下，每次服三十丸。和药时要避妇女和鸡犬。有诗云：其椒应五行，其仁通六义。欲知先有功，夜见无梦寐。四时去烦劳，五脏调元气。明目腰不疼，身轻心健记。别更有异能，三脚精自秘。回老返婴童，康强不思睡。九虫顿消亡，三尸自逃避。若能久饵之，神仙应可冀。

2. 补益心肾。《邵真人经验方》：仙方椒苓丸：补益心肾，明目驻颜，顺气祛风延年。制法：取真川椒一斤炒去汗，白茯苓十两去皮，共研为末，炼成梧子般大的蜜丸。每次服五十粒，空腹以盐汤送服。忌用铁器盛装。

3. 虚冷短气。川椒三两，去目及闭口的，盛于生绢袋中，在五升无杂质酒里浸泡三天，可患病时取饮。

4. 腹内虚冷。《斗门方》：使用生椒择去不拆的，取四十粒在浆水浸泡一夜，使其合口，空腹以新爽的井水吞服，久服可以暖脏腑，美容黑发明目，能够增进食欲。

5. 心腹冷痛。《孙真人方》：和布包裹蜀椒放置疼痛部位，然后拿熨斗熨至蜀椒出汗即可停止。

6. 冷虫心痛。《寿域神方》：用川椒四两，炒热出汗，取一碗酒淋洒其上，以酒送服。

7. 阴冷入腹。《千金要方》：有阴冷病的人，冷气渐渐入阴囊，导致肿胀，日夜疼痛闷胀难忍，用布裹蜀椒置于阴囊底部，热气即天通，每日更换，致病疾消除为止。

8. 呃噫不止。《邵真人经验方》：用川椒四两炒研后，成梧桐子般的面糊丸。每次服十丸，以醋汤送服，疗效显著。

9. 传尸劳瘵。陈言《三因方》：此方治疗结核病效果较佳。取用择去籽和合口的颜色较红的川椒，以黄草纸双层隔放，炒热出汗，取出放置地面，用砂盒送严，用火灰密遮四周，大约一小时后，研为细末，择去壳，在老酒中浸白，成糕状后和制成梧子大小的药丸。每次服四十丸，饭前以盐水送服。服用二斤后，疾患自可痊愈。此药兼治各种痹证，用肉桂煎汤送服。治腰痛，用茴香汤送服；治肾冷，用盐汤送服。从前有一人患此病，遇到一位陌生人授予他此方，服用二斤后，口中吐出一条像蛇一样的虫子，病随即好了，因此而得名神授丸。

10. 历节风痛。《世医得效方》：可以治疗由白虎历节风所致的关节剧痛，腠理空虚，如虫游走肌肤般痒痛，兼治痹证，半身不遂等疾病，采用上述治疗劳瘵的"神授丸"方即可。

11. 寒湿脚气。《大金良方》：将蜀椒二至三升盛装在疏散的布包中，每天用脚踩踏。

12. 诸疮中风。《韦宙独行方》：取生蜀椒一升，用少许面粉和尿包裹，注意不要漏气，分成两份，放于煻灰中烧熟后，在疮头上扎一孔，把药敷于疮面，使椒气射入疮中，冷却即更换。必须玉疮中出水，遍体出冷汗，病情即好。

13. 疮肿作痛。《外台秘要》：将生椒末、釜下土、荞麦粉等分研制，用醋调和敷于患部。

14. 囊疮痛痒。《经验方》：取红椒七粒，葱头七个，用水煮后清洗患部。有一人行途中患此病，湘山寺僧授与此方，数日后即痊愈，故取名为祛风散。

15. 手足皲裂。《深师方》：取蜀椒四合用水煮，去渣浸泡约半小时，取出使其干燥，然后再浸泡，待自然干燥后涂猪羊脑髓，疗效有佳。

16. 漆疮作痒。《谭氏方》：用汉椒煎汤清洗患部。相感志说：凡是到油漆场所，将川椒咀嚼后涂在鼻部，不生漆疮。

17. 夏月湿泻。川椒经炒后取椒红、肉豆蔻各煨一两，研为末，掺入粳米饭中制成梧子般的药丸。每次米汤饮服百丸。

18. 飧泻不化。《普济方》：也治久痢。炒小椒一两，用土炒苍术二两，碾为末，用醋掺和成梧子大的药丸。每次米汤饮服五十丸。

19. 久冷下痢。《千金方》：或治不痢，腰腹苦冷。用蜀椒三升，酢渍一夜，麹三升加椒一升，拌成粥食用，食用不到三升即可治愈。

20. 老小泄泻。《谭氏方》：即治小儿泻，以及五十岁以上老人腹泻。用蜀椒二两，放于二升醋中煮玉醋尽，然后慢火焙干碾成末，入瓷器中贮存。每次服二钱，以酒或米汤送服。

21. 水泻奶疳。姚和仲《延龄方》：蜀椒一分，去目碾末，用酥油调和，少许涂抹脑上，每日三次。

22. 食茶面黄。《胜金方》：用川椒红炒后碾成末，制成梧子般的糊丸。每次服十丸，茶汤送下。

23. 伤寒齿衄。《仁斋直指方》：即治伤寒呕血，继而齿缝出血不止。用开口川椒四十九粒，加入醋一盏，一同煎熟，再加进少许白矾即可服用。24. 风虫牙痛。《圣济总录》：取川椒红末，用水和白面制成皂子大的药丸，烧热后咬食，用数次即可治愈。另有一方：花椒四钱，牙皂子七十七个，加一碗醋煎熬，用以漱口。

25. 头上白秃。《普济方》：花椒末与猪脂调和，敷于头部，三五次即治愈。

26. 妇人秃鬓。《太平圣惠方》：汉椒四两放于酒中浸泡，在闭风密室内每天搽抹，鬓发会自然长出。

27. 蝎螫作痛。《杏林摘要》：川椒嚼细后抹涂于患部，感到微麻即可停止。

28. 百虫入耳。《世医得效方》：川椒碾细，在醋中浸泡后灌于耳中，虫子自会爬出。

29. 毒蛇咬螫。《肘后方》：用闭口椒和叶子共捣后，封于患部可以。

30. 蛇入人口。《太平圣惠方》：因天热而卧睡于地面解热取凉，致蛇爬入口内，无法让蛇出来的人，可以用刀割破蛇尾，将二三粒生椒放入蛇尾，然后裹牢，一会儿蛇就会自己从口内退出。

31. 小儿暴惊。《千金方》：治疗小儿啼哭不止。用蜀椒、左顾牡蛎各六，以酢浆水一升煮五合。每次灌饮一合。

32. 舌蹇语吃。《救急方》：用生面包川椒成丸，每次服十粒，以醋汤送下。

33. 痔漏脱肛。《救急方》：每天空腹嚼川椒一钱，以凉水送下，三五次后即可。

34. 肾风囊痒。《仁斋直指方》：把川椒、杏仁研磨成膏状，涂抹于掌心，然后将掌握于囊而卧躺，此方疗效极佳。

附 椒日

[气味]　苦，寒，无毒。

甄权说：苦、辛，有小毒。

[主治]　苏恭说：水腹胀痛，利小便。

甄权说：治十二种水气，及肾虚耳座鸣聋，膀胱急。

朱震亨说：止气喘。

[发明]　甄权说：椒气下达，故而椒目能够治疗肾虚耳鸣。用巴豆、菖蒲共碾细碎，再与溶化的黄腊、松脂调和成细棒，放入耳中来回抽动。治肾气虚，耳中如发风吹和水流声，或好像打钟声，忽然耳聋者。每天一换，疗效明显。

寇宗奭说：椒目治疗盗汗有功效。将目微火炒后碾细，用半钱，再用生猪上唇煎汤一合，睡觉时调和服用，没有不见效的。其理在于椒目能此水，因此又可治水疾。

朱震亨说：治哮喘不止，可以用椒目二钱炒碾后，以白汤调服，服用二三次即见效。如随后有痰、上火，可对症用药治疗。

李时珍说：椒目下达，走泌尿道，不走食道，因此可以解汗水，去燥湿、治疗喘疾。

[附方]　新有附方六条。

1. 水气肿满。《千金方》：椒目炒后，捣成膏状，每次以酒送服二十大豆

2. 留饮腹痛。《肘后方》：椒目二两，巴豆一两去皮心，熬捣后用枣膏调和，制成麻子般的药丸。每次服二丸，吞服后疼痛即可止住。另有一方：椒目十四粒，巴豆一粒，豉十六粒，合在一起捣碎，制成二个药丸。服用后取吐痛止。

3. 痔漏肿痛。《海上方》：将百分之一合椒目碾细，空腹以水送服三钱，疗效显著。

4. 治崩中带下。《金匮钩玄》：椒目炒后碾细，每次以温酒送服十分之一合。

5. 治眼生黑花。《普济本事方》：患此疾年代较长难以医治的，可用此方。椒目一两，苍术一两，炒后其研为末，用醋调和成梧子般的药丸。每次服用二十丸，以醋汤送下。

附 叶

[气味]　辛，热，无毒。

［主治］ 《日华子本草》：奔豚、伏梁气，内外肾钓，霍乱转筋，共及葱碾。

李时珍说：杀虫，洗脚气及漆疮。

附　根

［气味］ 辛，热，微毒。

［主治］ 李时珍得自《证治要诀》：肾与膀胱虚冷，血淋色瘀。将根煎汤，慢饮。血淋色鲜患者勿服。

崖　椒
（见《图经本草》）

［释名］ 野椒

［集解］ 苏颂说：施州有一种崖椒，叶子比蜀椒的大，当地土人一年四季采集崖椒皮制药。

李时珍说：崖椒的俗名叫野椒。其味不太香，籽粒不是黑色的而是呈灰色，而且无光。当地土人用其炒食鸡、鸭。

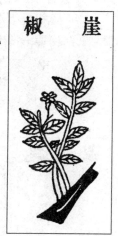

附　椒红

［气味］ 辛，热，无毒，忌盐。

李时珍说：有毒。

［主治］ 苏颂说：治肺气上喘，咳嗽。把野姜为末，每次以酒送服一钱。

蔓　椒
（见《神农本草经》下品）

［释名］ 猪椒（见《名医别录》）　豕椒（见《神农本草经》）

彘椒（见《名医别录》）　虥椒（见《本草经集注》）　狗椒（见《名医别录》）　金椒（见《图经本草》）

李时珍说：这种椒系蔓生，气味臭如狗、彘，因此而得上述诸名。

［集解］ 《名医别录》记载：蔓椒生长于山川沟谷处以及皇陵之间，采集其根茎，可以用来酿酒。

陶弘景说：山野处处长有蔓椒，俗称樛子。形状像椒、樧、味不香，还有一个名叫橙豨椒，可以蒸病出汗。

李时珍说：蔓椒野生于林箐间，其枝茅软如藤蔓，子、叶都像椒，山里人也食用蔓椒。

《尔雅》记载：椒、枝丑梂，是说它的子是从生。陶弘景称其椒子，是把它当成梂子，其实椒子是各种椒的通称，并非只是蔓椒的俗称。

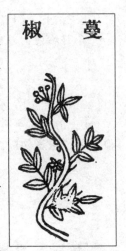

附 实，根，茎

[气味]　苦，温，无毒。

[主治]　《神农本草经》：治风寒湿痹，历节疼，除四肢厥气，膝痛，煎汤蒸浴，取汗。陈藏器说：根主治痔，烧成末服用，同时煮汁浸泡患部。

孟诜说：治贼风挛急。

李时珍引自《千金方》：治通身水肿。用枝叶煎成汁，熬成饧状，每次空腹一汤匙，每日服三次。

地 椒
（见《嘉祐本草》）

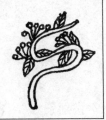

[集解]　刘禹锡说：地椒出自上党郡（今山西上党县一带）。它的苗复地蔓生，茎、叶很细，长小花，呈紫白色，苗依旧茎而生长。

李时珍说：地椒出自北部，就是比较小的蔓椒，地椒紧贴地面生长叶子，形状较小，味道微辛。当地土人用其煮食羊肉，味道香美。

附 实

[气味]　辛，温，有小毒。

[主治]　《嘉祐本草》：治淋涩肿痛。还可作为杀蛀虫的药。

[附方]　新近有附方一条。

治牙痛。《海上名方》：地花椒、川芎等分，研为末，擦抹患处。

胡 椒
（见《唐本草》）

[校正]　从木部称到此。

[释名]　昧履支

李时珍说：胡椒是因它的味道像椒一样辛辣，故而得椒名，其实并不是椒。

[集解] 苏恭说：胡椒产于西北一带。它的形状像鼠李子，烹调食物放入，味道十分辛辣。

唐慎微说：段成式的《酉阳杂俎》记载：胡椒产于摩伽陀国，被称为昧履支。它的苗为蔓生，茎非常柔弱，叶长约一寸半。与叶齐长有细条，条条结子，两两相对。叶子早晨张开储夜幕闭合，闭合时将子裹于叶中。胡椒的形状像似汉椒，十分辛辣，每年六月采集，现在人们作为佐食调料使用。

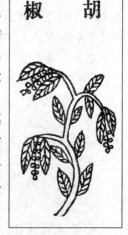

李时珍说：胡椒，现在南番诸国以及交趾（今越南境内）、滇南（今云南南部）、海南（今海南省一带）等地都有生长。它附于树干蔓生而长，人们也搭棚架引其衍生。它的叶子形状与扁豆、山药的相像。胡椒正月开黄白花，结出累累椒实，盘藤缠绕而生长，形状像梧桐子，也是不长核，生时呈青色，熟时则为红色，青的味更辣。四月成熟，五月采收，晒干后起拆皱。现在胡椒已成为中国食品中不可缺少的调味品。

附 胡椒实

[气味] 辛，大温，无毒。李时珍说：辛热纯阳，走气助火，昏目发疮。

李珣说：多食损肺，令人吐血。

[主治] 《唐本草》记载：下气温中去痰，除脏腑中风冷。

李珣说：去胃口虚冷气，宿食不消，霍乱气逆，心腹疼痛，冷气上冲。

《日华子本草》记载：调五脏，壮肾气，治冷痢，杀一切鱼、肉、鳖、蕈毒。

寇宗奭说：去胃寒吐水，大肠寒滑。

李时珍说：暖肠胃，除寒湿，反胃虚胀，冷积阴毒，牙齿浮热作痛。

[发明] 寇宗奭说：胡椒能够去胃中寒痰，服食后就会吐水，非常灵验。治疗大肠寒滑也可用胡椒，但必须以其他药辅佐治疗，用剂过量则会走气。

朱震亨说：胡椒属火，而且性燥，食之助消化，喜食胡椒的人众多，食用过多则会伤及脾胃肺气。用胡椒治疗疾病，益处大于其弊。牙齿痛可用胡椒、荜茇，散解其中的浮热。

李时珍说：胡椒性大辛热，纯属阳性药物，肠胃寒湿患者适宜服用胡椒。热病患者食用则会伤气动火，伤阴受损，时珍小时嗜食胡椒，年年患眼疾，却从未怀疑是食胡椒所致。以后逐渐了解到胡椒的弊处，于是不再食用，眼疾也就好了。有人刚吃一二粒胡椒，就感昏晕涩，这是过去人们没有出现过的。它在于辛走气，热助火，而胡椒的气味非常浓厚的缘故。患咽喉口腔牙齿病的人，应忌吃胡椒。近来医治这些病常以胡椒与绿豆同用，治疗有效果。原因在于绿豆性寒，胡椒性热，阴阳相配合适得其宜，而且可以用绿豆抑制胡椒之毒。按照张从正《儒门事亲》所说：噎膈之病，或是由于嗜酒所致，或是由于气怒所致，或是由于胃火所致。医生不清楚这些，火里烧姜，汤中煮桂；丁香治不好，继用豆蔻；荜茇治不好，继用胡椒。说是缓和胃疾，但胃原本不寒；说是滋补肠胃，但胃原本不虚。何况三阳既结，食用胡椒必然会引起潮热，治止噎膈宜用汤丸少量润胃即可。时珍认为这种说法有其道理，但噎膈还有食入反出、无火之证，又有痰气郁结、得辛热暂开之证，因此不应一概而论。

[附方]　收有古代附方二种，新近常用附方二十二种，共二十四种。

1. 心腹冷痛。孟诜《食疗本草》：胡椒三十七粒，用清酒吞服。或者一岁一粒。

2. 心下大痛。《寿域方》：胡椒四十九粒，乳香一钱，研磨细匀。男性以生姜与酒送服，女性以当归与酒送服。另有一方：用胡椒五分，没药三钱，研细。分两次服用，温酒送下。又有一方：用胡椒、绿豆各四十九粒研烂，以酒送服，疗效显著。

3. 霍乱吐泻。孙真人：用胡椒三十粒，以清水吞服。

《直指方》，用胡椒四十九粒，绿豆一百四十九粒，研磨均匀。以木瓜汤送服一钱。

4. 治反胃吐食。戴元礼方：将胡椒用醋浸泡，每天晾干，如此七次后研磨成末，然后用酒掺和成梧子般大的药丸。每次服三四十丸，以醋汤送服。

《圣惠方》：用胡椒七钱半，煨姜一两，水煎后分二服。

《百一方》：用胡椒、半夏（汤泡）等分，研磨为末，以姜汁糊成梧子般大的药丸。每次以姜汤送服三十九。

5. 夏月冷泻以及霍乱。《卫生易简方》：用胡椒碾成末，以米饭制成梧子般大的药丸。每次以米汤送饮四十丸。

6. 赤白下痢。《集简方》：胡椒、绿豆各一岁一粒，研为末，糊成梧子般大的药丸。红痢用生姜汤送服，白痢用米汤送服。

7. 大小便闭。《圣济总录》：关格不通，胀闷二三天就会导致生命危险。取胡椒二十一粒，打碎，水一盏，煎六分，去掉渣滓，加入芒消半两，煎化后服用。

8. 小儿虚胀。钱乙方：塌气丸：用胡椒一两，蝎尾半两，研为末，用面糊成粟米般大的药丸。每次服三十五丸，陈米汤饮服。又方加莱菔子半两。

9. 虚寒积癖。《济生方》：此疾症在背膜之外，游移于两胁，气逆喘急，拖久则会营卫凝带，溃烂为痈疽，大多难以治愈。用胡椒二百五十粒，蝎尾四个，生木香二钱半，研磨成末状，制成绿豆般大的粟米饭丸。每次服二十丸，以橘皮汤送服。此药名为磨积丸。

10. 房劳阴毒。《孙氏集效丸》：胡椒七粒，葱心二寸半，麝香一分，一并捣烂，用黄蜡溶和，做成条状，插入阴道内，稍倾出汗病状即可治愈。

11. 惊风内钓。《圣惠方》：取胡椒、木鳖子仁等分，为末，再将醋调黑豆末，杵和成绿豆般大的药丸。每次服三四十丸，以荆芥汤服下。

12. 发散寒邪。《伤寒蕴要》：取胡椒、丁香各七粒，碾碎，以葱白调成膏状调和，涂抹于手心，双手合掌握定，夹于大腿内侧，温复取汗则会治愈。

13. 伤寒咳逆。《圣惠方》：此症状咳逆日夜不止，为寒气攻胃所致。将胡椒三十粒打碎，麝香半钱，再取酒一盏，煎煮半盏，趁热服用。

14. 风虫牙痛。《卫生易简方》：用胡椒、荜茇等分，研为末，制成麻子般大的蜡丸。每次用一丸，塞入蛀牙孔中。

《韩氏医通》：此方治风、虫、客寒三种呻吟不止的牙痛疾病。用胡椒九粒，绿豆十一粒，裹在布中捶碎，再用丝绵包制成一粒，放在患处咬定，待涎流出将药吐去，痛疾即可治愈。

《普济方》：用胡椒一钱半，以羊脂拌打制成四十丸，擦抹催吐。

15. 妇人血崩。阿伽陁丸：用胡椒、紫檀香、郁金、茜根、小檗皮等分，研磨成末，以水制成梧子般大的药丸。每次服二十丸，用阿胶汤送下。

李时珍说：按《酉阳杂俎》：胡椒出于摩伽陁国。此方因此而得名。

16. 沙石淋痛。又名二拗散：用胡椒，朴消等分，研为末。每次服用二钱，以白汤送服，每天二次。

17. 蜈蚣咬伤。《多能鄙事》：将胡椒咀嚼后封敷于患部，立即不痛。

毕 澄 茄
（见《开宝本草》）

［校正］ 从草部移至此。

［释名］ 毗陵茄子

李时珍说：这些都是番语。

［集解］ 陈藏器说：毕澄茄生长于佛誓国（今巨港带）。它的形状类似于梧桐子和蔓荆子，但略微大些。

李珣说：胡椒生长于南海诸国。向阴而长的称为澄茄，向阳而长的称为胡椒。按照顾微《广州志》所说：澄茄生长于诸海国，其实就是嫩胡椒。果青时就可以在树上采摘，它的柄杆粗，蒂把儿圆。

苏颂说：现今广州也生长毕澄茄。春夏之季长叶，青滑可爱。结出的果实类似梧桐子，但略微大些，八月、九月可以采集。

李时珍说：海南诸国都产有毕澄茄。蔓枝生长，春季开白花，夏季结黑色果实，与胡椒同属一类，正如大腹与槟榔相似。

［修治］ 雷敩说：采集到毕澄茄，将柄及皱皮去掉，用酒浸泡蒸制，从巳时（上午十时）至酉时（上午十二时），杵细晒干，可用做药。

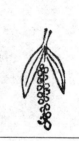

毕澄茄

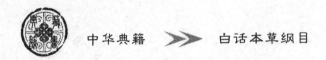

附 毕澄茄

[气味] 辛，温，无毒。

李珣说：辛，苦，微温。

[主治] 陈藏器说：下气消食，去皮肤风，心腹间气胀，令人能食，治疗，能染发及香身。

《日华子本草》：治一切冷气痰澼，并治霍乱吐泻，肚腹痛，肾气膀胱冷。

李时珍说：暖脾胃，止呕吐哕逆。

[附方] 收有古代附方一条，新近常用附方五条。

1. 脾胃虚弱。《济生方》：其症为胸膈不快，不思饮食。用毕澄茄研为末，以姜汁打神曲糊，制成梧子般大的药丸。每次以姜汤送服七十丸，每日服二次。

2. 噎食不纳。《寿域神方》：毕澄茄、白豆蔻等分，为末。干舐服。

3. 反胃吐食。《永类钤方》：口吐黑汁，治不愈者。用毕澄茄为末，与米糊制成梧子般大的药丸。每次以姜汤送服三四十丸，每日服一次。愈后服平胃散三百帖。

4. 伤寒咳逆。《苏颂图经》：日夜呃噎不止者。用毕澄茄、高良姜等分，为末。每次取二钱，放入六分水中，煎沸十次，再加入少许醋，吞服。

5. 痘疮入目。《飞鸿集》：治怕光云翳。用毕澄茄末，吹少许入鼻中，三五次即有疗效。

6. 鼻塞不通。《御药院方》：肺气上攻所致。毕澄茄丸：用毕登茄丸半两，薄荷叶三钱，荆芥穗一钱半，共研为末，以蜜调和制成芡子般大的药丸。时时含咽。

附 山胡椒（见《唐本草》）

苏恭说：各处都生长有山胡椒。山胡椒类似胡椒，呈黑色，颗粒如黑豆大。味辛，大热，无毒。主治心腹冷痛，破滞气，民间治疗使用有效果。

吴 茱 萸
（见《神农本草经》）

[释名] 陈藏器说：南北方都生长吴茱萸，以吴地（今苏州一带）的吴茱萸入药较好，因此此药名前冠以吴字。

李时珍说：茱萸二字的含义记载不详。萸字发俞，由两种音。

[集释] 据《名医别录》记载：吴茱萸生长于上谷（今江北怀来县东南）河谷以及冤句（今山东曹县西北）每年九月九日采摘，放在阴处风干。放置陈久的吴茱萸药效较好。

苏颂说：现在各地都长有吴茱萸，江浙和蜀汉一带尤其多。其树干有一丈多高，树皮呈青绿色，叶子类似椿树叶那样宽阔厚实，呈紫色。三月开红紫色的小细花。七月、八月结出类似椒子的果实，嫩的时候是微黄色，到了成熟期则成为深紫色。有人说，颗粒既紧又小，时间长久后颜色呈青绿色的，即是吴茱萸；颗粒大，时间长久色为黄黑色的，是食茱萸。这种说法恐怕是不对的。按照《周处风土记》载：风俗民尚称九月九为上九，茱萸到此季节已熟透，颜色呈赤红色，可以折下摆放屋中，插在头上，人们说这样做可以驱散恶气以抵御冬天的寒冷。又有《续齐谐》记载：汝南桓景随费长房学习道教。费长房对他说，九月九日你家有灾将至，你应赶快回去，制作绛色的布袋盛放茱萸，系在家人的臂膀上，然后登攀到高处饮用菊花酒，这样此灾祸就可以消除了。恒景按照费长房所说，全家登高山，到了晚上回到家中，看见家中所养的鸡、犬、牛、羊全都暴死。费长房听后说：这些禽畜是代替你们受灾的。每年到了九月九日即登高饮酒，戴茱萸囊，皆是由此说法而来的。

李时珍说：茱萸的枝条柔软而粗厚，叶子长而皱，它的果实结在梢头，累累成簇，但没有核，这是与椒树不同之处。它的颗粒有一种粒大，有一种粒小，颗粒小的入药较好。《淮南子万毕术》说：在井边种茱萸，其叶落于井中，人饮井中之水，不染瘟疫。将茱萸的籽粒悬桂在房屋中，可以辟驱鬼魅。《五行志》记载：在房舍的东边种白杨、茱萸，可以增年除害。

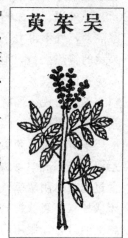

萸茱吴

[修治]　雷敩说：在使用茱萸时要先去掉叶梗，然后按每十两茱萸以二两盐投放于四斗东流水中，分作一百次洗，去其涎汁，晒干后即可入丸散使用。还可用醋煮，每十两用醋二十两，煮沸三十次后，加入茱萸熬干使用。

寇宗奭说：凡是使用吴茱萸，必须先在深汤中浸泡七次，以去掉苦烈汁，才可以焙用。

[气味]　辛，温，有小毒。

甄权说：辛，苦，大热，有毒。

王好古说：辛，苦，热。气味俱厚，阳性药具有阴性。半浮半沉，入足太阴经血分，少阴、厥阴经气分。

孙思邈说：放置时间长久的吴茱萸药效较好，闭口的吴茱萸有毒。食用过多伤神，令人起伏气，咽喉不通。

李时珍说：辛热，走气动火，昏目发疮。

徐之才说：它的使药是蓼实。恶丹参、消石、白垩，畏紫石英。

[主治]　《神农本草经》记载：治温中下气，止痛，除湿血痹，逐风邪，开腠理，咳逆寒热。

《名医别录》记载：利五脏，去痰冷逆气，饮食不消，心腹逐冷绞痛，中恶心腹痛。

甄权说：治霍乱转筋，胃冷吐泻腹痛，产后心痛，治遍身瘀痹刺痛，腰脚软弱，利大肠壅气，肠风痔疾，杀三虫。

陈藏器说：杀恶虫毒，牙虫蚛，鬼魅疰气。

大明《日华子本草》记载：下产后余血，治肾气、脚气水肿，通关节，起阳健脾。

孟诜说：主治泻痢，止泻，厚肠胃，肥健人。

李时珍说：开郁化滞，治吞酸，厥阴痰涎头痛，阴毒腹痛，疝气血痢，喉舌口疮。

李时珍说：治痞满塞胸，咽膈不通，润肝燥脾。

[发明] 苏颂说：段成式说椒气下走，茱萸气上走。说茱萸之气冲膈，不宜用作为服食之药，因为多食会冲眼而且还会脱发。

寇宗奭说：茱萸这种药物下气最快，肠虚患者服用后会很快疮愈。

张元素说：气味俱厚，浮而降，阳中阴也。它有三种用途：去胸中逆气满塞，止心腹感寒疗痛，消宿酒，是白豆蔻的使药。

李杲说：患浊阴不降，厥气上逆，咽膈不通，服食吴茱萸可令人口开目瞪。患阴寒隔寒，气不得上下，这种病得不到医治，使人感到浑身寒冷，腹满胀痛。可以用吴茱萸的苦热之性，泄其逆气，疗效显著，是其他各种药所不能替代的。但不宜多用，以免损伤元气。

王好古说：冲脉为病，逆气里急，宜用吴茱萸主治。震、坤合见，其色绿。所以张仲景吴茱萸汤、当归四逆汤方，治疗厥阴病以及温脾胃，都用吴茱萸。

李时珍说：茱萸性辛热，能散能温；性苦热，能燥能坚。因而茱萸所治之症，都是取其散寒温中，燥湿解郁之功能。《宣和验方》记载：中丞常子正苦于痰饮，每当进食过饱或是阴晴节气变化之时即发作，十日一发，头疼背寒，呕吐酸汁，随即数日卧床伏枕，不思饮食，服药无效。宣和年初封为顺昌司禄，在太守蔡达道的宴席上，得到吴仙丹方，服用后病即不再发作。以后每当遇到饮食过多腹满，服用五至七十丸就可以了。过一小会儿小便，小便中生茱萸气味，酒饮也都随小便而排泄。常子正前前后后用过许多种痰药，但都不如吴仙丹方。此方为：用吴茱萸（汤泡七次）、茯苓等分，研为末，炼制成梧子般大的药丸。每次以开水送服五十丸。

梅杨卿方：以酒浸泡吴茱萸三天，用茯苓末拌和，凉晒干。每次吞服一百粒，温酒送下。又有一方：咽喉口舌生疮患者，用醋调和茱萸末，贴抹在两足心，一夜即愈。吴茱萸性虽热但能引热下行，所治之病都是取其此功能；说茱萸性上行不下，似乎是不对的。有人医治小儿痘疮口噤，将茱萸咀嚼后，抹在患部，口噤即开，这种疗法也是取茱萸的辛散之性。

[附方] 收有古代附方二十四条，新近常用附方二十二条。

1. 风瘙痒痹。孟诜《食疗本草》：茱萸一升，酒一升，煮后取一升半，待温后洗患部，马上可止。

2. 贼风口偏不能说话。孟诜《食疗本草》：取茱萸一升，姜豉三升，清酒五升，合煎沸五次，待冷却后服用半升，每日服三次，少许出汗即可。

3. 冬月感寒。取吴茱萸五钱，煎汤服用，取汗。

4. 头风作痛。《千金翼方》：用茱萸煎成浓汤，再用药棉沾汤，不断擦拭发根，效果良好。

5. 呕涎头痛。《仲景方》：吴茱萸汤：用茱萸一升，枣二十枚，生姜一大两，人参一两，以水五升，煎取三升。每次服七合，每日服三次。

6. 呕而胸满。方同上。

7. 脚气冲心。《孟诜方》：吴茱萸、生姜擂捣取汁饮服，疗效很好。

8. 肾气上哕。《孙氏仁存方》：肾气自腹中起，上筑于咽喉，逆气接连不断而难能喘出，甚至数十声，喘息都十分困难。这是由于寒伤胃脘，肾虚气逆，上行于胃，同气并在一起所致。《难经》称其为哕。《素问》说：病深者，其声哕。患这种病的人宜用此方。如不能制止，可再灸期门、关元、肾俞穴。用吴茱萸（醋炒热）、橘皮、附子（去皮），各一两，研为末，以面糊制成梧子般大的药丸。每次以姜汤送服七十丸。

9. 阴毒伤寒。《太平圣惠方》：四肢逆冷。用酒将茱萸一升拌湿，装在二个绢袋中，蒸至极热，不断更换熨放于脚心。待气热透，疼痛亦即消止，此方用于很多患者均有疗效。

10. 中恶心痛。《杨氏产乳》：吴茱萸五合，酒三升，煮沸，分三次服用。

11. 心腹冷痛。《千金要方》方同上。

12. 冷气腹痛。唐瑶《经验方》：先用吴茱萸二钱擂烂，以酒一盏调和。再用香油一杯，倒入锅内煎热，把调和的茱酒倾入锅中，煎一滚，取出服用病患即止。

13. 脾元气痛。《经验方》：此症发作起来难以忍受。用茱萸一两、桃仁一两，和炒至茱萸焦黄，然后去掉茱萸，取桃仁去皮尖研细，取三根葱白，煨熟，在酒中浸泡后温服。

14. 寒疝往来。《肘后方》：吴茱萸一两，生姜半两，清酒一升，煎后待温分服。

15. 小肠疝气。《和剂局方》：夺命丹：治久疾和近发的小肠疝气，偏坠掣疼，脐下掣痛，以致闷乱，以及外肾肿硬，日渐滋长，和阴部湿痒成疮。用吴茱萸去梗一斤，分作四份：四两以酒浸泡，四两以醋浸泡，四两以汤浸泡，四两以童子小便浸泡一宿，然后一并焙干；泽泻二两，研为末，用酒糊制成梧子般大的药丸。每次服五十丸，空腹以盐汤或酒吞服。（如宜方取名星斗丸。）

16. 小儿肾缩。《太平圣惠方》：此症系初生时受寒所致。用吴茱萸、硫磺各半两，同大蒜共研后，涂于小儿腹部。同时以蛇床子烟熏腹部。

17. 妇人阴寒。《经心录》：十年无子者。用吴茱萸、川椒各一升，共研为末，炼制成弹子丸般大的蜜丸。用药棉裹置于内阴中，每日更换。但等子宫开，即有子也。

18. 子肠脱出。《兵部手集》：用茱萸三升，酒五升，煎成二升，分三次饮服。

19. 醋心上攻。《兵部手集》：上攻如浓醋。用茱萸一合，水三盏，煎成七分，立刻服用。近来有人患此症难以忍受，服此方，二十年未再复发。常用有疗效。

20. 食已吞酸。《太平圣惠方》：胃气虚冷者。吴茱萸（汤泡七次焙干）、干姜（炮制）等分，研为末，汤服一钱。

21. 转筋入腹。《圣济总录》：茱萸炒二两，酒二盏，煎一盏，分两次服用。得下即安。

22. 霍乱干呕不止。《圣济总录》：吴茱萸（泡炒）、干姜（炮制）等分，水煎后服用。

23. 多年脾泄。《孙氏仁存方》：老年人多患此症，称其水土同化。吴茱萸三钱泡过，放入水煎汁，再加盐少许，通过口服。此因茱萸能暖膀胱，不道既清，大肠自固。虽有其他性热之药，但不能分解清浊。

24. 脏寒泄泻。《普济方》：倦怠减食。吴茱萸用汤浸泡后炒，猪脏半条，去脂洗净，装满吴茱萸绑扎牢固，在文火上煮熟，捣制成梧子般大的药丸。每次服五十丸，以米汤饮服，每日服二次。

25. 滑痢不止。方同上。

26. 下痢水泻。《太平圣惠方》：吴茱萸（泡炒）、黄连（炒）各二钱，水煎服。未止再服。

27. 赤白下痢。《和剂局方》：戊己丸：治脾胃受湿，下痢腹痛，米谷不化。用吴茱萸、黄连、白芍药各一两，同炒后研为末，制成梧子般大的蒸饼丸。每次服用二三十丸，米汤饮服。

《百一选方》：变通丸：治赤白痢日夜不止，及肠风下血。用川黄二两，吴茱萸二两汤泡七次，同炒至出香味，挑炼出来各自研为末，制成梧子般大的栗米饭丸。分别收放。每次服用三十丸：赤痢患者，以甘草汤送服黄连丸；白痢患者，以干姜汤送服茱萸丸；赤白痢患者，各用五十丸，以米汤送服。此主是浙西河山纯老传给苏韬光的，医救病人甚为有效。

邓笔峰《杂兴方》：二色丸：治痢及水泄肠风。用吴茱萸二两，黄连二两，同炒出香味，各自研为末。以百草霜末二两，同黄连制作成丸；以白芍药末二两，同茱萸制作成丸。各用饭制成梧子般大的药丸，分别收放。每次服五十丸：赤痢患者，以乌梅汤送服黄连、百草霜；白痢患者，以米汤送饮茱萸丸；赤白痢患者，各服二十五丸。

28. 赤痢脐痛。《千金要方》：以茱萸合黑豆汤吞服。

29. 肠痔常血。《肘后方》：下部痒痛如虫咬。掘地挖坑烧热，把浇酒例入坑中，捣碎吴茱萸二升倒入坑中，乘热坐在有孔的木板上熏治，冷却即离开木板。坐熏三四次病患好愈。

30. 腹中癥块。姚僧坦《集验方》：茱萸三升捣碎，和酒煮熟，用布裹熨于癥块上。冷却再炒，轮番熨放。癥块移动，追逐熨之，至癥块消除才可止熨。

31. 产后盗汗。《千金翼方》：啬啬恶寒。茱萸一鸡子大，酒三升，浸渍半日，煮后服用。

32. 口疮口疳。《濒湖集简方》：莱萸末，用醋调和涂抹于足心，一晚即可治愈。

33. 咽喉作痛。方同上。

34. 牙齿疼痛。孟诜《食疗本草》：茱萸煎酒，含于口中漱。

35. 小儿头疮。《太平圣惠方》：吴茱萸炒焦为末，加入少许汞粉，用猪脂、醋调和后涂抹于患部。

36. 小儿瘭疮。《兵部手集》：此症还有二名，一为火灼疮，一为火烂疮。以茱萸煎酒，擦拭患部效果良好。

37. 老小风疹。《千金要方》：方同上。

38. 痈疽发背及发乳诸毒。《外台秘要》：用吴茱萸一升，捣碎为末，用苦酒调和涂于棉帛上，贴在患部。

39. 阴下湿痒。《外台秘要》：吴茱萸煎汤，频繁清洗患部，有疗效。

40. 骨在肉中不出者。孟诜《食疗本草》：咀嚼茱萸后封于患部，骨即腐软自出。

41. 鱼骨入腹，刺痛不得出者。孟诜《食疗本草》：吴茱萸水煮一盏，温服，鱼骨必然酥软而排出。若未出可再服。

42. 蛇咬毒疮。《胜金方》：用吴茱萸一两为末，冷水调和，分作三次服用，立即可安愈。

43. 肩疽白秃。《活幼口议》：用吴茱萸以盐淹过，炒研为末，再用醋调和后涂抹患部。

44. 寒热怪病。夏子益方：寒热不止，数日四肢坚硬如石头，击打发出钟磬声，日渐消瘦。用茱萸、木香等分，煎汤饮服，病可治愈。

附　吴茱萸叶

[气味]　辛、苦、热，无毒

[主治]　《日华子本草》：霍乱下气，止心腹痛冷气。内外肾钓痛，将盐淹茱萸叶敷于痛部，疗效神验。药干需更换。转筋患者以茱萸与艾同捣，再用醋调和敷于患部。

李时珍：治大寒犯脑，头痛。以酒拌叶，盛于袋中蒸熟，枕熨于脑下，经常更换，以止痛为度。

附　吴茱萸杖

[主治]　苏颂引自《姚僧坦集验方》：大小便卒关格不通，取朝南的吴茱萸枝，好食指中节大小，食之大小便玄刻通。

附　吴茱萸根及白皮

[气味]　同叶

［主治］　《神农本草经》记载：杀三虫。

《名医别录》记载：杀蛲虫。治喉痹喉逆，止泄注，食不消，女子经产余血，疗白癣。陈藏器说：杀牙齿虫，止痛。

甄权说：治中恶腹中刺痛，下痢不禁，疗漆疮。

［附方］　收有古代附方二条，新近附方二条。

1. 寸白虫。《千金要方》：取吴茱萸朝东北阴向细根（勿用粗大如指的），洗去土，用四两，切碎以水、酒各一升浸泡一宿，早晨分两次服完，虫即可排出。

2. 肝劳生虫，眼中赤脉。吴茱萸一两半研为末，粳米半合，鸡子白三个，化蜡一两半，调和制成小豆般大的药丸。每次以米汤送服三十丸，虫即可排出。

3. 脾劳发热。《删繁方》：有虫在脾中，令人好呕。取朝向东方的大茱萸长约一尺，大麻子八升，橘皮二两，三种药物咀嚼后，以酒一斗浸泡一宿，用微火略烘暖，绞去渣滓。早晨空腹服用一升，虫即可排下，或死或半烂，或下黄汁。制作药时，切忌言语。

4. 肾热肢肿拘急。《普济方》：茱萸根一合半，桑白皮三合，酒二升，煮一升，每日服二次。

食茱萸
（见《唐本草》）

［校正］　从木部移至此。同时并入《本草拾遗》樧子。

［释名］　樧（音杀）　䔧（音毅）　艾子（见《图经本草》）　越椒（见《广雅》）　樧子（见《本草拾遗》）辣子

陶弘景说：《礼记》名为䔧，而俗称为樧子，这是不识䔧字的缘故。

苏恭说：《尔雅》记载：椒樧丑椒。陆玑诗说：椒，属樧，并有樧名，陶弘景的说法有误。

李时珍说：这就是樧子。蜀人称其为艾子，楚人称其为辣子，古人称其为䔧和樧子。因其味辛辣，蜇口惨腹，使人感到有杀毅党的景状，因此而有上述各名。苏恭说开口的茱萸是食茱萸。孟诜说闭口的茱萸是樧子。马志说粒大、色黄黑的是食茱萸，粒紧小、颜色青绿的是吴茱萸。陈藏器说吴茱萸和食茱萸是同一物，入药以吴地的较好，不应当重复写出食茱萸这一药条。只能分汉与吴，而不应分食与不食。李时珍本人认为，之所以有所述各种说法是由于茱萸二字相混引致谬误。人们不知吴茱、食茱乃是一类二种。茱萸取吴地生长的入药，因而取名吴茱萸。樧子则是由于其形状味道都似茱萸，又可食用，因而取名食茱萸。陈藏器不了解食茱萸就是榝子，重出榝子一条，正是正其谬误。按照《普宪博雅》所讲：榝子、越椒，就是茱萸。《郑樵通志》说：榝子另有一名叫食茱萸，以此区别于吴茱萸。《礼记》载三牲用藙，是指食茱萸。这两种说法足以纠正诸人的谬误。

［集解］　苏颂说：榝子产自福建中部一带、江南一带。它的树干高大像似樗树，茎间有刺，籽粒辛辣如椒，南方人腌制存贮作为果品食用，或者寄远方的亲友。吴越《春秋》记载：越国以甘蜜丸送礼吴国，以报答吴国增加封地的。而吴国则已榝子相赠以表礼尚往来之谊。

苏颂又说：南北方都长有食茱萸。它的树干也十分高大，有长度达到一百尺的。它的枝茎青黄，上面有小白点。叶类油麻，花呈黄色。蜀人称其为艾子，礼记所说的藙就是艾子。藙艾，声相近。可以加入食羹中，能发出辛香气味。

李时珍说：食茱萸、藙子、辣子，是同一物。它木高叶长，花黄子绿，丛簇枝上，味辛而苦，土人每年八月采集，捣碎过滤取汁，加入石灰搅拌成油状，名为艾油，也称辣米油。它辛辣蜇口，掺入食物中用。《周处风土记》载，以椒、榝、姜为三香，说明自古即尚用此三物了，而现今富贵之人已很少使用。

附　食茱萸实

［气味］　辛、苦，大热，无毒。

李时珍说：有小毒，动脾火，患眼疾者忌用。

汪颖说：发疮痔、浮肿、虚恚。

徐之才说：畏紫石英。

［主治］　苏恭说：功效同于吴茱萸，力度稍差些。治疗水气功效较好。

孟诜说：治心腹冷气痛，中恶，除咳逆，去脏腑冷，温中，疗效甚良。

陈藏器说：疗蛊毒飞尸附着于咽喉，刺破以食茱萸子揩擦，使血流出，应当出涎沫。煮汁服用，去暴冷腹痛，消化不良，杀腥物。

李时珍说：治冷痢带下，暖胃燥湿。

［附方］　收有新近附方二条

1. 治赤白带下。《经验方》：榝子、石菖蒲等分，为末。每日早晨以盐酒温服二钱。

2. 治久泻虚痢。《普济方》：腹痛者。榝子丸治之。榝子、肉豆蔻各一两，陈米一两半。以陈米一分与二味药炒黄为末，一分生碾为末，制成梧子丸般大的粟米粥丸。每次以陈米汤饮服五十丸，每日服三次。

盐　麸　子
（见《开宝本草》）

［校正］　从木部移至此。

[释名]　五楉（音倍）　盐肤子（见《医学纲目》）　盐梅子（同上）　盐梾子（同上）　木盐（见《通志》）天盐（见《灵草篇》）　叛奴盐（见《本草拾遗》）　酸桶（见《本草拾遗》）

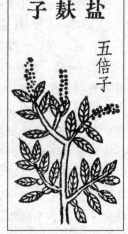

陈藏器说：蜀国人称其为酸桶，也称酢桶。吴国人称其为盐麸。戎人称其为木盐。李时珍说：它的味道酸、咸，因此而有诸名。《山海经》记载：橐山长有很多楛木。郭璞注释说：楛木出于蜀中，七八月吐穗，长成时好像长有盐粉，可以用来酢羹。事实就是这样，而后人讹传为五倍了。

[集解]　陈藏器说：盐麸子生长于江苏苏州一带、四川成都一带山谷间，树的形状如同椿树。七月子长成穗，颗粒像小豆。其上有似雪之盐，可以调羹之用。岭南人取子制成末食用，味酸咸，可以止渴，还能防瘴。

李时珍说：肤木即 木，东南方山区平原多有生长，其木形状如椿树，其叶两两对生，且长而有齿，而青背白，长有细毛，味酸。正叶下面，茎节两侧有直叶紧贴茎部，形状如箭羽。五六月开花，青黄色花呈穗状，一枝上花开累累。七月结子，其个大如细豆，而且扁平，生时青，熟时微呈紫色。其核淡绿，形状像肾的样子。核外侧的薄皮上附有薄盐，小孩喜食，云南、四川一带人采集做成木盐。叶子上有虫，结成五倍子，八月摘取。其详解见于虫部。《后魏书》记载：勿吉国（今古地名，今松花江、牡丹江、黑龙江流域），水气咸凝，结成盐附于树上，说的就是这种东西。另外还有咸平树、咸草、酸角，都是与其同为一类。附录见于下：

附　咸平树、酸角、咸草

咸平树。真腊国（今柬埔寨）人，不习惯吃酸，但却用咸平树的叶荚和子代而食之。

酸角。云南临安各处都长有酸角。它的形状如同猪牙皂荚，浸泡水中调和成羹，味道酸美如醋。

咸草。扶桑东有女国产有咸草。它的叶子像似邪蒿，气香味咸，那里的人以食用。

附　盐麸子的子

[气味]　酸、咸、微寒，无毒。盐霜可以制作汞、硫。

[主治]　陈藏器说：除痰饮瘴疟，喉中热结喉痹，止渴，解酒毒黄疸，飞尸蛊毒，天行寒热，痰嗽，变白，生毛发，去头上白屑，捣末服之。

李时珍说：生津降火化痰，润肺滋肾，消痰止痢收汗，治风湿眼病。

[发明]　李时珍说：盐麸子气寒，味酸而且咸，属阴中之阴。味咸性软润，因此

可降火化痰消毒；酸能收涩，因此可生津润肺止痢。肾主五液：入肺为痰，入脾为涎，入心为肝，入肝为泪，自入为唾，其源本都是水。盐麸、五倍先走肾，有救水的功效。所以痰涎、盗汗、风湿、下泪、涕唾之证，都可用盐麸、五倍医治。

附　树白皮

[主治]　破血止血，蛊毒血痢，杀蛔虫，并煎服用。见《开宝本草》。

附　根白皮

[主治]　酒疸。捣碎，以米泔浸泡一宿，早晨空腹温服一二升。

李时珍说：诸骨鲠，以醋煎熬浓汤，时时饮呷。

[发明]　李时珍说：按照《本草集议》记载：盐麸子根能够软化鸡骨。岑公说：有人被鸡骨鲠塞，脖项肿得可怕。用盐麸子根煎醋，灌饭三碗，便将鸡骨吐出。又有彭医官治骨鲠，将盐麸子根捣烂，加入少许盐，用棉花裹住，以根线系定吞入，上下牵引，也能钓出鸡骨。

醋　林　子
（见《图经本草》）

[校正]　从外类移至此。

[释名]　李时珍说：以其味而得此名。

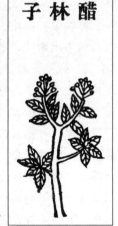

子林醋

[集解]　苏颂说：醋林子生长于四川邛州（今四川邛山来县）山野林菁之中，其木高一丈多，枝叶繁茂。三月开白花，四月结实，九月、十月子熟，颗粒累累，数十枚成花朵状，生时色青熟时色赤，略类似樱桃而蒂短些。熟时采集阴干，连核并用。当地土人以盐、酸收藏作为水果食用。其叶味酸，夷獠人采摘后，加入盐和鱼脍食用，据说胜于食醋。

附　醋林子实

[气味]　酸，温，无毒。

[主治]　苏颂说：久痢不瘥，及痔漏下血，蛔咬心痛，小儿疳蛔，心腹胀满黄瘦，下寸白虫，捣碎为末，以酒调和一钱服用，甚为有效。以盐醋存贮，食用可生津液，醒酒止渴。多食，令人口舌粗糙。

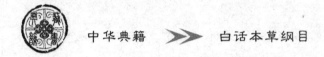

茗
（见《唐本草》）

[校正]　从木部移至此。

[释名]　苦槎（音搽、途二音，见《唐本草》）　榭槚（见《尔雅》）　蔎（音设）　荈（音舛）

苏颂说：郭璞说，早晨采摘的为茶，晚间采摘的为茗，又有一名为荈，蜀国人称之为苦茶。陆羽说，它有五个名字：一茶，二槚，三蔎，四茗，五荈。

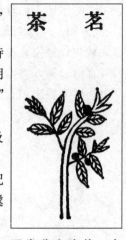

李时珍说：杨慎《丹铅录》说：茶即古代的荼字（音途），诗云："谁谓荼苦，其甘如荠"就是这个意思。颜师古认为：在汉朝时荼音陵，后转音途为宅加切（槚），又有人说六经中没有"茶"字，没有作深入考证。

[集解]　《神农食经》记载：茶茗生长益州（今四川成都）及山陵道旁。渡过凌冬而不死，每年三月三日采摘，焙干。

苏恭说：茗生长于山南汉中（今陕西汉中）山谷。《尔雅》记载：槚即苦荼。郭璞注释说：树小类似栀子。冬天生叶，可煮作羹饮用。

苏颂说：福建、浙江、四川、湖北、江西一带山中皆有生长，通常称之为茶。春中开始生出嫩叶，蒸焙去掉苦水，叶末可以饮用。这与古时食用，非常不相同。陆羽《茶经》说：茶者，南方嘉木。自一尺二尺以至数十尺不等，巴川峡山中有两人合抱的茶树，被砍伐了。它的木干如同瓜芦，叶子如同栀子，花如同白蔷薇，果实如同栟榈，蒂如同丁香，根如同胡桃。优良茶生长于烂石间，中等茶生长于砾壤中，劣等茶生长于黄土里。种植方法如同种瓜，生长三年就可以采摘。在阳面山崖上和阴面林木中生长的茶，紫色的是上等茶，绿色的次之；笋状的是上等茶，芽状的次之；叶卷曲的是上等茶，舒展的次之。在二月、三月、四月之间，笋状的茶，生长于烂石之间，长约四五寸，如同蕨始抽的形状，凌露之时可采摘。芽状的茶，生长于草丛上面，有三枝、四枝、五枝不等，在枝颠采摘。采得后蒸焙封干，有干姿万状。简略地说：就像胡人穿靴时皱眉缩额的样子，就像制服犎牛的人穿着低廉衣衬的样子，浮云从山中荡出在谷仓上飘转的样子，飙风吹拂水面时含蓄淡泊的样子，这都是茶中之精品。而如竹箨，如霜荷的茶，都是茶中贫老的劣质茶。其余的茶，有石楠芽、枸杞芽、枇杷芽，都可医治风疾。又有皂荚芽、槐芽、柳芽，在早春摘其芽合茶一同制作。故现今南方人输送官茶，往往在其中杂以各种叶子。但茅庐竹箬之类不可以掺入，而其他山中草木芽叶，都可以掺和，椿、柿叶尤为好。真正的茶性冷，唯有雅州蒙山（今四川雅安县西）出产的茶性温而能医治疾病。毛文锡《茶谱》说：蒙山有五顶，上面有茶园，其中顶名为上清峰。昔日有一僧人病冷年久，遇到一位老父对他说：蒙山的中顶茶，应当以春分这时，组织人力，一候春雷发声，即开始采择，采择三天停止。苦获此时采摘的中顶茶一两，用本处水煎服，就能够除祛宿疾，获二两则眼前无疾，获三两能固肌骨，而获四两即可成为地上之神仙了。那位僧人按其所说，获得一两多中顶茶服用，还未饮服完疾病即除。其四顶茶园，采摘不太困难，唯有中峰草木繁密，云雾蔽亏，鸷曾时出，因而人迹难至。近年在此采摘的茶价格较贵，制作也精于其他地方。

陈承说：近年蔡襄说闽茶备之极多。唯有建州北苑（今福建建瓯县）几处出产的茶，性味与其他地方的略有不同。现今独取名蜡茶，上供御用。碾治作成饼；日晒甚者最为优良。其他的芽、末收贮后，如果见火便变得坚硬，不能久存，色味都会丧失。唯有鼎州（今湖南常德市）的一种芽茶，其性味略类似建茶，现今汴中（今河南开封）以及河北、京西等处将茶研磨成末，冒充腊茶的就是这种茶。

寇宗奭说：苦茶就是现今的茶。陆羽的《茶经》，丁谓的《北苑茶录》，毛文锡的《茶谱》，蔡宗颜的《茶对》，对此都有详细的论述。然而古人称茶为雀舌、麦颗，是说其十分嫩。又有一种茶，新芽刚发，便长到一寸多长，它的粗细如针一般，最为上品，它的根干、水土力都有余力。雀舌、麦颗与其相比，又在下品，前人对此并不清楚。

李时珍说：茶有野生、种植而生的，种植时用子。它的子如同指顶般大，正圆色黑。子仁入口，初时甜而后苦，非常刺激咽喉，闽人则用于榨油食用。二月下种，一坎需下种百余颗，而只生活一二株，主要是茶了空壳的太多的缘故。怕见太阳和多水，最适宜在坡地背阴处种植。清明前采摘的是上品，谷雨前采摘的次之，此后采摘的都是老茗了。采、蒸、揉、焙、修造都有技法，详见《茶谱》。茶之纳税始于唐德宗，盛于宋、元，及于我朝又与西番互相交易换取马区。茶仅是一植物，下为民生日用之资，上为朝廷赋税之助，其利极大。受到社会贤达的称赞。说唐朝人喜尚茶，茶品也非常多。有雅州（今四川雅安县）蒙顶、石花、露芽、谷芽为第一等，建宁（今福建建宁县）的北苑龙凤团为上供之品。蜀地之茶，则有东川（今四川剑南县）的神泉兽目，硖州（今湖北宜昌）的碧涧明月，夔州（今重庆奉节县）的真香，邛州（今四川邛崃县）的火井，思安（今湖北南漳县）黔阳（今湖南黔阳县西南）的都濡，嘉定（今四川示山县）的峨眉，泸州（今四川泸州市）的纳溪，玉垒（今四川灌县西北）的沙坪。楚国之茶，则有荆州（今湖北江陵县）的仙人掌，湖南的白露，长沙的铁色，蕲州蕲门（今湖北蕲春县）的团面，寿州霍山（今安徽寿县、霍山县）的黄芽，庐州（今安徽合阳）的六安英山，武昌的樊山，岳州（今湖北孝感县）的已陵，辰州（今湖南沅陵县）的溆浦，湖南的宝庆、茶陵。吴越之茶，则有湖州顾渚（今浙江湖州市）的紫笋，福州方山的生芽，洪州（今江西南昌市）的白露，双井（今广东罗定县南）的白毛，庐山的云雾，常州的阳羡，池州（今安徽贵池县）的九华，丫山的阳坡，袤州

（今江西宜春市）的界桥，睦州（今浙江建德县）的鸠坑，宣州（今安徽宣城县）的阳坑，金华的举岩，会稽的日铸。产茶有名的其他地方还很多，而伪杂者更多。按陶弘景注释苦菜说，酉阳（今湖南永顺县）、武昌、庐江、晋陵（今江苏常州市）都有好茗，饮用后对人十分有益。凡所饮之物，有茗及木叶、天门冬苗、菝葜叶，也都益人。其他的都会造成腹泻。又有巴东县（今湖北巴东县）的真茶，以火煏作成卷结，饮后令人难以入睡。民间多煮檀叶和大皂李叶作为茶来饮用，但会引起腹泻。南方有瓜芦木，也类似茗。现今人们采楮、栎、山矾、南烛、乌药的叶子，都可做成饮料，以混杂茶中。

附 茗叶

［气味］ 苦、甘，微寒。

陈藏器说：苦寒，久食令人瘦，去人脂，使人不睡。饮之宜热，冷则聚痰。

胡洽说：与榧同食，令人身重。

李鹏飞说：大渴及酒后饮茶，水入肾经，令人腰、脚、膀胱冷痛，兼患水肿、挛痹诸疾。一般饮茶宜热饮少饮，不饮最好，空腹时最忌饮茶。

李时珍说：服用威灵仙、土茯苓者，忌饮茶。

［主治］ 《神农食经》记载：治瘘疮，利小便，去痰热，止渴，令人少睡，有力悦志。

苏恭说：下气消食。作为饮用，加入茱萸葱、姜疗效更好。

陈藏器说：破热气，除瘴气，利大小肠。

王好古说：清头目，治中风昏聩，多睡不醒。

陈承说：治伤暑。与醋调和，治泻痢，甚有疗效。

吴瑞说：炒煎饮，止头痛。

李时珍说：浓煎，吐风热痰涎。

［发明］ 王好古说：茗茶气寒味苦，入手、足厥阴经。治阴证的汤药内加入茶，驱除因阴阳格拒造成的寒证，并治伏阳证，两者病机相同。《内经》说：苦药可以泻，其性下引，所以能清头明目。汪机说：头目不清，热熏上部。以苦泄其热，则上部清爽。而且茶体轻浮，采摘之时，芽蘖初萌，正得春升之气，味虽苦而气则薄，是阴中之阳，可升可降，利头目，它之所以能够医病健身的道理就在这里。汪颖说：有一人喜好吃鹅等腌肉，每日常吃不缺。人吃咸过多容易生痈疽，此人却无疾而终。通过了解知道此人每晚必喝一碗凉茶，于是明白了茶能解肉中的毒。

杨士瀛说：姜茶治痢。姜助阳，茶助阴，并能消暑、解酒食毒。而且一寒一热，调平阴阳，无论赤、白、冷、热，服用姜茶皆有疗效。生姜细切，与真茶等分，用新解清水浓煎饮服。苏东坡以此医治文潞公的病有疗效。

李时珍说：茶苦而寒，阴中之阴，有沉降之功，最能降火。火能致百病，火降则上清。不过火有五种，并分虚火、实火。如是脾胃健康的青壮年，心肺脾胃中的火大都较盛，因此宜多饮茶。温饮则火因寒气而下降，热饮则茶借火气而升散，又兼解酒食之毒，使人神思清爽，不昏不睡，这都是茶的功劳。如是虚寒和血弱的人，长久饮茶，则脾胃恶寒，元气暗损，土不制水，精血潜虚；就会导致痰引、痞胀、痿痹、黄瘦、呕逆、洞泻、腹痛、疝瘕各种内伤，这都是茶的害处。百姓民众在日常生活中不知茶的害处，受其害的人比比皆是，而妇妪受害的更多，这是由于习惯风俗所致，自己是察觉不到的。况且真茶又少，劣茶太多，实为灾患，人们的劝解起不到太大的作用。嗜茶成癖的人，时时咀嚼不止，久而久之，伤营伤精，面无血色，黄瘁痿弱，抱病仍不忘饮茶，尤其令人婉叹。晋朝干宝的《搜神记》记载：武官因患时病后，啜茶要喝一斛二升才停止，减去一升多，便觉不过瘾，遇到客人来，叫人再加五升，忽然从口中吐出一物，形状如同牛脾，上面还长有口。往里灌茶水，倒进一斗二升便满了。再灌五升则溢出来，人们于是称其为斗茗瘕。嗜茶者看了这个事情应该引以为戒。陶隐居《杂录》说丹丘子、黄山君服茶后轻身换骨，壶公食忌说苦茶应长久饮服而长出羽毛，这些都是民间方士谬传误世之说。按照唐《右补阙母灵代茶饮序》记载：释解滞气，轻身消拥，茶的这种一日之利的好处是短暂的，而瘠气侵精，终身受害则是长久的。获益则功归茶力，贻患则不提茶的害处。这岂不是眼前得到利益容易看到，而给将来造成的害处却难感受得到吗？宋朝学士苏轼《茶说》中讲：消除烦恼，去掉油腻，世间不可无茶，然而茶在暗中却损害了不少人。空腹饮用加入盐的茶水，直接进入肾经，并且冷脾胃，这正好比引狼入室。唯有在饮食后以浓茶漱口，既能去掉烦腻，又不触及脾胃，其苦味还能坚齿消蠹，茶中的益处全被利用了。古人称茗为酪奴，也是轻贱茶的意思。时珍早年气盛，每次饮服新茗必喝数碗才够，发微汗肌骨清，颇觉痛快。中年时胃气已稍有损害，饮茶后就感到对身体有害，不是痞闷呕恶，就是腹冷洞泄。因此以上面各种说法，告诫同样嗜好饮茶的人。再有浓茶能够让人呕吐，是酸苦之味为阴能致呕吐滞泄的道理，而不是其性能升。

〔附方〕 收有古代附方六条，新近常用附方十四条。

1. 气虚头痛。《医方大成》：用上春茶末调成膏，放入瓦罐内摇转颠覆，巴豆四十粒，分作两次烧着，以烟熏罐，然后晒干乳细。每次服一分，令加入好茶末，饭后煎服，立见效果。

2. 热毒下痢。《食医心镜》：赤白下痢。以好茶一斤，炙捣末，浓煎一二盏饮服。久患痢者，也宜服用。

《仁斋直指方》：用蜡茶。赤痢以蜜水煎服，白痢以连皮自然姜汁同水煎服。

一方：蜡茶末，以白梅肉调和成丸。赤痢以甘草汤送服，白痢以乌梅汤送服。各服一百丸。

一方：建茶合入醋煎，热服，下痢很快止住。

3. 大便下血。《普济方》：营卫受虚，或受风邪，或食生冷，或吃炙煿，或饮食过度，积热肠间，使脾胃受伤，糟粕不聚，大便下利清血，脐腹作痛，里急后重，以及酒毒一切下血，都可医治。用细茶半斤碾末，川百药煎五个烧存性。每次服二钱，米汤饮服，每日服二次。

4. 产后秘塞。郭稽中《妇人方》：以葱汁调和蜡茶末，制成一百个药丸，以茶水送服后自会通畅。不可用大黄利药，用之百无一生。

5. 久年心痛。《兵部手集》：患病十年、五年者。煎湖茶，以头醋均匀调和，服后见效。

6. 腰痛难转。《食医心镜》：煎茶五合，投醋二合，顿服。

7. 嗜茶成癖。《濒湖集简方》：一人患此病。有一个方士让他在新鞋里装满茶，任意食尽后，再盛一鞋，如此三次，自己就再不吃了。男用女鞋，女用男鞋，用后效果更好。

8. 解诸中毒。《简便方》：芽茶、白矾等分，碾末，冷水调和服用。

9. 痘疮作痒。在房中烧茶以烟熏之。

10. 阴囊生疮。《经验方》：用蜡面茶为末，先以甘草汤洗，后贴茶于患部，疗效很好。

11. 脚丫湿烂。《摄生方》：将茶叶嚼烂后敷在患部，有疗效。

12. 螺蝼尿疮。《胜金方》：初发时如糁粟，逐渐变成如豆大，再大如同火烙浆疱，疼痛难以忍受。迅速用草茶或蜡茶，以生油调和敷于患部，药至痛立止。

13. 风痰颠疾。《摘玄方》：茶芽、厄子各一两，煎成浓汁一碗饮服，良久探吐。

14. 霍乱烦闷。《圣济总录》：茶末一钱煎水，调和干姜末一钱，服后即安定。

15. 月水不通。《鲍氏方》：清茶一瓶，加入砂糖少许，凉一夜饮服。即使三个月胎也会通，但仍不能轻视。

16. 痰喘咳嗽。《瑞竹堂经验方》：不能睡卧。好茶末一两，白僵蚕一两，为末，放入碗内盖紧盖，再倒入沸汤一小盏。临睡前添汤点服。

茶子

[气味]　　苦，寒，有毒。

[主治]　　李时珍说：治喘急咳嗽，去痰垢。将茶子捣成仁洗衣服，可除油腻。

[附方]　　收有新近常用附方三条。

1. 上气喘急。《圣惠方》：时有咳嗽。茶子、百合等分，为末，制成梧子般大的蜜丸。每次服七丸，以新汲井水送服。

2. 喘嗽齁（hōu）齁（hē）（指鼻中喘息之证）。《经验良方》：不分大人、小儿。用糯米泔少许研磨茶子，滴入鼻中，吸入口后服人。口咬竹筒，稍倾口涎成线状流出。以此二三次病可绝根。屡次用此方皆灵验。

3. 治头脑鸣响。杨拱《医方摘要》：病状如被虫蛀，又名大白蚁。以茶子为末，吹入鼻中，有疗效。

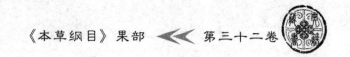

皋 芦
（见《本草拾遗》）

[校正]　自木部移至此。

[释名]　瓜芦：陶弘景

陈藏器说：《南越志》记载：龙川县（今湖北江陵县）有皋芦，还有一个名为瓜芦，叶子类似茗。土人称之为过罗，或称其物罗，都是夷语。

[集解]　陶弘景《苦菜注》说：南方生长瓜芦，形似茗。如果将其叶摘取，作屑煮饮，则会通宵不睡。制盐商人只买瓜芦作为饮料，而且交（今越南境内）、广（今广州）一带最为看重瓜芦，有客人来先设瓜芦，并加以香荜。

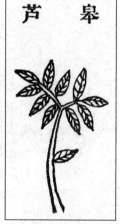

李珣说：这种植物即皋芦。生长于南海（今海南省）诸山中，叶子类似茗、但稍大些，味道苦涩，产自新平县（今云南新平县）。南方人采摘它，作为茗饮用，非常喜好饮用，就像蜀国人喜好饮茶一样。

李时珍说：皋芦的叶子形状如同茗，像手掌般大不，搓碎后泡饮，味道很苦而且颜色、浑浊，色味比茶差得远。现今两广地区的用之，取其名为苦𨠌。

附　皋芬叶

[气味]　苦，平，无毒。

李时珍说：寒。胃冷者不可用。

[主治]　陈藏器说：煮饮，止渴明目除烦，令人不睡，消痰利水。

李珣说：通小肠，治淋，止头痛烦热。

李时珍说：噙咽，清上膈，利咽喉。

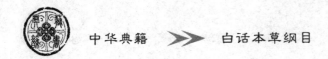

第三十三卷 《本草纲目》果部

果之五
（蓏类九种）

甜瓜《嘉祐本草》

西瓜《日用本草》

葡萄《神农本草经》

蘡薁（即野葡萄）《本草纲目》

猕猴桃（即藤梨）《开宝本草》

甘蔗《名医别录》

砂糖《唐本草》

石蜜《唐本草》

刺蜜《拾遗本草》附醍齐

上附方旧十二，新四十。

果之六
（水果类六种　附录二十二种）

莲藕《神农本草经》

红白莲花《本草拾遗》

芰实《名医别录》

芡实《神农本草经》

乌芋《名医别录》（即荸荠）

慈姑《日华诸家本草》

诸果有毒《本草拾遗》

互考上附方排十五，新六十六。

果之五
（蓏类九种）

甜 瓜
（见《嘉祐补注本草》）

[释名] 甘瓜（见《唐本草》）果瓜

李时珍说：瓜字属篆文，好似瓜长在须蔓之间一样。甜瓜是所有瓜类中最甜的一种，故独有甘、甜之称。过去列入菜部，这是错误的。

王祯《农书》说：瓜的种类不同，它的作用也不一样。作为水果供品的有果瓜、甜瓜、西瓜；作为蔬菜供品的有菜瓜、胡瓜、越瓜。长在树上的叫果，长在地上的叫蓏（luǒ）。个大的叫瓜，个小的叫瓞（dié），它的子叫㼎，它的肉叫瓤。脱花的地方呈环状叫踵。它的蒂叫蒂（dì），系于枝茎处。《礼记》记载：天子吃的瓜和用于祭祠的瓜，都指的造果瓜。本草上的瓜蒂，也是指果瓜的蒂。

[集解] 《名医别录》：瓜蒂生长在嵩高平泽（今河南登封县北），七月七日采摘，阴干备用。

苏颂说：瓜蒂是甜瓜的蒂，处处皆有。园圃移栽，有青、白两种，但它们的子均为黄色。入药当用早青的瓜蒂。

李时珍说：甜瓜，北土（今河南一带）中州（今河南临漳县）移栽的较多。二三月下种，延蔓而生，叶大数寸，五六月开黄花，六七月瓜熟。它的种类很多，有圆有长，有尖有扁。大的如经尺，小的如一捻。有的有棱，有的没有，其颜色有青、绿色，有的是黄斑、糁斑；有的是白路、黄路。瓤有红、自两色；子有黄、红、白、黑四种颜色。

王祯《农书》说：瓜的品种很多，不胜枚举。根据形状命名的有龙肝、虎掌、兔头、狸首、羊髓、蜜；根据颜色命名的有乌瓜、白团、黄扁瓜、白扁瓜、子青、大斑。它们皆有甘甜之味。广志记载：只有辽东（今辽宁东南境），燉煌（今日当时敦煌县）、庐江（今安徽庐江西南）的瓜为最好。而瓜州（今甘肃敦煌县境）的大瓜、阳城（今河南登封东南）的御瓜、西蜀（今四川西部）的温瓜，永嘉（今浙江麗水县东南）的寒瓜，没有优劣之别、甘肃（今甘肃省）甜瓜的皮和瓤均甜且胜于糖蜜。它的皮晒干后味道很好。浙中（今浙江中部）有一种阴瓜，种植于阴处。阴瓜熟后色黄如金，皮稍厚，储存至春，食之如新。这都是种植的艺术。并不在于土质。甜瓜子仁能食。所有的瓜怕麝气，若接触到则一果不收。

附 甜瓜瓤

[气味] 甘、寒、滑、有小毒。

《大明本草》：无毒。

孙思邈说：多食则发黄疸、使人消瘦、健忘，损伤正气，并解药力。患病后多食则反胃，脚气病人食之则病永不愈。

孟诜说：多食则使人阴部湿痒生疮，诱发宿冷和饮水不消有的两肋痞块，时痛时止的癖病，腹泻、发寒热、使人疲乏气短，四肢无力，少食则不会产生上述症状。

《龙鱼河图》：凡有两鼻、两蒂的瓜均有毒。五月采摘的瓜，若沉于水中，食后则得冷病，终身不愈。九月瓜被霜打后，食之则冬季患寒热病，与油饼同食则诱发旧病。多食瓜而出现晚腹胀满者，食盐花则愈。

陶弘景说：食瓜多，食后若马上入水中浸泡，则不会患病。

李时珍：按照张华《博物志》说：人用冷水浸泡至膝部，则可顿服数十个瓜；若浸泡至颈部，则可一次服更多的瓜。那么水中亦就有瓜之毒气了。瓜的毒性进入水中，瓜本身的毒性减小，这是一种物理现象。凡瓜最怕麝香与酒，若食瓜过多而又饮酒，或水服麝香者，比食盐过多而又潢水更伤人。

[主治] 《嘉祐补注本草》：止渴、除烦热，利小便，通三焦间塞气，治口鼻疮。

寇宗奭说：暑月食之，永不中暑。

[发明] 寇宗奭说：甜瓜虽解暑气，组性冷伤人之阳气，入多食则致腹泻。贫下多食，待深秋则令人泻，且最难治。用蜜将甜瓜皮浸泡后收藏为佳。瓜皮亦能做羹食。

陶弘景说：凡瓜皆性冷令人腹泻，早青瓜尤甚，熟瓜若去瓤吃，则不伤人。

李时珍说：瓜性最寒，曝晒后食之更冷。

《稽圣赋》：瓜被暴晒后更寒，油被煎炸后更冷，这就是物质的不同性质。

王冀《洛都赋》：瓜均能消暑除郁闷，解渴充饥。

《奇效良方》：过去男子患脓血恶痢，腹剧痛，食用水浸泡过的甜瓜数枚，即能痊愈。这也是消暑的经验。

附 甜瓜子仁

[修治] 雷斆：将瓜子晒干后捣碎，再用马尾筛筛出细粉，用三层纸包裹按压去油待用。否则不宜长期保存，西瓜了仁也一样。

[气味] 甘、寒、无毒。

[主治] 《名医别录》：腹内结聚、破溃脓血、最为肠胃脾内壅要药。

陈藏器说：治疗月经过多，甜瓜子仁研末去油，水调服。

《炮炙论序》：血冷月经过多，水调瓜子。

孟诜说：炒瓜子仁能补中气，并对人有益处。

李时珍说：清肺调肠，和中止渴。

[附方] 古代所用附方一种，新选常用附方二种，共三种。

1. 口臭。《千金食治》：甜瓜子仁杵末，蜜调为丸，每天早晨漱口后含一丸，亦可贴在牙齿上。

2. 腰腿疼痛。《寿域神方》：甜瓜子三两，酒浸十日为末，每服三钱，空腹用酒送下，每日三次。

3. 肠痈已成。《太平圣惠方》：小腹，肿痛，小便似淋，或大便难涩夹脓，用甜瓜子仁一合，炒当归一两，蛇退皮一枚，咀嚼碎。每服四钱，水一小杯半，煎至一小杯，饭前服，服药后泻下恶物则愈。

附　甜瓜蒂

[释名] 瓜丁（见《千金食注》）苦丁香（见《象形》）

[修治] 雷敩说：凡使用瓜蒂不要用白瓜蒂，要用青绿色瓜。瓜熟透后，其蒂自然落在蔓上。采摘后，系在东屋的通风处，吹干备用。

寇宗奭说：这就是甜瓜蒂。去瓜皮用蒂，约半寸大小。晒极干备用，临用时研末。

李时珍说：按照唐瑶的说法，甜瓜蒂以小圆瓜、圆瓜之蒂为良。如果是香甜瓜如瓠（hù）子，则都是菜瓜。它们的蒂不能食。

[气味] 苦、寒、有毒。

《大明本草》：无毒。

[主治] 《神农本草经》：大水，全身浮肿，用利水的方法去剧毒。咳逆上气，宜及时食诸果，病在胸腹中，均用此、下法。

《名医别录》：去鼻中息肉，疗黄疸。

《大明本草》：治疗脑塞和鼻子堵塞不通，眼花吐痰之症。

李时珍说：吐风热痰诞，治疗体虚风邪入脑之头晕眼花、呕吐、头痛；咽喉肿痛及湿邪上犯头目的病症。

王好古说：配麝香、细辛、治疗鼻无嗅觉。

[发明] 张机说：病如桂枝症，但头不痛，项不强，寸脉微浮，胸闷满，气上冲咽喉，呼吸困难者，这就是邪塞在胸中，当用吐法；外感暑热之邪在表的症候，发热且身痛重而脉微弱，此为夏日伤冷水，水溢皮下，当用吐法；少阳病、头痛、寒热往来、脉紧不大，为膈上有痰，宜吐之；病胸中实症，胸闷而痛、不能食，喜按，但吐浊痰，泻下日十余次，寸口脉微弦者，当吐之；心中懊恼烦躁、及经汗、下法治疗者，称实烦，当用吐法；胃有积食，当用瓜蒂散催吐，唯失血体虚之人，不可用瓜蒂散。

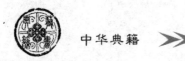

成无己说：病在胸以上者，寒邪从上走；病在胸及胃脘者，应用涌吐的方法治疗。以瓜蒂、豆豉之苦使邪从上走，以赤小豆之酸来诱涌吐；酸味，苦味属阴，涌吐下，去属阴的范畴。

李杲说：《难经》记载：浮取有脉，沉取无脉者，应见呕吐之症而不见者，此病难治。此属饮食内伤，填塞胸中、损及太阴脾脏、中焦转枢失职，则肝之生发之气伏于下而不达，宜用瓜蒂散使其涌吐，这就是《黄帝内经，素问》上所说的木郁则达之。即肝气郁滞，则应使其条达疏畅，吐去上焦有形之物，而肝木舒畅、气顺条达。气之升降有序则人体安康。如果尺脉弱小甚至没有，则不宜用吐法，用之则损伤正气，胃气也很难恢复。

寇宗奭说：瓜蒂使人吐涎，但不损伤人之正气，比石绿、硇砂好。

朱震亨说：瓜蒂性急峻猛，能损胃气。胃气弱而需用吐法则取它药代之。病后、产后之人更应慎用瓜蒂。

李时珍说：瓜蒂为阳明经湿热病之药，故能去除胸脘痰涎、头目湿气、浮肿、黄疸等湿热症。凡是胃弱及病后、产后之人如用吐药、均应慎重，催吐之药不仅限于瓜蒂。

[附方]　古代旧有附方七种，新选常用附方十五种，共二十二种。

1. 瓜蒂散。治症见上，张仲景《伤寒论》：瓜蒂煎黄二钱半，赤小豆两钱半。共为末，每次一钱，用香豉一合，热水七合，煮糜去滓、温服，慢慢喝下，直至快吐为止。

2. 太阳中暍。《金匮要略》：身热头痛而脉微弱，此为夏季外伤暑湿，水行皮中所致。瓜蒂二十个，水一升，煮五合，一次服即吐。

3. 风涎暴作。《寇氏衍义》：痰在肝经突然发病，痰随气上，阻塞清窍。则突然晕倒。用瓜蒂为末，每次一钱、腻粉一钱半，以水半合调灌，片刻即吐出痰涎，若痰不出，则令患者含一块砂糖，咽下后就能痰出病愈。

4. 诸风诸痫。李东桓《活法机要》：痰在胸膈阻塞气机，气血逆乱，脏腑功能失调而致的眩晕、抽搐、昏倒及口眼歪斜等风症，及痰随气上逆所致人突然昏倒、口吐涎沫、两目上视、牙关紧闭、四肢抽搐等痫症，用瓜蒂炒黄为末，根据患者情况用酸齑水一小杯，调服催吐；若手足颤抖、梦中叫呼、身热瘛疭；摇头口噤、多吐涎沫、不省人事的风痫者，加蝎梢半钱，若伴湿邪内盛，身肿腹满则加赤小豆末一钱。若有蛔虫，加狗泊（即狗精液）五点、雄黄一钱、虫多则加芫花半钱，服下则即吐虫。

5. 风痫喉风。《经验后方》：咳嗽、遍身风疹，及突然痰涎内盛等症，不论大人、小儿瓜蒂这味药服后不会剧吐，只令人吐出痰涎。瓜蒂为末，壮年服，老人和小儿服半，早晨井华水送下。约半小时后含砂糖一块，一会儿稀痰就被吐出，若病程较长，则吐出黑色的稀痰。稀痰吐尽后，要食粥一两日，如稀痰吐出的较多，则损伤正气，人就会感到困乏，可用麝香泡水一小杯，饮下则困乏消。

6. 急黄喘息。《伤寒类要》：胸中满闷且胀，欲饮水者，瓜蒂二小合，赤小豆一合，共研末，暖浆水五合，服半钱，一饮久当吐，若不吐再服，或药末吹鼻。

7. 遍身如金。《经验方》：瓜蒂四十九枚，丁香四十九枚，在甘锅内炒存性，研末、每服一分，吹鼻则鼻流黄水，亦可药末揩牙催吐。

8. 热病发黄。《千金翼方》：瓜蒂加米，用如大豆粒似的药末吹鼻中，病轻者半日，病重者一日，鼻流出黄水则愈。

9. 黄疸瘸黄。孟诜《食疗本草》；瓜蒂、赤小豆、丁香各七枚，共为末，将约豆粒大小的药末吹入鼻中，一会则鼻流黄水，隔日一次，病愈则停药。

10. 身面浮肿。方同上。

11. 十种蛊气。《瑞竹堂方》：苦丁香为末，枣肉调和为丸，如梧桐子大，每服三十丸，枣汤送下，效果更佳。

12. 湿家头痛。《南阳活人书》：瓜蒂末一撮，吹入鼻中，口含凉水，则鼻流出黄水则病愈。

13. 疟疾寒热。《千金食治》：瓜蒂二枚，水半杯，浸泡一夜，一次服下，随后即吐则病愈。

14. 发狂欲走。《太平圣惠方》：井水送服瓜蒂末一钱，吐后则病愈。

15. 大便不通。《必效方》：瓜蒂七枚，研末，用棉花沾并寒入肛门内，则大便通。

16. 鼻中瘜肉。(1)《太平圣惠方》：陈瓜蒂末吹鼻，每日三次，病愈则止。(2) 瓜蒂末，白矾末各半钱，用棉花沾并放入鼻中，或用棉棒沾猪脂塞入鼻中，每日换一次。(3) 青甜瓜蒂二枚，雄黄、麝香半分，共为末，先抓破，后贴其上，每日三次。汤液：瓜蒂十四个，丁香一个，黍小米四十九粒，共为末，口中含水，吹鼻。

17. 风热牙痛。《圣济总录》：炒瓜蒂七枚，研末，用少许麝香调和，用棉花沾药并用牙咬住，流涎病愈。

18. 鸡屎白秃。《儒门事亲》：甜瓜蔓连蒂不拘多少，用水浸泡一夜，砂锅煎取苦汁，去滓再熬如饧盛入杯中，每次用时去掉上面的硬痂，用盖一小杯、加半夏末二钱，狗胆汁一枚，和匀涂在头上，不过三天则愈。忌食辛辣之物。

19. 齁喘痰气。朱瑞章《集验方》：苦丁香三个，为末，水调服。痰吐出则停药。

附　甜瓜蔓
（阴干）

[主治]　女人月经断绝。甜瓜蔓、使君子各半两，甘草六钱，为末，每次酒送服二钱。

附　甜瓜花

[主治]　心痛咳逆见《名医别录》。

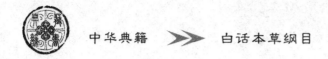

附　甜瓜叶

[主治]　《嘉祐补注本草》：人无发，捣甜瓜叶为汁涂头发即生。

孟诜：补中，治小儿疳积及跌打损伤。甜瓜叶为末，酒送，能去淤血。

[附方]　新选常用附方一种。

面上黡子。《淮南子万毕术》：脸上有黑痣，七月七日午时，采摘生甜瓜叶七枚，直接进北屋，面向南站立，逐擦黑痣，即能除。

西　瓜
（见《日用本草》）

[释名]　寒瓜

[集解]　吴瑞说：唐朝的契丹打败了西北的民族，才得到西瓜的种子。开始种植，并用牛粪覆盖在其上。结的果实如斗大，圆如匏（paó）瓜（俗名"瓢葫芦"，是葫芦的一种）。颜色如青玉，西瓜子呈金黄色，有的是黑淋色，北方种植的较多。

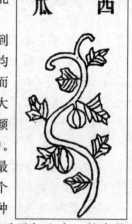

李时珍说：按照《胡峤陷虏记》说：胡峤讨伐西北民族，得到这个种子，胡取名西瓜。西瓜在五代时进入中国，现在南、北方均有，而南方的西瓜不太甜，它也是甜果的一种。二月下种、蔓地而生，其花、叶都和甜瓜的一样。七八月瓜熟，瓜的直径约一尺，大的约二尺，有的有棱，有的则没棱，西瓜的颜色有青、绿，瓤的颜色有红、白。红瓤的西瓜最甜。西瓜子色有黄、红、黑、白四种。白色瓜子的瓜味道最差；西瓜有甜、淡、酸之别，酸味的西瓜最差。陶弘景注解瓜蒂时说：永嘉（今浙江丽水县东南）有寒瓜、个大，能存放至第二年春天，也就是西瓜。大约在五代之前，西瓜种已进入浙东（今浙江东部），但没有取名，其他的地方都没有。西瓜子仁生食、熟食均很香。瓜子皮不能食。西瓜子可蜜煎、酱藏。

苏颂说。杨溪瓜，秋天种、冬天瓜熟，形呈扁长且大，瓜瓤色如姻脂，味甜，可储存至第二年，听说外乡人留下的种。

附　西瓜瓤

[气味]　甘、淡、寒、无毒。

吴瑞说：有小毒。食多则令人呕吐腹泻，胃弱者不可食。如与油饼同食则损伤脾胃。

李时珍说：按照《三元延寿书》说：北方人素体壮，吃西瓜已习惯；南方人则素体单薄，食多西瓜则易患上吐下泻，烦闷不舒等霍乱症。寒邪直中脾胃而病终难愈。

《物类相感志》：吃西瓜后再吃西瓜子，则不打瓜气嗝。把西瓜晒至中午，取回片刻即吃，则冷如水。若西瓜瓤得酒气或与糯米在一起则易腐烂，若猫踩则碎如沙。

[主治] 吴瑞：消烦止咳，解暑热。

汪颖说：治疗咽喉肿痛等喉痹。

宁原说：宽中下气，利小便、治血痢，解酒毒。

朱震亨：含西瓜汁，治疗口疮。

[发明] 汪颖说：西瓜性寒解热，自有白虎汤之称，然而也不宜多食。

李时珍说：西瓜、甜瓜皆属生冷之品。世俗之人认为醍醐灌顶，甘露洒心，只取一时之痛快，却不知西瓜瓤也能伤脾助湿。

《真西山卫生歌》：瓜、桃均为生冷之品，宜少食，以防秋季发生疟痢。正因这样，故把各医家之说到在这里作为借鉴。

洪忠宣《松漠纪闻》：有的人患眼病，有人说用西瓜切晒干。日日服，眼病即愈。这是因为西瓜性冷可降火之故。

附　西瓜皮

[气味]　甘、凉、无毒。

[主治]　朱震亨：口、舌、唇内生疮，烧研噙之。

[配方]　新选常用附方二种。

1. 闪挫腰痛：《摄生众妙方》：青西瓜皮，阴干为末，盐酒调服三钱。

2. 食瓜过多：《事林广记》：瓜皮煎汤能解食瓜过伤之病，其他的瓜亦一样。

附　西瓜子仁

[气味]　甘、寒、无毒。

[主治]　李时珍说：与甜瓜子同。

葡　萄
（见《神农本草经》）

[释名]　蒲桃（见于《古字》）　草龙珠

李时珍说：葡萄在《汉书》作蒲桃，可以造酒。众人聚会饮此酒，则都会像喝醉酒一样，故取此名。形圆者叫草龙珠。椭圆者叫马乳葡萄；色白者叫水晶葡萄，色黑者叫紫葡萄。

《汉书》：张骞的信使从西域（今川南滇黔诸省之地）带回的种子，但《神农本草经》已有葡萄的记载，这说明汉代以前陇西（今甘肃怡临洮南）就有了葡萄，是没有进入关内。

[集解]　《名医别录》：葡萄生长在陇西、五原（今陕西境）燉煌（今甘肃敦煌县）山谷。

陶弘景说：魏国派人多次把葡萄送往南方，葡萄状如五味子且香酸甜，可酿酒。有人说葡萄藤汁更甜香。北方人多体壮耐寒，大概就是吃了葡萄的缘故吧？淮南（今安徽境）不种葡萄就像河北（今山西境）不种橘子。有人说这就是蘡薁，恐怕就像枳与橘不易区分吧。

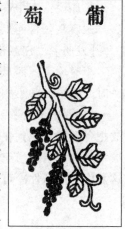

苏恭说：现在河东（今黄河以东）及汴州郡（今河南开封县北）都有葡萄。其苗及藤蔓极长，长到盛茂时期则其根如绵网覆盖在山谷间。其花极小呈黄白色，其实有紫、白两种。圆的似珠，椭圆的似马乳，有的无核，均在七八月熟，取汁可酿酒。

《史记》：大宛（今前苏联中亚费尔干纳盆地）用葡萄酿酒。富人藏酒万余石。储存十几年都不坏。张骞的差使从西戎（今甘肃旧庆阳府境）带回葡萄种，中国才开始有葡萄。大概葡萄就是北方最珍贵的。现在太原（今山西旧太原汾州府），人用葡萄酿酒并寄给远方的亲朋好友。葡萄根、茎中空相通，晚上浇水，第二天早上水即浸入种子里。故其苗俗称木通，能利小便。江东（今长江南岸地区）有一种类似葡萄，果实细腻且味酸，名叫蘡薁子。

寇宗奭说：段成式言葡萄有黄、白、黑三种。《唐书》记载：波斯（今新疆境）产的葡萄，大如鸡蛋，且难晒干，若不干透则不易储存。葡萄不管生长在何地，只要熟透皆能酿酒。

李时珍说：葡萄，折藤、压枝皆能成活。春天就出芽长叶，颇似枯蒌叶有五尖。生长时其须蔓延，达数十丈。三月开黄白色小花成穗，如星编珠聚；七八月成熟，有紫色、白色二种。西人及太原（今山西旧太原汾州府）、平阳（今山西临汾县东南）均作成葡萄干，并运往各地。蜀中（今四川）有绿葡萄。云南生长的大如刺，极甜。西边有细小葡萄，大如五味子而无核。按照《物类相感志》记载：用甘草穿葡萄，食则死人。把麝香放入葡萄中，则葡萄的味更香美。其喜欢与否，如同人们对花草的偏爱不同。又言，如葡萄藤穿过枣树，则葡萄的味更美。

《三元延寿书》：葡萄架下不可饮酒，恐虫屎伤人。

附　葡萄实

[气味]　甘、平、涩、无毒。

孟诜：甘、酸、温。多食令人烦闷眼暗。

[主治] 《神农本草经》，筋骨湿痹，益气倍力强志，令人肥健，耐饥忍风寒。久食，轻身不老延年。可作酒。

《名医别录》：逐水，利小便。

甄权说：除肠间水，调中治淋。

苏颂：时气痘疮不出，食之，或研酒饮，效佳。

[发明] 苏颂说：按《魏文帝诏群臣》说，葡萄成熟在夏末秋初，醉酒宿醒、掩露而食。目而不饴，酸而不酢（lù），冷而不寒、味美汁多，能除烦解渴。如酿酒则同于曲蘖（niè）酒曲。善醉而易醒。他方之果，难道还有能和葡萄实比美的吗？

朱震亨说：葡萄味甜属土，但亦有水、木火之性。南方人食之多患热病，北方人食之则无害，这是因葡萄能下走渗道，北方人体壮的缘故。

[附方] 新选常用附方三种。

1. 除烦止涩。《居家必用方》：生葡萄捣碎过滤取汁，用瓦器熬稠，放入少许熟蜜存放。点汤饮甚良。

2. 热淋涩痛。《太平圣惠方》：葡萄捣烂取汁、白沙蜜各五合，每服一小杯，用石器温热。

3. 胎上冲心。《太平圣惠方》：葡萄煎汤饮，病即止。

附 葡萄根、藤、叶

[气味] 同葡萄实。

[主治] 孟诜说：煮浓汁慢慢喝，止呕哕及霍乱后恶心；孕妇胎动、胎气上冲心，饮下浓汁则胎安。

李时珍说：治疗腰腿痛，煎汤补洗效果好，复饮其汁，则能利小便，消肿满。

[附方] 新选常用附方一种。

水肿。《洁古保命集》：葡萄嫩心十四个，蝼蛄七个（去头尾），同研碎，露天放置七日，晒干为末，每服半钱，淡酒调下，夏天用效果更好。

蘡薁（音婴郁）
（见《本草纲目》）

[释名] 燕蔥，薁（首见于《毛诗草木鸟兽虫鱼疏》） 婴舌（首见于《广雅》） 山葡萄（首见《唐注本草》） 野葡萄（首见《俗名》） 藤名木龙

李时珍说：名义未详。

[集解] 苏恭说：蘡薁蔓生。苗、叶与葡萄相似而小，亦有茎大如碗粗。冬天叶虽掉而藤不死。藤汁味甘、子味甘酸。即千岁藥。

苏颂说：蘡薁子生长在江东（今长江南岸地区），蘡薁实似葡萄，肉质细腻且味

酸，亦能做酒。

李时珍说：蘡薁野生林墅间，亦能插植。蘡薁的蔓、叶、花、实等与葡萄没有区别，其实小而圆，为淡紫色。有的诗中说：六月食薁，指的就是蘡薁。其茎难吹，且有汁流出，如通草。

附　蘡薁实

[气味]　甘、酸、平、无毒。

[主治]　苏恭说：止渴，悦色益气。

附　蘡薁藤

[气味]　甘、平、无毒。

[主治]　苏恭说：呕哕，伤寒后呕哕、捣蘡薁藤汁饮服则愈。

李时珍说：止渴，利小便。

[附方]　新选常用附方三种。

1. 呕吐厥逆。《肘后方》：蘡薁藤煎汁，慢慢饮下。

2. 目中障翳。《拾遗本草》：蘡薁藤用水浸过，吃气取汁，滴入目中，治疗热翳、赤、白障。

3. 五淋血淋。木龙汤：木龙（即野葡萄藤）、竹园荽、淡竹叶、麦门冬（连根苗）、红枣肉、灯芯草、乌梅、当归各等分，煎汤饮。

附　蘡薁根

[气味]　同蘡薁藤。

[主治]　李时珍说：下焦热痛淋闭，消肿毒。

[附方]　新选常用附方四种。

1. 男妇热淋。见《乾坤秘韫》：野葡萄根七钱、葛根三钱，水一小杯，煎七分，入童子小便三分，空腹温服。

2. 女人腹痛。方同上。

3. 一切肿毒。见《儒门事亲》：赤龙散、野葡萄根晒干研末，水调涂患处，肿毒即消。

4. 赤游风肿。见《通变要法》：忽然肿痒，不及时治疗则病难愈。用野葡萄根捣烂如泥，涂患处则愈。

猕 猴 桃
（见《开宝本草》）

[释名]　猕猴桃（首见《开宝本草》）　藤梨（同上）　阳桃（首见《日用本草》）　木子

李时珍说：其形如梨，其色如桃，因猕猴喜欢吃，故有诸名。福建人称为阳桃。

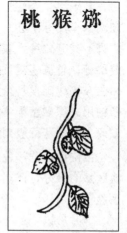

桃猴猕

[集解]　马志说：猕猴桃生长在山谷间，其藤附着于大树而生长，叶圆有毛，其实形似鸡蛋，皮呈褐色，经霜打后才能食且味道甘美，其皮可作纸用。

寇宗奭说：今陕西永兴军南山甚多，枝条柔弱，多二三丈，高附着在树上生长。十月成熟，其实呈淡绿色，生食极酸；其子细小，色如芥子。浅山傍道有种植的，深山里野生的均为猴食。

附　猕猴桃实

[气味]　酸、甘、寒、无毒。

陈藏器说：咸寒、无毒。多食则伤脾胃，令人泄泻。

寇宗奭说：有实热之人宜食。若食之太过则寒中脾胃而泻泄。

[主治]　《开宝本草》：止暴渴、解烦热，通淋排食。

孟诜说：取猕猴桃瓤和蜜同煎服。

陈藏器说：调中下气，主骨节风，肢体瘫缓不随，长年白发，野鸡内痔病。

附　猕猴桃藤中汁

[气味]　甘、滑、寒、无毒。

[主治]　陈藏器说：热呕反胃。配以生姜汁同服，并能通淋排石。

附　猕猴桃枝、叶

[主治]　《开宝本草》：杀虫、煎煮取汁饲狗，疗痢疥。

甘蔗（音柘）
（见《名医别录》）

[释名]　竿蔗（首见于嵇念《南方草木状》）　薯（音遮）

李时珍说：按照《野史》记载，吕惠卿说：大多数的植物都是垂直种下并向上生长，而甘蔗则是斜着种，根上又能生长出许根，故字从庶。秸合称竿蔗，是因其茎如竹竿。《离骚》、《汉书》皆写成拓。拓、蔗两字通用。薯字出自许慎的《说文解字》，大概是蔗音之转吧。

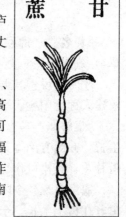
蔗甘

[集解] 陶弘景说：江东（今长江南岸地区）的甘蔗最好，庐陵（今吉水东北）亦有上品，广州有一种，生长数年大如竹，长丈余，取汁为砂糖，对人有益。又一种叫荻蔗，节疏而细，亦能食。

苏颂说：今江浙（今浙江杭县治）、闽广（今福建广东一带）、湖南（今江苏宁县）、蜀川（今四川省）所生长的甘蔗，大的亦有高丈许。共分二种。荻蔗其叶似荻，茎细短而节疏，可以生食，亦可煎稀糖；竹蔗茎粗且长，可榨汁为砂糖，泉州（今福建闽侯县）、福州（今福建闽侯县东北）、吉州（今江西吉安县）、广州都将竹蔗作砂糖用。炼砂糖配牛乳则为乳糖，即奶糖，只有四川省这样做。南方商人多将荻蔗贩到北方。

孟诜说：蔗，色红者称昆仑蔗，色白者称荻蔗。竹蔗属四川及岭南（今五岭以南地区）的最好，江东（今长江南岸地区）虽有但产量低于四川，会稽所做的乳糖，几乎胜于四川。

李时珍说：蔗皆畦种，却丛生。故最围地力，茎似竹而内实，大者围数寸、长六七尺，根下节密、逐渐稀疏。柚叶比芦苇叶大，长三四尺、稀疏下垂。八九月收，可留过春充果实。按照王灼《糖霜谱》说：蔗有四色，一种叫杜蔗，即竹蔗，色嫩绿皮薄，味及甜，专用作霜，一种叫西蔗，亦做霜，以较淡；一种叫节蔗，又叫蜡蔗，也就是狭蔗，亦可做砂糖；一种叫红蔗，亦叫紫蔗，就是昆仑蔗，只能生食，不能作糖。凡蔗榨浆饮，味道虽佳，却不如咀嚼香甜，回味无穷。

附 蔗

[气味] 甘、平、涩、无毒。

《大明本草》：冷。

孟诜说：与酒同食，发痰，即助湿生精。

吴瑞说：多食，发虚热，动衄血。

《物类相感志》说：同榧子食则渣软。

[主治] 《名医别录》：下气和中，助脾气，利大肠。

《大明本草》：利大小肠，消痰止渴，除心胸烦热，解酒毒。

李时珍说：止呕哕反胃，宽胸膈。

[发明] 李时珍说：蔗，脾之果。其浆甘寒，能泻火热。即《黄帝内经·素问》所说的甘温除大热之意。煎炼成糖则甘温而助湿热，所谓积温成热。古人说：蔗浆消

渴，解酒。故《汉书郊礼歌》说：百末旨酒布兰生，泰尊拓浆析朝醒。唐卫维的"婴桃诗"说：饱食后不需愁内热，食甘蔗则热解。而孟诜竟说与酒同食，可生痰。难道不知道蔗有解酒除热的作用吗？

《日华诸家本草》：砂糖能解酒毒，而不知蔗浆经煎炼后性已改，却能助酒为热。

《晁氏客话》：甘草遇火则热，麻油遇火则冷；甘蔗煎饴则热，水成汤则冷，这就是药性之不同，医生怎可不知呢？

《野史》：卢绛患疟疾疲癠，晚上睡觉忽然梦一白衣妇人对他说，吃蔗你的病就好了，到早上买回数根蔗都吃了，第二天病果然好了，这就是蔗助脾和中的经验吧？

[附方] 旧有附方三种，新选常用附方四种，共七种。

1. 发热口干。见《外台秘要》：小便赤涩，甘蔗去皮，咀嚼汁并咽下，或饮甘蔗浆亦可。

2. 痰喘气急。方见山药。

3. 反胃吐食。见《梅师集验方》：朝食暮吐、暮食朝吐，食后不久即吐者，甘蔗七升，生姜汁一升，调和。

4. 干呕不息。见《肘后方》：蔗汁温服半升，每日三次，配姜汁服效果更好。

5. 瘴疟癠癠。见前。

6. 眼暴赤肿。见《普济方》：眼内如有沙子涩痛。甘蔗汁二合，黄连半两，入铜器内慢火煎去渣，取浓汤，点眼内。

7. 虚热咳嗽。见《萧炳集验方》：口干流涕，用甘蔗汁一升半，青粱米四合，煮粥。每日二次，润心肺，止咳嗽。

8. 小儿口疳。见《简便方》：甘蔗皮烧研末，擦患处。

附　甘蔗滓

[主治] 李时珍说：烧存性研末，与柏油调，涂小儿疮白秃，频涂。直至痤置愈止。烧甘蔗的烟不要熏人的眼睛，否则能使人产生视力障碍。

沙　糖
（见《唐本草》）

[集解] 苏恭说：砂糖，四川、西戎（今甘肃旧庆阳府境）、江东（今长江南岸地区）都有，榨甘蔗汁煎炼而成，为紫色。

吴瑞说：稀的称蔗糖，干的称砂糖，球形的称为球糖，扁形的称为糖饼，若聚如石、碎如沙、白而透明的称为糖霜。

李时珍说：这就是紫砂糖，最早出于西域（今川南滇黔诸省之地），唐太宗派人将砂糖的制法传入中国。用樟木槽过取甘蔗汁煎炼而成，清稀者为糖饧，凝结有沙的称为砂糖。若用漆瓮炼制如石、如霜，如冰者，分别称为石蜜、糖霜、冰糖。紫糖亦能煎化，做成各种鸟兽和水果的形状，用于宴席，现在的多夹有米饧和淀粉一类的东西，这样保存的时间就长些，大家应该知道。

[气味]　甘、寒、无毒。

苏恭说：冷利过于石蜜。

孟诜说：性温不冷，多食令人心痛，生蛔虫，令人消瘦、损齿、鼻中赤痒、速唇生疮、流黄涕之鼻疳，与鲫鱼同食，则成疳虫；与葵花子同食，生流澼；与笋同食，不易消化而成腹内结块的蜪病，身体沉重，行走困难。

[主治]　《唐本草》：心腹热胀，口干渴。

《大明本草》：润心肺，清大小肠热、解酒毒，腊月装瓶封口放在窨粪坑中，患天行热狂者，绞汁服，效果极佳。

李时珍说：和中助脾，缓肝气。

[发明]　寇宗奭说：蔗汁清稀，做成砂糖，需长时间的煎炼为紫黑色。现医家治疗暴热多用其作引经药；兼吃驼、马肉，则解热。小儿多食则损齿生虫，因土克水，裸虫属土，土属脾，甘入脾，故裸虫得甘即生。

朱震亨说：糖生胃火，湿土生热，故能损齿生虫。这与食枣病龋是同样的道理，并非是土克水。

李时珍说：砂糖性温，不同于蔗浆，故不宜多食。若与鱼、笋之类同食，对人均无益处。今人多将其作为调料，仅仅取其甜味适口，却不知在暗暗受其害。但砂糖能和脾缓肝急，故治脾胃病及肝部多将其作为引经药。本草说砂糖性寒，苏恭说其冷利，他们均不知道这个道理。

[附方]　旧有附方一种，新选常用附方五种，共六种。

1. 下痢噤口。见《摘玄方》：砂糖半斤，乌梅一个，水二碗，时时饮之。

2. 腹中紧胀。见《子母秘录》：白酒三升，煮砂糖，饮后不愈再服。

3. 痘不落痂。见《刘提点方》：用新井水（或白水）调砂糖，每次一杯，每日二次。

4. 虎伤人疮。见《摘玄方》：水化砂糖一碗服。并涂患处。

5. 上气喘嗽。见《取效良方》：烦热、食即吐逆，用砂糖、姜汁等分，调和慢煎二十沸，每咽半匙，效佳。

6. 食韭口臭。见《摘玄方》：砂糖解之。

石　蜜
（见《唐本草》）

[释名]　白砂糖

苏恭说：石蜜就是乳糖，与虫部的石蜜同名。

李时珍说：按万震《凉州异物志》记载：石蜜非石类，借石之名。实为甘蔗汁煎炼晒去水分，凝如石而体轻，故称为石蜜。

［集解］ 孙志约说，石蜜出益州（今四川省地）、西戎（今甘肃旧庆阳府境）煎炼砂糖而成为黄白色，可做成饼块。

苏恭说：石蜜用水、牛乳、米粉共煎炼而成饼块。且坚硬质重。西戎的最好，江左（今长江以东之地）也有，均比四川产的好。

孟诜说：产自四川、波斯（今新疆境）两地的石蜜质量好，东吴（今浙江鄞县）也有但不及前两地。均用蔗汁、牛乳煎炼而成，质细而色白。

寇宗奭说：石蜜属川、浙的最好。味及厚，他处皆次之。煎炼成型并做成各种形状，送往京师。到夏天或长期阴雨天则融化，民间百姓先用竹叶和纸包裹，然后再用石灰埋起来，不得见风，这样可储存的时间长些。今人称石蜜为乳糖，作为黄白色饼的称为捻糖，容易清化，入药极少。

李时珍说：石蜜即白砂糖，凝结作饼块如石者为石蜜，轻白如霜者为糖霜，坚白如冰者为冰糖。这就是一物的精粗之不同。用白糖煎化，模印成人或狮的形状的称为餦（xiǎng）糖。《后汉书》注为猊糖。用石蜜，加各种果仁、橙橘皮、缩砂、薄荷作成饼块称为糖缠。用石蜜加牛乳、酥酪作成饼块称为乳糖。石蜜与各种食物相配则可做成各种糖类。《唐本草》言：石蜜为砂糖煎炼而成，而其他注解均注乳糖就是石蜜，殊欠分明。按照王灼《糖霜谱》记载，古人只饮蔗浆，后人将蔗浆煎为蔗饧，煎炼并晒出水分而为石蜜。唐初用蔗浆作酒，大历年间（公元776—789）有姓邹的和尚、来到四川的遂宁伞山，才把糖霜的做法传开。种植甘蔗的地区，独有福建、四明（浙江旧宁波府的别称）、番禺（今广东省广州市南部）、广汉（今四川境内）、遂宁（今四川省中部，涪江中游）有冰糖，其他地方的均碎，且色浅味薄，只有竹蔗绿嫩味厚，作糖霜最佳；西戎（今甘肃旧庆阳府境）的甘蔗次之。凡糖霜一瓮，其中品色亦不同，只有叠如假山、块大者为上，圆或杆形的次之，瓮鉴次之，小颗块又次之。小如沙者为下；紫色及如水晶色者为上，深琥珀色次之，浅黄色又次之，浅白色为下。

［气味］ 甘、寒、冷利、无毒。

［主治］ 《唐本草》：心腹胀热、口干渴。

孟诜说：治目中热膜、明目，和枣肉、巨胜末为丸含化，润肺气，助五脏、生津。

李时珍说：润心肺燥热，治嗽消痰，解酒和中，助脾气，缓肝气。

［发明］ 朱震亨说：石蜜甘入脾，食多则脾病，西北地高多燥热，多食石蜜有益处；东北地势低下多湿，多食则易病，这也和体质强弱有关。

李时珍说：石蜜、糖霜、冰糖比紫砂糖性稍平，功用相同，多入药用，然不冷利，若久食则助热，损齿生虫之害是一样的。

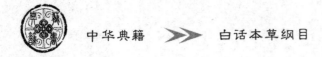

刺　蜜
（见《本草拾遗》）

[释名]　草蜜（首见于《拾遗本草》）给敦罗

[集解]　陈藏器说，交河（今新疆吐鲁番县西）沙中有一种草，头上有毛，毛中生蜜，胡人取名为给敦罗。

李时珍说：按照李延寿《北史》记载，高昌（即交河）有羊刺草、其上生蜜，味甚甘美。又《梁四公子记》说：高昌的贡品是刺蜜。杰公说：南平城羊刺无叶，共蜜色白而味甘；盐城（今江苏省东部）羊刺叶大，其蜜色清而味薄，高昌就是交河，在西番（今青海南境及西康境一带），今为火州。

段成式《酉阳杂俎》说：北天竺国（今印度一带）生长蜜草，蔓生叶大，秋冬不死，因受霜露而成蜜。

《大明一统志》：西番撒马儿罕地，有小草丛生，叶细如蓼蓝，秋天的霜露凝在叶上则味甘如蜜，并可制成糖饧。民间百姓称其为达即古宾。这大概就是甘露。按照这两种说法，均是草蜜，但不知道是否就是并刺。又有醍齐树，亦出蜜，虽听人说但不知道是否属实，现附于下。

附　醍齐

段成式说：醍齐产于波斯国、拂林国（今伊朗印度一带）也有，叫顷（音夺）勃梨花，树高丈余，皮色青薄光净，叶似阿魏长在枝端，一枝三叶，八月采伐，腊月则生长新枝，若七月折断枝条，有香汁流出且如蜜、微香，可入药用。

[气味]　甘、平、无毒。

[主治]　陈藏器说：骨蒸发热痰嗽、暴痢下血，开胃止渴除烦。

果之六
（水果类六种　附录二十二种）

莲　藕
（见《神农本草经》）

[释名]　其根藕（见于《尔雅》）其实莲（见《尔雅》）　其茎叶荷

韩保昇说：藕生于水中，其叶叫荷叶，按《尔雅》说，荷就是鞭蕖（qú，荷花的别名），其茎叫茄，其叶希疏，其根密集，其花叫菡萏（hàn dàn），它果实叫莲蓬，其根叫藕，其实叫菂（即莲子），菂的中心叫薏，即莲子心。邢禹注解说：芙蕖是总的名称，别名为芙蓉。江东人称其为荷花。菡萏就是莲花，菂为莲花的果实。薏就是莲子心。

郭璞说：薏就是茎下在泥中的白蒻，莲蓬似房，菂就是房中的子，为莲子。薏就是莲子心。江东人称荷花为芙蓉，北方人认为藕就是荷花，也有称莲蓬为荷花，四川一带的人认为藕就是荷茎，这些都是民间错误的传说。

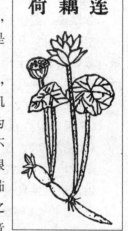

《陆机诗疏》说：它的茎叶荷叶，它的花含苞欲放时叫菡萏，花开则称夫蕖，果实莲蓬，皮青里白，莲子壳青肉白。莲子心则是苦的。

李时珍说：《尔雅》把荷作为根名，韩保昇则以荷作为叶名，陆玑把荷作为茎名。按照茎依靠于叶下，应称荷花，故当遵从陆玑的说法。蘧就是嫩香蒲，似竹子的行鞭，节生两茎，一为花一为叶，根部生藕，藕是花、叶、根、实的根基。显仁藏用，功成不居。真可谓是藏于密处，故称为蘧。荷花和荷叶均成对生长，故根称为藕。有人说藕善耕泥，故字从耦，好像两个人在耕地一样，茄音为加，加于蘧上。音遄，远于蜜。菡萏，音从函，含而未发之意，芙蓉，敷布容艳之意，莲者连也，花与果实相连故称莲；菂音的，莲子在莲蓬中好像一个个的靶子一样。"的"就是各种事物点注的意思。薏好似意，含苦在内，正像古诗中所说：食子心无弃，苦心生意存。正是这样。

［集解］　《名医别录》：藕实际产于汝南（今河南颍河、淮河之间）池泽，八月采。

李当之：各地的池塘沼泽均有。豫章、汝南为上品，苗高五六尺，叶圆青大如扇，花为红色，莲子则如黑如羊屎。

李时珍说：莲藕在荆、杨、豫、益的湖泽及池塘均有。用莲子做种则生长较慢，用藕芽作种则生长快，其芽穿出泥土称作白蒻，也就是蘧。大者有丈余，五六月嫩时，在水下才能采摘，俗称藕丝菜，能做菜食。节生之茎，一为藕荷，其叶贴水面，其下旁生藕，一为芰荷、其叶出水面，其旁茎长荷花。它的叶清明后生长，六七月开花，花有红、白、粉三色。花心有黄须，花蕊长寸余，花须内就是莲蓬，花落则莲蓬生长成熟，莲子就似蜂在窠内一样，六七月采集，生食则嫩香脆，秋天则莲蓬干莲子变黑。坚硬如石，称为石莲子；九月采集的莲子，去掉黑壳，称为莲肉，送往各地。冬月至春同可采藕，藕色白、内有孔，断后有丝，大的如胳臂，长六七尺，有五六节，一般野生及红花的，莲子多而藕少。种植的及荷花为白色的，莲子少而藕多；白色的荷花香，红色的荷漂亮，荷叶过密而多则不结果实。别名有合欢（并头者）、夜舒荷（夜舒布昼卷）、睡莲（花在晚上入水）、金莲（花黄）、碧莲（花碧）、绣莲（花如绣），均是莲藕的变种，在此不述。

《物类相感志》说：荷梗塞入鼠洞则鼠去，荷煎汤去镴（là）（锡和铅的合金）垢。

附　莲实

[释名]　藕实（见《神农本草经》）　菂（见《尔雅》）　薂（音吸，见《尔雅》）　石莲子（见《名医别录》）　水芝（见《神农本草经》）　泽芝（见《古今注》）

[修治]　陶弘景说：藕实就是莲子，八九月采，则黑硬如石，捣碎用。

苏颂说：莲子到秋天则变黑且沉于水，称为石莲子，磨碎能食。

李时珍说：石莲子去黑壳为莲肉，用水浸泡去皮及心，生食极佳，入药则去心蒸熟，或晒干、焙干用。用莲子一斤、放入一个豮（fèn 阉割过的）猪肚中，煮熟捣焙用。有些药铺的石莲子，状如土石而味苦，不知是何物。

[气味]　甘、平、涩、无毒。

《名医别录》：寒。

《大明本草》：莲子、石莲子均性温。

李时珍说：嫩莲子性平，石莲子性温。配茯苓、山药、白术、枸杞子治疗效果好。

孟诜说：生食过多，则脾胃受凉而腹胀，宜蒸熟食，大便干燥者不宜食。

[主治]　《神经本草经》：补中养神，益气力、除百疾、久服，轻身耐老，不饥延年。

孟诜说：主五脏不足，伤中气绝，益十二经脉呈血。

《大明本草》：止渴去热，安心止痢，治疗腰痛及泄精，多食令人欢喜。

李时珍说：交心肾、厚肠胃、固精气、强筋骨、补虚损、利耳目、除寒湿、止脾泻久痢赤白浊，女人带下崩中诸血病。

苏颂在"诗蔬"中说：捣碎的米作粥食。轻身益气，令人强健。

陈嘉谟：善清上下君相火邪，即多通心肾。

[发明]　李时珍说：莲花出污泥而不染，居于水中而不被水没，根茎花实、清净济用，对人体有各种益处，其他植物很难相比。莲花由嫩芽而节节生茎，生叶、开花、结藕；由含苞欲放的花蕾而花开花落结果。莲子开始色黄，逐渐变成青、绿色，最后成熟则为黑色。石莲子坚硬如石，可存放数年。莲子作种，藕亦可作种。辗转相生、造化不息。所以释氏用来比喻妙理具存，医家作药用，百病可除。莲子味甘气温而性啬、禀清芳之气，得五谷之味，为脾之果。脾如黄宫，使水火相容、金木合和。脾为土脏，水合之本，以充元气，脾和则津液敷布正常，神乃自生，久视耐老。这就是莲藕的起始。过去的医家治疗心肾不定，劳伤白浊，有清心莲子饮，补心肾、益精血、有瑞莲丸。

陈藏器说：秋后莲子为黑色，名石莲子，入水必沉，只有在盐水中才能浮起。把石莲子放在山或海洋中，百年不朽，人食则发黑不老。

孟诜说：各种鸟类及猿猴不食莲子，而放入洞内，若存放三百年以上，人再食则永不老。如果大雁食后则莲子随粪便遍及山谷间，不逢阴雨则终久不坏。如果能每天早晨空腹吃十枚，则身轻而能登高涉远。

〔附方〕　旧有附方四种，新选常用附方十种，共十四种。

1. 服食不饥。孟诜说、石莲肉蒸熟去心，为末。炼蜜丸如梧桐子大，日服三十丸。这就是长生不老的秘方。

2. 清心静神。寇宗奭说：干石莲子肉，于砂盘中擦去赤皮，留心，同为末，入龙脑，点汤服。

3. 补中强志。见《太平圣惠方》：聪耳明目。莲肉半两去皮心、研末、水煮熟，用粳米之合作粥，放入莲末，搅匀服。

4. 补虚益损。见《医学发明》：水芝丹：莲实半升，酒浸泡两夜，放入洗净的猪肚中，缝合后煮熟。再取出蓬莲晒干为末，酒煮米糊为丸梧桐子大，每服五十丸，饭前温酒送下。

5. 小便频数。下焦真气虚弱同上方，醋糊为丸。

6. 白浊遗精。石莲肉、龙骨、益智仁等分。为末，每服二钱，空腹米汤送下。《普济方》：莲肉、白茯苓等合为汤，白水调服。

7. 心虚赤浊。见《直指方》：莲子六一汤：石莲肉六两，尖甘草一两，共为末、每服一钱，灯芯草汤送服。

8. 久痢噤口。见《丹溪心法》：石莲肉炒，为末。每服二钱，陈仓米汤调服，如即刻思食则妙，若加服香连丸，尤妙。

9. 脾泄肠滑。同上。

10. 哕逆不止。苏颂在《图经本草》：石莲肉六枚，炒赤黄色，研末，凉开水半杯调服，则哕逆止。

11. 产后噎逆。见《良方补遗》：呕吐、心悸、眩晕。石莲子半两、白茯苓一两、丁香五钱、共为末、每服二钱，米汤送下。

12. 眼赤作痛。见《普济方》：莲肉去皮研末一杯，粳米半升，用水煮粥，常服。

13. 小儿热喝。见《圣济总录》：莲实二十枚炒，浮草两钱半、生姜少许，水煎，分三次服。

14. 反胃吐食。见《直指方》：石莲肉为末，入少许肉蔻末，米汤调服。

附　莲藕

〔气味〕　甘、平、无毒。

《大明本草》：温。

李时珍说，按《物类相感志》说：藕与盐水共食，则不损齿；与油炸米面果食，则无渣，煮忌铁器。

[主治]　《名医别录》、热渴、散留血、生肌。久服令人心欢。

陈藏器说：止怒止泄，消食解酒毒，及病后干渴。

《大明本草》：捣汁服，止闷除烦开胃、治霍乱，破产后血闷。捣烂、着金创和伤折、止暴痛，蒸煮食之，大能开胃。

孟诜说：生食治霍乱后虚渴。蒸食，最补五脏，实下焦。同蜜食，令人腹胀肥，不生诸虫，亦可不食粮食。

徐之才：藕汁，解射罔毒、蟹毒。

瞿仙：捣浸澄粉服，轻身益年。

[发明]　陶弘景说：根入神仙家。宋代太官作血羹，厨师削藕皮，不慎落入血中，则血不凝，所以医家多用其破血效果。馅就是血羹。

孟诜：产后忌食生冷，但藕与其他生冷之物不同，其能破血。

李时珍：白花藕大而孔扁者，生食味甘，煮熟则不香；红花藕及野藕，生食味涩，蒸熟则佳。藕虽出于污泥但洁白自若。质柔而穿坚，居下而有节。孔窍玲珑，丝纶内隐，由嫩芽而生长出茎、叶、花、实，实又能生芽，周而复始。四时可食，皆令人心欢。真可谓是灵根呢！所以莲藕主心脾血分主疾，这是与莲子不同之处。

[附方]　旧有附方四种，新选常用附方八种，共十二种。

1. 时气烦渴。《太平圣惠方》：生藕汁一杯，生蜜一合，和匀，慢慢服下。

2. 伤寒口干，庞安时《伤寒论》：生藕汁、生地黄汁，童子小便各半杯，煎温服下。

3. 霍乱烦渴。《圣济总录》：藕汁一小杯，姜汁半小杯，和匀饮。

4. 霍乱吐利。《太平圣惠方》：生藕捣汁服。

5. 上焦痰热。《简便方》：藕汁、梨汁各半杯，和服。

6. 产后闷乱。血气上冲，口干腹痛。《梅师集验方》：用生藕汁三升、饮下。庞安时用藕汁、生地黄汁、童子小便各等分，煎服。

7. 小便热淋。生藕汁、生地黄汁、葡萄汁各等分，入蜜温服。

8. 坠马血肿。见《千金方》：积在胸腹，吐血无数者，干藕根为末、酒服半钱，日二次。

9. 食蟹中毒。《太平圣惠方》：饮生藕汁。

10. 冻脚裂口，蒸熟藕捣烂涂之。

11. 尘芒入目，《普济方》大藕洗捣、绵裹出汗，点眼即出。

附　藕蔤

[释名]　藕丝菜。　五六月嫩时，采摘做菜食，老则变为藕梢、极难食。

[气味]　甘、辛、无毒。

[主治]　苏颂：生食，主霍乱后虚渴烦闷不能食，解酒，食物之毒。

李时珍：功与藕同。

汪颖：解烦毒，下淤血。

附 藕节

[气味] 涩、平、无毒。

《大明本草》冷，畏硫磺。

[主治] 甄权：捣汁服，主吐血不止及口鼻出血。

《大明本草》：消淤血，解热毒。产后血闷。藕节、生地黄共研汁，入热酒及小便饮。

李时珍说：能止咳血唾血，血淋尿血，下血、血痢、血崩。

[发明] 李时珍说：一男子病血淋，痛胀欲死。用藕汁调头发灰，每服二钱，三日后血止痛除。

赵溍《养疴漫笔》：宋孝宗患痢疾，众医家治疗无效。高宗偶然发现一个小药铺，便进去询问，店主问及病因，乃是食湖蟹所致。于是前往给宋孝宗诊脉说，这是多食生冷不洁之物，寒气凝滞，脾阴受损所致的冷痢病。于是就用新采藕节捣烂，热酒调服，几天后病愈。高宗非常高兴，就把捣药用的金杵和白尝赐给店主，人们于是就把他称为金杵白严防御家。这不是所有人都能遇到的，大概这就是藕能消淤血，解热开胃、而又能解蟹毒的故事吧。

[附方] 新选常用附方五种。

1. 鼻衄不止，藕节捣汁饮并滴入鼻中。

2. 卒暴吐血。见《太平圣惠方》：双荷散、藕节、荷蒂各七个，用蜜少许捣烂，用水二杯、煎八分、去渣温服。或为丸服。

3. 大便下血。见《全幼心鉴》：藕节晒干研末、人参、白蜜煎汤、调服八钱，日二次。

4. 遗精白浊，心虚不宁。金锁玉关丸：藕节、莲花须、莲子肉、芡实肉、山药、白茯苓、白茯神各二两为末，用金樱子二斤槌碎，水一斗蒸，煎八分、去渣，再煎成膏，入少许面粉和药，丸如梧桐子大，每服七十丸，米汤送下。

5. 鼻渊脑泻。见《普济方》：藕节、芎藭焙研为末，每服二钱，米汤送下。

附 莲薏
（即莲子心）

[释名] 苦薏。

[气味] 苦、寒、无毒。

陈藏器说：食莲子不吐心，令人呕吐。

[主治] 陈士良：各种失血后，血少津去的血渴，产后渴。生莲薏研米、米汤送

服二钱、立愈。

《大明本草》止霍乱。

李时珍《统旨》：清心去热。

［附方］ 新选常用附方二种。

1. 劳心吐血。见《斋百一方》：临安张上舍方：莲子心七个，糯米二十一粒，共为末，酒服。

2. 小便遗精。见《医林集要》：莲子心一撮为末，入辰砂一分，每服一钱，白开水送下，日二次。

附　莲蕊须

［释名］ 佛座须

花开时采取，阴干，亦可充果食。

［气味］ 甘、涩、温、无毒。

《大明本草》：忌地黄、葱、蒜。

［主治］ 李时珍：清心通肾、固精气、乌须发、悦颜色、益血止血崩，吐血。

［发明］ 李时珍：《本草》中没有莲须。而涩诸方、固真方、巨胜子丸等各种补益方中均用之，而且莲蕊须与莲子的作用大致相同。

［附方］ 新选常用附方一种。

久近痔漏：孙氏《集效方》。病痔漏三十年者，服三付汤药可除病根。用莲花蕊、黑牵牛头各一两，当归五钱，每空腹服二钱，酒送下，忌热物。五日见效。

附　莲花

［释名］ 芙蓉　芙蕖（首见于《古今注》）　水华

［气味］ 苦、甘、温、无毒，忌地黄、葱、蒜。

［主治］ 《大明一统志》：镇心益色，驻颜轻身。

陶弘景：花入神仙家用，入香尤妙。

［附方］ 旧有附方二种，新选常用附方二种，共四种。

1. 服食驻颜。见《太清草木方》：七月七日采莲花七分，八月八采根八分，九月九采实九分，阴干捣筛，每服半钱、温酒调服。

2. 天泡湿疮。见《简便方》：荷花贴患处。

3. 难产催生。见《肘后方》：莲花一瓣，写人字，吞服，即生。

4. 坠损吐血。杨拱《医方摘要》：坠跌积血心胃、呕血不止，用于荷花为末，酒服半钱，其效如神。

附　莲房

［释名］ 莲蓬壳　陈久者良。

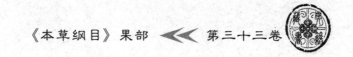

［气味］ 苦、涩、温、无毒

［主治］ 孟诜：破血。

陈藏器：治血胀腹痛，产后胎衣不下，酒煮服。水煎服解野菌毒。

李时珍：止血崩、便血、溺血

［发明］ 李时珍：莲房入厥阴血分，消瘀散血，与荷叶功同，是急则治标。

［附方］ 新选常用附方六种。

1. 经血不止。见《妇人经验方》：瑞莲散：陈莲蓬壳烧存性研末，每服二钱，热酒送。

2. 血崩不止。见《太平圣惠方》：不分寒热均可用。莲蓬壳，荆芥穗各烧存性，等分为末，每服二钱，米汤送下。

3. 产后血崩。见《妇人良方》：莲蓬壳五个，香附二两，各烧存性为末，每服二钱，米汤送下，日二次。

4. 漏胎下血。见《朱氏集验方》：莲蓬烧研米，面糊为丸梧桐子大，每服一百丸，米汤或酒送下，日二次。

5. 小便血淋。见《经验方》：莲蓬烧存性为末，入麝香少许，每服二钱半，米汤调下。日二次。

6. 无泡温疮。《海上方》：莲蓬壳烧存性研末，并泥调涂患处。

附 荷叶

［释名］ 嫩的荷叶叫荷钱 （如钱币） 贴水生长的叫藕荷（其根下长藕） 出水面生长的叫芰荷（其上开荷花） 荷叶的蒂叫荷鼻

［修治］ 《大明本草》：入药生或炙用。

［气味］ 苦、平、无毒。

李时珍：畏桐油、白银、硫磺。

［主治］ 《大明本草》：止渴，下胎衣破血，治产后口干，心肺烦躁。

陈藏器：治血胀腹痛，产后胎衣不下，酒煮服之。荷鼻安胎去恶血，留好血，止血痢，杀菌及蕈（xùn）毒，煮水服。

李时珍：生发元气，补助脾胃、涩精、散淤血，消水肿痈肿，发痘疮，治吐血咯血衄血、下血溺血血淋，崩中，产后恶血不下，损伤食入败血。

［发明］ 李东垣：张洁古口授枳术丸，用荷叶烧饭为丸。当时没有悟出其道理，到老年才品味出其理何在。震就是震动的意思，是少阳甲胆，属风木，为生死万物的根源。饮食入胃，营气上行，少阳甲胆之气与手少阳之焦之元气，同为生发之气，《素问》：履卦始有形，则终不乱。荷叶生于水土之下，污秽之中，却挺然独立。荷叶色青，向上展开，并中空、如震卦之体。荷叶入药，食后即感其气之化，胃气怎么会不升呢？用荷叶作为引经药，真可谓远识而合中医之道。用荷叶烧饭和药配合的术滋养

脾胃，而不会伤人。其作用广且大。他人用巴豆、牵牛难道些相比吗？

李时珍：荷叶烧饭见谷部饭下。按照李东垣《试效方》说：雷头同证：头面疙瘩肿痛，憎寒发热，状如伤寒。病在之阴，不可过用寒药重剂，用则诛伐无过。有一人患雷头同证，用各种药物治疗均无效，于是我就用清震汤，很快病就痊愈了。清震汤：荷叶一枚，升麻五钱、苍术五钱，水煎温服。震为雷，而荷叶之形象震体，其色又青、即涉类象形。

闻人规《痘疹八十一论》：痘疮已出，又感风寒，则窍闭血凝，痘疮较小，或变成黑色这是倒靥，同时伴有身痛，四肢微厥。只要温肌散风寒，则热气复行，验出。用紫背荷叶散治疗效好。这是因为荷叶能升发阳气，散淤血、留好血，僵蚕能解结滞之气的缘故。荷叶分布广泛，且治疗效果好，胜于人牙、龙脑。

戴原礼《证治要诀》：单味荷叶可消阳水浮肿。

[附方] 旧有附方四种，新选常用附方二十三种，共二十七种。

1. 阳水浮肿。见《证治要诀》：败荷叶烧存性研末，每服二钱米汤调下、日三次。

2. 脚膝浮肿。见《永类钤方》：荷叶心、藁本等分，煎汤外洗。

3. 痘疮倒靥。见闻人规《痘疹论》：紫背荷叶散：又名南名散，治风寒外袭倒靥病危者，用霜后荷叶贴水紫背，实干，白僵蚕直者炒去丝，等分为末，每服半钱，用胡妥汤或温酒调下。

4. 诸般痈肿。《本事方》：拔毒止痛，若荷叶取中心蒂如铜钱大，则多少不限，煎汤外洗、擦干后，水飞寒水石沾腊猪脂涂患处。又能治痈肿，柞木饮中亦用。

5. 打扑损伤。《太平圣惠方》：恶血攻心，闷乱疼痛。干荷叶片烧存性为末，每服三钱，童子热尿一杯，饭前调下，日三次，利下恶物为度。

6. 产后心痛。《救急易玄》：恶血不尽，荷叶炒香为末，每服十个梧桐子大，开水或童子小便调下，或烧灰或煎汤皆可。

7. 胎衣不下。方同上。

8. 伤寒产后。庞安常《伤寒论》：血晕欲死、荷叶、红花、姜黄等分，炒研末，童子小便调服二钱。

9. 孕妇伤寒。《郑氏家传方》：火热烦渴，恐伤胎气。罩胎散：焙嫩卷荷叶半两，蚌粉二钱半，为末，每服三钱，新汲水入蜜调服，并涂腹上。

10. 妊娠胎动。《唐氏经验方》：已见黄水，炙于荷蒂一枚，研为末，糯米淘汁一酒杯，调服即安。

11. 吐血不止。嫩荷叶七个，擂水服。干荷叶，生蒲黄等分为末，每服三钱，桑白皮煎汤调下。《肘后方》：经霜败荷叶烧存性，研末，新水服二钱。

12. 吐血咯血。

《经验后方》：荷叶焙干为末，米汤调服二钱，日二次。

《圣济总录》：败荷叶、蒲黄各一两，为末，每服二钱，麦门冬汤调下。

13. 吐血衄血。《济生方》：阳乘于阴，血热妄行，宜服四生丸。日华子屡用得效。四生丸：生荷叶、生艾叶、生柏叶、生地黄等分，捣烂，丸鸡子大。每服一丸，水三杯，煎一杯，去渣服。

14. 崩中下血，荷叶烧研半两，蒲黄、黄芩各一两为末，空腹服三钱。

15. 血痢不止。见《普济方》：荷叶蒂，水煎服汁。

16. 下痢赤白。荷叶烧研，服二钱，赤痢蜜调下，白痢用砂糖调下。

17. 脱肛不收。见《经验良方》：贴水荷叶焙研、酒服二钱、并用荷叶盛末坐敷。

18. 牙齿疼痛。见《唐氏经验方》：青荷叶剪取荷蒂七个，浓米醋一小杯，煎半杯，去渣熬成膏，时时涂痛处。

19. 赤游火丹。见《摘玄方》：新生荷叶捣烂，入盐涂患处。

20. 漆疮作痒。皮肤突然红肿。罔风作痒。起小丘疹及水泡。《集验方》干荷叶煎汤外洗。

21. 遍身风疠。患处皮肤淋木不仁、渐成红斑，肿溃无脓等慢性传染性皮肤病。《太平圣惠方》荷叶三十枚，石灰一斗，煎水，浸泡患处半日，数日一次即可。

22. 遍头风痛。《简便方》：升麻、苍术各一两，荷叶一个，水二小杯，饭后温服。或烧荷叶一个，为末。煎汁调服。

23. 刀斧伤疮。见《集荷方》：荷叶烧研涂患处。

34. 阴肿痛痒。见《医垒元戎》：荷叶，浮萍，蛇床子，等分煎水外洗。

红白莲花
（见《本草拾遗》）

[集解]　陈藏器说：红莲花，白莲花，均生长在西国（今四川南部）。

李时珍说：不知红白莲花是否就是莲花？固与莲花的功用相同，故在此述。

[气味]　甘、平、无毒。

[主治]　陈藏器说：久服，令人好颜色，变白却老。

芰实（音妓）
（见《名医别录》）

[释名]　菱（首见《名医别录》）　水栗（首见《风俗通》）　沙角

李时珍说：芰实叶支较散，故字从支。它的角棱峭，故谓之菱，俗称菱角。过去人们对芰、菱正别不开，只有伍安贫《武陵记》明确认为有三角或四角的叫芰，两角的叫菱。《左传》屈到的嗜芰，就是芰实。《尔雅》称为厥攗（眉，同挹）。

许慎《说文》：菱，楚国叫芰，秦国叫薢茩。《杨氏丹铅录》认为芰就是鸡头，引

《离骚》中的芸荷能编织衣服，菱叶不能编织衣服，这都是错误的。《尔雅》说薢茩就是决明子，并不是厥攘。

《埤雅》：芰荷就是荷茎、并非鸡头。与菱是同名异物。许慎和杨氏的说法均欠考正。

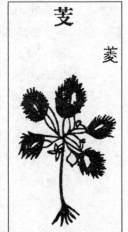

[集解] 陶弘景：芰实，庐塘和红河中最多。过去人们用火烤剥皮来充饥，现在多蒸或晒干后食用。

苏颂说：菱，处处皆有。它的叶子浮在水面，开芰的色花，花落则结果，并渐入水中成熟。芰实有两种：一种有四个角，一种有两个角。两角中又有嫩皮色紫者叫浮菱，味道很美。江淮（今江苏以北地区）及山东人将芰实晒干后去皮以代粮。

李时珍说：只要有湖的地方都有芰实。菱落泥中，最易生长。有野菱、家菱均三月份生长蔓延。叶浮于水面。扁而尖，光如镜。叶下之茎有股如虾股，一茎一叶，两两相差，如蝴蝶状。五六月开小白花，夜间花开，白天花合。芰实的种：三角、四角、两角，无角之分。野菱生长在湖中，叶、实均较小，角硬且刺人，如嫩青老黑色，嫩时剥皮就能食，且味甘美；老则蒸煮后食用。野人将芰实晒干后，剁碎后做饭，或做成各种糕、果。其茎晒干后亦能充粮。芰实对平民百姓来说也是有用之品。家菱种于坑塘：叶、实均较大，角软而脆、亦有两角弯卷如弓形的，其色有青、红、紫；嫩时，皮脆肉美，视为佳果。老则壳黑且硬，坠入江中则叫乌菱。冬月采集，风干后备食、生熟皆佳。若变天用粪水路其叶，则其实更肥美。

段成式《酉阳杂俎》：苏丹有折腰菱，一般为二角；荆册郢城（今湖北境内）的菱，多有三角而无刺。汉武帝时的昆明池（今陕西长安县西南）有浮根菱，亦叫青水菱，叶没水下，而根出水上。有人说：玄都有鸡翔菱，碧色、状如鸡飞，仙人凫伯子常食用。

[气味] 甘、平、无毒。

孟诜：生吃，性冷利。多食则损阳伤脏腑，生瘘茎、蛲虫。水族中的植物芰菱没有治疗的疾病的作用。若过食芰实而胶胀，可暖姜酒服则胀消；或口含吴茱萸并时咽津液。

李时珍说：《仇池笔记》：菱是晚上花开，而芡实是白天花开，故菱性寒而芡实性温。

《名医别录》：芰实性平，难道不知生者性冷，干者性平吗？

[主治] 《名医别录》：安中补五脏，不饥轻身。

陶弘景说：芰实蒸或晒干后，与蜜同时，即使被有其他粮食的情况下，只吃芰实亦能活很长的时间。

苏颂：解丹石毒。

李时珍说：鲜芰实，解伤寒积热，正消渴，解酒毒、射罔毒。

臞仙说，捣烂过滤食用，补中气益天年。

附　芰花

[气味]　涩

[主治]　李时珍说入染须发方。

附　乌菱壳

[主治]　李时珍说：入染须发方、亦止泻痢。

芡实（音俭）
（见《神农本草经》）

[释名]　鸡头、雁喙（首见《本草纲目》）　雁头（见《古今经》）　鸿头（见《韩退之》）鸡雍（见《庄子》）　卯菱（见《管子》）　芡子（音唯）　水流黄

陶弘景说：芡实就是现在的芡子，茎上开花如鸡冠，故名鸡头。

苏颂说：花苞形似鸡、雁头，故才有诸多名字。

李时珍说：芡实，在饥荒、粮食久收时可充粮，故谓之芡。鸡雍见《庄子·徐无鬼篇》，卯菱见《管子·五竹篇》。

杨雄《方言》：南楚地方的人叫鸡头，幽燕则称其为雁头。徐、青、淮、泗则称其为芡子。其茎称为芡，亦叫葰。《郑樵通志》把钩英称为芡，这是错的。钩英，是陆地上生长的一种草，其茎可食。水流黄见下。

[集解]　《名医别录》：鸡头生长在雷泽池泽（今山东境内），十一月份采集。

韩保升说：苗生水中，叶大如荷叶，皱而有刺。花子如拳大、形似鸡头。实若石榴，皮青黑，肉白如菱。

苏颂说：芡实到处都有，长在池泽中。芡实叶的俗名叫鸡头盘，花下结果。其茎嫩的叫芡葰，亦叫葰莱。人采摘的叫蔬茹。

寇宗奭说：芡实天下处处都有。住在池泽边上的人，采芡实子去皮，捣仁为粉、蒸炸作饼，以充粮。

李时珍说：芡实的茎三月长叶且贴水而生，较荷叶大，皱纹如縠，蹙的如沸，面青背紫，茎，叶均有刺。其茎长大余中空有丝，嫩者剥皮可食、五六月开紫花，花开

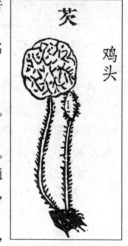

芡
鸡头

向太阳结苞，外有青刺如刺猬及粟球，花在苞顶，亦似鸡喙及猬喙。剥开则内有斑驳软肉及子，累累如珠玑。壳内白米，状如鱼目。深秋时节，泽农取芡子藏至谷仓，其根状如三棱，煮食如山芋。

[修治] 孟诜说：凡用蒸熟、晒裂取红，待舂取粉用。

李时珍说：新芡实可煮食用。并入涩精药，速壳用亦可。

《刘跂暇日记》：芡实一斗，用防风四用煎汤漫过用，经久不坏。

[气味] 甘、平、涩、无毒。

陶弘景说：小儿多食别不长。

孟诜说：生食多则动风冷气。

寇宗奭说：食多则不益脾胃，且难消化。

[主治] 《本草纲目》：湿痹、腰脊膝痛、补中，除暴疾、益精气、强志，令耳目聪明。久服轻身不饥，耐老神仙。

《日华本草》：开胃助气。

李时珍说：止渴益肾，治小便不禁，遗精白浊带下。

[发明] 陶弘景说：仙方用芡实和莲实做糕饼，对人非常有益处。

苏恭说：芡实研粉，此菱对人更有益处。

苏颂说：水陆丹：取芡实及子，捣烂晒干，再捣筛未、整金婴子并和为。补肝肾扶其正。

李时珍说：《孙升谈圃》认为芡实本身对人并无多少好处，但俗称芡实为水硫磺，这是为什么呢？大概是因为人食芡实、要细细咀嚼，而芡实味甘平，肥而不腻。食后则精华里血流畅，输布周身。其功胜于乳石。

《淮南子》：狸头愈忧病，鸡头已瘘病。鸡头就是芡实。

[附方] 旧有附方一种，新选常用附方三种，共四种。

1. 鸡头粥。《经验后方》：益精气，强志意，利耳目。鸡头实三合，煮熟去壳、粳米一合煮粥，每天空腹服下。

2. 治精气虚滑，芡实、莲茎。玉锁丹：方见藕节下。

3. 四精丸。《永类方》：治思虑、色欲过度，损伤心气、小便数、遗精。用秋石、白茯苓、芡实、莲肉各二两，为米，蒸枣和丸梧桐子大。每服三十丸，空腹盐水送下。

4. 分清丸。《摘玄方》：治浊病。芡实粉、白茯苓粉，黄腊化蜜和丸梧桐子大。每服百丸盐水送下。

附 鸡头莱即茇莱
（芡茎）

[气味] 咸、甘、平、无毒。

[主治] 李时珍说：止烦渴、除虚热，生熟皆宜。

附 芡实根

[气味]　同茎。

[主治]　陈士良：小腹结气痛，煮食。

[附方]　新选常用附方一种。

偏坠气块：《法天生意》：鸡头根切片煮熟，盐、醋水送下。

乌　芋
（见《名医别录》）

[释名]　凫茈（音疵）　凫茨（音瓷）荸荠（见《本草衍义》）　黑三棱（见《博济方》）　芍（音晓）　地粟（见郑樵《通志》）

李时珍说：乌芋，色黑且根如芋。水鸟喜欢吃，故《尔雅》名凫茈，后又误传为凫茨，又误传为荸荠。切韵凫、荸为同一字母。三棱、地粟皆形相似。

吴瑞说：大的叫地粟，小的叫凫茈。

[集解]　苏颂说：乌芋，就是现在的凫茨。苗如龙须而色青。根如指头而色黑，皮厚有毛。又有一种皮薄无毛的乌芋。均能食。

寇宗奭说：皮厚色黑，肉硬而白者称猪荸脐。皮薄有光泽，色淡紫、肉软脆者称羊荸脐。二月采来食用。很少入药，饥荒年采来当粮充饥。

李时珍说：凫茈生长在浅水田中。其苗三四月出土，一茎直上无枝叶，状如龙须。若在肥沃的土地里栽种。其茎粗如葱、蒲，高二三尺。其根白而细小，秋后结果，如粟子大，脐有聚无。野生的则黑而小，滓多。种植的则紫，而大，多毛。一般选肥沃的土地种养，三月下种，霜后苗枯，冬天结果，生食、熟食皆可。

附 乌芋根

[气味]　甘、微寒、滑、无毒。

孟诜说：性冷。素有气虚之人不可食，食则腹胀气满。小儿秋月多食，则脐下结痛。

[主治]　《名医别录》消渴痹热，温中益气。

孟诜说：下丹石、消风毒，除胸中实热气。磨粉则明耳目，消黄疸。

《大明本草》：开胃下食。

苏颂说：作粉食，厚人肠胃，不饥、能解毒，服金石人宜之。

汪机说：疗五种膈气，消宿食，饭后宜食之治误吞铜物。

李时珍说：主血痢下血血崩，除剧毒。

[发明] 汪机说：乌芋善毁铜，与铜钱同嚼则铜钱可化，说明乌芋是消坚消积之物。故能化五种膈疾，消宿食、治误吞铜钱。

李时珍说：《王氏博济方》：治五积、冷气攻心、变为五膈诸病，金锁丸中用黑三棱。注解说：即干凫茈。汪氏所谓消坚之说，源于此。

《董炳集验方》：地粟晒干为末，白开水每服二钱，能除剧毒。听说下蛊之家，知道此药，却不敢用。这就是前人所不知的。

[附方] 新选常用附方五种。

1. 大便下血。《神秘方》：荸荠捣汁大半酒杯，好酒半钟，空腹温服。三日见效。

2. 下痢赤白。《唐瑶经验方》：午日午时取完好荸荠，洗净擦干，放入瓶中并用好酒浸泡，黄泥密封收藏，遇有患者，取二枚细嚼空腹用原来的酒送下。

3. 妇人血崩。《李氏方》：按一岁一个凫茈，烧存性研末，酒服。

4. 小儿口疮。《杨起简便方》：荸脐烧存性研末，擦患处。

5. 误吞铜钱。王谬《百一选方》：生凫茈研汁，慢慢咽下，自然消化成水。

慈 姑
(见《日华诸家本草》)

[释名] 借姑（见《名医别录》） 水萍（见《名医别录》） 河凫茈（见《图经本草》） 白地栗（见《图经本草》） 苗名剪刀（见《图经本草》） 箭搭草（见《救荒本草》） 槎丫草（苏恭） 燕尾草（见《大明本草》）

李时珍说：慈姑，一根一年长十二个子，如慈姑的母与子。故名曰慈姑。称为茨菰则是错的。河凫茈，白地栗与乌芋的凫茈、地栗是不同的。剪刀、箭搭、槎丫、燕尾其叶均相似。

[集解] 《名医别录》：借姑，三月三采根，晒干备用。

陶弘景说：借姑生长在水田，叶有权，状如泽泻。根小色黄，可煮食。

苏恭说：慈姑生水中。叶似箭锦之镞，泽泻类。

苏颂说：剪刀草，生长在江湖及汴洛近水河沟的沙堆中，叶如剪刀。茎干像嫩薄，又像三棱。苗极软，深青绿色。每丛十余茎，只一两茎上分枝，开四瓣小白花，蕊深黄色。根大如杏，亦有小如粟，色白而莹滑。五六月采叶，正二月采根，即慈姑。煮

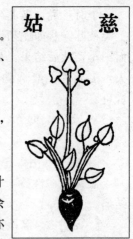

慈 姑

食味甘甜，当时人用其作果。福州有一种与其略有不同，三月开花，四月采根，但功用相同。

李时珍说：慈姑生长在浅水中，亦有人种植的。三月出苗，茎青中空外有棱。叶如燕尾，前去后翘。经霜后叶枯，春初结果。用其须灰煎煮，去皮食则无麻涩感。嫩食亦可炸食。亦可取汁，制成粉霜、雌黄。另有山慈姑，名同实异，见草部。

附　慈姑根

[气味]　苦、甘、微寒、无毒。

《大明本草》：冷、有毒。食多则发虚热、及肠风痔漏、崩中带下、疮疖。若与生姜同煮，效果更好。孕妇禁服。

孟诜说：吴人常食慈姑根。易患脚所瘫缓风、损齿消肌，皮肤干燥。若偶食易干呕。

[主治]　苏恭说：百毒产后血闷、攻心欲死、难产胎夜不下，捣汁服一升。治后淋。

附　慈姑叶

[主治]　苏颂说，诸恶疮肿，小儿游瘤丹毒，捣烂涂患处，效佳。

《大明本草》：治蛇、虫咬伤，捣烂敷患处。

李时珍说：调蚌粉、除瘑痱。

附　录诸果

李时珍说：《本草纲目》所记载的果类较多。不能详细一一叙述其性、味、状。但善养生者及医家不可不知，大概附于此以备参考。

津符子

李时珍引孙真人《千金方》说：味苦、平、滑，多食令人口爽。

必思荅

李时珍引忽思慧《饮膳正要》说：味甘、无毒。调中顺气。出回回（即古波斯等地）田地。

甘剑子李时珍引范成大《桂海志》说：状似巴榄子。若有白斑则不能食，北方人称其为海胡桃。

杨摇子

李时珍引沈莹《临海异物志》说：杨摇子生长在闽越（古族名、分布在福建北部、浙江南部）。长在树皮中，体有脊，形状怪异，味甘，色青黄，约五寸长。

海梧子

李时珍引嵇含《南方草木状》说：海梧子出林邑（即占城）、树似梧桐色白，叶似青桐，子如大栗，肥甘可食。

木竹子

李时珍引范成大《桂海志》说：似枇把，肉味甘美、秋冬成熟。产自广西。

檜罟子

李时珍引《桂海志》说：如碗大，为球形中有的十孔房。冬青夏红，味微甘，产广西。

罗幌子

李时珍引《桂海志》说：状如橄榄有七层皮，产自广西。

顾玠《海槎录》说：横州（今辽宁境内），产的罗幌子有九层皮，夏天成熟，味如栗子。

柊子

李时珍说徐表《南州记》说：出九真（今湖北汉阳县西南）、交趾（今安南北部）。树生子如桃实，长寸余。二月开花，五月成熟，色黄。盐藏食之，味酸似梅。

夫编子

李时珍引《南州记》说：树生交趾（今安南北部）山谷。三月开花，五月成熟，若与鸡、鱼、猪、鸭作羹则味美。亦可盐藏。

白缘子

李时珍引刘欣期《交州记》说：出交趾（今安南北部），树高丈余，实味甘美如胡桃。

系弥子

李时珍引郭义恭《户志》说：状如小红枣，味初若后甜，可食。

人面子

李时珍引《南方草木状》说：出南海。树似含桃，子如桃实。无味，可作蜜饯食。

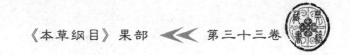

其核如人面，可作玩具。

祝穆《方舆胜览》说：出广中。大如梅李。春天开花，秋天果熟。蜜煎甘酸，其棱两边如人面、口、眼、鼻皆十分真实。

黄皮果

李时珍引《海槎录》说：出广西横州（今辽宁境）。状如小枣而味酸。

四味果

李时珍引段成式《酉阳杂俎》说：出祁连山。木生如枣。用竹刀切则味甜，铁刀切则味苦，木刀切则味酸，芦刀切则辣。止渴生津。

千岁子

李时珍引《南方草木状》：出交趾。子在根下，须绿色。一苞内有二百余颗。皮壳为青黄色，壳中肉如栗子。

《桂海志》说：状似青黄李、味甘。

侯骚子

李时珍引《酉阳杂俎》说：状如鸡蛋，甘而且冷。解酒轻身。王太仆曾献上。

酒杯藤子

李时珍引崔豹《古今注》说：出西域（今川南滇黔诸省之地）。藤大如臂，花坚硬。可作酒杯，味如豆蔻、可解酒。张骞将其种在大宛（今前苏联中亚费尔干纳盆地）。

茼（音间）子

李时珍引贾思勰《齐民要术》说：藤生交趾（今安南北部）合浦（今广东境内）。生长在树木间，二月开花、五月果熟。实如梨，红如鸡冠，核如鱼鳞，生食味淡。

山枣

李时珍引《寰宇志》说：出广西肇庆府，叶似梅，果似荔枝，可食。

隈支

李时珍引宋祁《益州方物图》说：隈支产于邛州（今四川邛崃，大邑、蒲江等县地）山谷中，树多丈余。枝长而且细，开白花。实如鸟蛋，似荔枝，肉黄皮甜。

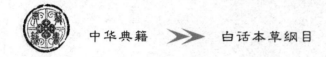
灵床上果子
（见《本草拾遗》）

陈藏器说：人夜间谵语，食之则即止。

诸果有毒
（见《本草拾遗》）

凡果未成核者，食之令人发痈疖及寒热。

凡果落地后有恶虫爬过，食之令人患九漏。

凡果为双仁，有毒。

凡瓜有双蒂，有毒。

凡果忽然有异常，或味或色或形发生变异，则其根下必有毒蛇，此果有毒。

互　考

楮实	梧桐子	枸杞子	金樱子
山茱萸	桑椹	木半夏	胡颓子
松花	桂花	栎实	（以上木部）
黄精	葳蕤	蒲黄	菰首
蒟酱	豆蔻	益智子	使君子
燕覆子	蓬藟	覆盆子	（以上草部）

第三十四卷 《本草纲目》木部

李时珍：树木是植物，是五种元素物质之一。木性有与土性相宜的特点，在山、谷、原隰各种地理条件下，均能生长。木始于气化，再改易秉受形质。高干硕枝丛生，根叶花实繁茂。有的坚、有的脆、有的美、有的恶，但都具有派生事物的本能。按照色泽芳香气味来区分、辨析品目类别。木实可以充作果品蔬菜，木材可以充作药物器械。它们的寒热温凉、有毒无毒，各代贤良一直均有考证撰集。多多了解它们的名目，就像诵读"诗"、"书"一样；再从"本草学"角度研究，就更能增长知识。于是广泛地搜集猎取，到一定阶段，就把它分门别类，划作木部。共计一百八十种，分为六类，即：香木，乔木，灌木，寓木，苞木，杂木。旧本木部三品，共二百六十三种。今并入二十五种，移一十上种入草部，二十九种入蔓草，三十一种入果部，三种入菜部，一十六种入器用部，二种入虫部。自草部移入二种，外类有名未用移入十一种。

《神农本草经》四十四种　梁陶弘景注。

《名医别录》二十三种　梁陶弘景注。

《唐本草》二十二种　唐苏恭。

《本草拾遗》三十九种　唐陈藏器。

《海药本草》五种　唐李珣。

《蜀本草》一种　蜀韩保昇。

《开宝本草》一十五种　宋马志。

《嘉祐本草》六种　宋掌禹锡。

《图经本草》一种　宋苏颂。

《日华本草》一种　宋唐慎微。

《本草补遗》一种　元朱震亨。

《本草纲目》二十一种　明李时珍。

［附注］　魏《李当之药录》　　　《吴普本草》

　　　　　宋·雷敩《炮炙论》　　齐·徐之才《药对》

　　　　　唐·甄权《药性本草》　孙思邈《千金方》

　　　　　唐·孟诜《食疗本草》　杨损之《删繁方》

　　　　　萧·炳《四声本草》　　南唐·陈士良《食性本草》

宋·陈承《本草别说》　　寇宗奭《本草衍义》
金·张元素《珍珠囊》　　元·李杲《用药法像》
王好古《汤液本草》　　元·吴瑞《日用本草》
明·汪颖《食物本草》　　汪机《本草会编》
周定王《救荒本草》　　王纶《本草集要》
宁原《食鉴本草》　　陈嘉谟《本草蒙签》

本之一
（香木类三十五种）

柏《神农本草经》

松《名医别录》

杉《名医别录》

桂、牡桂《名医别录》《神农本草经》

箇桂《神农本草经》

天竺桂《海药本草》

月桂《本草拾遗》

木兰《神农本草经》

辛夷《神农本草经》

沉香《名医别录》

蜜香《本草拾遗》

丁香（即鸡舌香）《开宝本草》檀香《名龙脑香唐本草》医别录

降真香《证类本草》

楠《名医别录》

樟《本草拾遗》

钓樟《名医别录》

乌药《开宝本草》

檗香（即兜娄婆香）《本草纲目》

必栗香《本草拾遗》

枫香脂（即白胶香）《唐本草》

薰陆香（即香）《名医别录》

没药《开宝本草》

骐驎竭（即血竭）《唐本草》

质汗《开宝本草》

安息香《唐本草》

苏合香《名医别录》

詹糖香《名医别录》

笃耨香《本草纲目》

樟脑《本草纲目》

阿魏《唐本草》

卢会《开宝本草》

胡桐泪《唐本草》

返魂香《海药本草》附兜木香

上附方旧七十四种　新二百零七种。

柏

[释名] 椈（音菊侧柏）

李时珍说：按魏子才《六书精蕴》说：各种树木及植物皆向阳生长，独柏向西生长，为阴木。阴木有真德，故字以白。五色五方分属五行，故白者西方也。

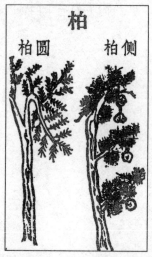

陆细《埤雅》说：柏面西生长，如指南针。柏有数种，入药则只有侧柏。

寇宗奭说：我在陕西做官，在高处看柏，千万株柏皆一一西指。此柏至坚，不畏霜雪，得木之正气，这就是柏受西方金之正气，故皆面西生长。

[集解] 《名医别录》说：柏生长在太山山谷中。柏叶尤良，四季皆可采，阴干备用。

陶弘景说：首推太山柏为佳。忌取坟墓上的柏。秋夏采柏叶为佳品。

苏恭说：现在太山已不再出产，而产在陕州（今河南三门陕市及陕县、灵宝等）、宜州（今湖北境）为上品。八月采集。

苏颂说：乾州（今四川境内）柏为最上。三月开花，九月结子成熟，蒸或晒干，到春天取红备用。其叶名侧柏叶，密州（今山东诸城县治）的柏叶为佳。虽与其他柏相似，但其叶皆侧向而生，功效亦不一样。古柏叶尤奇。益州（今四川境内）诸葛孔明庙中有大柏木，相传是蜀世种植，人们多采其作药，味甘香。

雷敩说：柏叶有花柏叶、丛柏叶，有子圆叶。其有子圆叶大如云母，叶上有小红毛，入药。花柏叶，其树叶密戚杂，无子；丛柏叶，树绿色，不入药。

陈承说：陶隐居说忌用坟墓上的柏，而今乾州（今四川境内）的柏叶均是乾陵所出，他处皆无大者，只因乾州的土质好，柏子实气味丰美。乾州柏异于他处，树的纹理多为菩萨云气，人物鸟兽、状极分明可观。

李时珍说：《史记》说：松柏为百树之长。高耸笔直，皮薄肌腻，花细，实圆如小玲，霜后四裂，其子大如麦粒，芳香可爱。柏叶松身为松桧，其叶尖硬又叫括。现在称为圆柏，以别于侧柏。松叶柏身叫枞。松桧相半叫桧柏。峨眉山有一种竹叶柏身的柏叫竹柏。

附 柏实

[修治] 雷敩说：酒浸一宿，然后晒干，中午用黄精汁煎柏实，缓火煮成煎为度。每煎柏子仁三两，酒五两浸。

李时珍说：这是服食家用的方法。一般只蒸熟后晒裂取红，炒研入药。

[气味] 甘、平、无毒。

甄权说：甘、辛、畏菊花、羊蹄草。

徐之才说：见叶下。

[主治] 《神农本草经》说：惊悸益气、除湿温、安五脏。久服容颜、耳目聪明，延年益寿。

《名医别录》：精神恍惚、虚损小气，历节腰中重痛，益血止汗。

甄权说：治头风，腰肾中冷，膀胱蓄水，兴阳道，益寿，去百邪鬼魅，小儿惊痫。

王好古：润肝。

李时珍说：养心气，润肾燥、安魂定魄，益智宁神。烧沥、泽头发，治疥癣。

[发明] 王好古说：柏子仁为肝经气分药。又润肾。见古方十精丸。

李时珍说：柏子仁性平，味甘而补，辛而能润，其气清香，透心肾、益脾胃。

《列仙传》说：赤松子食柏子仁后，齿落更生，行如奔马。这并非谎言。

[附方] 旧有附方二种，新选常用附方六种，共八种。

1. 服柏子仁法。八月收柏子仁，研末。每服二钱，温酒送下，一日三次，渴即饮水，令人悦泽。一方：加松子仁等分，用松脂和丸。一方：加菊花等分，蜜丸服。

《奇效良方》：柏子仁二斤，为末，酒浸为膏，枣肉三斤，白蜜、白术末、地黄末各一斤，捣匀，弹丸子大。每嚼一丸，一日三次，服百日，则去百病；久服，延年壮神。

2. 老人秘密。寇宗奭说：柏子仁、松子仁，大麻仁等分同研，溶蜜蜡丸梧桐子大、用小黄丹汤，饭前调服二十丸，每日二次。

3. 肠风下血。《普济方》：柏子十四个捣碎，好酒三杯浸泡，煎八分服，血即止。

4. 小儿躽（由身侧位哭）啼。《太平圣惠方》：惊痫腹满，大便青白。用柏子仁未、温水调服一钱。

5. 黄水湿疮。《陆氏积德堂方》：真柏油二月，香油二月，熬稠擦患处。神效。

附 柏叶

[修治] 雷敩说：搓去两畔并心枝子，用糯泔浸泡七日，用酒拌蒸一蛋液，每斤用黄精自然汁十二两浸焙，待汁干用。

李时珍说：这就服药的治法，生用炒用，各从本方。

[气味] 苦、微温、无毒。

甄权说：苦、辛、性涩。与酒相宜。

苏颂说：性寒。

徐之才说：与瓜子、牡蛎，桂相配。畏菊花，羊蹄、诸石及面（曲）。伏砒、硝。

陶弘景说：柏叶、柏子仁，即能食又能入药。恶曲，用以酿酒尚可。这是因为酒米相合，与单独使用不同。

[主治] 《名医别录》说：吐血衄血、痢血崩中赤白。轻身益气，令人耐寒暑，去湿痹、止饥。

甄权说：治冷风历节疼痛，止尿血。

《大明诸家本草》：炙，外敷冻疮。烧取汁涂头，黑润鬓发。

苏颂说：附着在烫伤及烧伤的部位，可止痛灭瘢服之，疗恶毒痢。作汤常服，杀五脏虫，益人。

[发明] 朱震亨说：柏属阳与金，善守。故随月采叶建方。取其多得月令之气。柏叶为补阴之要药。性燥，久服则健脾益肺，即培土生金。

李时珍说：柏叶性后凋而耐久，禀坚凝之质，为多寿之木，可食，道家用柏叶泡水常饮，早上用酒浸以辟邪。麝食之则体香，毛女食此而体轻。毛女是秦王宫人。关东贼抢掠，毛女受惊而躲入山中，饥无所食。一老公教其吃柏叶，刚吃时觉味苦涩，久服则适应，且食后不饿，且冬不怕寒，夏不惧热。汉成帝时，有一猎手在终南山见一身长黑毛，跳坑越涧如飞之人，后围捕捉拿，离秦朝已二百余年（公元前206年）。故事见葛洪《抱朴子》书中。

[附方] 旧有附方十种，新选常用附方十一种，共二十一种。

1. 服松柏法。《孙真人枕中记》说：三四月采新生松叶长二四寸，与花蕊一起阴干；再从深山岩谷中采当年新生柏叶长三寸，阴干，共为末，白蜜为丸如小豆大。黎明前，面向东面，手持八十一丸，以酒送下，若服二年，则延长十年。瘦者欲胖，加大麻、巨胜；欲心力壮健，如茯苓、人参。此药能除百病，益元气，滋五脏六腑，清明耳目，延年益寿。若用七月七日露水送服，效果更佳。服药前要祈祷：神仙真药，体合自然。服药入腹，天地同年。忌腥及辛辣之品。

2. 神仙服饵。五月五日采五方侧柏叶三斤，远志（去心）二斤，白茯苓（去皮）一斤，共为末，炼蜜为丸梧桐子大。用仙灵脾酒送三十丸，日二次。

3. 中风不省。《杨氏家藏方》流涎口噤，语言不出，手足不随。若患病当日服此药，则不留后遗症。柏叶一握去枝，萄白连根一握研如泥，无灰酒一升、煎二十沸，温服。如不饮酒，分五次服再进他药。

4. 时气瘴疫。《太平圣惠方》即恶性疟疾，取院社中西南柏树东南枝，晒干研末，每服一钱，新水送服，日三次。

5. 霍乱转筋。《太平圣惠方》；柏叶捣烂、裹脚上，并煎水外洗。

6. 吐血不止。张仲景柏叶汤：青柏叶一把，干姜二片，阿胶一根炙，以水二升煮一升，去渣，另绞马通汁一升，合煎取一升，过滤后服用。

《太平圣惠方》：柏叶、米汤送二钱，或水煎服。

7. 忧恚呕血。烦满少气，胸中疼痛，柏叶为末，米汤调服半钱。

8. 衄血不止。《普济方》：柏叶、榴花研末，吹鼻。

9. 小便尿血。《济急方》：柏叶、黄连焙研，酒服三钱。

10. 大肠下血。《百一选方》：随四时方向采侧柏叶烧研末，米汤送服二钱。王涣之在舒州（今安徽境），患此病，陈宜夫予此方，服二付即愈。

11. 酒毒下血。《普济方》：或下痢。嫩柏叶（九蒸九晒）二两，陈槐花（炒焦）一两，为末，蜜丸梧桐子大，空腹温酒服四十丸。

12. 蛊痢下血。毒性痢疾。《图经本草》大便下黑血如茶角色，或脓血，柏叶焙干为末，与黄连同煎，取汁服。

13. 小儿洞痢。《经验后方》：柏叶煎水代茶饮。

14. 月水不断。《圣济总录》：炙侧柏叶，芍药等分，每用三钱，水、酒各半煎服。若是室女用侧柏叶、木贼（炒微焦）等分，共为末，每服二钱，米汤送下。

15. 汤火烧灼。《本草图经》：生柏叶捣烂涂患处，二日后可止痛而不留瘢。

16. 鼠瘘核痛。淋巴结核。《姚僧坦集验方》：未成脓。柏叶捣烂涂，熬盐熨之。

17. 大风疠疾。即麻风病。《太平圣惠方》：眉发不发。侧柏叶九蒸九晒为末，炼蜜丸梧桐子大，每服五丸，日三次，夜一次。服药百日后则发生。

18. 头发不生。《孙真人食忌》：侧柏叶阴干为末，和麻油涂。

19. 头发黄赤。《太平圣惠方》：生柏叶末一升，猪膏一斤，丸弹子大。每次用布裹一丸，放入泔水中化开，洗头发，一月后，头发色黑而润。

附　柏枝节

［主治］　苏恭说：煮汁酿酒，去风痹、百节风。烧取脂油，疗疠疥及虫癞。

［附方］　旧有附方二种，新选常用附方一种，共三种。

1. 霍乱转筋。《经验后方》：用暖物裹脚，再用柏木片煎水泡足。

2. 齿䘌肿痛。《太平圣惠方》：龋齿。柏枝烧热，拉孔中，一会虫会顺柏枝爬出。

3. 恶疮有虫。陈承《本草别说》：久不愈。柏枝节烧沥取油敷患处。三五次则愈。亦治牛马疥。

附　柏脂

［主治］　《太平圣惠方》：全身及面部长疣，同松脂研匀涂疣，数日疣消。

附　柏根白皮

［气味］　苦、平、无毒。

［主治］　《名医别录》说：治疗火灼烂疮，并生须发。

［附方］　旧有附方一种。

热油灼伤。《肘后方》：柏白皮，用腊猪脂煎油，涂疮上。

松
（见《名医别录》）

［释名］　李时珍说：按王安石《字说》说：松柏为百树之长。松如公而柏如伯，故松从公，柏从伯。

［集解］　《名医别录》说：松脂生长在太山山谷中，六月采集。

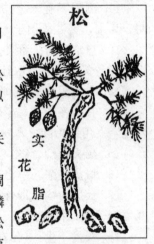

苏颂说：松处处皆有。叶有两个松枝，五个松枝和七个松枝的。年轮长的则松子密集。中原的松不如塞上的好。松脂以通明如熏陆香颗粒者为佳品。

寇宗奭说：松黄似蒲黄，但味稍逊。松子多出自海东，关右（即关西，函谷关或潼关以西地区）虽有，但细小味薄。

李时珍说：松树茂盛高耸多节，其皮粗厚有鳞形。其叶凋零，三月抽蕤开花，其花蕊即为松黄。松子如猪心，叠层鳞砌，秋天松子成熟。松叶有二针、三针、五针之不同。三针松为栝子松，五针松为松子松。子大如柏子，只有辽海（辽河流域以东至海地区）及云南的松子大如巴豆可食，即海松子。详见果部。孙思邈说：松脂以衡山（湖南省衡山县西）为良。衡山东五百里，满谷的松脂与其他地方的不一样。苏轼说：镇定用松子亦很好。抱朴子说：古松皮内自然聚酯最好，凿取及煮成的松脂次之。若松树根下有伤，未见日月的松脂叫阴脂更好。古松余气结为茯苓，千年松脂化为琥珀。《玉策记》：千年松树其梭四边旁伸，树梢不长如偃盖。其精化为青牛、青羊、青犬、青人、伏龟，它们均能活至百年。

附　松脂

［别名］　松膏（首见《神农本草经》）

［修治］　陶弘景说：采炼松脂的方法，散在方中。用桑灰汁或酒将松脂煮软，在冷水中揉搓、漂洗数十次，直至白滑为止。

苏颂说：松脂须炼冶过方可用。用大釜如水放入甑中，将白茅垫在甑底，再加荧砂约一寸厚，其上再放松脂。用桑枝为薪。频添热水，待松脂尽入釜中，再取出放入冷水中，按此法做三次，其白如玉，方可用。

［气味］　苦、甘、温、无毒。

甄权说：甘、平。

朱震亨说：松脂属阳金、伏录。

[主治] 痈疽恶疮，头疡白秃，疥瘙风气、安五脏、除热。久服，则延年益寿。

《名医别录》：除胃中伏热，咽干消渴，风痹死肌。须用松脂炼白的方可用。若赤松脂，可除顽固的恶痹。

甄权说：松脂煎膏，生肌止痛、排脓祛风。外用治清疮瘘烂。塞龋齿中止痛。

《大明诸家本草》：除邪下气、调心肺，治耳聋。古方多用于辟谷之食。

李时珍说：强筋骨、利耳目、治崩带。

[发明] 陶弘景说：松、柏均有脂洞，亦能食用。但人们却忽视了。

苏颂说：道家之人，多配茯苓、松柏子、菊花作丸，亦可单食。

李时珍说：松叶、松子均为可食之品；松节、松心则不易腐坏。松脂为树之津液精华。在土里不会朽烂，天长日久，则成琥珀，松脂亦能碎谷延年之品。葛洪《抱朴子》说：上党赵瞿历年患癫病、临死前家人将其抛弃在山穴中、赵瞿抱怨而泣，约一个月后有一仙人经过，便送给一副药，服此药约百日，其病愈，颜色荣灕，肌肤玉泽。仙人再次从此经过时，瞿向仙人讨送方，仙人说：就是松脂，山上处处皆有。炼治后服用，可长生不死。赵瞿回家后便长服松脂，果然身轻力增，登危涉险，终日不困，活到百岁，齿不坠，发不白。夜间忽见屋内有光，一会儿屋内便如白昼，见脸上有一采女，戏于口鼻之间。瞿后入抱犊山（直隶双鹿县西八里）成仙。于是人们竟先服松脂。但不过一月，人们并未觉得有多大益处，慢慢也就停止了。张果《医说》有服松丹之法。

[附方] 旧有附方七种，新选常用附方十七种，共二十四种。

1. 服食辟谷。《千金方》：松脂十斤，桑薪灰汁一石，煮至灰汁完全渗入松脂中，再放入冷水中，如此反复十回，待松脂白研细为散，每服一钱，米汤调下，日三次。服至十两以上则不饥，若饥再服。一年后夜视目明。久服可延年益寿。

又法：又炼松脂并过筛，蜜调纳入筒中，避光，每服一团，一日三次。服百日则寒暑，服二百日则补五脏，五百日即见西王母。

伏虎禅师服法：松脂十斤，炼五次，令苦味尽，每斤入茯苓末四月，每天早起服半钱，可充饥，延年而身轻清爽。

2. 强筋补益。四圣不老丹：明松脂一斤，放入无灰酒砂锅内，桑薪煮，并用竹枝搅稠，后入冷水中结块，再用酒煮九遍，脂白如玉，不苦不涩即可，为细末。松脂十二斤，白茯苓米半斤，黄菊花米半斤，柏子仁去油取霜半斤，炼蜜为丸梧桐子大，择去日空腹用好酒送下七十二丸，服药时勿让妇人、鸡、犬看见。

松梅丸。《白飞霞方外奇方》：用泉水煮松脂，以桑枝为薪。再用桑灰滴汁煮七次，再用好酒煮二次，变用泉水煮二次，以色白不苦为度。每斤松脂，配九蒸地黄末十两，乌梅末六两，炼蜜为丸梧桐子大，空腹，盐、米汤送七十丸。健阳补中，强筋灕肌。

3. 揩齿固牙。苏东坡《仇池笔记》：用脂开水煮松脂，取浮水面松脂投入冷水中，研末，配白茯苓末和匀，每日揩齿漱口，固开驻颜。

4. 历节诸风。《外台秘要》：骨节疼痛，松脂三十斤，炼五十遍。炼酥三升，松脂三升，搅令极稠，每天空腹以酒服半钱，日三次。亦素食，服药百日瘥。

5. 肝虚目泪。炼成松脂一斤，酿米二斗，水七斗，曲二斗，造酒，频频服用。

6. 妇人白带。《摘玄方》：松香五两，酒二升煮干、用木白杵细，酒湖丸梧桐子大，服百丸，温酒送下。

7. 小儿秃疮。小儿头疮。《简便方》：松香五钱，猪油一两熬，搽患处，数日即煎。

《卫生宝鉴》：沥青二月，黄腊一月半，铜绿一钱半，麻油一月半，文火熬稠，每摊贴患处。

8. 小儿紧唇。《太平圣惠方》：松脂炙化，贴之。

9. 风虫牙痛。《集简方》：刮松上脂，开水泡化，漱口即止。

10. 龋齿有孔。《梅师方》：松脂塞孔中，很快虫从脂出。

11. 久聋不听。《梅师方》：炼松脂三月，巴豆一月，捣碎为丸，薄绵裹塞，一日二次。

12. 一切瘘疮。《太平圣惠方》：炼成松脂末，填满瘘内，日三次。

13. 一切肿毒。《李楼奇方》：松香八两，铜青二钱，蓖麻仁五钱，同捣作膏、摊贴患处。

14. 软疖频发。翠玉膏：通明沥青八两，铜绿二两，麻油三钱，雄猪胆汁三个，先溶沥青，再同入水中扯拨，作成膏外贴。

15. 治一切疮疖肿毒。小金丝膏。沥青，白胶香各二两，乳香二钱，没药一两，黄腊三钱，香油三钱，同煎至稠，入水中，扯千遍收贮。每捻作饼外贴。

16. 疥癣湿疮。《刘涓子鬼遗方》：松胶香研细，少入轻粉。先把油涂上、掺末在上。

17. 阴囊湿痒。欲溃者。《简便方》：板儿松香为末，纸卷作筒。每根人花椒三粒，浸灯盏内三宿，取出百点燃，用流淌下的油搽患处。治疗前先用米泔水外洗。

18. 金疮出血。《唐瑶经验方》：沥青末少的里铜屑末，共撒在出血处。

19. 猪咬成疮。《千金翼方》：松脂炼和饼外贴。

20. 刺人肉中。《兵部手集》：松脂流出如乳头香，外敷并用帛包裹，三至五日刺自出。

附　松节

[气味]　苦、温、无毒。

[主治]　《名医别录》　周身关节疼痛脚痹。

陶弘景：酿酒、治脚气、关节畏风。

朱震亨：炒焦，治筋骨间病，燥血中之湿。

李时珍：风蛀牙痛，煎水含漱及烧灰每日拭揩。

[发明] 李时珍说：松节如松之骨，质坚气劲，故能除筋骨间之风湿。

[附方] 旧有附方二种，新选常用附方五种，共七种。

1. 历节风痛。《外台秘要》：四肢痛剧。松节酒：松节二十斤，酒五斗，浸二十一天、每服一合、每日五次。

2. 转痉挛急。孙用和《秘宝方》：松节一两挫如米粒，乳香一钱，银石器慢火炒焦，研末每服一钱，热木瓜酒调下。

3. 风热牙痛。《太平圣惠方》：油松节如枣大切碎，胡椒七粒，放入约二酒杯烧酒中，并趁热加少许飞过白矾，含漱三口，即愈。又用松节二月，槐白皮、地骨皮各一月，浆水煎汤，热漱冷吐。痛止则止。

4. 反胃吐食。《百一选方》：松节煎酒慢饮。

5. 阴毒腹痛。《集简方》：寒凝胶痛。油松木七块炒焦，冲酒二酒杯，热服。

6. 颠扑伤损。《谈野翁方》：松节煎酒服。

附 涽（音诣，火烧松枝取液）

[主治] 苏恭、疮疥及牛马疮。

附 松叶

[别名] 松毛。

[气味] 苦、温、无毒。

[主治] 《名医别录》、风湿疮、生发、安五脏益中、充饥延年。

陶弘景：细切、用水或面饮服。或捣碎为丸报，可充饥及治恶疾。

《大明诸家本草》：治暑冻疮及风湿疮。

李时珍说：去风痛脚痹，杀米虫。

[附方] 旧有附方六种，新选常用附方三种。共九种。

1. 服食松叶。《太平圣惠方》：松叶细切更研，每日饭前用酒调下二钱，或煮汁作粥，初服不习惯，久服则适。松叶能驻青春、轻身益气。久服，绝谷都不饥不渴。

2. 天行瘟疫。《伤寒类要》：松叶细切，酒服二克，每日三行。

3. 中风口眼歪斜。《千金翼方》：青松叶一斤捣汁，清酒一斗，浸泡二宿，近火一宿，初服半升。渐至一升，头面汗出即止。

4. 三年中风。《千金翼方》：松叶一斤细切，酒一斗，煮取三升，顿服，汁出即愈。

5. 历节风痛。《千金翼方》：松叶捣汁一升，酒三升，浸泡七日。服一合，日三次。

6. 脚气风痹。《千金翼方》：松叶酒：治疗十二风痹不能行，服更生散及它药均不愈、服此一剂，便能远行。松叶六十斤细锉，水四合，煮取四斗九升，米五斗，用煮松叶汁泡米后蒸饭，再用泥封七日。取汁饮至醉。

7. 风牙肿痛。《太平圣惠方》：松叶一握，盐一合，酒二升，煎，漱口。

8. 大风恶疮。《太平圣惠方》：患处皮肤煅肿痛痒。溃烂后浸淫不休，经久不愈。猪鬃松叶二斤。麻黄（去节）五月，锉，用生绢袋盛，青酒二斗浸，春夏浸五日，秋冬浸七日。每温服一酒杯，令微醉效好。

9. 阴囊湿痒。《简便方》：松毛煎汤，频洗。

附　松花

[别名]　鸽　松黄

[气味]　甘、温、无毒。朱震亨说：多食，上焦病热。

[主治]　李时珍说：润心肺、益气、除风止血，亦可酿酒。

[发明]　苏恭说：松花即松黄。拂取似蒲黄。酒胜令身轻。疗病胜似皮、叶、脂。苏颂说：花上黄粉，及时拂取，可作点汤用。但不宜久存。李时珍说：有的人用松黄和白砂糖作膏饼，但不宜久存，其轻身疗病之功未必胜松叶、松脂。

[附方]　旧有附方一种，新选常用附方一种、共二种。

1. 头旋脑胀。《普济方》：三月份收松花并蒂五六寸。蒸切一开，用生绢包好，浸入三升酒中五日，空腹温饮五合。

2. 产后壮热。《木草衍义》：头痛面赤，口干唇焦、烦渴昏闷。用松花，蒲黄、川芎，当归，石膏等分为末，每服二钱、水二合、红花二捻，同煎七分、慢饮。

附　松根白皮

[气味]　苦、温、无毒。

[主治]　《名医别录》：辟谷之食。

《大明诸家本草》：补五脏、益气。

附　松木皮

[别名]　赤龙皮。

[主治]　李时珍说痈疳疮久不封口。生肌止血、治疗白秃、杖疮（木杖外伤）及汤火伤。

[附方]　新选常用附方四种。

1. 肠风下血。《杨氏家藏方》：松木皮去粗皮，切晒焙研为末。每服一钱，腊菜汤送。

2. 三十年痢。《太平圣惠方》：久痢。赤松上苍皮一开为末，面粥和服一升、每日三次。

3. 金疮杖疮。《永类钤方》：古松皮煅存性、研末、外涂。止痛。

4. 小儿头疮。《经验良方》：头疮浸湿，此病名为胎风疮。古松上自有粗浮皮，豆豉少许，瓦上炒存性，研末，加轻粉，香油调，外用。

杉
（见《名医别录》）

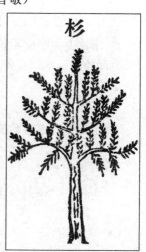

[释名]　黏（音杉）　沙木（见《本草纲目》）　檠木（音敬）

[集解]　苏颂说：古书中未注杉的产地、今南中（直隶永年县南、按邯郸县境）深山中较多。木类似松粗大且挺直。叶贴枝而生，如刺针。

郭璞注《尔雅》说：黏通杉似松。生长在江南。杉木可作船、棺材及木桩。亦作桶板，不易腐。

寇宗奭说：杉木挺直如松，冬天不凋零，且叶阔成枝，现在到处都有，但入药须油杉和臭杉。

李时珍说：杉木的叶硬，微扁如刺，结实如枫实。江南多在惊蛰前后插种，产于倭国（国外诸国）的叫倭木，但不如四川及贵州省。地的好。杉木有红、白、二种。红杉粗壮多油、白杉细弱而干燥。有斑纹如雉谓之野鸡斑。作棺质品。白蚁是杉木，杉木烧灰可作火药。

附　杉材

[气味]　辛、微温，无毒。

[主治]　《名医别录》：油漆过效而致皮肤突然红肿，痒甚，起红疹及小水泡，破后糜烂流水之漆疮，杉材煮汤外洗。

苏颂说：煮水泡足治脚气肿满。内服治心胶胀痛，除恶气。

《日华诸家本草》：煎汤服治风毒奔豚，气从少腹上冲心，霍乱上气。

[发明]　朱震亨说：杉屑属金有火。杉节煮水泡足治脚气肿满效佳。

苏颂说引《柳州纂救三死方》：说：元和公元前十二年二月我患脚气病，夜间突然膝胀，胁下痞块，不省人事，撬搦上视三天。荥阳郑询美予我杉木汤，服一半时，即泻下，三剂则气通块散。杉木汤方：杉木节一大升，橘叶（切）一大升，（无叶则以橘皮代），大腹槟榔七枚（连子捣碎），童子小便三大升，共煮取一大升半，分两次服。若一服痞消，即停再服。

[附方]　新选常用附方四种。

1. 肺壅疾滞。《太平圣惠方》：上焦不利、突然咳嗽，杉木屑一两，皂角（去皮酥炙）三两，为末，蜜丸梧桐子大，米汤送服十丸。一日四次。

2. 小儿阴肿。《危氏得效方》：阴肿毒痛，数日退皮，愈而复作。用老杉木烧灰，如腻粉、轻油调。外敷。

3. 肺壅失音。《集简方》：杉木烧炭放入碗中，并用小碗盖上，从上浇水，去掉小碗须杉木炭水。

4. 臁病黑烂。《救急方》：小腿静脉炎溃烂。用多年老杉木节烧灰，麻油调，隔箬叶外敷。

附　杉树皮

[主治]　李时珍说：金疮出血、汤火伤灼、取老杉树皮烧研存性、外敷。或加鸡子清调外敷。一二日即愈。

附　杉树叶

[主治]　李时珍说：风、虫牙痛，用芎劳、细辛煎酒含漱。

附　杉树子

[主治]　李时珍说：治疝气病。一岁一粒，烧研酒服。

附　杉菌
（见菜部）

附　丹桎木皮
（桎音直）

陈藏器说：生长在江南深山中，似杉木。其皮主治瘑疡风。取一握，去上黑打碎，煎如糖饧，外擦。

桂　　　　　　　　　牡桂
（见《名医别录》）　　（见《神农本草经》）

[释名]　梫（音寝）

李时珍说：按范成大《桂海志》说：各种树叶的大致纹理一样，唯桂有两道纹理如圭形、故字从圭。陆佃《埤雅》说：桂似圭。桂多为引经药，如执圭之使。《尔雅》将桂称为梫者，是因为桂能害他树。

《吕氏春秋》说：桂枝三下无杂木。

《雷公炮炙论》说：桂枝钉在他树之根，则他树死。桂味厚而辛烈、牡桂味薄而淡，《名医别录》中不应重复出现，现合而为一，组合述之。

[集解] 《名医别录》说：桂生长在桂阳（今湖南境）、牡桂生长在南海山谷。二月、八月、十月采桂皮，阴干。

陶弘景说：南海即广州。《神农本草经》中只有牡桂、菌桂。平常用的牡桂、形扁而质薄、脂肉甚少，气如木兰，味亦类桂，不知是否是桂树？菌桂如竹，立重者良。很少见到。只有嫩枝破卷成圆才能入药，并非真菌桂。现在称半卷多脂者为桂，多入药用。即桂有三种。广州桂最好。交州、桂州的桂形段小而多脂，亦结；但湘州（今湖南省及两广之间绍州、桂林诸府地）。始兴（今广东始兴县西北）、桂阳县的桂叫子桂。不如广州桂。

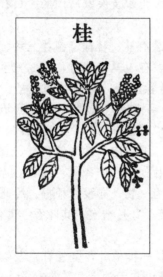

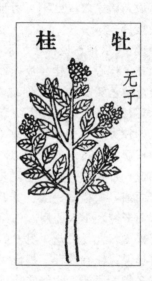

《神农本草经》说：桂，叶如柏叶泽黑，皮黄心红。齐武帝时，湘州送桂树种植在芳林苑中。今东山有桂皮，气味及形相似，但叶较怪，耐冬寒，大概是牡桂。因其皮赤，多称为丹桂。北方较重视桂，每次吃完总是还想吃，是因其芬芳的原因吧。

苏恭说：桂只有两种。陶弘景认为似柏叶，不知此话从何而出？《名医别录》多出一个桂条，更是大错。单名桂就是牡桂。即《尔雅》中的"梫木桂"。叶长，花、子皆与菌桂同。大小枝皮全叫牡桂。但大枝皮，肉理粗虚，肉少味薄，叫木桂，亦叫大桂；小嫩枝皮，肉多而半卷，中间皱起，味辛美，叫肉桂，亦名桂枝，一名桂心。融州（今广西融县西南）、桂州、菱州的桂最好。菌桂，叶似柿叶，有纵纹三道，表里无毛而光泽。肌理紫薄如竹，大小枝俱是筒。大枝无肉，老皮坚板，不能重卷。味淡薄不入药，小枝薄而卷二三层，有人称为简桂，陶弘景称其为小桂。只有韶州（河南境）才有。

韩保昇说：桂有三种。菌桂，叶似柿叶尖狭光泽，四月开白花，五月结实。树皮青黄，薄卷如筒，故又名筒桂。板桂，皮厚硬味薄，不入药。牡桂，叶似枇杷叶，较

菌桂叶狭长，其嫩枝皮紫且半卷，肉中皱起，肌理虚软，叫桂枝，又名肉桂。削去上皮叫桂心。其厚者叫木桂。多入药用。陶弘景称半卷多脂者为桂。

《仙经》说：叶似柏叶，桂有三种是很明确的。陶弘景虽是梁武帝时的人，实际生于宋孝武建元三年（公元1127年），历齐曾见芳林苑种植桂树。苏恭只知桂有两种，却说陶弘景是错的，这怎可猜疑呢？

陈藏器说：菌桂、牡桂、桂心，同是一物。桂林的桂岭，因桂而得名。从桂岭以南到海边均有桂树，只有柳州（广西马平县治）、像州（今广西像县）最多。味辛烈，皮坚厚。厚嫩薄老。采时老的放在一起，嫩的放在一起，菌桂嫩且辛烈、筒卷；牡桂老而味淡，自然板薄。桂心就是削除皮上甲错，取近里而有味处。

陈承说：诸家之说已不可考证。广州、菱州商人所贩及医家所用的。只有陈藏器所说的最接近。

苏颂说：《尔雅》说：梫、木桂。《唐本草》记载有桂、牡桂、菌桂三种。岭表有筒桂、肉桂、桂心、官桂、板桂，而医学却分不清。有人说菌如竹，有二三重，即筒桂。牡桂皮薄色黄少脂肉，即现在的官桂。桂为半卷多脂，即现在的板桂。而宾州（今广西宾阳县）、宜州（今广西宜山县）、韶州（今河南境）、钦州（今广西境）等诸州所记载的种类各不相同，但总称桂。参考旧注，说菌桂叶似柿，有三道纹、肌理紧薄如竹，成筒，与宾州的桂相似。牡桂，叶窄且长，嫩枝皮半卷为紫色，与宜州、韶州的桂相似。百姓称其皮为木兰皮，肉为桂心。桂叶如柏叶而泽黑，皮黄心赤，钦州所出叶密而细，大概是一类。苏恭把单桂、牡桂混为一物，亦没有根据。岭北种植的桂，味薄而辛辣，不入药用。三、四月开花，似茱萸。九月结实。其叶香、可作饮料。二、八月采皮，九月采花，阴干备用。

李时珍说：桂有数种，提此供参考。牡桂，叶长如枇杷叶，坚硬有毛及锯齿，开白花，皮多脂。菌桂，叶如柿叶，尖窄光净，有三道纵文无锯齿，其花有黄、白二种，皮薄而卷。今市上所售，均是牡桂，菌桂。苏恭所说的，即是现医家所用之桂。陈藏器、陈承说菌、牡桂这一物，这是错误的。陶弘景把单字桂叶似柏叶，这也是错的。似柏叶的桂，可服食，而不入药。苏颂所说的稍有区别，但不能将钦州的桂误为单字桂。

按尸子说：春花秋英为桂。

稽含《南方草木状》：桂生长在合蒲（今广东合蒲县东北）、交趾的高山上，冬夏常青。桂有三种；赤皮丹桂、柿叶菌桂、叶似枇杷叶的牡桂。其解说亦非常详细。又有岩桂、属菌桂类。详见菌桂下。

韩众《采药诗》说：暗河的树枝、结实大如枣，食则不老，这是另一种桂，但不知暗河（福建）在何处？

附　桂
（见《名医别录》）

李时珍说：桂即肉桂。厚而辛烈，去粗皮用；去内外皮为桂心。

[气味]　甘、辛，大热，有小毒。

甄权说：桂心、苦、辛、无毒。

张元素说：肉桂，气热，味大辛，为纯阳之药。

李杲说：桂，辛，热，有毒。阳中之阳，升药中强。味薄为桂枝，气厚为肉桂。桂枝上行发表；气厚则发热，肉桂下行而补肾。

王好古说：桂枝入足太阳经，桂心人平少阴经血合，肉桂入足少阴、足太阴经血分。味薄而嫩为桂枝，味厚而老为肉桂，去内外皮后为桂心。《名医别录》言桂有小毒，又言久服可长生不老。若与黄连、黄芩相配，则可去桂毒。若与乌头、附子为使，则增温经助阳之力；但不能与巴豆、硇砂、干漆、穿山甲、水蛭等同用。可与人参、麦门冬、甘草同用，调中益气。

徐之才说：桂得人参、麦门冬、甘草、大黄、黄芩可调中益气；得柴胡、紫石英、干地黄可疗吐逆。忌生葱、石脂。

[主治]　《名医别录》：利肝肺气、心腹寒热冷疾，霍乱转筋，头痛腰痛汗出，止烦摄涎，咳嗽鼻扇，堕胎、温中，强筋骨、通血脉、理疏不足，宣导百药。久服可长生不老。

张元素说：补下焦不足，治沉寒痼冷之病，渗泄止渴，去营五风寒。表虚自汗。春夏禁服，可治秋冬下肢痛。

王好古说：补命门不足，益火消阴。

李时珍说：治寒痹骨节疼痛，阴盛失血，泻痢惊痫。

附　桂心
（见《药性论》）

雷敩说：取深紫色，去内外皮，取中心味辛用。只有桂草，并与丹阳（今河南丹水之南）树皮同煮，以冒充桂心用。

李时珍说：按《酉阳杂俎》说，丹的山上有山桂。开小黄花。这就是雷敩所说的丹阳木皮。

[气味]　苦、辛、无毒。

[主治]　甄权说：九种心痛，腹中冷痛，咳逆上气胸痹，脚麻木不仁，并止痢，治鼻中痛肉，破血通经，下胎衣。

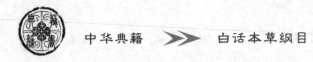

《日华诸家本草》：治一切风气、补虚通窍利关节，益精明目，暖腰膝、治风痹骨节挛缩，续筋骨，生肌消瘀，破痃癖癥瘕（即脐腹部及胁肋痞块作痛）、杀草木毒。

李时珍说：治风痹失音喉痹、阳虚失血、内托痈疽痘疮，引血化汗化脓，解蛇蛟毒。

附　牡桂
（见《神农本草经》）

李时珍说：即木桂。薄而味淡，去粗皮用。最薄者为桂枝、枝嫩小是柳桂。

[气味]　辛、温、无毒。

甄权说：甘、辛。

张元素说：桂枝味辛、甘，气微热，气味均薄，体轻而上行，升而浮为阳。余见前单桂一下。

[主治]　《神农本草经》说：咳逆上气、喉痹、利关节、解中益气。久服长生不老。

《名医别录》说：心痛及肿胀痛，温筋通脉，除烦止汗。

甄权说：去冷风疼痛。

张元素说：止伤风头痛、开腠理、解表发汗，去皮肤风湿。

成无己说：治气上冲之奔豚，利肺气，散蓄血。

朱震亨：横行手臂，治痛风。

[发明]　寇宗奭说：桂甘、辛、大热。

《黄帝内经·素问》说：辛甘发散为阳。故张仲景的桂枝汤治伤寒表虚，内有桂枝。而《唐本草》中有三种桂，菌桂和牡桂无辛温之性，不可治风寒之病。《神农本草经》只提桂，而张仲景又说桂枝，为取枝上皮用。

王好古说：有人问《唐本草》说桂能除烦止汗，而张仲景的《伤寒论》治伤寒有当发汗数条，皆用桂枝汤。又说无汗不可服桂枝。汗家不得重发其汗，而用桂枝则是犯其规。汗多者用桂枝甘草汤，此处又用桂枝止汗。一药二用，与《唐本草》桂枝可止汗，正相矛盾。

又有人说：《唐本草》说桂辛甘大热，宣导百药，通血脉，除烦止汗，是调其血而汗自出。

张仲景说：太阳中风，阴弱则汗自出。卫实营虚，故发热汗出。又说：太阳病发热汗出，此为营弱卫强，阴虚阳动，故用桂枝发其汗。这就是调其营气，则卫气自和，风邪无所客。遂自汗而解。并不是桂枝能开腠理发汗。汗多用桂枝，是调和营卫，则邪从汗是汗自止。也并非桂枝能止汗。知识浮浅之人，不知汗出、闭汗之意，遇伤寒无汗者就用桂枝，这是大错特错。桂枝汤条下的发汗二字，当视为出字、汗自然发出之意。并非同麻黄能开腠理发汗。苦若治虚汗，亦当逆察其意。

成无己说：桂枝本为解肌。若太阳中风，腠理致密，营卫邪实，脉浮紧，不可用桂枝。而皮肤疏泄、自汗、脉浮缓、风邪干于卫气，方可用桂枝。发散以辛甘为主，桂枝辛热，为君，芍药为臣，甘草为佐，风淫所胜，平以辛苦，以甘缓之，以酸收之。姜、枣为使。辛甘能发散，而又用其行脾胃之津液和营卫，并非单取发散之功。故麻黄汤不用姜、枣，专于发汗，不用行其津液。

陈承说：凡桂之厚实而味重，宜入治水脏及下焦药，轻薄气味淡者，宜入治头目发散药。故《神农本草经》用菌桂养精神，牡桂利关节。张仲景发汗用桂枝，取其轻薄能发散之功。又有柳桂，为桂之嫩小枝条。宜入上焦药用。

李时珍说：麻黄遍体皮毛，故专于发汗散寒，肺主皮毛，辛入肺。桂枝通达营卫，故能解肌散风，脾主营，肺主卫，甘入脾，辛入肺。肉桂下行，益火之源，此李东垣之肾苦燥，急食辛以调之，并腠理，致津液，通其气。《太平圣惠方》说桂心入心，引自化汗化脓。这是手少阴君火。厥阴相火与命门同气。《名医别录》说桂通血脉。曾世荣说：小儿惊风及泄泻，宜用五苓散以泻丙火（脾热），渗土湿。内有桂枝，能抑肝风而扶脾土。又《医余录》说：有人患赤眼肿痛，脾虚不能食，肝脉盛，脾脉弱。而用凉药治肝则脾愈虚，用暖药治脾而肝愈盛。只能从温平药中倍加肉桂，平肝而益脾，故一治两得。传言木得桂而枯，正是此意。这些均与《名医别录》中桂利肝肺气，牡桂治胁胀痛相符。这是人们所不知的，今提出供参考。又桂性辛散，可通子宫而破血，故《名医别录》言桂可堕胎，而庞安时言桂炒过则不损胎。又丁香、官桂治痘疮灰塌，能温托化脓，详见丁香条下。

　　[附方]　旧有附方二十种，新选常用附方十三种。

　　1. 阴痹熨法。《灵枢》：寒痹。阴寒滞少腹及外阴部，时痛而皮肤不红。治疗平民百姓用火粹之；治疗上等人，刺后用药熨贴。熨法：用乙醇二十斤，蜀椒一斤、干姜一斤，桂心一斤，共咀嚼后浸酒中，用棉絮一斤，细白布四丈，并放入酒中，用马粪封涂其外。五天五夜，取出棉布及絮晒干，并用滓及絮置布上为复中，长六七尺，每用一巾，用生桑炭火烤巾，熨贴之。三十熨贴则寒出。若汗出再用巾擦身三十遍。避风，每刺必熨。

　　2. 足躄筋急。皇甫谧《甲乙经》：两腿瘸、抽筋。桂末、白酒调外涂。一日一次。

　　3. 中风口喎。《千金翼方》：口眼歪斜，语言不利，桂心酒煮取汁，用布蘸揭面上。右喎揭左，右喎揭左。

　　4. 中风逆冷。《肘后方》：吐清水，婉转啼呼，桂一两、水一升半，煎半升，冷服。

　　5. 中风失音。《孙真人食忌》：吞下含桂咽汁。又方：桂末三钱，水二酒杯，煎一杯服，令微汗出。

　　6. 喉痹不语。方同上。

　　7. 偏正头风。《太平圣惠方》：遇阴天及风雨天即发。桂心末一两，酒调如膏，涂敷额角及顶上。

8. 暑月解毒。《和剂局方》桂苓丸：肉桂（去粗皮，不见火）、茯苓（去皮），等分，共为细末，炼蜜为丸龙眼大，每新汲井水化服一丸。

9. 桂浆渴水。《图经本草》：夏月饮之，解烦渴，益气消痰。桂末一两，白蜜一升，水二斗，先煎取一斗，凉后入新瓷瓶中，再放入桂末入白蜜，搅二百转。用一层油纸盖上，再用七层纸蜜封，每日去一层纸，七日开封，气香味美，格韵绝高。

10. 九种心痛。《太平圣惠方》：桂心二钱半，为末。酒一酒杯半，煎半酒杯，一次即饮。

《外台秘要》：桂末、酒服半钱，短时间可服六七次。

11. 心腹胀痛。《肘后方》：气补欲绝。桂二两，水一升二合，煮八合，一次即服。

12. 中恶心痛。方同上。

13. 寒疝心痛。《太平圣惠方》：四肢逆冷，水能饮食。桂心研末一钱，热酒调下取效。

14. 产后心痛。《太平圣惠方》：恶血冲心，气闷欲绝。桂心末三两，狗胆汁为丸黄子大，每次热酒一丸。

15. 产后瘕痛。《肘后方》：桂末、酒服二克，取效。

16. 死胎不下。《何子元群书续抄》：桂末二钱，待腹痛紧时，童子小便温热调下。此名为观音救生散，亦治难产。加麝香少许，酒下。

17. 血崩不止。《妇人良方》：桂心可多可少，于砂锅内煅存性，为末，空腹米汤送一钱。此方名神应散。

18. 反腰血痛。《肘后方》：行经腹痛。桂末和苦酒调，外敷。干后再敷。

19. 吐血下血。《肘后方》：桂心末二克，水服。

王璆说：此为阴塞之症，不可服凉药。南阳越宣德突然吐血，服上方二次后则血止。

20. 小儿久痢。《全幼心鉴》：赤血痢。桂（去皮、姜汁炙紫）、黄连（茱萸炒）等分为末，紫苏、木瓜煎汤服。名金锁散。

21. 小儿遗尿。《外台秘要》：桂末、雄鸡肝等分，捣丸如小豆大，温水调下，日二次。

22. 婴儿脐肿。《姚和众方》：伤湿所致。桂心炙热熨脐。日四次。

23. 外肾偏肿。《梅师集验方》：阴囊肿。桂末半钱，水调，外用。

24. 食果腹胀。《经验方》：不拘老小。桂末，饭和为丸如绿豆，白水送五丸，胀除则停。

25. 打扑伤损。《直指方》：淤血烦闷，身体疼痛。辣桂为末，酒服二钱。

26. 乳痈肿痛。《肘后方》：桂心、甘草各二分，乌头一分炮，共为末，苦酒调外敷，并用纸盖上。

27. 重舌鹅口。《汤氏宝书》：桂末，和姜汁调涂。

28. 闭口椒毒。《梅师方》：气欲绝，或口吐白沫，身体冷。急煎桂汁服，多饮新井水一升。

29. 中钩吻毒。解芜青毒：煮桂汁服。

附 桂叶

[主治] 李时珍说：捣碎浸水，浇发，去垢除风。

菌桂（菌音窘）
（见《神农本草经》）

[释名] 筒桂（见《唐本草》） 小桂

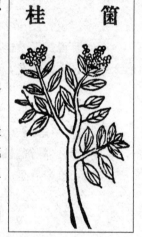

苏恭说：菌为竹名。嫩而易卷如筒，古人称为筒桂。筒似菌，形相近，后人误书，亦没人再寻查。

李时珍说：《唐本草》写成菌桂，更是错误。牡桂为大桂，故筒桂称小桂。

[集解] 《名医别录》说：菌桂生长在交趾，桂林的山谷崖峭之间，正圆如竹、立秋采。

陶弘景说：交趾属交州，桂林属广州。《蜀都赋》说：筒桂临岩而生。一般很少人见正圆如竹的菌桂，只要是嫩枝且卷成圆，就当桂用，并非真正的菌桂。《仙经》用菌桂，是皮卷三层，是另一种药，但不是现在的桂。有待研录。

李时珍说：叶似柿叶为菌桂。《名医别录》的说的正圆如竹、皮卷如竹筒；而陶弘景说以为是树形如竹，卷成圆是假的。现种植的岩桂，为菌桂类。岩桂叶不似柿叶，但有锯齿如枇杷叶而粗涩，或有无锯齿但叶光泽。因其生长在岩岭间，故称为岩岭，俗称木樨。其花白者为银桂，花黄为金桂，花红为丹桂。各季均开花。岩桂皮薄不辣，不入药。只有其花可收。浸酒、盐渍，作香搽、调发等。

[发明] 见前桂下。

李时珍说：菌桂主治与桂心、牡桂不同。过去人们用的，都是菌桂类。

附 菌桂皮
（三月、七月采）

[气味] 辛、温、无毒。

[主治] 《神农本草经》：百病、养精神和颜色，为引经之药。久服延年，红光焕发。

附　木槿花

[气味]　辛、温、无毒。

[主治]　李时珍说：同群药煎，孩儿茶作膏饼嚼，生津除臭化痰、治风火牙痛。同麻油蒸熟，可调发泽面。

天 竺 桂
（见《海药本草》）

[集解]

李珣：天竺桂生长在南海山谷间，功似桂，皮薄，不辛烈。

寇宗奭说：皮与牡桂一样，但较其薄。

李时珍说：天竺桂就是闽、粤、浙中的山桂。而台州（浙江境）的天竺最多，故名天竺桂。大树繁花，结实如莲子。天竺的僧人称为月桂。详见月桂下。

附　天竺桂皮

[气味]　辛湿、无毒。

[主治]　陈藏器说：腹内诸冷、血气胀痛。

李珣：流产后恶血不尽，治血痢肠风，补肾暖腰，功同桂心，但医家很少用。

月 桂
（见《本草拾遗》）

[集解]　陈藏器说：现江东很多地方都种，每到四、五下旬，多以衢路间（今浙江省境内）得月桂子，其大如狸豆，味辛香。余杭灵隐寺一僧人曾在寺内种植，近代诗人多论述。

《洞冥记》说：远飞鸣，早出晚归，常衔月桂实而归南土（南方），所以北方没有月桂。山桂可为药用，何况月桂呢？

李时珍说：吴刚伐月桂之说，起于隋唐的小说。月桂落子说，起于武后之时。相传有梵僧从天竺鹫岭飞来，故八月常有桂子落于天竺。唐书亦说垂拱四年三月，有月桂子降落在台州，持续十天方止。宋仁宗天圣丁卯八月十五夜，月明元玄，杭州的灵隐寺突降月桂子，繁多如雨，大如豆，圆如珠，其色白、黄、黑皆有，壳如黄实，味辛，寺僧便种植寺内。《慈玄式公有序》记载：张君房宿钱塘月轮寺，亦见桂子纷降，坠如牵牛子，黑白相间，无味。根据以上的传说，似月中真有桂树。有人说是月中的阴魂所致。月中即无桂树，那么空降之物又是什么呢？博览群史，有天降沙石、金铅钱汞、雨絮帛谷粟、草木花药、毛血鱼肉等众类之说。但桂子之雨，则为谣传。并非月中真有月桂。而只有南方才有月桂。

《宋史》说：元丰三年六月，饶州雨降木子，状如山芋子，味辛而香，也是此类之物。道经把月桂称为不时花，不能供献。

附　月桂子

[气味]　辛、温、无毒。

[主治]　陈藏器说：子儿耳后皮肤糜烂，流水作痒之月食疮，研碎外敷。

木　兰
（见《神农本草经》）

[释名]　杜兰（见《名医别录》）　林兰（见《神农本草经》）　木莲（见《本草纲目》）　黄心

李时珍说：其香如兰，花如莲，故名木兰。其木如黄，故名黄心。

[集解]　《名医别录》说：木兰生长在零陵（今湖南宁远县之舜陵）山谷及太山。皮似桂而香。十二月采皮，阴干。

陶弘景说：零陵的许多地方都有木兰，状如楠树，皮薄，味辛青。而益州的木兰皮厚，状如厚朴，而气味较厚。东人都用山桂皮代替。

韩保昇说：各地均有。树高丈余，叶似菌桂叶，有三道纵纹，但叶辛香不如桂，皮如板桂。三、四月采皮，阴干。

苏颂说：今湖、岭、蜀川诸州均有。与桂不同。而韶州的木兰，说是与桂为同一物。取其外皮为木兰，中肉为桂心。十二月采，阴干。

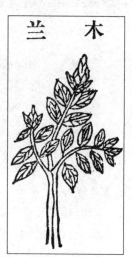

任昉《述异记》说：木兰州，在浔丽（今江西九江市）江中，多木兰。七里洲中有鲁班刻的木兰舟，至今还在洲中，现在诗人所说的木兰舟，出于此。

李时珍说：木兰枝叶稀少，其花内白外紫。四季皆开。深山的木兰较大，可以作船。

《白乐天集》说：木莲生长在巴峡（今湖北巴县西）山谷间，百姓称其为黄心树。大者高五六丈，冬不凋零。身如青杨，有白纹。叶如桂而厚大无脊。花如莲，香色艳腻皆同，只房蕊不同。四月初始开，二十天即谢，不结实，这才是真木兰。其花有红、黄、白三色。其木肌细而心黄，为木工所种。苏颂所说的韶州，是牡桂，并不是木兰。

有人说木兰虽去皮，但可不死。罗愿说其是冬花，实如小柿，恐亦不是木兰。

附　木兰皮

[气味]　苦、寒、无毒。

[主治]　《神农本草经》说：身大热，去面热赤疱酒糟鼻。恶风癫疾，阴下湿痒；明耳目。

《名医别录》：疗中风伤寒，及痈疽水肿，去臭气。

李时珍说：治酒疸，利小便，疗重舌。

[附方]　旧有附方二种，新选常用附方二种，共四种。

1. 小儿重舌。《子母秘录》：舌下静脉肿胀，语言不利，甚溃破。木兰皮一尺，宽四寸，削去粗皮，醋一升，渍汁噙。

2. 面上红斑疱疹。《古今录验方》：蝤黯。木兰皮一斤细切，用三年酢浆渍浸百日，晒干捣末。每浆水服五钱，日三次。

3. 酒疸发斑。《肘后方》：赤黑黄色，心下懊痛，足胚浮肿，小便黄。用木兰皮一两，黄芪二两，共为末，酒服五钱，日三次。

附　木兰花

[主治]　李时珍说：鱼哽骨鲠，化铁丹用。

辛　夷
（见《神农本草经》）

[释名]　辛雉（见《神农本草经》）　侯桃（见《神农本草经》）　房木（见《神农本草经》）　木笔（见《本草拾遗》）　迎春

李时珍说：夷即荑。其苞如荑而味辛。

杨雄《甘泉赋》说：列辛雉于林薄。

《服虔注》说：即辛夷。雉、荑声相近。《唐本草》作辛矧，为传写之误。

陈藏器说：辛夷的花苞如小桃，有毛，故名侯桃。花初发时如笔头，故北方人称为木笔。其花开最早，故南方人称其为迎春。

[集解]　《名医别录》说：辛夷生长在汉中（今陕西汉中东）、魏兴、梁州（今陕西的汉中道及四川省）川谷间。其树似杜仲。子似冬桃而小。五月采实，晒干，去心及外毛。若吸入外毛，则令人咳。

陶弘景说：今出丹阳近道。形如桃，小时气味辛香。

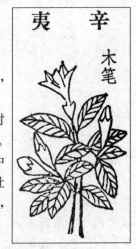

苏恭说：辛夷是树花未开时采收的。正月、二月采。九月采实，恐怕是错的。

韩保昇说：其树粗壮，高丈余。叶似柿树而细长，正月、二月花，似小毛桃，色白而紫，花落无子。另有一种，花、叶均与辛夷同，但三月花开，四月花落，子赤如相思豆。这二种山谷中皆有。

掌禹锡说：今有一种树，高三、四丈，枝繁茂。二月开紫白色花。花落则叶生，夏初则再生。叶花渐大至冬，如毛小桃。到第二年二月开花。开始是兴元府种，树高三、四尺，有花无子，二十年后方结实。花开早晚，因地而异。

寇宗奭说：辛夷处处都有。庭园中亦种之。先开花后生叶为木笔花。花未开时，苞上有毛，尖长如笔，故取像而名木笔花。花有桃红、紫色二种，入药当用紫色，须在未开花时采集。

李时珍说：辛夷花初出枝头，苞长半寸，尖如笔头，有青黄茸毛，长半分。花开似莲花而小如盏，紫苞红焰，亦有白色，称玉兰。

附 辛夷苞

［修治］ 雷敩说：凡用辛夷，拭去赤肉毛，用芭蕉水浸一宿，用浆水煮，后焙干用。若用治眼目疾，即用时去皮，用向里实的部分。

《日华诸家本草》说：入药微炙。

［气味］ 辛、温、无毒。

李时珍说，气味俱薄，浮而散为阳。入于太阳，是阳明经。

徐之才说：芎劳为之使。恶五石脂，畏菖蒲、黄连、石膏、黄环。

［主治］ 《神农本草经》说：五脏身体寒热、风头脑痛及面部黑斑。久服则下气，轻身明目，增年耐老。

《名医别录》说：温中解肌，利九窍，通鼻塞，治面肿引齿痛，头昏眼花如坐舟车、生须发，去白虫。

《日华诸家本草》说：通关脉，治头痛憎寒形，体抽搐瘙痒，泽面。

李时珍说：鼻渊鼻鼽，鼻塞鼻疮，及痘后鼻疮，并用研末，加麝香少许，葱白蘸入数次。

［发明］ 李时珍说：鼻气通于天。天为头属肺。肺开窍于鼻，阳明胃脉环鼻而上行。脑为元神之府，而鼻为命门之窍。人的中气不足，清阳不升，则头倾而九窍不利。辛夷辛温提气入肺，体轻浮，能助胃中清阳上行通于肺。所以能温中，治头面目鼻九窍之病。能知此理者，只有李东垣。

沉 香
（见《名医别录》）

［释名］ 沉水香（见《本草纲目》） 蜜香

李时珍说：树的心节置水中则沉，故名沉水。亦叫水沉。半沉者叫栈香，不沉者叫黄熟香。

　　《南越志》说：交州人称为蜜香，是因其气味如蜜壶。

　　《梵书》：名阿迦庐香。

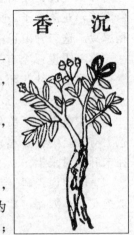

　　[集解]　苏恭说：沉香、青桂、鸡骨、马蹄、煎香，同是一树，出天竺诸国。木似榉柳，皮青，叶似橘叶。夏天开白圆花，秋结实似槟榔，大如桑椹，紫而味辛。

　　陈藏器说：沉香的枝、叶似椿。其枝节不朽，沉水者为沉香，肌理有黑脉，浮水面为煎香。鸡骨、马蹄为益香，可熏衣去臭。

　　苏颂说：沉香、青桂等晋、出海南及交、广、崖州。

　　沈怀远《南越志》说：交趾蜜香树，要先断其为多年老树，外皮干且烂，树心等枝节不朽，坚黑沉水者为沉香。半浮水面为鸡骨香。细枝紧实未烂者，为青桂香。其干为栈香。根为黄熟香；根节轻而大为马蹄香。此六香同出一树，采摘无拘时节。

　　刘恂《岭表录异》说：广州管区栈香树较多，干似柜柳，花白而繁，叶如橘。其皮可作纸，名香皮纸，为灰白色，有纹如鱼子，沾水即烂，不及楮纸，亦无香气。沉香、鸡骨、黄熟、栈香虽出一树，而根、干、枝、节各不同。

　　丁谓《天香传》说：所香奇品最多。四香丸四名十二状，出于一本。树体如白杨，叶如冬青而小，海北窦、化、高、雷均为沉香之产地，但与海南比则优劣不等。这是因禀受不同，再因未到香时贩者速伐之故。而琼州管区黎人，不到沉香成时，不伐其树，故此沉香极香味浓。

　　寇宗奭说：岭南很多，靠近海的各地沉香较多。交干连枝，各地冈岭相接，千里不绝，叶如冬青、粗径数尺。树性虚柔。山民采来盖屋，有的搭桥，有的作饭碗，也有作狗槽的。香味极淡。树得水方为结香，但多在折枝枯干时，变为沉香、煎香、黄熟。若自然枯死为水盘香。南恩、高州（今广东阳江县西）、窦州只产结香。山民砍伐后，经数年雨水浸渍、而为结香。再锯、刮去白木、其香结为斑点，名鹧鸪斑。沉香上品，只有琼州、崖州，俗称角沉、黄沉，宜入药用，靠树皮而结叫青桂，若土中埋数年成片，称为龙鳞。削则自卷，头柔韧为黄腊沉。很难得。

　　陈承说：除上述诸品之外，又有龙鳞、麻叶、竹叶等，不止二十种。但入药用宜取中实沉水者，或鸡骨沉水而中心空。如鸡骨中的血眼。

　　李时珍说：沉香类，众说较细。今考杨亿《谈苑》、蔡绦《丛谈》、范成大《桂海志》、张师正《倦游录》、洪驹《父香谱》、《叶延珪香录》等书。将其未叙之处补充。香有三种：沉香、栈香、黄熟。沉香入水既沉，共有四种：熟结为膏脉凝结自朽出；生结为刀斧伐，膏脉结聚而成；脱落因水朽而结；虫漏因蠹隙而结，生结为上。熟脱次之。坚黑为上，黄色次之。角沉则黑润，黄沉黄润，腊沉柔韧，革沉纹横，皆为上品。海岛产的，有的如石杵，有的如肘如拳，如凤雀龟蛇，云气人物。海南的马蹄，牛头、燕口、茧栗、竹叶、芝菌、梭子、附子等，均因形命名。栈香半浮半沉，即沉香半结束树，或称煎香，番名婆木香，亦叫弄水香。这类远有猬刺香、鸡骨香、叶子香，均因形命名。大如笠者称为蓬莱香。如山石柘槎者为光香。入药皆次于沉香。黄熟香为香之轻虚，俗误传是速香。生速砍伐而取，熟速为腐朽而取。大而不雕刻者为水盘头。不能入药，可烧成灰。

叶延珪说：出的称为番沉，亦叫舶沉或药沉，多入药用，真腊的产品为上。

蔡绦说：占城不如真腊，真腊又不如海南黎峒。而黎峒又以万安黎母山东峒的海南沉冠绝天下。海北高、化等州，均为栈香。

范成大说：黎峒的叫土沉香，或叫崖香。其虽薄如纸，但入水亦沉。万安在岛东，沐浴朝阳之气，故尤香、味浓，凡人是很难得到的。舶沉香多腥烈，尾烟气味必焦。交趾，海北的香，都聚于钦丹，称为钦香，气尤焦裂。南方人不太看重，故只入药。

[修治] 雷敩说：凡用沉香、须要不枯，如嘴角硬重沉于水下者为上，半沉者次之。不可见火。

李时珍说：沉香欲入丸药，用纸裹好后放入杯中，待燥研。或入乳钵以水磨粉，晒干用。若入煎剂，只能恰时磨汁用。

[气味] 辛、微温、无毒。

李珣说：苦、温。

《日华诸家本草》说：辛、热。

张元素说：沉香为阳，有升有降。

李时珍说：咀嚼香甜者味平，辛辣者性热。

[主治] 《名医别录》：风水毒肿，去恶气。

李珣说：主心腹痛，霍乱中恶，鬼神邪气，清脑神、宜酒煮服；治疮肿，宜入膏中。

《日华诸家本草》说：调中、解五脏、益精壮阳，暖腰膝，治疗小腿转筋吐泻冷气，破胁腹痞块、冷风麻痹、骨节不佳、风湿皮肤瘙痒，气痢。

张元素说：补右肾命门。

李杲说：补脾胃，及痰涎，血出于脾者。

刘完素说：益气和神。

李时珍说：治上热下寒，气逆喘急，大肠虚闭，小便气淋，男子精冷。

[附方] 新选常用附方七种。

1. 诸虚寒热。冷痰虚热。王好古《医垒元戎》：冷香汤、沉香、炮附子等分，水一酒杯、煎七分、露一夜，空腹温服。

2. 胃冷久呢。吴球《活人心统》：沉香、紫黄、白豆蔻各一钱，为末、柿蒂汤服五分。

3. 心神不足。《百一选方》：心肾不交，健忘惊悸。朱雀丸：沉香五钱，茯神二钱，为末，炼蜜丸如小豆大，食后人参汤服三十丸，日二服。

4. 肾虚目黑。暖水脏。《普济方》：沉香一两、蜀椒去目、炒出汁，四两为末，酒糊丸梧桐子大，空腹盐汤下三十丸。

5. 胞转不通。《医垒元戎》：非小肠膀胱、厥阴受病，而强行房事，或过忍小便而致。当治其气则愈。沉香、木香各二钱，为末，白开水空腹服，以通为度。

6. 大肠虚闭。严子礼《济生方》说：因汗多、津液耗调而致。沉香一两、肉苁蓉酒浸焙二两，各研末，以麻仁研汁作糊，丸梧桐子大，蜜汤下一百丸。

7. 痘疮黑陷。《鲜于枢钩玄》：沉香、檀香、乳香等分，在盆内烧，抱小孩在上薰，即起。

蜜　香
（见《本草拾遗》）

[释名]　木蜜（见《内典》）　没香（见《本草纲目》）　多香木（同）　阿肆（音矬）

[集解]　陈藏器说：蜜香生长在交州。大树，节如沉香。

《法华经注》说：本蜜即香蜜。树形似槐，而香，砍伐五六年，才有香味。

《凉州异物志》说：其叶如椿，树可活千年。但砍伐四五年后则腐败。只有中节坚贞者为蜜香。

李珣说：生长在南海山中。种五六年没有蜜香。

《交州记》说：树与沉香树相似。

李时珍说：按魏玉《花木志》说：木蜜叶千岁树，根木极大，伐五六年，不腐者为蜜香。可以看出，陈藏器的说法是错的。

段成式《酉阳杂俎》说：没树出波斯国，拂林国人称为阿瑳。树高丈余，皮青白，叶似槐而长。花似橘而大。子黑如山茱萸，酸甜可食。

《广州志》说：肇庆新兴县（今广东境内）的香树叶蜜香。辟恶气，杀鬼精。

《晋书》说：大秦国献蜜香树皮纸，微褐色有纹，极香而坚韧。以上种种之说，蜜香为沉香类，所形状及功用相仿。

《南越志》说：交州人把沉香称为蜜香。

《交州志》说：蜜香似沉香。

《岭表录异》说：栈香皮纸似鱼子。

《杨慎丹铅录》说：蜜树是蜜蒙花的树，这是错误的说法。

枳椇木又叫木蜜，不知是否是蜜香类，详见果部。

[气味]　辛、温，无毒。

［主治］ 陈藏器说：去臭，除鬼气。

李珣说：辟恶气，及鬼尸惊吓。

丁　香
（见《开宝本草》）

［释名］ 丁子香（见《嘉祐补注本草》）鸡舌香

陈藏器说：鸡舌香与丁香为同一种，花实丛生，其中心最大者为鸡舌，即为母丁香。

掌禹锡说：按《齐民要术》：说：因鸡舌香似丁子，故又称丁子香。

李时珍说：《嘉祐补注本草》又有鸡舌，现合而为一。

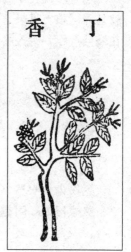

［集解］ 苏恭说：鸡舌香树的叶及皮均似栗，花如梅花，子似枣核，这是雌性树，不入香用。雄树虽开化不结实，但采花酿后亦香。此树出昆仑及交州、爱州（今安南北境）

李珣说：丁香出东海及昆仑国（今山东溜川县南），二、三月开紫白色花。七月结实。小者为丁香，大者为母丁香。又说：丁香出广、交州及南番。

《广州图》：丁香树高丈余，似桂树，叶似栎叶。花黄圆细。花蕊如钉，长三四分，为紫色。若粗大如山茱萸者叫母丁香，二、八月采子及根。

另一种说法：盛冬开花、结子、至次年春采。

苏颂说：《唐本草》说鸡舌香树似栗树。

《南越志》说是沉香花。

《广州志》说：草花蔓生，实香可食。各种说法不一，现以乳香中拣出木实似枣核者为鸡舌香，坚顽枯燥，无味，很少用于治口臭，但不知为何叫鸡舌香？老郎中说鸡舌与丁香为同一种，其大者为鸡舌，即因丁香，疗口臭最佳，亦理气。

《葛稚川百一方》说：治暴气刺心痛，用鸡舌香酒服。

《抱朴子》书说：用鸡舌、黄连、乳汁同煎，点眼，治疹在目。并可明目。古方治疮痈有五香连翘汤用鸡舌香，而《孙真人千金方》中无鸡舌，用丁香，可能是同一种。而采花酿香之说，无人知晓。

许慎微说：沈存中《梦溪笔谈》说：我收集的灵苑方，据陈藏器《本草拾遗》记载，鸡舌为丁香母。现考证却是鸡舌为丁香。

《齐民要术》说：鸡舌俗名为丁子香。

《日华诸家本草》说：丁香治口臭，与《三省故事》载汉时郎官日含鸡舌香，想要待奏事时发出芬芳气味之说相附。

孙真人《千金方》中五香汤用丁香，最为明验。

《开宝本草》中重出了丁香，为错。现在把乳香中大如山茱萸者为鸡舌，略无气味，治病特别违背道理。

陈承说：《嘉祐补注本草》及《图经本草》引录，把鸡舌称为丁香。《抱朴子》说丁香地衣药作汁可点眼。这恐怕不宜，口含则口中热臭不可近。乳香中所拣；虽无气味，却无臭气，有轻利九窍之功。诸方用丁香治小儿惊痫抽搐，取其达九窍之义。

雷敩说：丁香有雌、雄之分。雄小，雌大如山萸，故名母丁香，入药最胜。

李时珍说：雄为丁香，雌为鸡舌，诸说已明，唯陈承之说谬妄。不知乳香中所拣就是香枣核，见果部。前人不知丁香就是鸡舌，错把香枣核当丁香。干姜及焰硝尚可在烧后点眼，番人将阿魏，草果等充作食料，那么丁香点眼，嚼口又什么害处呢？

附 鸡舌香
(见《名医别录》)

[气味] 辛，微温，无毒。

李时珍说：辛，温。

[主治] 《名医别录》：用水毒肿，霍乱心痛，去恶气。

甄权说：吹鼻，治小头部生疮或毛发焦枯之脑疳病。与其他香药相配令人身香。

陈藏器说：同姜汁，涂拔白发之毛囊中，则可乌发。

附 丁香
(见《开宝本草》)

[气味] 辛、温、无毒。

李时珍说：辛、热。

王好古说：为纯阳之品，入手太阳、足少阴、阳明经。

雷敩说：方中多用雌丁香，其药力大。膏剂及煎剂中用雄丁香，须去丁，因乳子可致背痈。丁香不可见火，畏郁金。

[主治] 《开宝本草》：温脾胃，止霍乱肿胀，风毒诸种，及牙齿蛀空朽痛。能发诸香。

李珣说：肝经风热。杀虫僻恶去邪。治奶头花，止五色毒痢，疗五痔。

《日华诸家本草》：治口气冷气，受寒及劳累后反胃、肺结核及流行性传染病、杀酒毒、去胁腹痰结，肾气奔豚气、阴痛、腹痛；可壮阳、暖腰膝。

韩保昇说：疗呕逆，效佳。

张元素说：去胃寒、理气。血气盛者勿服。

李时珍：治虚哕，小儿吐泻，痘疮胃虚，乌发。

［发明］　王好古说：丁香与五味子、广茂同用，治奔豚气。亦能泄肺、补胃、疗肾。

寇宗奭说：《日华诸家本草》说丁香治口气，这就是御史所含之香，治脾胃冷气不和效佳，母丁香气味尤佳。

朱震亨说：地气出于口。脾有郁火，溢入肺中，失去渭和之意，浊气上行发为口臭。若用丁香治疗，为扬汤止沸。只有香薷治疗效果迅速。

李时珍说：宋末太医陈文中，治小儿痘疮不光泽、不发、或胀或泻，或渴或气促，表里俱虚之证，并用木香散、异功散、倍加丁香、官桂。甚或加丁香三十枚，官桂一枚，服立即愈。此朱丹溪所说，立方之时，必运气化寒水司天之际，又值寒冬郁遇阳气，故用大辛大热之剂取效。若不分气面寒热虚实，均用上方，必事半功倍，反酿坏局。

葛洪《抱朴子》说：凡百症在目，用鸡舌香、黄连、乳汁共点眼，皆愈。这是因方中有辛散苦泽养阴之妙。陈承说不可点眼，是因为他不知此理。

［附方］　旧有附方九种，新选常用附方十七种。

1. 暴心气痛。《肘后方》：鸡舌香末，酒服一钱。

2. 干霍乱痛。孙思邈《千金方》：即搅肠痧腹痛。不吐不泻，丁香十四枚，研末，开水一升调，一次服。不瘥再服。

3. 小儿吐泻。《刘氏小儿方》：丁香、橘红等分，炼蜜丸黄豆大，米汤化下。

4. 小儿呕吐。《全幼心鉴》：呕吐不止，丁香，生半夏各一钱，姜汁浸一夜，晒干为末，姜汁打面糊丸黍米大，据小儿大小，姜汤送。

5. 婴儿吐乳。《陈文中小儿方》：小儿百日吐乳，或粪青色。用少妇人乳汁一酒杯，入丁香十枚，陈皮去白一钱，石器煎二十沸，细服。

6. 小儿冷疳。《卫生易简方》：面黄腹大，食入即吐。母丁香七枚，为末，乳汁和蒸三次，姜汤送。

7. 胃冷呕逆。《十便良方》：气厥不通。母丁香三个，陈橘皮一块（去白焙），水煎，热服。

8. 反胃吐食。《袖珍方》：母丁香一两为末，盐梅入捣和，丸黄子大，每噙一丸。《太平圣惠方》：母丁香、神曲炒等分，为末，米汤服一钱。

9. 朝食暮吐。《摘玄方》：丁香十五个研末，甘蔗汁、姜汁和，丸莲子大，噙咽。

10. 反胃关格。《德生堂经验方》：气噎不通。丁香、木香各一两，每服四钱，水一酒杯半，煎一酒杯。先用黄泥做成碗，滤药汁于内，饭前服。土碗取其助脾胃之功。

11. 伤寒呃逆。《简要济众方》：及哕逆不定。丁香一两、干柿蒂（焙）一两，研末，每服一钱，煎人参汤送。

12. 毒肿入腹。《肘后方》：鸡舌香、青木香、董陆香、麝香各一两，水四升，煎二升，分两次服。

13. 食蟹致伤。《证治要诀》：丁香末、姜汤服五分。

14. 妇人崩中。《梅师集验方》：昼夜不止。丁香二两，酒二升，煎一升，分服。

15. 妇人难产。《颐真堂经验方》：母丁香三十六粒，滴乳香三钱六分，为末，同活兔胆和杵千下。作三十六丸，每服一丸，好酒化下，立验，方名如意丹。

16. 妇人阴冷。《本草衍义》：丁香末，纱囊盛如指大，纳入阴中，病愈。

17. 鼻中瘜肉。《太平圣惠方》：丁香棉裹纳鼻中。

18. 风牙宣露。《圣济总录》：发腥臭口气。鸡舌香、射干各一两，麝香一分，为末，日揩。

19. 龋齿黑臭。《外台秘要》：鸡舌香煮汁，含。

20. 唇舌生疮。《外台秘要》：鸡舌香末，绵裹含之。

21. 乳头破裂。《梅师集验方》：丁香末外敷。

22. 妒乳乳痈。《梅师集验方》：丁香末，水服二克。

23. 痈疽恶肉。《怪证奇方》：丁香末外敷，外护以膏药。

24. 桑蝎螫人。《太平圣惠方》：丁香末，蜜调涂。

25. 香衣辟汗。《多能鄙事》：丁香末一两，川椒六十粒和匀，绢袋盛佩，绝无汗气。

檀　香
（见《名医别录》）

[释名]　旃檀（见《本草纲目》）　真檀

李时珍说：檀，善木。故字从亶。亶即善。释氏称为旃檀，拿来作汤沐浴，能够洗去尘垢。番丹人误作为真檀。云南人称紫檀为胜沉香，即赤檀。

[集解]　陈藏器说：白檀出南海，树很像檀。

苏恭说：紫真檀出昆仑盘盘国（今泰国南）虽不生中华，人间遍有。

苏颂说：檀香有数种，黄、白、紫。今天多用之。江淮、河朔（今泛指黄河以北）所生的檀木，即为此类。但不香。

李时珍说：按《大明一统志》说（今外国）说：檀香出广东、云南及占城、真腊、爪哇、渤泥、暹罗（泰国的旧称）、（今外国）三佛齐、回回等国，今岭南各地均有。其树、叶皆似荔枝，皮青色而滑泽。

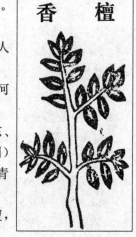

叶廷珪《香谱》说：皮实而色黄为黄檀，皮洁色白者为白檀，皮腐而色紫者为紫檀。其树坚香清香，而白檀为最。宜用纸收。

《王佐格古论》说：紫檀出诸溪峒。性坚、新者色红、旧者色紫，有蟹爪之，新者用水浸泡，可染物。真檀香楷墙上则色紫，故称紫檀。均可作马鞍、扇骨等物。

附 白旃檀

［气味］ 辛、温、无毒。

《日华诸家本草》说：热。

张元素说：白旃檀为阳中微阴。入手太阴、足少阴、通行阳明经。

［主治］ 陶弘景说：消风热肿毒。

陈藏器说：治中恶邪气、杀虫。

《日华诸家本草》：止心腹痛，霍乱肾气痛，水磨，涂外肾及腰肾痛处。

张元素说：散冷气，引胃气上升，开胃。

李时珍说：治噎膈吐食。面部黑斑，每晚用浆水洗脸拭令面赤，磨汁外涂，效佳。

［发明］ 李杲说：白檀调气，引芳香之物上至极高之处。为理气要药。

李时珍说：《楞严经》说：白旃檀涂身，能除一切热恼。今西南诸番酋，皆用诸香涂身，取此义。

杜宝《大业录》说：隋朝有《寿禅师妙医术》作五香饮济人。沉香饮、檀香饮、丁香饮、泽兰饮、甘松饮，皆以此香为主，更加别药，有味而止渴，兼补益人。

《道书》把檀香称为浴香，不可烧供上真。

附 紫檀

［气味］ 咸，微寒，无毒。

［主治］ 《名医别录》：摩涂恶毒风毒。

陶弘景说：刮末敷金疮，止血止痛，疗淋。

《千金翼方》：醋磨，敷一切卒肿。

［发明］ 李时珍说：白檀辛温，为气分之药，故能理卫气而调脾肺，利胸膈。紫檀咸寒，为血分之药，故能和营气、消肿毒，治金疮。

降真香
（见《证类本草》）

［释名］ 紫藤香（见《本草纲目》） 鸡骨香

李珣说：拌和诸香，烧烟直上，感到鹤降。醮星辰，烧以香为第一，记载其功力极验，降真香以此而得名。

李时珍说：俗称国外传进来的叫番降，亦称鸡骨，与沉香同名。

［集解］ 许慎微说：降真香出黔南。

李珣说：出南海山中及大秦国。其香似苏方木，烧初不甚香，得诸香和匀则味浓。

入药以番降紫而沉者为良。

李时珍说：今广东、广西、云南、汉中、绝州、永顺（今广东云浮县东）、保靖（今湖南辰沅道）、及占城、安南、暹罗、渤泥、琉球（今国外）等地均有。

朱辅溪《蛮丛笑》说：鸡骨香即为降香，本出海南。今溪峒偏僻之处所出的，似是而非，好坏不等，不香。

周达观《真腊记》说：降香生长在丛林中，外国人颇费一番气力，方得树心。其外白皮，厚八九寸，烧则气浓。

嵇含《南方草木状》说：紫藤香，茎长叶细，根坚实，皮层较厚，花白子黑，截其茎置烟灸中，经久成紫香。嵇民所说与前面说法稍异。难道朱氏所说就似是而非吗？难道中国和外国的有什么不同吗？

［气味］ 辛，温，无毒。

［主治］ 李殉说：烧之，除秽气；小儿佩戴可辟邪气。

李时珍说：疗折伤金疮，止血定痛，消肿生肌。

［发明］ 李时珍说：降香，《唐本草》、《开宝本草》均未记载，唐慎微有记录，但并未著其功用。折伤金疮家多用降香节末代没药、血竭。

《名医录》说：周密被海寇刃伤，出血不止，筋如断，骨如折，用花蕊石散无效，军士李高用紫金散掩之，则血止痛除，第二日即结痂，遂愈，且无瘢痕。用瓷瓦刮下紫藤香末，即是紫金散。此为紫藤香之最，曾救万人。罗天益《卫生宝鉴》亦取此方，言效果极佳。

［附方］ 新选常用附方二种。

1. 金疮出血。《医林集要》：降真香、五倍子、铜花等分为末，外敷。

2. 痈疽恶毒。《集简方》：香泽末、枫香、乳香，等分为丸，外薰，去恶气效佳。

楠
（见《名医别录》）

［释名］ 棉（与楠字同）

李时珍说：此为南方之树，故字从南。《海药本草》称其为栅木皮。即为棉字之误，今更正。

［集解］ 陈藏器说：栟树高大，叶如桑，出南方山中。

寇宗奭说：楠材，今江南造船多用，其木坚而耐水。久则中空，为白蛾之穴。

李时珍说：楠木生南方，而黔及蜀山中亦较多。其树直上，枝叶不相碍。叶似豫章而大小如牛耳，一头尖，新陈相换。花为赤黄色，实似丁香，色青，不可食。树高十余杖，大者数十人合抱，气味芬芳，为栋梁之良材。色赤者坚，白者脆。近根年深且向阳者，结成草木山水之状，俗称骰柏楠，可作木器。

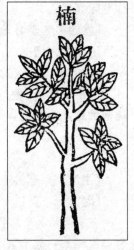

附　楠材

[气味]　辛、微温、无毒。

陈藏器说：苦、温、无毒。

《日华诸家本草》：热，微毒。

[主治]　《名医别录》：霍乱吐下不止，煮汁服。

《日华诸家本草》：煎汤外洗治转筋及脚肿，枝叶同功。

[附方]　新选常用附方三种。

1. 水肿自足起。《肘后方》：削楠木、桐木煮汁浸足，并饮少许。每日一次。

2. 心胀腹痛。《肘后方》：未经吐下。削楠三两，水三升，煮三沸，饮。

3. 聤耳出脓。《太平圣惠方》：楠木烧研，用棉杖缴入。

附　楠皮

[气味]　苦，温，无毒。

[主治]　李珣说：霍乱吐泻，小儿吐乳，暖胃益气，并宜煎服。

樟
（见《本草拾遗》）

[释名]　李时珍说：其木理多有纹理犹如华章，故谓之樟。

[集解]　陈藏器说：江南胴船多用樟木，县名豫章，因树得名。

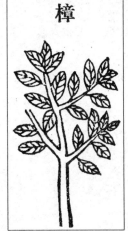

李时珍说：西南处处山谷中有樟树。树高丈余，小叶似楠而兴长，背有黄赤茸毛，四季不凋。定开小花，结小子，树大者数人合抱，肌理细而错纵有纹理，宜于雕刻，气味芬烈。豫、章为二种树名，实为一类。豫树即钓樟。见下条。

附　樟材

[气味]　辛，温，无毒。

[主治]　陈藏器说：恶气中恶，心腹痛，霍乱腹胀，宿食不消，吐酸臭水，酒煮服。无药处用之。煎汤外洗治脚气疥癣内痒。

作鞋除脚气。

[发明] 李时珍说：霍乱及干霍乱须吐者，用樟木屑煎浓汁催吐。中恶，邪气猝死者用樟木烧烟熏之，待苏醒后用药。樟材辛烈香窜，能去湿气，辟邪气。

[附方] 新选常用附方一种。

手足痛风。《医学正传》：手足冷痛如虎咬者。用樟木屑一斗。急流水一石，煎极滚泡手足，乘热把脚桶上薰。用草蓆围住，勿令汤气入目。此为家传经验方。

附 樟瘿节

[主治] 李时珍说：风疰邪气。

[附方] 新选常用附方一种。

三木节散。《太平圣惠方》：治风劳，面色青白，肢节沉重，肩背痛，或寒或热或燥或因愤怒，思食不能食，被虫侵蚀，证状多端。天灵盖（酥炙，研）二两、牛黄、人中白（焙）各半两。麝香二钱，为末。另外再以樟木瘤节、皂荚树瘤节、槐树瘤节各为末五两，每用三钱，水一酒杯，煎半杯，去渣，调前末一钱，五更时分一次服用，取下虫物为妙。

钓　樟
（见《各医别录》）

[释名] 乌樟（陶弘景）　枪（音纶）　枕（音沈）　豫（见《本草纲目》）

李时珍说：樟树有大、小二种。紫、淡二色，小者为钓樟。

郑樵《通志》说：钓樟为樟树类，既《尔雅》所说的，枪，无疵。

《相如赋》说：楩、楠、豫、章。

《颜师古注》说：豫即枕木，章即樟木。这二种树生长七年以上，方可分别。观此，则豫即《名医别录》所说的钓樟。根似乌药香，故又名乌樟。

[集解] 陶弘景说：钓樟出桂阳、邵陵（今湖北新化以南）等地，亦叫乌樟，方家少用。而百姓多能辨认。

苏恭说：生山谷，树高丈余，叶似楠叶而尖长，背有赤毛，如枇把叶上毛。八、九月采根、皮，晒干。

萧炳说：根似乌药香。

陈藏器说：枕生南海山谷，作舸船次于樟木。

附 钓樟根皮

[气味] 辛，温，无毒。

[主治] 《名医别录》说：金疮止血，刮屑外敷。甚验。

萧炳说：磨服，治霍乱。

《日华诸家本草》：治奔豚脚气水肿，煎汤服。亦外洗治疮痍疥癣风瘙，研末外敷。

附　钓樟茎叶

[主治]　萧炳说：置门上，辟天行时气。

乌　药
（见《开宝本草》）

[释名]　旁其（见《本草拾遗》）　螃魮（见《本草纲目》）矮樟

李时珍说：乌以色名。其叶状似螃魮鲫鱼，故俗称螃魮树。《本草拾遗》作旁其，是方音不同所致。南方人称其为矮樟，其气似樟。

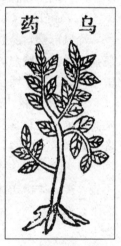

[集解]　陈藏器说：乌药生岭南，邕得江南。树生似茶，高丈余。一叶三权，叶青阴白。根状似山芍药及乌樟，根色黑褐，作车毂皮，横生。八月采根，直根不能用。

苏颂说：今台、雷、衡州均有。以天台者为胜。木似茶槚、高五七尺。叶微圆而尖，面青背白，有纹。四、五月开小黄白花。六月结实。根有极大者，又似钓樟根。然根有两种；即岭南乌药根为黑褐色而坚硬，天台的乌药根白而虚软，并以八月采。根如车毂文，形如连珠者为上品。有人说：天台的乌药香白可爱，但不如海南的乌药力大。

陈承说：世称天台乌药为上品。而与洪州、衡州的乌药根比，天台的香味为劣，入药功效亦不及。但肉色颇赤，而细小。

李时珍说：吴、楚山中最多。人们用以烧材。乌药根、叶均有香气，但根不及叶。嫩者肉白，老者肉褐色。其子如冬青子，生青熟紫，核壳极薄。其仁亦香而苦。

附　乌药根

[气味]　辛，温，无毒。

王好古说：气厚于味，为阳。入足阳明，少阴经。

[主治]　陈藏器说：中恶心腹痛，邪气，宿食不消，流行性疾病，膀胱肾间冷气攻冲背膂，妇人血气病，小儿腹中诸虫。

《日华诸家本草》：治一切气病，除一切冷气、霍乱，反胃吐食泻痢、痈疖疥疠，解冷热，其功不可全载。猫、犬百病，均可磨服。

王好古说：理元气。

李时珍说：中气脚气疝气。气厥头痛，肿胀喘急，止小便频数及白浊。

[发明] 寇宗奭说，乌药性和，来气少，走泄多，但不刚猛。与沉香同磨作汤点服，治胸腹冷气。

李时珍说：乌药辛温香窜，能散诸气。故《惠民和剂局方》治中用中气诸症，用乌药顺气散者，先疏其气，气顺则风散。

严用和《济生方》：治七情郁结，上气喘急用四磨汤，降中兼升，泻中带补。其方用人参、乌药、沉香、槟榔各磨浓汁七分，合煎，细细咽下。

《朱氏集验方》：治虚寒小便频数，缩泉丸，用同益智子等分为丸服，取其通阳明，少经经。方见草部益智子下。

[附方] 新选常用附方十一种。

1. 乌沉汤。《和剂局方》：治一切气，一切冷，补五脏，调中壮阳，暖腰的，去邪气，冷风麻痹，膀胱，肾间冷气，攻冲背脊，俯仰不利，风水毒肿，吐泻转筋，瘕癖刺痛，中恶心腹痛，邪气疰忤，流行性疾病，妇人血气痛。用天台乌药一百两，沉香五十两，人参三两，甘草（焙）四两，为末，每服半线、姜盐汤空腹点服。

2. 一切气痛。《卫生家宝方》：不拘男女，冷气，血气，奔豚气，抢心切痛，冷汗，喘息欲绝。天台乌药（小者，酒浸一夜，炒）、茴香（炒），炒青橘皮（去白）、炒良姜等分，为末，温酒，童便调下。

3. 男妇诸病。《乾坤秘韫》：香乌散：香树、乌药等分，为末，每服一钱。若饮食不进，姜、香汤送服；疟疾、干姜、白盐汤下；腹中有虫，槟榔汤下；头风虚肿，茶汤下；妇人冷气，米汤下；产后血攻心脾痛，童便下；妇人血海痛，男子疝气，茴香汤下。

4. 小肠疝气。《孙天仁集效方》：乌药一两，升麻八钱，水二钟，煎一盏，露置一宿，空腹热服。

5. 脚气掣痛。《永类钤方》：乡村无药时用，初发时即取土乌药，不触铁器，布揩去土，瓷瓦刮屑，好酒浸一宿，次早空腹温服，溏泻即愈。入麝香少许尤佳。腹痛者，用乌药同鸡子瓦罐中水煮一日，取鸡子，切片醮食，以汤送下。

6. 血痢泻血。《普济方》：乌药烧存，性研，陈米饭丸梧子大，每米汤下三十丸。

7. 小儿慢惊。《济急方》：昏沉或搐，乌药磨水，饮服。

8. 气厥头痛。《济生方》：不拘多少，产后头痛，天台乌药，川芎等分。为末，每服二钱，腊茶清调服。产后，用铁锤烧红淬酒调下。

9. 咽喉闭痛。《经验方》：生乌药（即矮樟根），醋二酒杯，煎一酒杯，先嗡后咽，吐出痰涎为愈。

10. 孕中有痈。《妇人良方》：洪州乌药（软白香辣者）五钱，水一酒杯，牛皮胶一片，同煎至七分，温服。此为龚彦德方。

11. 心腹气痛。《集简方》：乌药水磨浓汁一酒杯，橘皮一片、苏叶一叶，煎服。

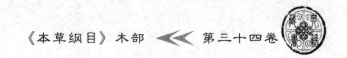

附　乌药嫩叶

[主治]　陈藏器：炙碾煎代茶饮，补中益气，治尿频。

[发明]　李时珍说：乌药，下通少阴肾经，上理脾胃元气。故朱丹溪用于补阴药中，往往如乌药叶。

附　乌药子

[主治]　《斗门方》：阴毒伤寒，腹痛欲死。乌药子一合炒起黑烟，投水中，煎三沸，服一大酒杯，汗出阳回即愈。

附　研药

李珣说：生南海诸州小树，叶如椒，根如乌药而圆小。根味苦、温、无毒。主霍乱、下痢赤白，中恶蛊毒，腹内不调。锉，水煎服。

櫰香（音怀）
（见《本草纲目》）

[释名]　兜娄婆香

[集解]　李时珍说：櫰香出江淮，山中。大小不等。叶青而长，有锯齿，状如小蓟叶而香，对节生长。其根如枸杞根而大，煨之极香。

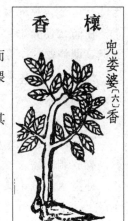

《楞严经》说：坛前安一小炉，用兜娄婆香煎取香水，沐浴其炭，即为木此香。

附　檀香根

[气味]　苦，涩，平，无毒。

[主治]　李时珍说：头桢肿毒。碾末，麻脂调涂，七日腐落。

必　栗　香
（见《本草拾遗》）

[释名]　花木香　詹香

[集解]　陈藏器说：必栗香生长在高山中。叶如老椿。捣后置水中则鱼都暴腮而死。以木为书轴，白鱼之类的虫不损书。

[气味]　辛，温，无毒。

[主治] 陈藏器说：时气心痛，去邪气，煮汁服。烧为香用，杀虫及鱼。

枫 香 脂
（见《唐本草》）

[释名] 白胶香

李时珍说：枫树枝弱善摇，故字从风。俗名香枫。《金光明经》称香枫为须萨折罗婆香。

苏颂说：《尔雅》称枫为摄楬，说风至摄楬而鸣。《梵书》称为萨阇婆香。

[集解] 苏恭说：所有山中均有枫香脂。

苏颂说：现南方及关陕较多。树高大似白杨。叶圆而分叉，而三角而香。二月开白花。其实大如鸭卵。九月熟时，晒干可烧。

《南方草木状》说：只有九真有枫实，用之有神，为难得之物。其脂为白胶香，五月砍斫以应坎卦，十一月采。

《说文解字》说：枫树，叶厚枝弱善摇，仅宫殿中较多。霜降后叶红可爱，故称枫宸。

任昉《述异志》说：南中有枫子鬼，树年轮老者为人形，亦叫灵枫，即瘤瘿。至今越巫得之，用其雕刻鬼神，可致灵异。

韩保升说：王瓘《轩辕本纪》说：黄帝杀蚩在黎山之丘，然后掷其器械在大荒之中，化为枫木之林。

《尔雅》注说：其脂入地，千年为琥珀。

李时珍说：枫木枝干修耸，大者连数围。其木坚有白有赤，白者细腻。其实为球形，有软刺。嵇含说只有九真有枫实，不知是否是枫香脂。

孙炎《尔雅正义》说：枫子鬼为摄树上的寄生枝，高三四尺，若天旱时，用泥涂在寄生枝上，则可化为雨。

荀伯子《临川记》说：岭南的枫树，年久则生瘤如人形，若遇雷电交加，狂风骤雨则可长四五尺，称为枫人。

《宋齐丘化书》说：老枫树能变为飞仙的说法，众说纷纭。但老枫树长结节及肿物，还是有道理的。

附 香脂

[修治] 李时珍说：用齑水（即腌菜的汤）久煮，后入冷水中，撮地数十次，晒干用。

[气味] 辛，苦，平，无毒。

［主治］ 《唐本草》：隐疹甚痒浮肿，煮水洗。又至齿痛。

李时珍说：一切痈疽疮疥，金疮吐衄咯血，活血生肌，止痛解毒。烧过揩牙，可预防牙疾。

［发明］ 朱震亨说：火，其性疏通，为外科要药。现在人多不知，误把松脂清莹的部分为香脂。

寇宗奭说：枫香，松脂与乳香常不易区分，但枫香微白黄色，烧后可辨。

李时珍说：枫香，松脂、乳香很难分辨，二者功效仅次于乳香。

［附方］ 旧有附方一种，新选常用附方十五种。

1. 吐血不止。《简要济众方》：白胶香为散，每服二钱，新汲水调下。

2. 吐血衄血。王璆《百一选方》：白胶香、蛤粉等分为末，姜汁调服。

3. 吐血咯血。《澹寮方》：白胶香，铜青各一两，为末，入干柿内，纸包煨熟，食之。

《太平圣惠方》：白胶香切片炙黄一两，新绵一两烧灰，为末，每服一钱，米汤送。

4. 金疮断筋。枫香末外敷。

5. 便痈脓血。《袖珍方》：白胶香一两，为末，入麝香、轻粉少许，掺之。

6. 小儿奶疸。《活幼全书》：生面上。枫香为膏，摊贴患处。

7. 瘰病软疖。《儒门事亲》，淋巴结核。白胶香一两化开。蓖麻子六十四粒研入，待成膏，外用。

8. 诸疮不合。《直指方》：白胶香、轻粉各二钱，猪脂调涂。

9. 一切恶疮。《儒门事亲》：水沉金丝膏：白胶香，沥青各一两，麻油，黄腊各二钱半，同溶化，入冷水中扯千遍，外贴。

10. 恶疮疼痛。《寿亲养老书》：枫香，腻粉等分，为末，浆水洗净，外贴。

11. 久近胫疮。《袖珍方》：白胶香为末，用酒瓶上笋叶夹末、外贴。

12. 小儿疥癣。《儒门事亲》：白胶香，黄檗、轻粉等分，为末，羊骨髓调，外敷。

13. 大便不通。《普济方》：白胶香如半枣大，鼠类二枚，研匀，水和作棒，纳入肛内。良久便出。

14. 年久牙痛。《危氏得效方》：枫香脂为末，用香炉内灰和匀，每日早起揩牙。

15. 鱼骨鲠咽。《太平圣惠方》：慢吞白胶香。

附 枫香木皮

［气味］ 苏恭说：辛，平，有小毒。

［主治］ 苏恭说：水肿、利尿，煎汁用。

陈藏器说：煎水饮，止水痢效佳。

《日华诸家本草》：止霍乱刺风冷风，煎汤外洗。

［附方］ 新选常用附方一种。

大风疮。《经验良方》：类似麻风病。枫子木（烧存性，研），轻粉等分，麻油调涂，效佳。章贡有一打鼓手患此病，一道士传此方后，遂愈。

附　枫香根叶

[主治]　李时珍说：痈疽已成，擂酒饮，并用滓外贴。

附　枫香菌

[气味]　陶弘景说：有毒，食之则令人笑不止。地浆（即泉水）可解其毒。

熏陆香（乳香）
（见《名医别录》）

[释名]　马尾香（见《海药本草》）天泽香（见《内典》）　摩勒香（见《本草纲目》）多伽罗香

寇宗奭说：熏陆即乳香。因其垂滴如乳头状。溶塌花地上为塌香，均为一物。

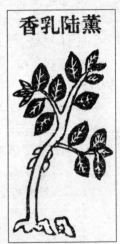

李时珍说：《佛书》说天泽香，因其润泽而得名。又名多伽罗香，又名杜嚕香。李珣说薰陆是树皮，乳为树脂；陈藏器说乳是熏陆类；寇宗奭说二者为一物；陈承说薰陆是总称，乳为薰陆的乳头。今考证《香谱》说，乳有十余种，乳为薰陆中似乳头的一种，陈承之说较为有理。二物原附沉香条下，《嘉祐补注本草》分出二条，据诸家之说，合而为一。

[集解]　苏恭说：薰陆形似白胶香，出天竺国的为白色，出单于为夹绿色，香味不浓。

李珣说：按《广志》说：薰陆为树皮的鳞甲，采百复生。乳头香出南海，为波斯国的松树脂，紫红如樱桃，透明为上品。

陈藏器说：乳香为薰陆香类。

掌禹锡说：按《南方异物志》说：薰陆出大秦国，海边大树，枝叶如古松，盛长树胶流出沙上，状如桃胶。东方人采取后卖出，若无人买则自食。

寇宗奭说：薰陆树叶似棠梨，南印度出，谓之西香，若其他国家的更好，即乳香。

陈承：西出天竺国，色黄白南出波斯国，色紫红。日久重叠则不成乳头，并内杂沙石；乳香为新出尚未夹杂沙石。薰陆是总称，乳是薰陆的乳头。现松脂、枫脂中亦有状如乳头者。

李时珍说：今人分不清乳香和枫香，只有烧后方可辨别，外国均有。《宋史》说：乳香有十三等。《叶廷珪香录》说：乳香一名为薰陆香，出大食国南，其树似松。用刀所树，则指溢于外，结而成香，聚而成块，上品为栋香，圆大透明如乳头，俗称滴乳；又名明乳，其色次于栋香。又次为瓶香。又次叫袋香，收时只入袋中；次为乳塌，杂沙石者；次为黑塌；次为水湿塌，水渍则色败气变；次为斫削，杂碎不堪；次为缠末，播扬则化为尘者。据此，乳有自流出者，亦有斫树溢出者，诸说皆称薰陆树似松树，寇宗奭说似棠梨，恐怕为传闻；当从前一种说法。《道书》把乳香、檀香称为浴香，不可烧把。

[修治] 苏颂说：乳性极粘难碾。用时以缯袋挂在窗隙间，良久取研，则不粘。

《日华诸家本草》说：人丸药，微炒杀毒，则不粘。

李时珍说：有人说乳香入丸药，用少酒研如泥，以水飞过，晒干用；又有人说：用灯芯草同研则易细；又说用糯米数粒同研；又说用人指甲二三片同研；又说用乳钵热入水中研成乳状，皆易细。《外丹本草》说：乳香用韭实、葱、蒜段捣成汁，最柔五金。《丹房镜源》说：乳香哑铜。

[气味] 微温，无毒。

《日华诸家本草》说：乳香，辛、热、微毒。

张元素说：苦、辛，为纯阳之品。

朱震亨说：善窜，入手少阴经。

[主治] 《名医别录》说：薰陆，主风水毒肿，去恶气除秽气，瘾疗痒毒。乳香同功。

陈藏器说：乳香，治耳聋，中风口噤不语，妇人血气，止大肠泻泄，疗诸疮，令内消，能发酒，理风冷。

《日华诸家本草》说：下气益精，补腰的，治骨气，止霍乱，冲恶中邪气，心腹痛胀气。煎膏，止痛生肌。

徐之才说：治失眠。

张元素说：补肾，定诸经之痛。

李珣说：仙方用为辟谷之食。

李时珍说：消痈疽诸毒，托里护心，活血定痛伸筋，治妇人难产及骨折。

[发明] 李时珍说：乳香香窜，入心经。活血定痛，故为痈疽疮疡，心腹痛之要药。《素问》说：诸痛痒疮皆属心火。产科方中多用之，亦取其活血之功。《妇人良方》：施少卿，曾从徐太丞得神寝丸，说妇人产月服之，则令胎滑易生。极有效验。神寝丸。通明乳香半两，枳壳一两为末，炼蜜丸梧桐子大，空腹酒服三十丸。李嗣立治痈疽初起用内托护心散，说：香入疮孔中，能使毒气外出，不致内攻。方见谷部绿豆下。《葛洪抱朴子》说：浮炎州在南海中，出薰陆香，即树有穿伤，树脂流坠。东方人采后，最担心被猞猁（一种类似獭一类的工作）的兽所食，食后此兽斫刺不死，杖打皮不伤，而骨碎才死。据此，乳香治折伤，虽能结血止痛，为其性使然。杨清叟说：治筋不伸，亦如乳香，其性能伸筋。

［附方］　旧有附方四种，新选常用附方二十七种。

1. 口眼歪斜。《证治要诀》：乳香烧烟熏患侧，以顺血脉。

2. 祛风益颜。《奇效良方》：真乳香二斤，白蜜三斤，瓷器合煎如饧，每早服二匙。

3. 急慢惊风。《王氏博济方》：乳香半两，甘遂半两，同研末，每服半钱，用乳香汤下，小便亦可。

4. 小儿内钓。《阮氏小儿方》：腹痛。乳香、没药、木香等分，水煎服。

5. 小儿夜啼。《太平圣惠方》：乳香一钱，灯花七枚，为末，每服半钱，乳汁下。

6. 心气疼痛。《瑞竹堂经验方》：不可忍。乳香三两，真茶四两。为末，用腊月鹿血和匀，丸弹子大，每温醋化一丸，服下。

7. 冷心气痛。《潘氏经验方》：乳香一粒，胡椒四十九粒，研，入姜汁，热酒调服。

8. 阴证呃逆。《伤寒蕴要》：乳香同硫磺烧烟，嗅之。

9. 辟禳瘟疫。祭祷消除瘟疫。每腊月二十四日五更，取第一汲井水浸乳香，至元旦五更温热，从小到大，每人一块乳香，喝之口水咽下，则一年不得病。

孔平仲说。此为宣圣之方，孔氏七十余岁时均用。

10. 梦遗。《医林集要》：乳香一块，如拇指大，睡时细嚼，含至三更咽之，三次见效。

11. 淋癃尿血。《危氏得效方》：取乳香中央有沙石者，研细，米汤服一钱。

12. 难产催生。《简要济众方》：用黄明乳香五钱，为末，用猪血和之，丸梧桐子大，每酒服五丸。

《经验方》：用乳香，在五月五日午时，让一人在墙内奉乳钵，一童子在墙外，用笔管自墙缝中逐粒递过，放钵内研细，水丸芡子大，每服一丸，无灰酒送下。

《太平圣惠方》说：明乳香一豆大，为末，新汲水一酒杯，入醋少许。今产妇两手提石燕，念滤药三遍后饮之。略行数步，胎下。

《海上方》：乳香、朱砂等分为末，麝香酒服一钱，良久胎下。

13. 咽喉骨鲠。《卫生易简方》：乳香一钱，水研服。

14. 香口辟臭。《摘玄方》：滴乳噙之。

15. 风虫牙痛。不可忍者。《梅师方》：口嚼薰陆香并咽汁。立愈。

16. 同上。《朱氏集验方》：用乳香豆许置孔中，化烟箸烙化立止。

又方：乳香，川椒末各一钱，为末，化醋和作丸，塞孔中。

《直指方》：乳香，巴豆等分，研和腊丸，塞孔中。

17. 大风疠疾。《太平圣惠方》：麻风病类及急性传染性疾病。用摩罗香一斤（即乳头内光明者）细研，加入牛乳五升，甘草末四两，瓷盒盛，放桌子上，并将桌子放在屋中间，饮一口；晚上面向北极祝祷，并盒盖，露置一夜。次日入甑中蒸，烧三顿饭的时间即止，夜间依前，如此三遍。每服一匙，空腹及晚饭前温酒调服。服后当有恶物出，三天三夜则愈。

18. 漏疮脓血。《直指方》：用白乳香二钱，蛎粉一钱，为末，雪糕丸麻子大，每姜汤服三十丸。

19. 斑痘不快。《闻人规痘疹论》：用乳香研细，猪心血和，丸芡子大，每温水化服一丸。

20. 痈疽寒战。《仁斋直指方》：乳香半两，开水研服。颤发于脾，乳香能入脾故也。

21. 甲疽弩肉。《灵苑方》：脓血疼痛不愈。用乳香末，胆矾（烧研）等分，外敷。

22. 玉茎作肿。《山居四要》：阴茎肿痛。乳香、葱白等分，捣敷。

23. 野火丹毒。《幼幼新书》：丹毒自两足起。乳香末，用羊脂调，外涂。

24. 疬疡风驳。《千金方》：薰陆香，白敛同研，日日揩患处。并为末，用水送服。

25. 杖疮溃烂。《永类钤方》：乳香煎油，搽疮口。

没　药
（见《开宝本草》）

[释名]　末药

李时珍说：没、末皆梵说。

[集解]　马志说：没药产自波斯国，其块大小不等，色黑，似安息香。

苏颂说：海南诸国及广州有乳香。树根株皆如橄榄，叶青而密。年久则有脂液流滴在地上，凝结成块。亦类似安息香，采无时。

李珣说：徐表《南州记》说：乳香为波斯国的松脂。状如神香，红黑色。

李时珍说：《一统志》说：没药树高大如松，皮厚一二寸，采时掘树下为坎，用斧伐其皮，脂流于坎，十日后取之。李珣说乳香定波斯国松脂，又说没药亦是松脂，此为传误。所谓神香，不知是何物。

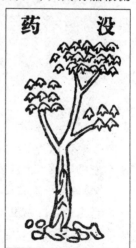

[修治]　同乳香。

[气味]　苦，平，无毒。

[主治]　《开宝本草》：破血止痛，疗金疮杖疮。诸恶疮痔漏。突然下血，目中翳晕痛肤赤。

《日华诸家本草》：破癥瘕宿血，损伤淤血、消肿痛。

王好古说：心胆虚，肝血不足。

李珣说：堕胎，及产后心腹血气痛，并入丸散服。

李时珍说：散血消肿，定痛生肌。

[发明]　甄权说：凡金刃所伤，打损跌坠坠马，筋骨疼痛，心腹血瘀，宜研烂热

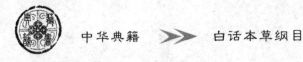

酒调服。推陈致新，能生好血。

寇宗奭说：没药通滞血。血滞则气壅瘀，而致经络满急，故痛且肿。凡打扑踠跌，皆伤经络，气血不行。瘀壅作肿痛。

李时珍说：乳香活血，没药散血，皆能止痛消肿生肌。故二药每相兼而用。

[附方]　旧有附方三种，新选常用附方六种，共九种。

1. 历节诸风。《图经本草》：骨节疼痛，昼夜不止，没药末半两，虎胫骨酥炙为末三两。每服二钱，温酒调下。

2. 筋骨损伤。《御药院方》：米粉四两炒黄，入没药，乳香末各半两，酒调成膏，摊贴之。

3. 金丸所伤。《奇效良方》：未透膜者。乳香、没药各一钱，童子小便半酒杯、酒半杯。温化服。为末亦可。

4. 小儿盘肠。汤氏《婴孩宝书》：气痛。小儿肠套叠。没药，乳香等分为末。用木香磨水煎，调一钱服，立效。

5. 妇人腹痛。《图经本草》：内伤绞痛。没药末一钱，酒服便止。

6. 妇人血运。失血头晕，方同上。

7. 血气心痛。《医林集要》：没药末二钱，水一酒杯，酒一杯，煎服。

8. 产后恶血。《妇人良方》：没药，血竭末各一钱，童子小便，温酒各半杯，煎汤服，良久再服，恶血自下。更不生痛。

9. 妇人异疾。《危氏得效方》：月事来后即退，又作禽兽之形欲伤人。先将绵塞阴道内，然后一次服完没药末一两，白开水调下，即愈。

骐 驎 竭
（见《唐本草》）

[释名]　血竭

李时珍说：骐驎为马名。此药似干血，故和为血竭。骐驎为血竭的别名。过去血竭与紫钶同条，因紫钶为树上虫所致，故列入虫部。

[集解]　苏恭说：其树名为渴留。紫钶树名为渴廪，二树大同小异。

马志说：二物虽不同条，但功用截然不同。紫钶色的黑，叶大如盘，钶从叶上出。骐驎褐色黄而红，从树中出，如核脂。

李珣说：《南越志》说：骐驎竭为紫钶树的脂。若欲辨真假，嚼之不烂如腊者为上。

苏颂说：外国及广州出骐驎竭。树高数丈，婆娑可爱。叶如樱桃有三角，脂液从树中流出，滴下如胶饴状，久而坚凝成竭，血红色，采无时，旧说与紫钶大致相同，但功不同。

雷斅说：海田血与骐骥竭极相似，只是味咸有腥气。勿用。而骐骥竭味微咸、甘，似栀子气。

李时珍说：骐骥竭为树脂，紫柳由虫造。

《一统志》说：血竭树略似汲药树，肌色赤。采法为在树下掘坎，脂流于坎，十日后取。多产自大食诸国，以透指甲者为真。

独孤滔《丹房镜源》说：此物出西胡，禀迷惑之气而生，用火烧则有红液流出，久则灰不变色者，为真。

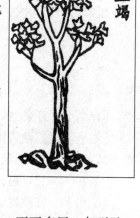

[修治]　雷斅说：研末筛过入丸散，若与众药同捣，则化为灰尘飞逝。

[气味]　甘，咸，平，无毒。

《日华诸家本草》说：保留陀僧良。

[主治]　《唐本草》：心腹疼痛，金疮出血，破积血，止痛生肌，去五脏邪气。

李珣说：打伤折损，一切疼痛，血气搅刺内伤血聚，补虚，宜酒服。

王好古说：补心及肝血。

《太清修炼法》：益阳精，消阴滞气。

《日华诸家本草》：外敷治一切恶疮疥癣，久不收口。性急者，不可多用，却引脓。

李时珍说：散滞血诸痛，妇人血气，小儿瘰疬。

[发明]　李时珍说：骐骥竭为树之脂液，如人血，味甘咸而走血，如手、足厥阴药。因肝与心包皆主血。

刘河间说：血竭除血痛，为和血的圣药。乳香，没药虽主血病，而兼入气分。血竭专于血分。

[附方]　旧有附方二种，新选常用附方十种，共十二种。

1. 白虎风痛。走注，两膝热肿。《太平圣惠方》：骐骥竭，硫磺末各一两，每温酒服一钱。

2. 新久脚气。《奇效良方》：血竭，乳香等分同研，木瓜一个，剜孔入药，外用面裹，砂锅煮烂，连面捣，丸梧桐子大，每温酒服之十丸，忌生冷。

3. 慢惊瘰疬。《御药院方》：安魂定魄，益气。血竭半两，乳香二钱半，同捣成剂，火炙焙丸梧桐子大，每服一丸，薄荷汤化下，夏日用人参汤化下。

4. 鼻衄。《医林集要》：血竭、蒲黄等分为末，吹鼻。

5. 血痔肠风。《直指方》：血竭末外敷。

6. 金疮出血。《广利方》：骐骥竭末，外敷即止。

7. 产后血冲。《送林集要》：心胸喘满，危在旦夕。血竭，没药各一钱，研细，童便和酒调服。

8. 产后血晕。《太平圣惠方》：昏厥不知人及狂语，骐骥竭一两，研末，每服二钱，温酒调下。

9. 收敛疮口。《究原方》：血竭末一分，麝香少许，大枣烧灰半钱，同研，津调涂之。

10. 臁疮不合。《济急仙方》：血竭末外敷，以干为度。

11. 嵌甲疼痛。《医林集要》：血竭末外敷嵌甲。

12. 腹中血块。《摘玄方》：血竭，没药各一两，滑石（牡丹皮同煮过）一两，为末，醋糊丸梧桐子大。

质　汗
（见《开宝本草》）

[释名]　汗者寒，为外国语。

[集解]　陈藏器说：质汗出国外诸国，煎柽乳、松泪、甘草、地黄及热血成，外番人试药，将小儿断足后，用药纳入口中，再接足，当时能走者良。

[气味]　甘，温，无毒。

[主治]　陈藏器说：金疮伤折，淤血内损，补筋肉，消恶血，下血气，妇人产后诸血结，腹痛内冷不下食。用酒服，亦可敷病处。

[附方]　新选常用附方一种。

室女经闭。《圣济总录》：血结成块，心腹攻痛。质汗、姜黄、川大黄（炒）各半两，为末，每服一钱，温水下。

安　息　香
（见《唐本草》）

[释名]　李时珍说：此香辟恶，安息诸邪，故名。有人说：安息，为一国家的名字。

《梵书》：称拙贝罗香。

[集解]　苏恭说：安息香出西戎。状如松脂为黄黑色，为块状，新者柔韧。

李珣说：生南海波斯国，为树中脂。状若桃胶，秋月采。

掌禹锡说：按段成式《酉阳杂俎》说：安息香出波斯国，称为辟邪树。高二丈、皮黄黑。叶有四角，冬天不落。二月开黄色，花心淡蓝、不结实，刻其树皮，其胶如饴，名安息香，六七月坚凝乃取、烧之，通神明，辟邪气。

李时珍说：今安南（今湖南华容县西）、三佛齐（今广东三水县）诸地皆有。

《一统志》说：树如苦楝，大且直。叶似羊桃而长，树心有脂且香。

《叶廷硅香录》说：安息香为树脂，形似类胡桃瓤，不宜烧。而能发众香。故取和香。今人和香有如炀状，谓之安息油。

汪机说：有人说烧石能集鼠者为良。

［气味］ 辛，苦，无毒。

［主治］ 《唐本草》：心腹恶气、肺痨。

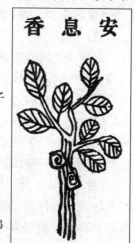

《日华诸家本草》：癥痕如孕血邪，辟邪毒，霍乱风痛，男子遗精，暖肾气，妇人血噤及产后血晕。

李珣：妇人梦交，同臭黄合为丸，烧熏丹田穴，永不病此。

萧炳说：烧安息香，消灾引福。

李时珍说：夜中噩梦，劳瘵。

［附方］ 新选常用附方四种。

1. 卒然心痛。《危氏得效方》：或经年频发。安息香研末，沸汤服半钱。

2. 小儿肚痛。《全幼心鉴》：曲脚而啼。安息香丸：安息香酒蒸成膏，沉香、木香、丁香、藿香、八角茴香各三钱，香附子、缩砂仁、炙甘草各五钱，为末，以膏和丸芡子大，每服一丸，紫苏汤化下。

3. 小儿惊邪。《奇效良方》：安息香一豆许，烧之自除。

4. 历节风痛。《太平圣惠方》：精猪肉四两切片，裹安息香二两。用瓶盛灰，大火上放一铜板片隔，安息香放板片上，瓶口对准痛处熏之。勿令透气。

苏 合 香
（见《名医别录》）

［释名］ 李时珍说：按郭义恭《广志》说：此香出苏合国，因而得名。

《梵书》称之为咄鲁瑟剑。

［集解］ 《名医别录》说：苏合香出中台川谷。

苏恭说：苏合香出西域及昆仑。为紫红色，与紫真檀相似，坚实而芳香。重如石，烧之灰白为佳。

苏颂说：广州虽有苏合香、似苏木，无香气，药中只用如膏油者，极其芬烈，陶隐居以为狮子屎，亦是指此膏油者而言。

《梁书》说：中天竺国出苏合香，为诸香汁煎成，非一物之名，又大秦国人采得苏合香，先煎其汁作香膏，再将滓卖给外国商人。若经展转入中国，则不香。那广南商人将其煎煮成香膏，余滓呢？现在用的如膏油者，为合治而成。

李时珍说：按《寰宇志》说：苏合香出安南，三佛齐诸国。树生膏可为药，浓而无滓为上。

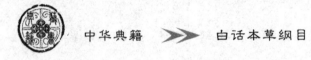

《叶廷珪香谱》说：苏合香油出大食国。气味皆似笃耨香。

《梦溪笔谈》说：现在的苏合香红如硬木，又有苏合油如黐木胶，人多用之。

《传信方》说：苏合香多薄叶，子如金色，按之即少，放之即起，良久不定，如虫动，气烈者佳。如此可知均不是今天的安息香，须考证。现按沈括之说，亦是苏合香油，不必致疑。

[气味]　甘、温、无毒。

[主治]　《名医别录》说：辟邪气，温疟邪毒，肢抽口噤角弓反张之痫痉，去三虫，除邪安寐，久服通神明，延年轻身。

[发明]　李时珍说：苏合香气窜，能通诸家脏腑，可辟一切不正之气。

《梦溪笔谈》说：太尉王文正公体弱多病，宋真宗面赐一瓶药酒，令其空腹饮，可以和气血，辟外邪。服后便觉精神倍增，次日道谢，告之此为苏合香酒。每酒一斗，入苏合香丸一两同煮，极能调和五脏，去腹中诸疾。每冒寒夙兴，则宜饮一杯，自此后宫人之家及平民百姓皆效仿，此方盛行于一时，此方本出唐玄宗《开元广济方》，称为白术丸，后人编入《千金翼方》、《外台秘要》，治诸疾有效。

[附方]　新选常用附方二种。

1. 苏合香丸。《和剂局方》：治传尸骨蒸、肺痿、卒心痛、霍乱吐利、时气瘴症、赤白暴痢、血瘀经闭、痃癖疔肿、小儿惊痫、大人中风、中气。苏合香油一两、安息香末二两，用无灰酒煎成膏，入苏合香油内。白术、香附子、青木香、白檀香、沉香、丁香、麝香、毕拔、诃梨勒（煨、去核）、朱砂、乌犀角（镑）各二两、龙脑、薰陆香各一两，为末，以香膏加炼蜜和成剂，蜡纸包收。丸梧桐子大。早晨取井华水，化服四丸。老人，小儿各一丸。

2. 水气浮肿。《肘后方》：苏合香、白粉、水银等分，捣匀，蜜丸小豆大，每服二丸，白水下，当下水气。

詹　糖　香
（见《名医别录》）

[释名]　李时珍说：詹指其粘，糖指其性状。

[集解]　陶弘景说：出晋安、岑州。上真淳品难得，多杂有其皮及虫屎。只要软者即为上品。为合香家必用之品，但不正式入药。

苏恭说：詹糖树似橘树，煎枝叶为香，似砂糖而黑。出交广以南，生晋安。近方多用。

李时珍说：其花香如茉莉花。

[气味]　苦，微温，无毒。

[主治]　《名医别录》：风水毒肿，去恶气秽气。

陶弘景说：治恶核恶疮。

李时珍说：和胡桃，青皮同捣，涂发令黑如漆。

笃 耨 香
（见《本草纲目》）

［集解］ 李时珍说：笃耨香出真腊国，笃耨香为树脂。树如松，其香浓则溢出，色白而透明者为白笃耨。盛夏不融，香气清远。庶民定月用火炙树。令脂液再溢，至冬乃凝，其香交融冬结，用瓠瓢盛，置阴凉处。若内杂树皮则为黑，为黑笃耨。为下品。

［气味］ 缺。

［主治］ 李时珍说：面部黧黑有痣，同白附子、冬瓜子、白及、石榴皮等分为末、酒浸三天，洗面后并外敷，久则面莹如玉。

附 胆八香

李时珍说：胆八树生交趾，国外诸国。树如稚木樨，叶鲜红，似箱枫。其果实压油调和诸香烧烤，辟邪气。

龙 脑 香
（见《唐本草》）

［释名］ 片脑（见《本草纲目》） 羯婆罗香（见《本草衍义》） 膏名婆律香。

李时珍说：龙脑因其状及稀少贵重而名，以白莹如冰似梅花片者为良。故俗称冰片脑。或称梅花脑，外国有米脑、速脑、金脚脑、苍龙脑等名。皆因形、色而命名。但均不如冰片脑。清者为脑油。《金光明经》称羯婆罗香。

苏恭说：龙脑为树根中的干脂，婆律香为根下的清脂，最早出于婆律国，因而得名。

［集解］ 苏恭说：龙脑香及膏香出婆律国。树似杉木。脑形似白松脂，明净者为上。久经曝日或如鸟屎的则不佳。或者说：子似豆蔻，皮有错甲。为杉脂。江南的杉树，未经试，或因土质不好而树无脂，就似甘蔗无实。

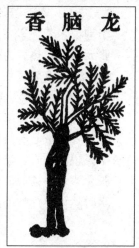

龙脑香

苏颂说：只有外国船上的商人卖。南海山中亦有。相传说：树高七丈，大六围。如积年杉树，旁生枝，叶圆背白，结实如豆蔻，皮有甲错，香为木中脂。膏即根下的清液，称婆律膏。段成式《酉阳杂俎》说：

龙脑香树名固不婆律，无花实。莫树有粗有细，细者出龙脑，粗者出婆律膏。香在木心中。婆斯国亦有。其膏从断树端流出，斫树作坎，膏服坎流。这二种说法大同小异。唐天宝中交趾进献的龙脑皆如蝉，蚕之形。

有人说：老树根节才有，极难得，禁中称如瑞龙脑，佩带及香闻十余步外。以后再也没有了。今海南的龙脑，多用火成片，其中亦有杂伪。入药只重视运用生者，状如梅花片，为最好。

李珣说：龙脑香为西海波律国波律树脂；状如白胶香。其龙脑油本出佛誓国，从树上取。

寇宗奭说：《西域记》说：西方的秫罗矩吒国，在南印度境。有羯布罗香树。干如松株而叶异。花果亦不同。湿则无香味。树木干之后，从理析香，状如云母，色如冰雪，此为龙脑香。

李时珍说：龙脑香，国外诸国均有。

《叶廷珪香录》说：深山穷谷中的千年杉树，其枝干不曾损动者，则有香。即龙脑香；若损动，则气泄无脑。百姓伐作板，板缝中有脑出，才劈取。大者成片如花瓣，清者名脑油。《江南异闻录》说：南唐保大中进献龙脑浆。听说用缣囊贮龙脑，悬于玻璃瓶中，一会滴沥成水，香气浓烈，大补元气。按此浆与脑油稍有不同，但为一类。宋熙宁九年，雷田交加，一山上梓树全枯萎了，树中皆化为龙脑。这种说法虽然怪异，可见确有龙脑。

[修治] 苏恭说：龙脑香合糯米炭，相思子贮，则不耗，香味不跑。

李时珍说：有说用鸡毛，相思子同入小瓷罐密收为佳。《相感志》说用杉木炭养更好。不耗。今人多用樟脑升打乱，不可不辨，相思子见本条。

[气味] 辛、苦，微寒，无毒。

李珣说：苦，辛，温，无毒。

张元素说：热。为阳中之阳。

[主治] 《名医别录》说：妇人难产，研末少许，新汲水送服，立下。

《唐本草》说：心腹邪气，风湿积聚，耳聋，明目，去目赤消翳。

李珣说：内外障眼，镇心秘精，治三虫五痔。

王好古：散心有热。

李杲说：入骨，治骨痛。

张元素说：治脱肛。

李时珍说：疗喉痹脑痛，鼻瘜齿痛，伤寒舌出，小儿痘陷，通诸窍，散郁火。

附 苍龙脑

[主治] 李珣说：风疮及面部黑斑色素沉着，入煎膏良，不可点眼。

附 婆律香膏

[主治] 苏恭说：耳聋、摩一切风。

[发明] 寇宗奭说：通利关膈热塞，日涩闭塞，暴为惊热，甚如济用。但不是常用的药。单用则力弱，作使则有功。亦与菜配，而掩茶气味。味清香，为百药之先，万物没有比其更香的。

朱震亨说：龙脑属火。人们只知其寒而通利，然却不知其热而轻浮飞越，常与麝香及桂附同用。然人之阳易动，阴易亏，不可忘。

李杲说：龙脑入骨，风病在骨髓者宜用。若风在血脉肌肉，动以麝香，则反引风入骨髓，如油入面，欲治也晚了。

王纶说：龙脑大辛喜走，故能散热，通利结气，目痛、喉痹、下疳诸方多用，取其辛散之利。人欲自尽而吞龙脑，则气散尽。世人误以为寒，不知其辛散之性似乎凉。诸香皆属阳，哪有香极而性反寒的呢？

李时珍说：古方眼科、儿科皆言龙脑辛凉，能入心经，故治目疾、惊风。痘疮心热倒黡，用引猪血直入心窍，使毒气宣散于外，则血活痘发，此种说法不够恰当。目病、惊病、痘病，皆为火病。火郁则发之，治之法，为辛里发散之因。龙脑其气先入肺，传于心脾，能走能散，使壅塞通利，则经络条达，而惊热自平，疮毒能出。用猪心血能引龙脑入心经，并非龙脑能入心经。

《沈存中良方》说：痘疮稠密，而变黑者，用獖猪血一橡斗，龙脑半分，温酒和服。

潘氏说：一女病发热腹痛，四肢厥逆，渐昏闷，危在旦夕，恐为痘病。正值暑月，急取屠家败血，倍用龙脑和服。一会儿功夫疮出而病安。

宋代，文天祥欲死服脑子，但未遂，只有廖莹中用热酒服数把脑子，则九窍出血而死。此非脑子有毒，实为热酒引其辛香，散溢经络，气血沸乱而使然。

[附方] 旧有附方二种，新选常用附方十二种，共十四种。

1. 目生肤翳。《圣济总录》：龙脑末一两，每日点滴三次。

2. 目赤目膜。《太平圣惠方》：龙脑，雄雀屎各八分，为末，人乳，合调成膏，点眼。

3. 头目风热。《御院药方》：凡风上攻。用龙脑米半两，南硼砂末一两，频嗅两鼻。

4. 头脑疼痛。《寿域神方》：片脑一钱，纸卷作捻，烧烟熏鼻，吐出痰涎即愈。

5. 风热喉痹。《濒湖集简方》：灯芯一钱，黄檗五分，烧存性，白矾七分煅过，冰片脑三合，为末，每用一分吹患处。此为陆一峰家传绝妙方。

6. 鼻中瘜肉。《集简方》：垂下者。用片脑点之。

7. 伤寒舌出。洪迈《夷坚志》：舌出过寸。梅花片脑半分，为末，掺之，随手即愈。

8. 中风牙噤。无法入药，用开关散揩之。五月五日午时，用龙脑。天南星等分。为末，每用一字揩齿二十遍，则其口自开。

9. 牙齿疼痛。《集简方》：梅花脑，朱砂末各少许，揩牙即止。

10. 痘疮狂躁。心烦气喘，妄语或幻视，疮色赤而未透。

《经验后方》：龙脑一钱细研，猪心血和，丸梧桐子大，每服一丸，紫草汤下。少时心神即定，睡而疮发。

《总微论》：用獭猪第一番血清半杯，酒半杯，和匀，入龙脑一分。温服，良久利下淤血二行，疮即红话。此治痘疱黑黡恶侯。诸法无效，而用此方则百发百中。

11. 内外痔疮。《简便方》：片脑一分，葱汁化，外搽。

12. 酒齇鼻赤。《普济方》：脑子。真酥频搽。

13. 梦漏口疮。《摘玄方》：经络中火邪。梦漏恍惚，口疮咽燥。龙脑三钱，黄檗三两，为末，蜜丸梧子大，每麦门冬汤下十丸。

附　苍龙脑子

[气味]　辛，温，气似龙脑。

[主治]　苏恭说：下恶气，消食，散胀满，香人口除臭气。

附　元慈勒

陈藏器说：出波斯国。状似龙脑香，乃为树脂。味甘，平，无毒。主心病流血，合金疮，去腹内恶血，血痢下血，妇人带下，明目，去翳障、风泪、弩肉。

樟　脑
（见《本草纲目》）

[释名]　韶脑。

[集解]　李时珍说：樟脑出韶州，漳州状似龙脑，色白如雪，为樟树的脂膏。

《胡演升炼方》说：煎樟脑法：用新樟木切片，用井水浸三天三夜，入锅煎，用柳木搅。待汁减半，柳木上有白霜，即滤去渣，倾汁入瓦盆内。经一夜后自然结块。别处虽有樟木，但无樟脑。

炼樟脑法：用陈壁土糁铜盆，却糁樟脑一层，又糁壁土，如此法四次。用薄荷放土上，再用另一盆盖上。黄泥封固，放火上慢慢烤烧。不可太过，亦不可不及，忽会走气，冷却后取出，则龙脑皆升于上盆，如此三次，可充片脑。

[修治]　李时珍说：每一两用两个碗合住，湿纸糊口，文武火烧。半时许取出，冷定用。

又法：每一两，用黄连。薄荷六钱，白花，细辛四钱，荆芥，密蒙花二钱，当归、槐花一钱，用杉木片铺在新土碗内，其上放药，加入半杯，再将樟脑洒在上面，用另一碗盖其上，糊口，中火煨。待水干后取开。其脑自升于上碗。用翎毛扫下樟脑，形似松脂，可入风热眼药。其易与片脑混。当辨别后用。

［气味］ 辛，热，无毒。

［主治］ 李时珍说：通关窍，滞气，治中恶邪气，霍乱心腹痛，寒湿脚气，疥癣风瘙、蛀齿，杀虫，置鞋中，去脚气。

［发明］ 李时珍说：樟脑纯阳，与焰消同性。水中生火，其焰益炽。炼丹之人及烟火家多用。辛热香窜，禀龙火之气，去湿杀虫。故烧烟熏衣筐席荤，能碎壁虱，虫蛀。

李石《续博物志》说：脚弱病人，用杉木为桶洗足，排樟脑于两股间，用帛绷定，约一月余则效果很好。

王玺《医林集要》方：治脚气肿痛。用樟脑二两，乌头三两，为末，醋糊丸弹子大，每置一丸于足下踏之，下以微火烘足，衣被围覆，汗出如涎为效。

［附方］ 新选常用附方三种。

1. 小儿秃疮。《简便方》：韶脑一钱，花椒二钱，芝麻二两，为末，用退猪汤洗后搽。

2. 牙齿虫痛。《普济方》：韶脑，朱砂等分，擦牙神效。

《余居士选奇方》：樟脑、黄丹、肥皂（去皮核）等分，研匀蜜丸，塞孔中。

阿 魏
（见《唐本草》）

［释名］ 阿虞（见《本草纲目》） 熏渠（见《唐本草》） 哈昔泥

李时珍说：外国人自称叫阿，此物极臭、阿之所畏。波斯国称为阿虞。天竺国称为形虞。《涅槃经》称为央匮。蒙古人称为哈昔泥，元朝时当食用。其根名稳展，可淹羊肉味美，功同阿魏，见《饮膳正要》。

［集解］ 苏恭说：阿魏出国外及昆仑国。苗叶片根茎酷似白芷。捣根汁，煎作饼为上。截根穿晒干为次之。其体性极臭而能止臭，亦为稀罕的奇物。

《婆罗门》说：熏渠就是阿魏。取根汁晒后如胶，或截根晒干，极臭。常食则可去臭气。成人多用，如百姓喜用胡椒，巴人以负蟠（即蚱蜢）为贵。

李珣说：按《广志》说：生昆仑国。阿魏为树之津液，如桃

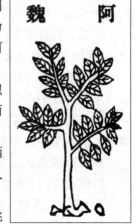

胶状。色极黑，黄散者为上。云南的长河中亦有，与国外的滋味相似，只是无黄色。

苏颂说：今只有广州有阿魏。为树之膏液滴酿而成，与苏恭所说不同。

段成式《酉阳杂俎》说：阿魏树、生波斯国及北天竺国，树高八九尺，皮色青黄。三月长叶，如鼠耳。无花实。断其枝，则汁出如饴，久乃坚凝，名阿魏。

《摩伽陀僧》说：取其汁和米，豆屑片酿而成，其说与广州所生的相近。

陈承说：阿魏合在木部。今二浙地区亦种，枝叶香气皆同而差淡薄，但无汁膏。

李时珍说：阿魏有草、木三种，草者出西域，可晒可煎，与苏恭所说同。木者出国外。取其脂汁，李珣、苏颂、陈承所说同。

《一统志》：有草、木二种。出火州及沙鹿、海牙国者，草高尺许，根株独立，枝叶如盖，臭气逼人，生取其汁熬作膏，名阿魏。出三佛齐及暹逻国者，树不高，土人将竹筒入于树内，脂满其中，冬月破筒取之。有人说其脂甚毒，人不可接触。采时，用羊系在树下，自远射之。其脂毒羊，若羊死即为阿魏。其树低小如枸杞，牡荆之类。因西南风土不同，所以有的如草有的如木。所谓系羊射脂之说，为传闻，并无实据。

谚语：黄芩无假，阿魏无真。

刘纯诗说：阿魏无真却有真，臭而止臭乃为珍。

萧炳说：人多说煎蒜白者为假。

雷敩说：验真假法有三种：第一，以半铢安熟铜器中过一宿，至天明，沾阿魏处如白银，永无赤色；第二，将一铢置五斗草自然汁中一夜，至天明如鲜血色；第三，将一铢置于柚树上，树立干，便为真。用时，应乳钵研细，热酒器上烤过，再入药。

[气味]　辛、平、无毒。

[主治]　《唐本草》：杀诸小虫，去臭气，破痕积，下恶气，除邪毒。

李珣说：治风邪秽气，心腹中冷。

《日华诸家本草》：秽气冷气，僻瘟治症，主霍乱心腹痛，肾气瘟瘴，御一切蕈、菜毒。

汪机说：解自死牛、羊、马肉诸毒。

朱震亨说：消肉积。

[发明]　萧炳说：阿魏下细虫、极妙。

李时珍说：阿魏消肉积、杀小虫，故能解毒辟邪，治癥、痢、劳、疟、冷痛等症。

王璆《百一选方》说：夔州谭逵病疟半年，老熟人窦藏叟授方：真阿魏，好丹砂各一两，研匀，米糊和丸如皂子大，每空腹人参汤化服一丸，即愈。世人治疟，只用常山、砒霜毒物，多有伤人，此方平易，人所不知。

草窗周蜜说：此方治疟用无根水（即天上雨水或露水）下，治痢用黄连，木香汤下。因疟痢多起于积滞。

[附方]　新选常用附方十种。

1.辟恶除邪。唐崔行功《纂要》：阿魏枣许为末。用牛乳或肉汁煎五六沸服。至暮，用乳服安息香枣许，久则不过十日，忌一切菜。

2. 恶邪腹痛。《永类钤方》：痛不可忍，阿魏末，热酒服一钱，立止。

3. 秽恶之气中恶。《太平圣惠方》：近死尸，恶气入脑，终身不愈，阿魏三两，每用三钱，拌面裹馄饨十余枚，煮熟食，每日三次。服二十一天，疰除，忌五辛及油物。

4. 阴囊肿大疼痛。《危氏得效方》：败精恶血，结在阴囊所致。用阿魏二两，醋和荞麦面作饼裹之煨热，大槟榔二枚钻孔，溶乳香填满，也用荞麦面裹煨热，入硇砂末一钱，赤芍药末一两，糊丸梧子大，每饭前酒下三十丸。

5. 小儿盘肠。《总微论》：曲腰、内吊、腹痛不止，干啼。用阿魏末，大蒜半瓣炮熟研烂和，丸麻子大，每艾叶汤服五丸。

6. 脾积结块。《保寿堂经验方》：鸡子五个，阿魏五分、黄腊一两，同煎化。分十次服。每空腹细嚼，温水送下。十日后大便下血乃积化。

7. 痞块有积。《扶寿精方》：阿魏五钱、五灵脂（炒烟尽）五钱，为末，用黄雄狗胆汁和，丸黍米大，空腹唾津送下三十丸，忌羊肉醋、面。

8. 五噎膈气。方同上。

9. 疟疾寒热。《圣济总录》：即疟疾。阿魏、胭脂各一豆大，研匀，用蒜膏和，覆虎口上，男左女右。

10. 牙齿虫痛。《太平圣惠方》：阿魏、臭黄等分，为末，糊丸绿豆大，每绵裹一丸，随左右插入耳中，立效。

卢　会
（见《开宝本草》）

[释名] 奴会（见《开宝本草》）　讷会（见《本草拾遗》）　像胆

李时珍说：名义未详。

陈藏器说：俗称像胆，其味苦如胆。

[集解] 李珣说：卢会出波斯国，状似黑锡，为树脂。

苏颂说：现只出广州。其树生山野中，滴脂泪而成。采不拘时间。

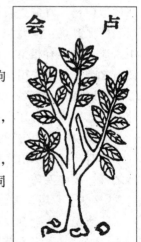

李时珍说：卢会原在草部，《药谱》及《图经本草》所述，都称之为树脂。

《一统志》说：爪哇、三佛齐诸国所出，为草属，状如鲨尾，采后用玉器捣成膏。此说与前说不同，可能是树质及草形不同所致。

[气味]　苦，寒，无毒。

[主治]　《开宝本草》：热风烦闷，胸膈间热气，明目镇心，

小儿癫痫惊风，疗五痔。杀三虫及痔病疮瘘，解正气毒。

李珣说：主小儿诸疳热。

甄权说：单用，杀疳蛔。吹鼻，杀脑疳，除鼻痒。

苏颂说：研末，敷龋齿效妙，治湿癣出黄汁。

[发明]　李时珍说：卢会，为厥阴经药。杀虫清热。以上堵病皆为热与虫所致。

苏颂说：刘禹锡《传信方》：我少时曾患癣，初在颈项间，后延上左耳，遂成湿疮浸淫。用斑蝥、狗胆、桃根诸药，白白增加痛苦，其疮日甚，偶在楚州，有一卖药人告说：用卢会一两，炙甘草半两，研末，先用温浆水洗癣，拭净敷，立于便瘥。

[附方]　新选常用附方一种。

小儿脾疳。《卫生易简方》：卢会，使君子等分为末，每米汤服一钱。

胡桐泪
（见《唐本草》）

[释名]　胡桐硷（见《本草纲目》）胡桐律

李珣说：胡桐泪，为胡桐树脂，故名泪。作律字是错的，律为泪声的误转。

李时珍说：《西域传》说：东师国多胡桐。

《颜师古注》说：胡桐似桐，不似桑，故名胡桐，虫食其树而汁出下流者，俗名胡桐泪。意似眼泪。若入土石则成块如卤硷，为胡相硷。

有人说：律当作沥，非误转，犹松脂名沥青之义。

[集解]　苏恭说：胡桐类出以西平泽及山谷中，形似黄矾而坚实。有夹烂木者，为胡桐树脂沦入土石硷卤地，其树高大，皮叶似白杨、青桐、桑辈。故名胡桐木。

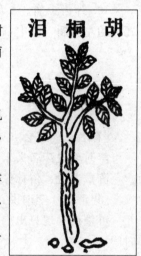

韩保昇说：凉州以西出。初生似柳，大则似桑、桐。其津下入地，与土石相染，状如姜石，极咸苦，得水便消，像矾石、硝石之类。冬月采用。

《日华诸家本草》说：此有两种：木律不太入药，只药用石律，石上采之，形如小石片子、黄土色者为上。

苏颂说：今西方国家亦有卖的。

李时珍说：木泪为树脂，其状如膏油。石泪为脂入土石间而成块状，因而其得卤斥之气，故多入药。

[气味]　咸、苦、大寒、无毒。

苏恭说：伏砒石，可为金银焊药。

[主治]　《唐本草》说：大毒热，心腹烦满，水和服，取吐。牛马急黄黑汗，水

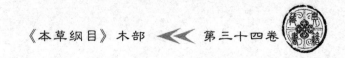

研三两灌之，立瘥。

《日华诸家本草》说：主风虫牙齿痛、杀火毒、面毒。

李珣说：风疳齵齿、骨槽风劳。能软一切物，多服令人吐。

张元素说：瘰疬非此不能除。

李时珍说：咽喉热痛，水磨扫之，取涎。

［发明］　苏颂说：古方很少用。今多用治口齿病。

李时珍说：石泪入地受卤气，故其性寒而能除热。其味咸能入骨软坚。

［附方］　新选常用附方六种。

1. 湿热牙痛，喜吸风凉。胡桐泪，入麝香掺之。

2. 牙疼出血。《太平圣惠方》：胡桐泪半两研末，夜夜贴之，或入麝香少许。

3. 走马牙疳。《医林集要》：胡桐碱，黄丹等分为末，掺牙。

4. 牙疳宣露。《太平圣惠方》：有脓血臭气，胡桐泪一两，枸杞根一升。每用五钱、煎水热漱。

又方：胡桐泪，葶苈等分，研掺。

5. 牙齿蛀黑。《圣济总录》：乃为肾虚。胡桐泪一两，丹砂半两，麝香一分，为末，掺牙。

返 魂 香
（见《海药本草》）

［集解］　李珣说：按《汉书》说：汉武帝时，西国进返魂香。

《内传》说：西海聚窟州有返魂村，状如枫、柏。花、叶香闻百里。采其根于釜中水煮取汁，炼之加漆，则香成。其名有六种：返魂、惊精、回生、振灵、马精、却死。凡有疫死者，烧豆状大小一块熏之即活，故称为返魂。

李时珍说：张华《博物志》说：汉武帝时，西域月氏国，曾度弱水贡此香三枚，大如燕卵，黑如桑椹。正值长安流行病盛行。西使清烧一枚辟邪气，宫中有病之人闻后便起而愈，香闻百里，数日不散。因病疫死不到三天者，熏后皆活。此为起死回生的神药。此种说法虽说怪异，但为理外之事，也许就是真事。

附　兜木香

陈藏器说：汉武帝故事讲：西王母降世，烧兜木香末，为兜渠国所进，如大豆大小，涂宫门，香闻百里，关中大疫，昏死的人甚多，闻此香，疫气已止，死而复生，所以认为此为神香，为非寻常之物。

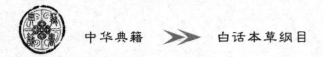

第三十五卷　《本草纲目》木部

木之二
（乔木类五十二种）

檗木（即黄檗）《神农本草经》　　　榉《名医别录》

檀桓《本草拾遗》　　　柳《神农本草经》

小檗《唐本草》　　　柽柳《开宝本草》

黄栌《嘉祐本草》　　　水杨《唐本草》

厚朴《神农本草经》附浮烂罗勒　　　白杨《唐本草》

杜仲《神农本草经》　　　扶栘《本草拾遗》

椿樗《唐本草》　　　松杨《本草拾遗》

漆《神农本草经》　　　榆《神农本草经》

梓《神农本草经》　　　朗榆《本草拾遗》

楸《本草拾遗》　　　芜荑《神农本草经》

桐《神农本草经》　　　苏方木《唐本草》

梧桐《本草纲目》　　　乌木《本草纲目》

罂子桐《本草拾遗》附椰桐　　　桦木《开宝本草》

海桐《开宝本草》附鸡桐　　　㯽木《本草拾遗》

楝《神农本草经》　　　桐木（即花桐）《本草拾遗》

槐《神农本草经》　　　棕榈《嘉祐本草》

檀《本草拾遗》　　　橉木《本草拾遗》

荚蒾《唐本草》　　　柯树《本草拾遗》

秦皮《神农本草经》　　　乌桕木《唐本草》

合欢《神农本草经》　　　巴豆《神农本草经》

皂荚《神农本草经》附鬼皂荚　　大风子《本草补遗》

肥皂荚《本草纲目》　　　　　　海红豆《海药本草》

无患子《开宝本草》　　　　　　相思子《本草纲目》

栾华《神农本草经》　　　　　　猪腰子《本草纲目》

无食子（即没食子）《唐本草》　石瓜《本草纲目》

诃黎勒《唐本草》　　　　　　　婆罗得《开宝本草》

上附方旧一百五十，新三百二十七。

檗 木
(见《神农本草经》)

[释名] 黄檗（见《名医别录》） 根名檀桓

李时珍说：檗木名义未详。《神农本草经》只说檗木及根，不言檗皮，难道古时木与皮通用吗？俗称黄柏，为省写之误。

[集解] 《名医别录》说：檗木生汉中山各及永昌。

陶弘景说：邵陵产的轻薄色深为上品。东山出的则厚而色浅。其根干道家入木芝品，现人不知其根可入药服。又一种小树，状好石榴、其皮黄而苦，俗称小檗，亦主口疮。又一种子树，多刺，皮黄，亦主口疱。

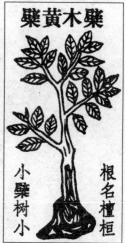

苏恭说：子檗又名山石榴。子似女贞，皮白不黄，亦叫小檗。言其皮黄为错。按今常用子檗皆为多刺子树，叫刺檗，但并不是小檗。

掌禹锡说：按《蜀本图经》说：黄檗树高数丈，叶似吴茱萸，亦似紫椿，经冬不凋。皮外白里深黄。其根结块、如松下茯苓。出房州商州、合州的山谷中。皮紧，厚二分，鲜黄者为上。二、五月采皮、晒干。

汪机说：房、商州产的治里，治下用，邵陵产的治表、治上病用。

苏颂说：处处皆有、但以蜀中出的肉厚色深为佳。

[修治] 雷敩说：凡使檗皮，削去粗皮，用生蜜水浸半日，渗出晒干，用蜜涂，文武火炙，令蜜尽为度。每五两檗皮，用蜜三两。

张元素说：工制治上焦病，单制治中焦病，不制治下焦病。

李时珍说：黄檗性寒而沉。生用降实火，熟用不伤胃，酒制则治上，盐制则治下，蜜制则治中。

[气味] 苦、寒、无毒。

张元素说：性寒味苦，气味识厚。沉百降，为阴，又说：苦厚微辛，如阴中三阳。入是少阴经，为足太阳引经药。

王好古说：黄芩、栀子入肺、黄连入心，黄檗入肾，燥湿所为，各从其类。故《活人书》设四味解毒汤，乃为上下内外通治之药。

徐之才说：恶干漆、伏硫磺。

[主治]　《神农本草经》：五脏肠胃中结热。黄疸肠痔；止泻痢、女子漏下赤白，阴伤蚀疮。

《名医别录》：治疗惊气在皮间、肌肤热赤口疮。

陈藏器说：热疮疱起，早疮血痢，止消渴杀蛀虫。

甄权说：男子阳痿、外用治茎上疮、治下血如鸡鸭肝汤。

《日华诸家本草》：安心除茗、治骨蒸、养肝明目、多泪、口干心热、杀瘤虫、治蛔心痛、鼻衄、肠风下血、肛门急热肿痛。

张元素说：泻膀胱相火、补肾水不足，坚骨壮骨髓，疗下焦虚、清痿瘫痪、利下窍、除热。

李杲说：泻伏火，救肾水，治冲脉气逆，不渴而小便不通，诸疮肿痛不可忍。

朱震亨：配知母则滋阴降火；得苍术除湿清热，为治痿要药；得细辛，泻膀胱火、治口舌生疮。

李时珍说：外敷治小儿头疮。

[发明]　张元素说：黄檗功用有六种说法：一泻膀胱龙火；二通得小便；三除下焦湿肿，四利痰除淤血，五脐中痛，六补肾壮骨。凡肾水膀胱不足，诸痿脚膝无力，在黄芪汤中加用，使两足膝中气力涌出，痿软即便去。为瘫痪必用之药。蜜炒研末，治口疮如神。

《雷公炮炙论》说：口疮舌裂，立愈黄酥。即用酥炙根黄，口含。

李杲说：黄檗，苍术为治痿要药。凡去下焦湿热作肿及痛，膀胱有火邪，小便不利及黄涩者，并用酒洗黄檗、知母为臣，茯苓、泽泻为佐。凡小便不通而口渴，为邪热花气分，肺热伏热不能生水，是绝小便之源。法当用气味俱薄、淡渗之药，猪苓、泽泻之类，泻肺火而清肺气。气水之化源。若邪热在下焦血分，不渴而小便不通者，即《素问》所说无阴则阳无以生，无阳则阴无以化，膀胱为州都之官、储藏津液，经气化而出，法当用气味俱厚，阴中之阴药治之黄檗、知母。长安王善夫患小便不通，渐成中满，腹坚如石，腿脚裂破出水，双睛凸出，饮食不下，痛苦不可名状。治满，利小便、泄渗之药服后仍无效。我诊治后说：此为奉养太过、膏粱厚味结合秋热，损伤肾水，致膀胱久而不调，小便不化生，火逆而上，而为呕哕。

《难经》说：关则不得小便。格则吐逆。

张洁古说：热在下焦，但治下焦，其病必愈。于是处以北方寒水所化大苦寒之药。黄檗知母各一两，酒洗焙碾，入桂一钱为引，熟水丸芡子大。每服二百丸、开水送下。少时小便热痛，尿如瀑泉涌出，床下成流、顾盼之间，肿胀消散。

《内经》说：热者寒之。肾恶燥、急食辛以润之。用黄檗苦寒泄热，补水润燥为君，知母之苦寒泻肾火为佐，肉桂辛热为使，此为寒因热用。

朱震亨说：黄檗走至阴，有泻火补阴之功，非阴中之火，不可用。火有两种，君火为人火，心火。可以湿伏，可以水灭，可以直折，黄连之类可制之；相火为龙雷之

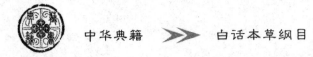

火，天火，阴火，不可以水湿折之，当从其性而伏之，只有黄檗之属可以降之。

李时珍说：古书说知母作黄檗，滋阴降火，有金水相生之义。黄檗无知母，就如水中无虾。黄檗能制膀胱、命门阴中之火，知母能清肺金，滋肾水之化源。故张洁古、李东垣、朱丹溪皆以为滋阴降火为要药，而上古所未言及的。气为阳，血为阴。邪火煎熬则阴血渐涸，故阴虚火动之病须用黄檗。然必须是少壮气盛才能食者，方可用。若中气不足而邪火炽盛者，久服则有寒中之变。若新病虚损，纵欲求嗣之人，用补阴药，往往以此两药为君。若服久、降之太过，则脾胃受伤、真阳暗损，精气不暖，致生他病。恐为不知黄檗苦寒而滑渗，且苦味久服，有取从火化之害，故叶氏的《医学统旨》有四物加知母、黄檗久服伤胃，不能生阴之戒。

〔附方〕　旧有附方十三种，新选常用附方三十种、其四十三种。

1. 阴火为病。《丹溪心法》大补丸：黄檗去皮、盐、酒炒褐为末，水丸梧子大。血虚四物汤送下；气虚，四君子汤送下。

2. 男女诸虚。《孙氏集效方》坎离丸：治男子、妇人诸虚百损，小便淋漓、遗精白浊等证。黄檗（去皮、切）二斤，熟糯米一升，童子小便浸泡，九浸九晒，蒸过晒研为末，酒煮面糊如梧子大。每服一百丸，温酒送下。

3. 上盛下虚。《活人心统》：水火偏盛，消中等证。黄檗一斤，分作四份，用醇酒、蜜汤、盐水、童尿浸洗、晒炒为末，用知母一斤、去毛切捣熬膏和药成丸如梧子大小、每服七十丸，白水送下。

4. 四治坎熟诸丸。方见草部苍术下。

5. 脏毒痔漏，下血不止。《孙探玄集效方》檗皮丸：川黄檗皮（刮净）一斤，分四份，三份用酒、醋、童尿各浸七日，洗晒焙、一份生炒黑色为末，炼蜜丸梧子大。每空腹温酒下五十丸，久服除根。

专治诸虚赤白浊。《杨诚经验方》百补丸：川檗皮（刮净）一斤，分作四份，用酒、蜜、人乳、糯米泔各浸透，炙干切研、秫米饭丸，如上法服。

陆一峰的檗皮丸：黄檗一斤，分作四份，三份用醇酒、盐汤、童尿各浸二日焙研，一份用酥炙研末，用猪脏一条去膜，入药在内孔，煮熟捣丸、如上法服。

6. 下血数升。《普济方》：金虎丸黄檗一两去皮，鸡子白涂炙为末，水丸绿豆大，每服七丸、温水下。

7. 小儿下血、或血痢。《阎孝忠集效方》：黄檗半两，赤芍药四钱，为末，饭丸麻子火、每服十丸，饭前米汤下。

8. 妊娠下痢。《妇人良方》：白色，昼夜三十吹。根黄（厚者）蜜炒焦为末，大蒜煨熟，去皮捣烂作膏和，丸梧子大、每空腹米汤下三十丸。日三服。

9. 小儿热泻。《十全博救方》：黄檗削皮，焙为末，用米汤和丸案米大，每服十丸，大米汤下。

10. 赤白浊淫。及梦泄精滑。《洁古家珍方》珍珠粉丸：黄檗（炒），真蛤蚧粉各一斤，为末，滴水丸梧子大，每服一百丸，空腹温酒下。黄檗苦而降火，蛤粉咸而补肾。

又方：加知母（炒），牡蛎粉（煅）、炒山药等分为末，糊丸梧子大，每服八十丸，盐汤送下。

11. 积热梦遗。《许学士本事方》：心神恍惚、膈中有热、宜清心丸。黄檗末一两，片脑一钱、炼蜜丸梧子大，每服十五丸，麦门冬汤送下。此为大智祥师方。

12. 消渴尿多。《韦宙独行方》：能食，黄檗一个，水一升，煮三豆沸，渴即饮，恣饮。数日即愈。

13. 呕血热极。《经验方》：黄檗蜜除，炙干为末，麦门冬汤调服二钱，立瘥。

14. 时行赤目。《龙木论》：五行汤：黄檗去粗皮为末，温纸包裹，黄泥田，煨干。每用一弹子大，纱绵包，浸水一酒杯，饭上蒸熟乘热熏洗极效。此方有金木水火土，故名五行汤。

15. 婴儿赤目。《小品方》：在蓐内者。人乳浸黄檗汁点眼。

16. 眼目昏暗。《普济方》：每天早上含黄檗一片，吐津洗眼，坚持经身，则永无目疾。

17. 卒喉痹痛。《肘后方》：黄檗片含。又黄檗一斤，酒一斗，煮二沸。代茶饮。

18. 咽喉卒肿。《肘后方》：饮食不通。苦酒和黄檗末外敷，冷即愈。

19. 小儿重舌。《千金翼方》：黄檗浸苦竹沥点舌。

20. 口舌生疮。《外台秘要》：口含黄檗。用蜜渍黄檗取汁，口食吐涎。

《寇氏衍义》：治心脾有热，舌颊生疮。蜜炙黄檗，青黛各一分，为末，入生龙脑一分，掺疮吐涎。

赴筵散：用黄檗、细辛等分为末，掺。或用黄檗、干姜等分，亦可。

21. 口疳臭烂。《三因方》：绿云散：用黄檗五钱，铜绿二钱，为末，外掺。漱口去涎。

22. 鼻疳有虫。《太平圣惠方》：黄檗二两，冷水浸一宿，绞汁温服。

23. 鼻中生疮。《普济方》：黄檗、槟榔末、猪脂和外敷。

24. 唇疮痛痒。《圣济总录》：黄檗末、用蔷薇根汁调涂。

25. 鬌毛毒疮。《普济方》：生头中、初生如蒲桃，痛剧。黄檗一两，乳香二钱半，为末，槐花煎水调作饼，贴于疮口。

26. 小儿血肿。《普济方》：初生时即肿。黄檗末水调，贴足心

27. 伤寒遗毒。《集简方》：手足肿痛欲断。黄檗五斤，水三升煮，泡手足。

28. 痈疽乳发。《梅师集验方》：初起者。黄檗末和鸡子白涂敷，干即愈。

29. 痈疽肿毒。《集简方》：黄檗皮（炒），川乌头（炮）等分、为末、呼液调外涂，留出脓头、频用米泔水调湿。

30. 小儿脐疮。《子母秘录》：疮久不合者，黄檗末外涂。

31. 小儿脓疮。《杨起集简方》：遍身流水不干。黄檗末，入枯矾少许。掺。

32. 男子阴疮。《肘后方》一法：阴蚀作白，脓出；或只生热疮，热疮用黄檗、黄芩等分煎汤、外洗；再用黄檗末，黄连末外敷。

又法：黄檗煎汤外洗，再涂以白蜜。

33. 臁疮热疮。黄檗末一两，轻粉三钱，猪胆汁调，搽；或只用蜜炙黄檗一味。

34. 火毒生疮。张杲《医说》：凡人冬月向火，火气入内，两股生疮流水淋漓，用黄檗搽即愈。

35. 冻疮裂痛。《儒门事亲》：乳汁调黄檗末外涂。

36. 自死肉毒。《肘后方》：食物中有毒六禽。用黄檗末五分，水服。

37. 敛疮生肌。《宣明方》：黄檗末、面糊调涂。

檀桓
（见《本草拾遗》）

［集解］　陈藏器说：檀桓为百年黄檗的根，似天门冬，长三四尺，长在一侧，以子根缀之。

《灵宝方》：称檀桓芝。

李时珍说：《神农本草经》说黄檗的根叶称为檀桓。陈藏器说芝檗的旁生枝为檀桓芝，与陶弘景的说法一致。

［气味］　苦、寒、无毒。

［主治］　《名医别录》：心腹后病，安魂魄，不饥渴。久服则延年益寿。

陈藏器说：长生神药，去万病。为散，每服五分，水送，服至一枚即见效。

小檗
（见《唐本草》）

［释名］　子檗（陶弘景）　山石榴

李时珍说：小檗与金婴子、杜鹃花同为山石榴，但并不是一种。

［集解］　陶弘景说：子檗树小如石榴。皮黄而苦。又一种多刺，皮黄，主口疮。

苏恭说：小檗生长在山石间，处处皆有。山东为良。别中山石榴、其树枝叶与石榴相同，但花不同，子小黑圆如牛李子及女贞子。其树皮白，陶弘景说皮黄。恐为错。而太常仓库贮存的刺檗为树小多刺而叶细，而并非小檗。

陈藏器说：檗木的树皮皆为黄色，若不黄就不是檗。小檗似石榴，皮黄，子红如枸杞子，两头尖。有人说其子黑而圆，那是另外一种，而不是小檗。

李时珍说：小檗生长在山间中，皮上白里黄、状如檗皮而薄小。

［气味］　苦、大寒、无毒。

[主治]　《唐本草》：口疮龄齿、杀诸虫。去心腹中热气。

李时珍说：治血崩。

《妇人良方》：治血崩，阿茄陀丸方中用。

黄　栌
（见《嘉枯补注本草》）

[集解]　陈藏器说：黄栌生山谷中。四川界亦有，叶圆树黄，可染黄色。

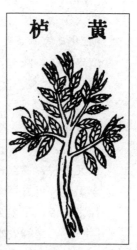

附　黄栌木

[气味]　苦、寒、无毒。

[主治]　陈藏器说：除烦热，解酒疸目黄。水煮服。

李时珍说：外洗治赤眼及烫火、漆疮。

[附方]　新选常用附方一种。

大风癞疾。《圣济总录》：即麻风病。黄栌木五两（锉，用新井水一斗浸泡十四天、焙研）、苏方木五两，乌麻子一斗（九蒸九晒）天麻二两，丁香、乳香各一两，为末，用赤黍米一升淘净，用浸黄栌水煮米粥捣和，丸梧子大，每服二十丸，饭后浆水医下、白天服二次，夜间服一次。

厚　朴
（见《神农本草经》）

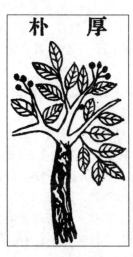

[释名]　烈朴（见《日华诸家本草》）赤朴（见《名医别录》）厚皮（同上）重皮（见《广雅》）　树名榛（见《名医别录》）子中逐折（见《名医别录》）

李时珍说：其木质朴而皮厚，味辛烈而色紫红，故有诸名。

苏颂说：《广雅》称为重皮，方书有作厚皮。

[集解]　《名医别录》：厚朴生长在产趾、冤句、三月、九月、十月采皮、阴干。

陶弘景说：今出建平、宜都。极厚、肉紫色为上。壳薄而白者不佳，俗方多用，道家不常用。

苏颂说：今洛阳、陕西、江淮、湖南，蜀川山谷中有。而以梓州、龙州为上，树高三四尺，粗径一二尺，春生叶如槲叶，红花而青实皮极鳞而厚，紫色而润为上，薄而白为下，寇宗奭说：今伊阳县及商州亦有，但皮薄而以淡，不如梓州的皮紫而厚有油。

李时珍说：厚朴皮肤的肉紫，五六月开子花，结实如冬青子。生青熟红，有核，七八月采，味甘美。

附　厚朴皮

[修治]　雷敩说：色柴而味辛为上，刮去粗皮，入丸散。每一斤用酥四两炙熟用，若入汤饮，用自然姜汁八两炙尽为度。

《日华诸家本草》：凡入药去粗皮、用姜汁炙或浸炒用。

寇宗奭说：味苦，不用姜制，则棘入喉舌。

[气味]　苦、温、无毒。

《名医别录》说：大温。

吴普说：神农、岐伯、雷公皆言味苦，无毒；李当之称其小温。

甄权说：苦、辛、大垫。

张元素说：气温、味苦、辛，气味俱厚，体重浊而微降，为阴中有阳。

李杲说：可升可降。

徐之才说：干姜为之使、恶泽泻、消石、寒水石、忌豆、食之动气。

[主治]　《神农本草经》：中风伤寒、头痛寒热惊悸，气血痹、死肌、去三虫。

《名医别录》：温中益气、消痰下气，疗霍乱及腹痛胀满，胃中逆冷，胸中呕不止，泻痢淋露、除惊，去留热心烦满。厚肠胃。

《日华诸家本草》：健脾、治反胃，霍乱转筋，冷热气，泻膀胱及五胀一切气，妇人产前产后腹脏不安，杀肠中虫。明耳目，调关节。

甄权说：治虚寒、腹中肠鸣，宿食不消，去结水、破宿血，化水谷，止吐酸水，温中，治冷痛，主病人虚而尿白。

王好古：主肺气胀满，膨而喘咳。

[发明]　寇宗奭说：厚朴，平胃散中用，最调中，至今此药流行。温脾胃、走冷气。

张元素说：厚朴之用有三：一平胃，二去腹胀，三孕妇忌腹；虚弱之人，慎用。误服可脱人元气。只有寒胀在大热药中兼用，为散结气的要药。

朱震亨说：厚朴属土，走脾胃，而有火。其气温，能泻胃中之实，平胃散用。佐以苍术，泻胃中之湿，平胃土之太过，以致中和。并非能温补脾胃。其治腹胀，因其味辛辣而提捉其滞气，而滞气宜去。苦气实人，误服参、芪等多补气、胀闷或喘者，可服此药泻之。

王好古说：《唐本草》说厚朴治中风伤寒头痛、温中益气、消痰下气、厚肠胃、去腹满、皆因与枳实、大黄同用，而能泄实满，消痰下气。若与榴皮、苍术同用。则能除温满，温中益气。与解利药同用，则治伤寒头脑，与泻痢药同用，则厚肠胃。厚朴性味苦温，用苦则泻、用温则补。故成无已说：厚朴之苦，以泄腹满。

李杲说：苦能下气，故泄实满，温能益气，故散湿满。

［附方］　旧有附方九种，新选常用附方五种，共十四种。

1. 厚朴煎方。王谬《百一选方》孙兆说：补肾不如补脾。脾胃气壮，则能识食。饮食既进，则益营卫，养精血、滋骨髓。正如《素问》所说：精不足者补之以味，形不足者补之以气。此药大补脾胃虚损，温中降气，化痰进食，去冷饮、呕吐、泄泻等证。用厚朴去皮锉片、生姜二斤连皮切片、用水五升同煮至干，去姜、焙厚朴。用干姜四两、甘草二两，再同厚朴用水五升煮干，去草、焙姜，厚朴为末。用山楂肉、生姜同煮熟，去姜、捣枣和、如丸梧子大，每服五十丸米汤送下。一方加熟附子。

2. 痰壅呕逆。《太平圣惠方》：心胸满闷，饮食不下。厚朴一两、姜汁炙黄为末，频饮米汤送下二钱半。

3. 腹胀脉数。《金匮要略》：厚朴三物汤：厚朴半斤、枳实五枚、水一斗二升，煎取五升，入大黄四两，再煎三升、温服一升。转动更服，不动勿服。

4. 腹痛胀满。《金匮要略》：厚朴七物汤：厚朴半斤制，甘草、大黄各三两、枣十枚，大枳实五枚，桂二两，生姜五两，水一斗、煎取四升，温服八合、每日三次。呕者加半夏五合。

5. 男女气胀。《斗门方》：心闷，饮食不下。冷热相攻、久患不愈。厚朴（姜汁炙焦黑为末）、用陈米饮调服二钱半，每日三次。

6. 反胃也泻。方同上。

7. 中满洞泻。厚朴、干姜等分为末，蜜丸梧子大、每服五十丸、米汤送。

8. 小儿吐泻。《小儿直诀》：胃虚及有痰惊。梓朴散：用梓州厚朴一两，半夏（汤泡七次，姜汁浸半日，晒干）一钱，用米泔三升同浸一百刻，水尽为度。去厚朴，只研半夏。每服半钱，薄荷汤调下。

9. 霍乱腹痛。陶隐居厚朴汤：用厚朴（炙）四两，桂心二两，枳实五枚，生姜二两，水六升，煎取二升，分三次服。

唐《石泉公王方庆广南方》：此方不仅治霍乱，诸病皆治。

《太平圣惠方》：厚朴姜汁炙，研末、新井水服二钱。

10. 下痢水谷。《梅师集验方》：久不痊愈的患者，厚朴三两，黄连三两，水三升，煎一升，空腹服。

11. 大肠干结。《十便良方》：厚朴生研，猪脏（煮）捣和，丸梧子大，每次姜水送三十丸。

12. 尿浑白浊。《经验良方》：心脾不调，肾气浑浊。用厚朴（姜汁炙）一两，白茯苓一钱，水、酒各一碗，煎一碗，温服。

13. 月水不通。《子母秘录》：厚朴三两炙切，水三升、煎一升，分两次服，空腹。

或加桃仁、红花。

附　厚朴逐折

[气味]　甘、温、无毒。

[主治]　《名医别录》说：疗鼠瘘、明目益气。

附　浮烂罗勒

[附录]　陈藏器说：生康国（今乌兹别克斯坦撒马儿罕）。皮似厚朴，味酸、平、无毒，主一切风气，开胃补心，除冷痹、调脏腑。

杜　仲
（见《神农本草经》）

[释名]　思仲（见《名医别录》）　思仙（见《神农本草经》）木棉（吴普）

李时珍说：过去有人有杜仲服此药后得道，故取名杜仲，思仲、思仙皆可由此文而衍。因其皮中有银丝如绵，故名木棉、其子名逐折、与厚朴子同名。

[集解]　《名医别录》：杜仲生上虞山谷及上党、汉中。二月、五月、六月、九月采皮。

陶弘景说：上虞在豫州，虞、号之虞，并非会稽的上虞县。今用出建平、宜都。状如厚朴，折之多白丝者为上。

韩保昇说：生长在深山峡谷之中。树高数丈，叶似辛夷。

苏颂说：今出商州、峡州近处的大山中，叶亦类拓，其皮折之白丝相连。江南称为棉，初生嫩味可食，谓之棉芽。花、实苦涩，亦能入药。木可作屐，益脚。

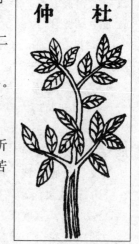

附　杜仲皮

[修治]　雷敩说：用前削去粗皮。每一斤，用酥一两，蜜三两，和涂火炙、以尽为度。细锉用。

[气味]　辛、平、无毒。

《名医别录》说：甘、温。

甄权说：苦、暖。

张元素说：性温、味辛、甘、气味俱薄、沉而降，为阴。

李杲说：阳也、降也。

王好古说：为肝经气分药。

徐之才说：恶玄参、蛇蜕皮。

[主治]　《神农本草经》说：腰膝痛、补中益精气，坚筋骨，强志，除阴下痒湿，又治有小便余沥，久服，轻身耐老。

《名医别录》说：说脚中酸痛、不欲以脚践地。

《日华诸家本草》说：治肾劳、腰脊痉挛。

甄权说：肾冷、臂腰痛，风致冻虚而身强直。腰不利，加用药量用之。

李杲说：能使筋骨强健。

王好古说：润肝燥、补肝经风虚。

[发明]　李时珍说：杜仲古方只知滋肾，只有王好古以为此药为肝经气分药、润肝燥、补肝虚。肝主筋、肾主骨。肾充则骨强，肝充则盘健。屈伸利用，皆属于筋。杜仲色紫而润、味甘微辛，其气温平。甘温能补，微辛能润。故能入肝而补肾，为子能令母实。

庞元英《谈薮》说：一少年新娶，后得脚软病，且疼甚。医者按脚气病治无效。路请孙琳诊治，用杜仲一味、寸断片拆。每用杜仲一两，用半酒、半水一大酒杯煎服。三日能行、六日痊愈。孙琳说：此为肾虚，并非脚气病。杜仲能治腰膝痛，用酒行之，效果快捷。

[附方]　旧有附方六种，新选常用附方三种，共九种。

1. 青娥丸。方见补骨脂下。

2. 肾虚腰痛。崔元亮《海上集验方》：用杜仲去皮炙黄一大斤，分作十剂，每夜取一剂，用水一大升，浸至五更，煎二分、取汁，用羊肾三枚切下，再煮三开，如作羹法，和以椒、盐，空腹一次服。

《太平圣惠方》：入葱白七根。

《箧中方》：加五味子半斤。

3. 风冷伤肾。陶隐居《深效方》：腰背虚痛。杜仲一斤切炒，酒二升，渍十日、日服三合。

《三因方》：为末、每天早上以温酒服二钱。

4. 病后虚汗，《肘后方》：目中流泪。杜仲、牡蛎等分，为末，卧时水服，不止更服。

5. 频惯堕胎：杨起《简便方》：有人三四月堕胎的，于两月前，用杜仲八两（糯米煎汤浸透，炒去丝），续断二两（酒浸焙干）为末，用山药五两，为末作糊，丸梧子大，每服五十丸，空心米汤送下。（《肘后方》：用杜仲焙研，枣肉为丸，糯米汤送下。）

6. 产后诸疾：《胜金方》：及胎脏不安。杜仲去皮，瓦上焙干，木臼捣末，煮枣肉和，丸弹子大，每服一丸，糯米饮下，每日二次。

附　杜仲檰芽

[气味]　缺

[主治]　苏颂说：作蔬菜；去风毒脚气，久积风冷，肠痔下血，亦可煎汤。

椿 樗
（见《唐本草》）

[释名]　香者名椿　《集韵》作櫄　《夏书》作杶　《左传》作橁　臭者名樗（音丑居切，亦作栲）　山樗名栲（音考）虎目树（见《拾遗本草》）大眼桐

李时珍说：椿樗易长而多寿考，故有椿，樗之称。庄子说大椿以八千岁为春秋。椿香而樗臭，故椿字又作櫄，其气熏人。樗字从虖，其气臭，人呵嘑之。樗为椿音之转。

陈藏器说：俗称椿为猎椿，北又呼樗为山椿，江东称为虎目树，亦有叫前眼，因其叶脱处有痕，如虎眼，又似樗茄子，故得此名。

[集解]　苏恭说：椿、樗，二树形相似，但樗木流，而椿木实。

苏颂说：二树南北方皆有。形干大致相似，但椿木实而叶吾可食，樗末疏而叶臭，但厨师可除其臭味。樗末所有什么用处，正像庄子所说：我有一棵大树，人称樗，其根臃肿麻曲。小枝曲卷。

《尔雅》说：栲，山樗。

郭璞注说：栲似樗，色淡白，因生山中而得名。亦类漆树。俗话说，櫄、樗、栲、漆相似如一。

《陆机·诗疏》说：山樗与田樗无别，只是叶稍的区别。吴人把其叶作茶用。

寇宗奭说：椿，樗皆臭。但椿无花而树大，且端直，椿木有叶。樗有花，荚而树小且迂矮，樗用根之荚、叶。虫部有得鸡，无椿鸡。

掌禹锡说：樗树有花则无荚，有荚则无花。其荚夏月常生臭樗树上，而椿树上无荚。但百姓不分椿、樗，说把樗荚称为椿荚。

李时珍说：椿、樗、栲为一类树的三个品种，椿树皮细肌实而红，嫩叶香甘可茹。樗树皮粗肌虚而白，其叶恶臭。栲树即生山中叫栲。树虚大，如腐朽，故古人认为其树无用，不像椿树坚实可做栋梁。

附　椿樗叶

[气味]　苦、温、有小毒。

孟诜说：椿芽多食易动风，熏十二经脉，五脏六腑，令人神昏气血微。若和猪肉、热面频食则中满、而壅滞经络。

李时珍说：椿叶无毒，樗叶有小毒。

[主治]　《唐本草》说：煮水、洗疮疥风疽。樗树的根，叶尤良。

李时珍说：白秃、取椿。桃、楸叶心捣汁，频涂。

《生生编》：嫩芽浸食，消风祛毒。

附　椿樗白皮及根皮

[修治]　雷敩说：凡使椿皮。不近两头者为上。采出样生葱蒸半日，锉细，以袋盛挂在屋子的南侧，阴干用。

李时珍说：椿、樗树皮、根皮、皆刮去粗皮，阴干，用时切焙。

[气味]　苦、温、无毒。

甄权说：微热。

朱震亨说：凉而燥。

陈藏器：樗根有小毒。

李时珍说：樗根制硫磺，砒石、黄金。

[主治]：《唐本草》：治疳䘌虫病，用樗根。

陈藏器说：去口鼻疳虫，杀蛔虫疥䘌，流行性传染病，及赤白久痢，下血。

萧炳说：得地榆，正疳痢。

《日华诸家本草》：止女子血崩，产后血不止，赤带，肠内下血、肠滑泻，缩小便。蜜炙用。

雷敩：利小便根涩。

朱震亨：治赤白浊，赤白带，湿气下利，精清梦遗、燥下湿。去肺胃陈积之痰。

[发明]　孟诜说：女子血崩，及产后血不止，赤带。宜取东引细替根一大把洗净，用水一大升煮汁，分服便止。

小儿疳痢，亦宜多服。仍取白皮一把，粳米五十粒，葱白一把，炙母草三寸，豉二合，水一升，煮半升，分数次服。枝叶功用皆同。

朱震亨说：椿根白皮，性凉而能涩血。凡湿热为病，泻痢浊带，精滑梦遗诸症。无不用之。有燥下湿及去肺胃陈痰之功。治泄泻，有除湿实肠之力，但痢痰滞气味尽者，不可用。宜入丸散，或煎服。我每用炒研糊丸、看病作汤使，名固肠丸。

李时珍说：椿皮色红香，樗皮色白里臭，对人益处甚小。椿皮入血分而性涩。樗皮入气分而性利。其主治之功虽同，而涩利之效则异，正如芍药、茯苓，赤白不同，凡血分有病不足者，宜用椿皮；气分受病有郁病者，宜用樗皮。《乾坤生意》治疮肿下药，用樗皮以无根水研汁，服二碗，取大便数许，故陈藏器说樗皮有小毒。

寇宗奭说：洛阳有位四十六七岁女人、耽饮无度、多食鱼蟹、而中毒，日夜二三十泻，大便与脓血杂下，大肠连肛门痛。曾用止血痢药无效。又用肠风药、则更甚。如此满周年，气血渐弱，食减肌瘦。服热药则腹愈痛，血愈下；服冷药即湿泄即食减，服温平药则病更甚。如此一年余。危在旦夕。有人告之服人参散，一服后能知人，二服则症减，三服则脓血止，遂常服而愈。其方治大肠风虚，饮酒过度，扶热下痢脓血痛甚，多日不愈，用樗根白皮一两，人参一两。为末，每服二钱，空腹温酒送下。米汤亦可。忌油腻，湿面、青莱、水果、甜物及鸡、猪、鱼、羊、蒜、韭等。

[附方]　旧有附方六种，新选常用附方十一种，共十七种。

1. 去邪气。《拾遗本草》：樗根皮一把细切、用童便二升，鼓一合，浸一宿，绞汁煎服，三日一剂。

2. 小儿疳疾。《子母秘录》：椿白皮（晒干）二两为末，用粟米淘净研浓汁和丸梧子大，十岁三丸、米汤送下，量人加减，仍用一丸纳入行筒中，吹入鼻内。三剂愈。

3. 小儿疳痢。《外台秘要》：肢体困重。用樗白皮捣粉。以水和枣作大馄饨子。日晒少时，再捣，如此三遍用水煮熟，空服吞七枚。重者不过七剂。忌油腻、热面、毒物。

又方：用樗根浓汁一蚬壳，和粟米油等份灌肠。二次即愈。大人亦可。

4. 休息痢疾。日夜不止，腥臭不可闻。脐腹抽搐疼痛。

《脾胃论》：用椿根白皮、诃黎勒各半两，母丁香三十个，为末，醋糊丸梧子大，每服五十丸，米汤送下。

《唐瑶经验方》。椿根白皮用长流水漂洗之日，去黄皮，焙为末。每一两加木香二钱、粳米饭为丸，每服一钱二分、空腹米汤送下。

5. 水谷下利。刘禹锡《传信方》：消化不良及每至入秋前后即患痢疾腰痛。取樗根皮一大两捣筛、用好面捻作馄饨，水煮熟、每日空腹服十枚。

6. 下利清血。《经验方》：腹中刺痛。

7. 脏毒下痢。《经验方》：赤白痢。用香椿根白皮洗刮取皮，晒干为末，饮一钱。

8. 脏毒下血。《儒门事亲》：温白丸：椿根白皮去精皮，酒浸晒研，枣肉和，丸梧子大，每次酒服五十枚，或酒糊丸。

9. 下血数年。《仁存方》：樗根三钱，水一酒杯、煎七分、入酒半杯、或作丸服。虚者加人参等分，即虎眼树。

10. 血痢下血。《普济方》：如神丸在腊月，太阳未出时、取背阴地北侧生长的樗根皮，东流水洗净、挂风处阴干为末。每二两入寒食面一两，新井水丸梧子大，阴干，每服三十丸。水煮开，倒出、温水送下。忌见阳光。

11. 脾毒肠风。《本事方》：因营卫虚弱，风气外袭，热气乘之、血渗肠间。故大便下血，用臭椿根（刮去粗皮，焙干）四两，苍术（米泔水浸焙），枳壳（麸炒）各一两，为末。醋糊丸梧子大，每服五十丸、米汤送下。日三服。

12. 产后肠脱。《妇人良方》　不能收拾者。樗枝（取皮焙干）一把，水五升。速根葱五个，汉椒一撮，同煎至三升，去渣倾盆中，乘热熏洗（冷则再热、一服可用五次），洗后睡少时，忌盐鲊，酱面，发风毒物及用心劳力。

13. 妇人白带。《丹溪心法》：椿根白皮、滑石等分，为末、糊丸梧子大。每空腹白水送一百丸。

又方：椿根白皮一两半，干姜（炒黑）、白芍药（炒黑）、黄檗（炒黑）各二钱，为末，糊丸梧子大，每空腹服一百丸，白水送下。

14. 男子白浊。方同上。

附　椿樗荚

[释名]　凤眼草（象形）

[主治]　《嘉祐补注本草》：大便下血。

[附方]　新选常用附方四种。

1. 肠风泻血。《普济方》：椿荚半生半烧、为末、每服二钱、米汤送下。

2. 误吞鱼刺。《生生编》：椿树子烧研、酒服二钱。

《保寿堂方》：香椿树子（阴干）半碗。擂碎，热酒冲服、良久可速将鱼骨吐出。

3. 洗头明目。《卫生易简方》：椿荚烧灰淋水洗头，经一年则眼如童子。若如椿皮炭，效果更好。正月七日，二月八日，三月四日，四月五日，五月二日，六月四日，七月七日，八月三日，九月二十日，十月二十三日，十一月二十九日，十二月十四日洗头。

漆
（见《神农本草经》）

[释名]

李时珍说：许慎《说文》说：漆本为桼，木汁可以髹物，其实似水滴而之形。

[集形]　《名医别录》：干漆生汉中山谷、夏至以后采，晒干备用。

陶弘景说：梁州漆最多。益州也有。广州漆性急易躁，其他地方的漆放在桶中自然风干，状如蜂房孔孔相隔为最佳。

韩保昇说：漆树高三丈，皮白，叶似椿，花似槐，其子似牛李子，树心黄。六、七月刻取滋汁，漆最好。漆性急，凡取时须由白苏子油溶解，故淳者难得。可多次试用。上等青漆，色黑如墨，似铁石者好。黄嫩似蜂窠者不好。

苏颂说：今蜀州、汉、金、峡、襄、歙州皆有漆。用竹筒钉入树内取漆。

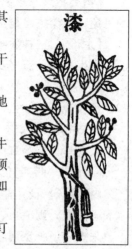

《崔豹古今注》说：用钢斧砍开树皮，用竹筒取漆。

寇宗奭说：中药无湿漆，只用于漆。湿漆在燥热及霜冷季节很难干，但在阴湿及冬却容易干。用沾人身，可用油（汽油）搽去。验漆之法：只漆稀并用物蘸起，细而不断。断而急收，又涂在干竹上，放阴凉处速干者为佳。

李时珍说：漆树在春分前移栽易活。树如柿树，其叶似椿。金州漆为上，故有金漆之名。但假冒之品较多。验漆口诀，微扇光如镜，悬丝急似钩。撼成琥珀色，打着有浮沤。今广浙有一种漆树，似小榎且大。六月取汁似漆，黄泽如金，即唐书所说的黄漆。但入药当用黑漆。

附　干漆

[修治]　《日华诸家本草》说：干漆入药，须捣碎炒熟。否则，损人肠胃。若湿漆，煎干可用，亦有烧存性备用。

[气味]　辛、温，无毒。

甄权说：辛、咸。

寇宗奭说：苦。

张元素说：辛、平，有毒。降，为阳中之阴。

徐之才说：半夏为之使，畏鸡蛋，忌油腻。

陶弘景说：生漆剧毒，若与鸡蛋和服杀虫。如自食肠胃一样，甚可致死。外用却能治疮肿。

《日华诸家本草》说：漆中毒，可喝铁浆，加黄栌汁、甘豆汤、吃蟹可解漆毒。

李时珍说：市上的漆多夹桐油，故毒大。

《淮南子》说：蟹遇漆而不干。

《物类相感志》说：漆得蟹而成水，此为物性相制。凡人畏漆，可嚼蜀椒并涂口臭则可免。患漆疮，可用杉木汤、紫苏汤、漆姑草汤、蟹汤外洗。

[主治]　《神农本草经》：绝伤，补中气续筋骨，填髓脑。安五脏，风塞湿痹。生漆，去蛔虫，久服轻身延年。

《名医别录》说：干漆治咳嗽，消淤血痞结腰痛，女子疝瘕，利小肠，去蛔。

甄权说：杀三虫，主女子月事不通。

《日华诸家本草》说：除风。

张元素说：治日久积滞。破淤血。

[发明]　陶弘景说：仙方用蟹消漆为水，炼服长生。

《抱朴子》说：淳漆不粘。服则长生。或用大蟹投入干漆中，或用云母水、或用玉水和干漆服，则驱虫、去淤血从鼻出。服至一年，至六甲神到，行于厨中能长生。

朱震亨说：漆属金，有水与火，性急而飞补。去积滞而补其内气。

李时珍说：漆有毒可杀虫，降而行血。

[附方] 旧有附方四种，新选常用附方七种，共十一种。

1. 小儿虫病。《杜壬方》：胃寒危恶证，与痫相似。用于漆（捣烧烟尽）、白芜荑等分，为末，米汤服一钱。

2. 九种心痛。《简要济众方》：及腹胁积聚滞气，筒内干漆一两、捣炒烟尽、研末，醋煮面糊丸梧子大。每服五丸，热酒冲下。

3. 女子血气。《经验方》：未婚女子痛经，男子疝气、小肠气撮痛者、宜服二圣丸。湿漆一两、煎一小时。入干漆末一两和，丸梧子大，每服三丸，温酒送下。

4. 女子经闭。《指南方》中万应丸：治女子血瘀经闭，绕脐寒疝痛彻，及产后血气不调，及癥瘕等病。用干漆一两（打碎、炒烟尽），牛膝末一两，用生地黄汁一升，入银、石器中慢熬，作成丸梧子大，每服一丸、渐加至三丸、酽酒或白水送下。以经通为度。

产宝方。月经不调，血气上攻，欲呕，不得睡。用当归四钱，干漆三钱（炒烟尽），为末、炼蜜丸梧子大，每服十五丸、空腹温酒下。

月经不通，脐下坚如杯，时发热经来，下痢赢瘦，此为血瘕。《千金翼方》：干漆一斤烧研，生地黄二十斤取汁搅和，作丸梧子大，每服三丸，空腹酒送下。

5. 产后青肿。《妇人经验方》：疼痛及血气水疾。干漆、大麦芽等分，为末、用新瓦罐相间铺满，盐泥固济、锻赤、放冷研散、每服一钱，热酒下。产后诸疾皆可服。

6. 五劳七伤。《千金翼方》：补益方：干漆、柏子仁、山茱萸、酸枣红各等分，为末，蜜丸梧子大，每服十四丸、温酒送下。

7. 喉痹欲绝。《圣济总录》：不能食药者。干漆烧烟，用筒吸烟。

8. 解中蛊毒。《直接方》：平胃散末，用生漆和，丸梧子大，每空腹温酒送七十丸。

9. 下部生疮。《肘后方》：生漆涂患处。

附　漆叶

[气味]　缺

[主治]　李时珍说：杀虫，晒干研末，每日酒服一钱半。

[发明]　苏颂说：《华佗传》载：鼓城樊阿，少年时拜华佗为师，华佗授以漆叶青粘散方，说此方可杀三虫，利五脏，轻身益气，乌头发，樊阿服此方、活五百多岁。青粘生长在彭城，又名地节。又名黄芝。理五脏，益精气。此说原为有人迷路，误入山中，见道士服此药，便告诉华佗，华佗又授给樊阿。别人见其长寿且气力强壮，便问樊阿，樊阿醉后胡说，但人服后效佳。后再无人识青粘。有人说黄精的正叶就是青粘。

李时珍说：按葛洪《抱朴子》说：漆叶，青粘，为凡薮之草。樊阿服后，活至二百多岁，且耳目聪明，尚能持针治病。这是近代的事实，的确是史书亦有记载的。但前面说樊阿服方后活五百多岁。恐为传言。有人说青粘就是葳蕤。

附　漆子

[主治]　李时珍说：下血。

附　漆花

[主治]　李时珍说：小儿解颅，腹胀，交胫不行的方中用之。

梓
（见《神农本草经》）

[释名]　木王

李时珍说：梓或作杍，其义不详。按陆佃《埤雅》说，梓为百树之长，故称梓为木王。没有比梓再好的树了，故以梓材名篇，把名匠称为梓梓人，朝廷用梓宫代称棺材。

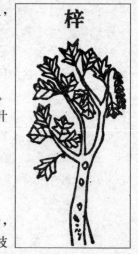

罗愿说：家有梓树，则其他木材皆不能比。

[集解]　《名医别录》说：白皮梓生河内山谷中。

陶弘景说：梓就是梓树的皮。梓有三种，当用朴素而不腐者。

苏颂说：现路边就有梓树，宫寺人家亦多栽植，树似桐而叶子，开紫花。

《尔雅》说：椅，即梓。

郭璞注说：梓即楸。

《诗鄘风》说：椅、桐、梓、漆皆可做琴瑟。

陆玑注说：楸树纹理色白而生子则为梓，梓实的正桐皮为椅，此大同小异，用药当用有梓。又一种鼠梓，又名楩，为楸属。枝叶树纹理皆与楸同。今人称为苦楸，江东人称为虎梓。即为《诗小雅》说：北山有楩，鼠李又名鼠梓，但花及实均不相同、大概是二树一名。

陈藏器说：楸生长在山谷中。与梓树根同但枝叶不同。若认为是同一种，那就错了。

《日华诸家本草》说：梓树有数种，只有楸梓皮入药。

陆玑说：按《尔雅翼》说，《说文解字》说椅即梓。梓即为楸，槚亦为楸。然椅、梓、槚、楸为一物四名。而陆玑《诗疏》把楸树纹理白而生子叫梓。梓实的桐皮叫椅。贾思勰《齐民要术》又以纹理色白而有角者称为梓，即角楸，又名子楸。色黄无子为椅楸，又名荆黄楸，以有无子来区别。其角细长如箸，冬百叶落而角仍在树上。其实名豫章。

李时珍说：梓树处处皆有。分三种：树之纹理白者为梓，赤者为楸，梓树纹美者为椅，楸之小者为榎。诸家流注，均欠分明。桐又名椅，与此椅不同。此椅就是尸子所说的，荆有长松，文椅。

附　梓白皮

[气味]　苦、寒、无毒。

[主治]　《神农本草经》说：毒热、去三虫。

《名医别录》说：疗目疾，主吐逆反胃。小儿热疮，身头热烦，蚀毒，煎汤外洗，并捣烂外敷。

《日华诸家本草》：煎汤洗浴治小儿壮热不退，及一切疥疮、皮肤瘙痒。

李时珍说：温病复感寒邪，变为胃晼，煮汁饮。

[附方]　新选常用附方一种。

时气温病：《肘后方》，头痛壮热始初。用生梓树削去黑皮，取里白皮一升切，水二升五合煮汁，每服八合。

附　梓叶

[主治]　《神农本草经》：捣烂外敷治猪疮，亦可作猪饲料。

《名医别录》说：疗手脚火烂疮。

陶弘景说：《商丘子养猪经》中有桐叶、梓叶可作猪的饲料。

苏恭说：二树花叶可饲猪，并肥猪易养。在李当之《李当之本草》及《博物志》中有记载，但却没有外敷可治猪疮。

[附方]　新选常用附方一种。

风癣疙瘩。《试效录验方》：梓叶、木棉子、羯羊屎、鼠屎等分，入瓶中合定，烧取汁外涂。

楸
（见《本草拾遗》）

[释名]

李时珍说：楸叶大而早掉，故称楸；榎叶小而美，故称榎。唐代立秋那天，京师卖楸叶，女子及小儿剪花戴。

《尔雅》说：叶小而鼓为榎，叶大而散为楸。鼓为鹊，其皮粗。

[集解]　见梓下

周定王说：楸树有两种。一种刺楸，树高大，皮苍白并有黄白斑点，枝梗间则刺大。叶似楸而薄，味甘，嫩时炸熟，可作拌菜。

李时珍说：楸茎干直耸可爱。至秋则垂条如线、称为楸线，其木湿时脆，晒干后则坚硬，为良材。宜作棋枰，即红梓。

附　楸木白皮

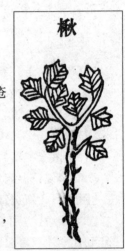

[气味]　苦、小寒、无毒

李珣说：微温。

[主治]　陈藏器说：吐逆，杀三虫疗疥疮，煎膏粘敷治恶疮疽瘘，痈肿疳痔，除脓血，生肌长骨。

李珣说：消食涩肠。治上气咳嗽。亦可作粉剂。

李时珍说：外贴治口角生疮。

[附方]　旧有附方一种，新选常用附方一种，共二种。

1. 瘘疮。《肘后方》：煎楸枝，频洗。

2. 白癜风疮。《圣济总录》：楸白皮五斤、水五斗、煎取五升，去滓，煎如稠膏，每日三次外用。

附　楸叶

[气味]　同皮。

[主治]　陈藏器说：记载，捣外敷治疮肿。煎汤外洗脓血。冬天取干叶备用。诸痈肿溃及内有刺不出头者，用十层叶贴。

[发明]　李时珍说：楸为外科要药，而后人很少知道。

葛常之《韵语阳秋》说：有人患背部溃烂，肠胃可见，经治百方无效。有位医生在立秋那天太阳没出升时，采楸树叶，熬成膏，外敷患处，内服云母膏四两，不出几日便愈。东晋范任亦是名医。称楸叶有治疮肿之功。说明楸有拔毒排脓之力。

[附方]　旧有附方七种，新选常用附方一种。

1. 上气咳嗽。崔元亮《海上集验方》：腹满赢瘦者。楸叶三斗，水三斗，久煮，去滓，丸梧子大，纳入肛门内。立愈。

2. 一切毒肿。《范汪东阳方》：不问软硬。取楸叶十层外贴。用旧帛包裹，每日换三次。冬月取干叶，盐水浸软。或取根皮捣烂，外敷亦可。止痛消肿，食脓血，胜于众药。

3. 瘰疬瘘疮。《箧中方》：楸煎神方：秋分前后早晚，让别人持袋摘楸叶，秤取十五斤，水一石，净釜中煎取三斗，又换锅煎取七升，再换锅煎取二升，再放入无水容器中。用时先取麻油半合，腊一分、酥一栗子许，同消化。又取杏仁七粒，生姜少许，同研。米粉二钱，同入膏中搅匀，先涂疮上，二日后拭去，再用篦子涂楸煎满疮上，再用软帛包裹。每日换一次。五六日便愈。愈后调养半年，并忌见孝子、妇人，僧道及鸡犬。

4. 灸疮不瘥。《太平圣惠方》：痒痛不瘥。楸叶及根皮为末，外敷。

5. 头痒生疮。《太平圣惠方》：楸叶捣汁，频涂。

6. 小儿发不生。《千金翼方》：楸叶中心，捣汁频涂。

7. 小儿目翳。《普济方》：嫩楸叶三两捣烂，纸包泥裹、烧干去泥，加水少许，绞汁，铜器慢熬如稀饧，瓷盒收藏，每天早晨点眼。

8. 小儿秃疮。《子母秘录》：楸叶捣汁，频涂。

桐
（见《神农本草经》）

[释名] 白桐（陶弘景） 黄桐（见《图经本草》） 泡桐（见《本草纲目》）椅桐（陶弘景） 荣桐

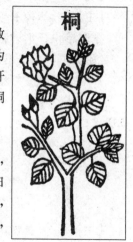

时珍说：《神农本草经》中的桐叶就是白桐。桐树花成筒，故称桐。其树轻虚，色白而有绮文。故俗称白桐、泡桐，古时称为椅桐。此树先开花后长叶，故《尔雅》称其为荣桐。有人说只开花不结果。现在还观察到，陆玑认为椅桐就是梧桐，郭璞把荣桐认为是梧桐，二者皆错。

[集解] 《名医别录》：桐叶生长在桐柏山谷中。

陶弘景说：桐树有四种。一为青桐，叶及皮色青，似梧桐，但无子；二为梧桐，皮白，叶似青桐而有子，其子可食。三为白桐，又名椅桐，与冈桐相似，但能开花结子，二月开黄紫色花，如《礼记》所说：三月桐树开花。堪作琴瑟；四为冈桐，无子，为琴瑟之材。《神农本草经》中的桐华，应是白桐。

苏颂说：桐树到处都有。陆玑《草木疏》说白桐宜为琴瑟。云南，取花中的白氄腌渍，编织成布，似毛布，称华布。椅桐就是梧桐。江南用冈桐子作油。冈桐子比梧桐子大。红南还有赪桐，秋天开红花，无子。还有紫桐，花如百合，子可用糖煮食。岭南有刺桐，开深红色花。

寇宗奭说：《神农本草经》中桐叶不一定是指何桐，较难运用。但四种桐树各有其治疗之功。白桐、叶有三杈，开白花，无子。无花为冈桐，体重不能作琴。荏桐，子可作桐油。梧桐子可食。

李时珍说：陶弘景说桐树有四种。以无子者为青桐、冈桐；有子者为白桐、梧桐。寇宗奭说白桐、冈桐皆无子。苏颂说冈桐可作桐油。而贾思勰《要术》说：有子而皮青者为梧桐有花无子者为白桐。白桐冬天结似子，此为明年的花房，并非白桐有子。冈桐就是油桐，子有油。其说正与陶弘景相反，据今观察，各有是否。白桐即泡桐，叶大近尺、最易生长，成粗白，树轻虚，不生虫。最适作器及屋柱。二月开白花，如牵牛花，其子大如巨枣，寸长，壳内有子片，轻虚如榆荚，葵实之状。老则壳裂、随风飘扬。开紫色花名冈桐。荏桐即为油桐、青桐即为无子之梧桐，按陈翥《桐谱》，辨白桐、冈桐最明。说白花桐，文理粗而体性慢，喜生朝阳之地。用子种植，一年可长三四尺；若由根生长，可五六尺高，叶圆大而尖长有角，光滑而毳。先开花后长叶。为白花，花心微红。其子大二寸，内有两房，房内有肉，肉上有薄片，即白花桐子。紫花桐，文理细而坚硬，喜在阳光之地生长。其叶三角而圆，大如白桐，色青多毛且硬，微红也是先开花而后长叶。其子似白桐子而微尖，状如诃子而粘，房中肉黄色。二种桐树夜色一样，但叶、花不同，质坚硬不同，亦有冬天再次开花的。

附 桐叶

[气味] 苦、寒、无毒

[主治] 《神农本草经》：阴部恶蚀疮。

李时珍说：消肿毒、生发。

[附方] 新选常用附方四种。

1. 手足浮肿。《太平圣惠方》：桐叶煮汁泡手足，并饮少许。或加小豆。

2. 痈疽发背。《医林正宗》：大如盘、臭腐不可近。桐叶醋蒸贴患处。退热止痛、生肌敛口。

3. 发落不生。《肘后方》：桐叶一把，麻子仁三升，米泔煮去渣，每日洗。

4. 发白染黑。《普济方》：经霜后取桐子与叶，捣碎并用甑蒸，生布绞汁，洗头。

附 桐木皮

[主治] 《神农本草经》：疗五痔、杀三虫。

《名医别录》：疗奔豚气。

甄权说：冶五淋，洗发去头风，生发滋润。

李时珍说：治恶疮，小儿丹毒，煎汁外涂。

[附方] 新选常用附方三种。

1. 肿以脚起。《肘后方》：削桐木煮汁，泡足，并饮少许。

2. 伤寒发狂。《肘后方》：六七日热极狂言，取桐皮（削去黑、擘断四寸）一束、用酒五合，水一升，煮半斤，去滓一次服完服。当吐青黄汁即愈。

3. 跌打伤损。《集简方》：水桐树皮，去青留白，醋炒捣敷。

附 桐花

[主治] 《神农本草经》：敷猪疮。并作诸饲料。

[附方] 新选常用附方一种。

眼见诸物。《经验良方》：眼前如有虫飞、为肝胆之疾。青桐子花、酸枣仁，玄明粉、羌活各一两，为末，每服二钱，水煎和渣同服，每日三次。

梧 桐
（见《本草纲目》）

[释名] 榇

李时珍说：梧桐名义不详。《尔雅》称榇，因其可作棺材，如《左传》所说桐棺二寸。旧附桐下，会另出一条。

[集解] 陶弘景说：梧桐皮白，叶似青桐，梧子可食。

苏颂说：陶弘景说白桐又名椅桐。陆玑说梓实桐皮为椅桐，即现在的梧桐。二者均有椅名。

《遁甲书》说：梧桐知日月正南，生十二叶，一边有六叶。从下数一叶为一月，至上十二叶，有闰十三叶。只要看梧桐叶，就可知闰几月。故说各地梧桐不同。

寇宗奭说：梧桐四月开始黄子花，如枣花。枝头出丝，随地成油。五六月结子、其子可炒食。味如菱角、芡实。此是月令清明桐树开花。

李时珍说：梧桐处处有，树似桐而皮青不皱裂，且直生、文理细则坚，叶似桐而稍小，光滑有光。其花细蕊，坠下如霉斑。其荚长三寸，五片合成，老则裂开如箕，称，子坠其口，多则五六个，少则二三个。子大如胡椒，皮皱。

罗愿《尔雅翼》说：梧桐多阴、青皮里白，所青桐而多子。鸟衔其子坠地即生。但到晚春才长叶，早秋即落。古称凤凰非梧桐不栖，难道凤凰食梧子吗？

诗中说：梧桐树生长在朝阳之地。

《齐民要术》说：若梧桐生在山不同，则作乐器音质更美。

附 梧桐木白皮

[气味] 缺

[主治] 李时珍说：烧饼，和乳汁涂须发则变黄赤。

苏颂说：治肠痔。《删繁方》治痔，青龙五生膏中用。

附 梧桐叶

[主治] 《肘后方》：发背，炙焦研末，蜜调敷。干则换再敷。

附　梧桐子

[气味]　甘、平、无毒。

[主治]　李时珍说：捣汁涂乌发。又治小儿和疮。和鸡蛋烧存性、研掺。

罂 子 桐
（见《本草拾遗》）

[释名]　虎子桐（见《拾遗本草》）　荏桐（见《本草衍义》）　油桐

李时珍说：罂子、因其状似罂故名，因有毒而名荏子。因其油似荏油而名荏桐。

[集解]　陈藏器说：罂子桐生山中，似梧桐。

苏颂说：南方人用冈桐作油，其子大于梧桐子。

寇宗奭说：荏桐，早春开淡红色花，状如鼓子花，成筒，子可作桐油。

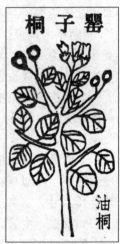

李时珍说：白桐开紫花即为冈桐。油桐枝、干、花、叶皆与冈桐而小、树长较晓、开淡红色花。其实大而圆，每实内有二至四子、大如大风子。其肉白、味甘而使人吐。又名紫花桐。百姓多种植，收子作油。漆家及修理船用。只有用篾圈蘸起如鼓面者为真。

附　罂子桐油

[气味]　甘、微辛、寒、有大毒。

《日华诸家本草》说：冷、微毒。

李时珍说：桐油令人呕吐，得酒即解。

[主治]　陈藏器说：摩疥癣虫疮毒肿，毒鼠至死。

《日华诸家本草》说：敷恶疮及宣水肿，涂鼠咬处。即辟鼠。

李时珍说：涂胫疮，汤火伤疱。吐风痰喉痹，及一切诸疾。用水和油，喷喉中探吐。或用梧子研末，吹咽取吐。又点灯烧铜箸头，烙风热烂眼。

[附方]　新选常用附方七种。

1. 痈肿初起。《医林正宗》：桐油点灯，八行筒内熏，得出荧水即消。

2. 血风臁疮。《杨起简便方》：胡粉煅过研，桐油调作隔纸音，补贴。

又方：用船上除桐油石灰煅过，再用人发拌桐油炙干为末，仍以桐油调作膏，涂纸上，刺孔贴患处。

3. 脚肚风疮。《集简方》：如癞。桐油入乳等分。外擦，数日即愈。

4. 酒齄赤鼻。《摘玄方》：桐油加黄丹、雄黄敷鼻上。

5. 冻疮皲裂。《救急方》：桐油一碗，发一握，敷化瓶收。用前以湿水洗令软，外敷。

6. 解砒石毒。《华佗危病方》：桐油二升、灌吐即毒解。

梛桐（音尔郢切）

陈藏器说：生山谷涧、状似青桐、叶有叉。人取皮以沤丝。树皮叶目、温、无毒。治蚕咬毒气入腹、研末服。鸡食蚕欲死，煎汁灌之。丝烂即愈。

梛桐叶

主蛇、虫、蜘蛛咬毒，捣烂封涂。

海　桐
（见《开宝本草》）

[释名]　刺桐

李珣说：生南海山谷中。树似桐而皮黄白、有刺，故名刺桐。

[集解]　苏颂说：海桐生南海及近海的州郡亦有、叶大如手，作三花尖。皮似梓白皮，坚硬可作绳，入水不烂，采不拘时节。

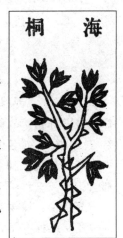

又说：岭南有刺桐，叶如梧桐，其花附干而生，侧敷如掌，形似金凤，枝干有刺，花深红。江南的梧桐，开红花无子。

李时珍说：海桐皮有正刺，如鼍甲之刺，或叫刺桐皮。

嵇含《南方草木状》说：九真有刺桐，树叶繁密。三月开红花，落而复发。

陈翥《桐谱》说：刺桐生山谷中，质密性喜拆裂、体有巨刺，如陕树，叶如枫。赪桐身青，叶圆大而长，高三四尺，便开红色花，为夏秋季节增添不少光彩。

附　海桐木皮

[气味]　苦、平、无毒。

《日华诸家本草》说：温。

[主治]　《开宝本草》：霍乱中恶，赤白久痢。除疳蛋疥癣，牙齿虫痛，并煮服及口含。水浸洗目，除肤部红肿。

李珣：主腰脚不遂，血脉顽痹，腿漆疼痛，赤白痢疾。

李时珍说：去风杀虫，煎汤洗目赤。

[发明] 苏颂说：古方多用浸酒治风厥。《续传信方》说：几年前我在姑孰，患腰痛腿疼，按肾脏风毒无效，发现刘禹锡的《传信方》中。记有效验，照其方服一剂，则腰腿痛减半。方用海桐皮二两，牛膝、川芎、羌活、地骨皮、五加皮，各一两，甘草半两，薏苡仁二两，生地黄十两，并净洗焙干细锉，入无灰酒二斗浸泡，冬天泡十四天，夏天泡七天，空腹饮一酒杯，每日三次。此方不得增减，忌毒食。

李时珍说：海桐皮行经络，达病所，入血分，去风杀虫。

[附方] 新选常用附方三种。

1. 风癣有虫。艾元英《如宜方》：海桐皮、蛇床子等分，为末，用醋猪脂调，搽。

2. 风虫牙痛。《太平圣惠方》：海桐皮煎水。漱口。

3. 中恶霍乱。《至济总录》：海桐皮煮汁，口服。

附　刺桐花

[主治] 苏颂说：止金疮出血。

附　鸡桐

李时珍说：鸡桐化生岭南山中。叶如楝，用叶煮汤，外泡洗足膝风湿痹气。

楝
（见《神农本草经》）

[释名] 苦楝（见《图经本草》）实名金铃子李时珍说：按罗愿《尔雅翼》说：楝叶可以练物，故称楝。其子如小铃、色黄，故称金铃。

[集解] 《名医别录》：楝实生荆山山谷中。

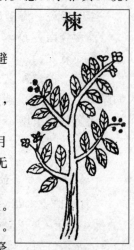

陶弘景说：楝实处处皆有。百姓五月五日采叶佩戴，以避邪气。

苏恭说：楝树有雌雄，雄树无子，根红有毒，服则使人剧吐，甚致死；雌楝有子，根白微毒。可入药用。

苏颂说：蜀川楝实为佳，树高丈余，叶密如槐而长。三四月红紫色花、芳香满庭，实如弹丸，生青熟黄。十二月采；根采无拘时节。

李时珍说：楝树长三五年即可作椽。子圆如枣，以川中为佳。《王祯农书》说鹗鸠食其实。应劭《风俗通言》说獬豸食其叶。《宗懔岁时记》说蛟龙畏楝，故端午节用其叶包粽子，投入江中祭屈原。

附　楝实

[修治]　雷敩说：酒干，酒浸透，蒸至皮软，刮去皮，取肉去核用。亦可用核去肉，即核与肉不同时用。若使用核，捶碎，用浆水煮一天，晒干。其花落子，称石荼黄，不入药用。

陈嘉谟说：石荼黄入外科药。

[气味]　苦，寒，有少毒。

张元素说：酸、苦、平，为阴中之阳。

李时珍说：得酒蒸，为寒因热用。茴香为之使。

[主治]　《神农本草经》说：温疾伤寒，大热烦狂，杀三虫，疥疡，利小便。

甄权说：主中大热狂，心神不安躁闷，煎汤外洗，不入汤服。

李果说：入心与小肠经，主上下腹痛。

王好古说：泻膀胱。

李时珍说：治诸疝虫痔。

[发明]　张元素说：热厥暴痛，非此不能除。

李时珍说：楝实利尿、导膀胱热，因可引心包相火下行，故为心绞痛及疝气要药。甄权说不入汤使，而《神农本草经》却有治热狂利尿。近方治疝，治法繁多，但均为楝实而获致。

[附方]　旧有附方三种，新选常用附方八种，共十一种。

1. 热厥心痛。《活法机要》：时作时止，身热足寒，久不愈者。先灸太溪，昆仑引热下行。内服金玲散。用金铃子，玄胡索各一两，为末，每服三钱，温酒调下。

2. 小儿冷疝。《全幼心鉴》：气痛，阴囊浮肿。金铃子（去核）五钱、吴茱萸二钱半，为末，酒糊丸黍米大，每盐汤下二十丸。

3. 丈夫疝气。《经验方》：本脏气伤、膀胱速小肠等气。金铃子一百个，温水浸去皮，巴豆二百个。微打破，用面二升，同于铜铛内炒至金铃子赤为度，放冷取出，去核为末，巴豆及面不用。每服三钱，热酒或醋汤调服。或入茴香（盐炒）半两。

4. 癫疝肿痛。《澹寮集验秘方》楝实丸：治阴囊偏坠，痛不可忍。用川楝子肉五两，分作五分，一两用破故纸二钱炒黄；一两用小茴香三钱，食盐半钱同炒；一两用莱菔子一钱同炒一两用牵牛子三钱同炒；一两用斑蝥七枚（去头、足）同炒。拣去食盐、荸荠、牵牛、斑蝥；只留故纸、茴香同研为末，以酒打面糊丸梧子大。每饭前酒下五十丸。

治一切疝气肿痛。《危氏得效方》中楝实丸：用川楝子酒润取肉一斤，分作四分：四两用小麦一合，斑蝥四十九个，同炒熟，去斑蝥，四两用小麦一合，巴豆四十九枚，同炒熟，去巴豆；四两用小麦一合，巴戟肉一两，同炒熟去巴戟；四两用小茴香一合，

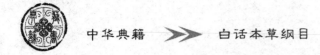

食盐一两，同炒熟，去盐。加破故纸（酒炒）一两、广木香（不见火）一两，为末，酒蒸面糊丸梧子大，每服三十丸，饭前盐汤送下，每日三次。

5. 脏毒下血。《经验方》：苦楝子炒黄为末，蜜丸梧子大，米汤每含十丸。

6. 腹中长虫。《外台秘要》：楝实用淳苦酒浸一夜，绵裹、纳入肛门内三寸，每日换二次。

7. 耳卒热肿。《太平圣惠方》：楝实五合捣烂、绵裹纳入耳内，频换。

8. 肾消膏淋。《太平圣惠方》：病在下焦、苦楝子、茴香等分，炒为末，每温酒服一钱。

9. 小儿五疳。《摘玄方》：川楝子肉、川芎等分，为末，猪胆汁丸，米汤下。

附　楝根及木皮

[气味]　苦、微寒、微毒。

《日华诸家本草》说：雄者根赤有毒、不可误服。雌者入服，每一两加糯米五十料同煎，则可去毒性。若腹泻、服冷粥则止；若不腹泻服热葱粥发之。

[主治]　《名医别录》说：驱蛔、利大肠。

陶弘景说：和苦酒、外涂治疥疮。

《日华诸家本草》：治游风热毒，风疹恶疮疥癞。小儿壮热，并煎汤浸洗。

[附方]　旧有附方四种、新选常用附方六种，共十种。

1. 消渴有虫。洪迈《夷坚志》：苦楝根白皮一握切焙，加麝香少许，水二碗，煎至一空心饮下。下虫如蛔而色红。其渴自正，消渴有虫，人所不知。

2. 小儿蛔虫。楝木皮削去苍皮，水煮汁，量大小次之。

《斗行方》：用为末、米饮服二钱。

《集简方》：用根皮同鸡蛋煮熟，空心食次日虫下。

《经验方》：抵圣散：苦楝皮二两、白芜荑半两，为末，每用一钱，水煎服。

《简便方》：苦楝根白皮（去粗）二斤切，水一斗，煮取汁三升，砂锅整成膏。五更时温酒服一匙，以虫下为度。

3. 小儿诸疮。《千金方》：恶疮、秃疮、浸淫疮、都可用楝树皮或枝烧灰外敷，干者猪脂调。

4. 口干瘰疮。《肘后方》：东行楝根细锉，水煮浓汁，每日含漱，勿咽。

5. 蜈蚣蜂伤。《杨起简便方》：楝树皮、叶汁、涂伤处。

6. 疥疮风虫。《奇效方》：楝根皮、皂角（去皮、子）等分，为末，猪脂调涂。

附　楝花

[主治]　李时珍说：热痱，焙末掺。杀蚤虱。

附　楝叶

[主治]　李时珍说：疝入囊痛。临发时煎酒饮。

槐
（见《神农本草经》）

[校正]　此条并入《嘉祐本草》的槐花、槐胶两条。

[释名]　櫰（音怀）

李时珍说：按《周礼》外朝之法，而三槐为三公国家要臣的位置。

吴澄注说：槐为怀，即怀念友人曾来此地。

王安石释说：槐华黄，中怀其美，故三公位之。

《春秋元命包云》说：槐是指归。古时槐树，听讼（判决案件）在其树下，能使清白分明。

[集解]　《名医别录》说：槐实生河南平泽，可作神烛。

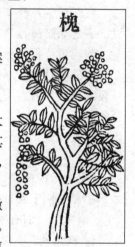

苏颂说：槐处处皆有，其树高大。《尔雅》说槐有数种：叶大而黑者名櫰槐，昼合夜开者名守宫槐，叶细而青绿者才称槐，其功用相同。四、五月开黄花，六、七月结实。七月七日采嫩实，捣汁煎。十月采老实入药。皮、根采无拘时节。

李时珍说：槐树季春开始萌芽，一个月后才叶长成。初生嫩芽枳炸熟，水淘过食。亦可作饮代茶。或菜槐子种植、采苗食。其树质坚重，有毒黄白黑色。其花末开时，状如米粒，可炒过煎水染黄。其实作荚连珠，中有黑子，以子连高者为好。

《周礼》：秋取槐、檀之头。

《淮南子》说：老槐生火。

《天玄主物簿》说：老槐生丹。

陈藏器说：七月采子，能够用来染皂。

附　槐实

[修治]　雷敩说：凡采得，去单子并五子者，只取二子、三子者，用铜捶捶破，用乌牛乳浸一夜，蒸过用。

[气味]　苦、寒、无毒

《名医别录》说：酸、咸。

徐之才说：景天为之使药。

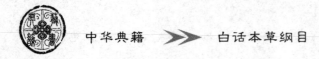

［主治］　《神农本草经》说：五脏邪气热、止涎叶，补绝伤，火疮、妇人乳瘕，子藏急痛。

《名医别录》：久服、明目益气，乌发延年。治五痔疮瘘、以七月七日取槐实，捣汁铜器盛，日煎至稠，丸如鼠屎，纳肛门内，每日三次。又堕胎。

甄权说：治大热难产。

陈藏器说：杀虫去风。合房阴干煮饮，明目，除热泪，头脑心胸间热风烦闷，风眩欲倒，心头吐涎如醉。

《日华诸家本草》：治丈夫、女子阴疮湿痒。催生、吞七粒。

寇宗奭说：疏导风热。

李杲：治口齿风，凉大肠、润肝燥。

［发明］　王好古说：槐实纯阴，为肝经气分药。治证与桃红同。

陶弘景说：槐子以十月已日采相速多者。新盆盛，合泥百日，皮烂如水。核如大豆。服之令脑满，乌发延年。

苏颂说：折嫩房角作汤代茶，主头风。明目补脑。水吞黑子，以变白发。

扁鹊明目使发不落法：十月上已日，取槐子去皮、纳新瓶中，封口十四天。初服一枚、再服二枚，每日加服一枚。至十日，再从一枚起，终而复始。令人可读夜书，延年益气。

李时珍说：按《太清草木方》说：槐为虚星之精。十月上已日采子服，去百病益寿。

《梁书》说庾肩吾常服槐实，年七十余，发鬓皆黑，目看细字，古方冬季把子放入牛胆中浸，阴干百日，每饭后服一枚，说久服明目乌发。有痔及下血病者，尤宜服。

［附方］　旧有附方一种，新选常用附方四种、共五种。

1. 槐角丸。《和剂局方》：治五种肠风泻血。便前有血为外痔，便后有血为内痔。大肠不收名脱肛，肛门四面弩肉如奶为举痔，头上有孔痔名瘘疮，内有虫痔名虫痔。槐角（去梗、炒）一两，地榆、当归（酒焙）、防风、黄芩、枳壳（麸炒）各半两，为末，酒糊丸梧子大。每服五十丸，米汤饮下。

2. 大肠脱肛。《百一选方》：槐角、槐花各等分，炒为末，用羊血蘸药，炙熟食，用酒送下，猪腰子（去皮）蘸炙亦可。

3. 内痔外痔。《外台秘要》：许仁则方：用槐角子一斗，捣汁晒稠，取地胆为末，同煎，丸梧子大。每次服十丸，兼作栓剂。纳肛门中，或用苦参末代地胆。

4. 目热昏暗。《圣济总录》：槐子、黄连（去须）各二两，为末、蜜丸梧子大。每浆水下二十九、每日二服。

5. 大热心闷。《伤寒类要》：槐子烧末酒服五分。

附　槐花

［修治］　寇宗奭说：未开时采收，陈久者良，入药炒用。染家用水煮开取出，其

稠滓为饼，染色更鲜。

〔气味〕　苦、平、无毒。

张元素说：味厚气薄、为纯阴药。

〔主治〕　《日华诸家本草》：五痔、心痛眼赤、杀腹脏虫、及皮肤同热，肠风泻血、赤白痢，并炒研服。

张元素说：凉大肠。

李时珍说：炒香频嚼、治失音及喉痹，又疹吐血衄血，崩中漏下。

〔发明〕　李时珍说：槐花味苦、色黄、气凉、为阳明、厥阴血分药、故所主治的病、多属二经。

〔附方〕　旧有附方一种，新选常用附方二十种。

1. 衄血不止。《普济方》：槐花、乌贼骨等分、半生半炒为末，吹鼻。

2. 舌衄出血。《朱氏集验方》：槐花末敷舌上。

3. 吐血不止。《普济方》：槐花烧存性、入麝香少许研匀、糯米饮下三钱。

4. 咯血唾血。槐花炒研，每服三钱、糯米饮下，仰卧一小时取效。

5. 小便尿血。《箧中秘室方》：槐花（炒）、郁金（煨）各一两、为末、每服二钱，洗鼓汤下，立效。

6. 大肠下血。《经验方》：槐花、荆芥重穗等分。为末、酒服一钱半。

《集简方》：柏叶三钱、槐花六钱、煎汤日服。

《袖珍方》：槐花、枳壳等分，炒存性为末，新井水服二钱。

7. 暴热下血。《永类钤方》：生猪脏一条。洗净控干，用炒槐花末填满孔定，米醋沙锅内煮烂，擂丸弹子大，晒干，每服一丸，空腹当归煎酒化下。

8. 酒毒下血。《经验良方》：槐花（半生半炒）一两、山珪子（焙）五钱，为末，新井水服二钱。

9. 脏毒下血。《普济方》：新槐花炒研、酒服三钱、日三次，或槐白皮煎汤服。

10. 妇人漏血。《太平圣惠方》：不止。槐花烧、存性，研、每服二钱，饭前温酒下。

11. 血崩不止。《乾坤秘韫》：槐花三两、昏黄芩二两、为末，每服半两，酒一碗，铜秤锤一枚，桑紫火烧红，浸入酒内，调服。忌口。

12. 中风失音。《危氏得效方》：炒槐花三更后仰卧嚼咽。

13. 痈疽发背。《刘松石保寿堂方》：凡人中热毒，眼花头晕、口干舌苦、心惊背热、四脚麻木，觉有红晕在背后者。取槐花子一大抄，铁杓炒褐色。以好酒一碗。乘热饮酒，一汗即愈。如未退，再炒一服。

彭幸庵说：此方经久不衰。

14. 杨梅毒疮。《集简方》：为阳明积热所生，槐花四两略炒，入酒二酒杯，煎。热服。胃虚寒者勿用。

15. 外痔长寸。《集简方》：槐花煎汤、频洗并饮服，数日自缩。

16. 疗疮肿毒。《医方摘要》：一切痈疽发背，不问已成未成，有无焮痛者皆治。槐花（微炒），核桃仁二两，无灰酒一钟，煎，热服。

17. 发背散血。《摄生众妙方》：槐花、绿豆粉各一升，同炒作象牙色，研末，用细茶一两，煎一碗，露置一夜，调末三钱敷，留头。

18. 下血血崩。《摘玄方》：槐花一两，棕灰五钱，盐一钱，水三钟，煎减半服。

19. 白带不止。《摘玄方》：槐花（炒）牡蛎（煅）等分，为末，每酒服三钱。

附　槐叶

[气味]　苦，平，无毒。

[主治]　《日华诸家本草》：煎汤、治小儿惊痫壮热、疥癣及丁肿。皮、茎同用。

孟诜说：邪气产难绝伤，及隐疹、牙齿诸风，采嫩叶食。

[附方]　旧有附方二种，新选常用附方一种，共三种。

1. 霍乱烦闷。《太平圣惠方》：槐叶、桑叶各一钱，炙甘草三分，水煎服。

2. 肠风痔疾。《食医心镜》：槐叶一斤，蒸熟晒干研末，煎饮代茶。久服明目。

3. 鼻气痔塞。《千金方》：用水五升煮槐叶、取三升、加葱、豉调和再煎，饮。

附　槐枝

[气味]　同叶

[主治]　《名医别录》：洗疮及阴囊下湿痒，八月断大枝，待长嫩蘖，煮汁酿酒，疗大风痿痹。

苏恭说：炮热，熨蝎毒。

苏颂说：青枝烧酒，涂癣。煅黑，揩牙去虫。煎汤，洗痔核。

陈藏器说：烧灰，洗头长发。

李时珍说：治目赤，崩漏。

[发明]　苏颂说：刘禹锡《传信方》记载王及郎中槐汤灸痔法甚详。即以槐枝浓煎汤先洗痔，再用艾灸其上七壮，以知为度。王及素有痔瘼，被派往四川安抚作判官，乘骡入骆谷，痔疾发作，状如胡瓜，热气如火，至驿僵仆昏倒。邮吏用此法灸之三至五壮，忽觉热气一道入肠中，随泻下，先血后便，泻后痔消、登骡而驰。

[附方]　旧有附方五种，新选常风附方一种，共六种。

1. 风热牙痛。《太平圣惠方》：槐枝烧热烙痛牙。

2. 胎赤风眼。槐木枝如马鞭大，长二尺，作二段齐头。麻油一匙，置铜钵中。晨使童子一人，用槐木研，至暝乃止。令仰卧，涂目，每日三次愈。

3. 九种心痛。《千金方》：年初取新生槐枝一握，去两头，水三大升。煎取一升，一次服。

4. 崩中赤白。《梅师集验方》：不问远近。槐枝烧灰，食前酒下五分，每日二次。

5. 胎动欲产。《子母秘录》：日月未足。取槐树东引枝，令孕妇手持，即易生。

6. 阴疮湿痒。孟诜《必效方》：槐树北面未见阳光枝，煎水洗三遍，冷再温洗。

附　槐木皮、槐根白皮

[气味]　苦、平、无毒。

[主治]　《名医别录》：烂疮、喉痹寒热。

甄权说：煮汁，外洗治阴囊坠肿气痛；煮浆水，漱口齿风疳蟨血。

《日华诸家本草》：治中风皮肤不红、浴男子阴疝卵肿，浸洗五痔，一切恶疮，妇人阴道痒痛，及汤火伤。煎膏，止痛生肌，消痈肿。

苏颂说：煮汁服，治下血。

[附方]　旧有附方四种，新选常用附方二种，共六种。

1. 中风身直。《肘后方》：不得屈伸反复。取槐皮黄白切，用酒或水六升，煮取二升，稍稍服之。

2. 破伤中风。《普济方》：避阴槐枝上皮，旋刻一片、安伤处，用艾炙皮上百壮，不痛者炙至痛，用火摩之。

3. 风虫牙痛。《广济方》：槐树白皮一握切，用酪一升煮，去滓，入盐少许，含漱。

4. 阴下湿痒。《生生方》：槐白皮炒，煎水日洗。

5. 痔疮有虫。《梅师集验方》：作痒，或下脓血，取槐白皮浓煮汁，先熏后洗，洗后不久欲大便，当有虫出，三次即愈，仍以皮为末，绵裹纳肛门内。

6. 蟃螋恶疮。孙真人《千金翼方》：槐白皮醋浸半日，洗疮。

附　槐胶

[气味]　苦、寒、无毒。

[主治]　《嘉祐补注本草》：一切风，化涎，肝脏风，筋脉抽掣，急风口噤，或四肢不收顽痹，或毒风周身如虫行，或破伤风。口眼偏斜，腰脊强硬，任作汤、散、丸、煎、诸药用之，亦可水煮和药为丸。

李时珍说：煨热、绵裹塞耳，治风热聋闭。

附　槐耳
（见菜部木耳）

檀
（见《本草拾遗》）

[释名]　李时珍说：朱子说檀为善木，故其字以亶。亶即善的意义。

［集解］ 陈藏器说：按苏恭说，檀以秦皮，叶极软，树体细，可作斧柯。至夏仍不生又忽然叶开，则必有大水。农民据此来判旱水，名水檀。又一种叶如檀，高五尺，生高原，四月开紫花。亦名檀树，其根如葛。

苏颂说：红淮，河朔山中处处皆是，属檀香类，但不香。

李时珍说：檀有黄、白二种，叶皆如槐，皮青而泽，肌细腻，体重而坚，状与梓榆，遬遬相似，故俚语说，斫檀不窅得荚蒾，荚蒾尚可得驳马。驳马即梓榆，又名云驳，皮色青白为多癣驳，檀木宜作杵，楤，锤器。

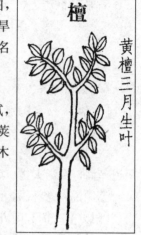

檀
黄檀三月生叶

附 檀皮及檀根皮

［气味］ 辛，平，有小毒。

［主治］ 陈藏器说：皮和榆皮为粉食，可断谷救荒。根皮：涂疥疮，杀虫。

荚 蒾
（见《唐本草》）

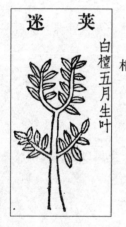

迷 荚
白檀五月生叶

［释名］ 系迷（见《诗疏》） 羿先（见《诗疏》）

［集解］ 苏恭说：荚蒾叶似木槿及榆，作小树，子如溲流，两两相并，四四相对，色赤味甘。

陆玑《诗疏》说：檀，为榆类，所在山谷中有。

陈藏器说：生北土山村中，皮可作索。

附 荚蒾枝叶

［气味］ 甘，苦，平，无毒。

［主治］ 《唐本草》：三虫，下气消谷煮汁和末作粥，饲喂小儿。

陈藏器说：作粥，灌六畜疮中生蛆，立即能出。

秦 皮
（见《神农本草经》）

［释名］ 枏皮（音岑） 檀木（音寻） 石檀（见《名医别录》）
樊槻（陶弘景）盆桂（见《日华诸家本草》） 苦树（苏恭） 苦枥

李时珍说：秦皮、本作梣皮，其树小而岑高，故名。人误传为枏要，又错传为秦。亦有说此药本出秦地，故得名。

高诱注《淮南子》说：苦枥树。

苏恭说：树叶似檀，故名石檀，俗因味苦，称为苦树。

[集解] 《名医别录》说：秦皮生庐江川谷及冤句水过，二、八月采皮，阴干。

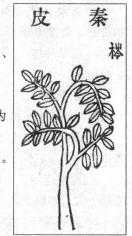

陶弘景说：俗说是樊槻皮，而水浸以和墨书，色不脱，微黑。

苏恭说：此树似檀，叶细，皮有白点而不粗错。取皮浸水便为碧色，书纸衬映时看之皆是青色者，为真。

苏颂说：今陕西丹郡及河阳亦有，树皆似檀，枝干皆青绿色。叶如匙头形状大小而不光。无花实，根似槐根，俗称为白桪木。

[气味] 苦，微冷，无毒。

《名医别录》：大寒。

吴普说：神农，黄帝，岐伯，雷公说酸，无毒。李当之说小寒。

甄权说：平，恶苦瓠，防葵。

徐之才说：恶吴莱萸，大戟为之使。

[主治] 《神农本草经》：风寒湿痹洗洗寒气，除热，目中青翳白膜，久服乌发轻身。

《名医别录》说：疗男子少精，妇人带下，小儿痫，身热。可作洗目汤。久服，润肤，使妇女肥大有子。

甄权说：明目，去目中久热，两目赤肿疼痛，风泪不止。作汤，浴小儿身热，煎水澄清，洗赤眼神效。

王好古说：主热痢下重，下诱虚。

陈藏器说：同叶煮汤洗蛇咬，并研末敷。

[发明] 陶弘景说：秦皮俗方只用以疗目疾，道家则另有它用。

《日华诸家本草》说：秦皮，洗肝益精，明目退热。

张元素说：秦皮沉，为阴，其功用有四：治风寒湿痹，青白幻翳遮睛，女子崩中带下，小儿风热惊痫。

王好古说：痢则下焦虚，故张仲景白头翁汤用黄檗、黄连、秦皮。同用，皆是以苦味以坚涩其气。秦皮浸水青蓝色，与紫草同用。治目病以增光晕。

李时珍说：桪皮，色青气寒，味苦涩，为厥阴肝经，少阳胆经药，故治目病，惊痫。取其平木之功，治下痢。崩带，取其收涩之功。又能治男子少精，皆取其涩而能补。故老子说，天道贵涩。此药为服食及惊痫崩痢所宜。而一般人只知治目，而不还有其他之功。

《淮南子》说：桪皮色青。治目之要药。

《万毕术》说：桪皮止泪。高诱解作致水，说能使水开，为错解。

[附方] 旧有附方三种，新选常用附方三种，共六种。

1. 赤眼生翳。《外台秘要》：秦皮一两，水一升半，煮七合，澄清，每日温洗。一方加滑石、黄连等分。

2. 眼暴肿痛。《外台秘要》：秦皮、芝速各一两，苦竹叶半升，水二升半，煮取人合食后温服。

3. 赤眼睛疮。《外台秘要》：秦皮一两。清水一升，白碗中浸。春夏一小时以上，看碧色出，即以箸头缠绵，仰卧点眼，微痛，良久沥去热汁，每日点十次以上，二日愈。

4. 眼弦挑针。《仁斋直指方》：肝脾积热。锉秦皮末，加砂糖，水煎，调大黄末一钱，若微微大便下利佳。

5. 血痢连年。《千金方》：秦皮，鼠尾草，蔷薇根等分，水煎取汁，铜器重釜煎成，丸梧子大，每服五丸，每日二次，稍增，以服后有感觉为度，也可煎饮。

6. 天蛇毒疮。沈存中：似癞非癞。天蛇为草间黄花蜘蛛，人被其整，再沾露水，则成此疾。秦皮煮汁一斗，饮之即愈。

合　欢
（见《神农本草经》）

[释名]　合昏（见《唐本草》）　夜合（见《日华诸家本草》）　青裳（见《图经本草》）　萌葛（见《本草纲目》）　乌赖树

苏颂说：《崔豹古今注》说，欲解除人之愤怒，则增以青裳。青裳即合欢。种植庭院、使人不忿。故从嵇康养生论说：合欢蠲忿，萱草忘忧。

陈藏器说：其叶晚上即合，故云合昏。

李时珍说：按王璆《百一选方》说，合欢俗名萌葛，越人称乌赖树。又《金光明经》称为尸利洒树。

[集解]　《神农本草经》说：合欢生豫州河内山谷，树如狗骨树。

《名医别录》说：生益州山谷。

陶弘景说：百姓很少识合欢，以为其无治病之功。

苏恭说：此树叶似皂荚及槐，极细。五月开红白花，上有丝茸。秋实作荚，子极薄细。所在山谷中有之。今东西京第宅山池间亦有种植的，名合昏。

苏颂说：今汴洛间皆有，亦多种植在庭院中，树似梧桐，枝甚柔软，叶似皂角，极细而繁密，互相交结。采皮及叶用，不拘时月。

寇宗奭说：合欢花，其色如醮晕线，上半白，下半肉红色，散垂如丝，为花之奇异者。其绿叶至夜则合。嫩时炸熟、食。

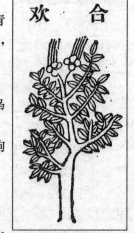
合欢

附　合欢木皮
（去粗皮炒用）

[气味]　甘，平，无毒。

[主治]　《神农本草经》说：安五脏，和心志。令人欢乐无忧，久服轻身明目。

《日华诸家本草》：煎膏消痈肿，续筋骨。

陈藏器说：杀虫。捣末，和铠下墨。生油调，涂蜘蛛咬疮。用叶洗衣垢。

寇宗奭说：折伤疼痛，花研末，酒服二钱半。

李时珍说：和血消肿止痛。

[发明]　朱震亨说：合欢属土，补阴之功甚捷。生肌续骨。与白蜡同入膏用神效，但不知外科医生为何不用？

[附方]　旧有附方二种，新选常用附方三种，共五种。

1. 肺痈唾浊。《韦宙独行方》：心胸甲错枯干，取夜合皮一掌大，水二升，煮取一半，分两次服。

2. 扑损折骨。《王璆百一选方》：夜合树皮（即合欢皮，去粗皮，炒黑色）四两，芥茉子（炒）一两，为末，每服二钱，温酒卧时服，并以滓敷，接骨。

3. 发落不生。《普济方》：合欢木灰灰合，墙衣五合，铁精一合，水萍末二合，研匀，生油调涂，一夜一次。

4. 小儿撮口。《子母秘录》：夜合花枝枝煮汁，拭口中。并洗。

5. 中风挛缩。《奇效良方》：夜合枝酒：夜合枝，柏枝，槐枝。桑枝，石榴枝各五两，并生锉。糯米五升。黑豆五升。羌活二两，防风五钱，细麹七斤半，先用水五斗煎五枝，取二斗五升，浸米，豆蒸熟，入麹与防风，羌活如常酿酒法，封二十一天，压汁。每饮五合，勿过醉致吐，常令有酒气即可。

皂　荚
（见《神农本草经》）

[释名]　皂角（见《本草纲目》）　鸡栖子（先《本草纲目》）　乌犀（见《本草纲目》）　悬刀

李时珍说：荚之树皂，故名。

《广志》：鸡栖子。

《曾氏方》说此为：乌犀。

《外丹本草》：悬刀。

[集解]　《名医别录》说：皂荚生雍丹山谷及鲁，邹县，形状如猪牙者良。九、十

月采荚，阴干。

陶弘景说：处处皆有。俗人见其有虫孔而未见虫，传说人接处则患病。其虫草状如草叶上青虫，荚微黑时便出，故难见。

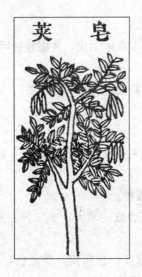

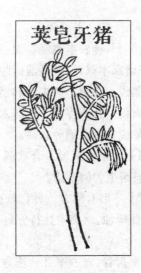

苏恭说：此物有三种：猪牙皂荚最下，形曲而薄，全无滋润，先垢不去。长一尺二者，粗大枝长虚而无润；若长六、七寸，圆厚节挺真，皮薄肉多，味浓大好。

苏颂说：以怀、孟州为胜。树有极多大者，《神农本草经》用猪牙。陶弘景用尺二者，苏恭用六寸圆厚的，今医家作疏风气丸，煎服时多用长皂荚，治齿及取秋药多用牙皂荚，所用虽不同，但性味略同。其初生嫩芽，可作蔬菜。

李时珍说：皂树高大。叶如槐叶，细长而尖。枝间多刺，夏开小黄花。结实有三种：一种小如猪牙；一种长而肥厚，高脂而粘。一种长而瘦小，枯燥不粘。以多脂者为佳，其树多刺难上。采时从蓻籬其树，一夜自落。有不结实的，树凿一孔，入生铁三斤，泥封，即结荚。人用铁砧捶皂荚，即自损。铁碾碾之，久则成孔，铁锅烧烤，多爆片落。

[修治] 雷敩说：凡用时宜赤肥而未被虫蛀者。用新井水浸一夜，用铜刀削去粗皮。以酥反复炙透。捶去子、弦用。每次用荚一两，用酥五钱。

王好古说：凡用有蜜炙，酥炙，绞汁，烧灰，各依方法。

[气味] 辛，咸，温，有小毒。

王好古说：入厥阴经气分。

李时珍说：入手太阴，阳明经气分。

徐之才说：柏实为之使，恶麦门冬，畏空青、人参、苦参。

汪机说：伏丹砂、粉霜、硫磺、硇砂。

[主治] 《神农本草经》：风痹死肌邪气，风头泪出，利九窍，杀精物。

《名医别录》：疗腹胀满，消谷，除咳嗽囊结，妇人胞不落。明目益精，可为洗药，不入汤服。

《日华诸家本草》：通关节，除头风，消痰杀虫，治骨蒸、开胃、中风口噤。

甄权说：破癥，腹中痛，能堕胎，又将浸酒中，取其精，煎膏涂帛，贴治一切肿毒。

寇宗奭说：酷暑久雨时，合苍术烧烟，辟瘟疫邪湿气。

汪机说：烧烟，熏久痢脱肛。

王好古说：搜肝风，泻肝火。

李时珍说：通肺及大肠气，治咽喉痹塞，痰气喘咳，风疠疥癣。

[发明] 王好古说：皂荚为厥阴经药，《活人书》治阴毒正阴散内用皂荚，引入厥阴经。

李时珍说：皂荚属金，入手太阴，阳明经。金胜木。燥胜风，故兼入足厥阴经，治风木之病，味辛而性燥，气浮而散。吹之导之，则通上下诸窍；服则治风湿痰喘肿满，杀虫；涂之则散肿消毒。搜风治疮。

按庞安时《伤寒总病论》说：元祐五年，自春至秋，薪、黄二郡人患急喉痹，十死八九，速者，一二日即死。黄州推官潘昌说黑龙膏后，救活数十人。其方治九种喉痹：急喉痹、缠喉风、结喉、烂喉、遁虫、虫喋、重舌、木舌、飞丝入口。用大皂荚四十根切，水三斗，浸一夜，煎至一斗半，入人参末半两，甘草末一两，煎至五升，去滓，入无灰酒一升，釜煤二钱，煎如锅，入瓶封口。埋地中一夜，每温酒化下一匙，或喷喉，取恶涎尽为度。后含甘草片。

孙用和《家传秘宝方》说：凡人卒中风，昏昏如醉，形体不收，欲倒，或口角流涎。此证为风涎潮于上，胸痹气不通。宜用急救稀涎散吐之。用大皂荚（肥实不为虫蛀）四根，白矾（光明者）一两，为末，每用半钱，重者三水调灌。不大呕吐，只是微微稀冷涎出一升。待苏醒后，乃用药调治，不可大吐。恐过剂伤人。

寇宗奭说：此法用皂荚末一两，生矾末半两，腻粉半两，水调一钱，过咽即吐涎，用矾者，分膈下涎。

[附方] 旧有附方二十种，新选常用附方三十七种。共五十七种。

1. 中风口噤。《简要济众方》：不开，涎潮壅上。皂角一根去皮。猪脂涂炙黄色，为末。每服一钱，温酒调下。体壮者二钱，以吐出风涎者为度。

2. 中风口渴。《外台秘要》：皂角五两，去皮为末、三年大醋和之。左喝涂右，右喝涂左，干则更涂。

3. 中暑不省。《澹寮方》：皂荚一两烧存性，甘草一两微炒。为末，温水调一钱，灌。

4. 惊吓不寤。《千金方》：皂荚末吹鼻中，能起死人。

5. 自缢将绝。《外台秘要》：皂角末吹鼻中。

6. 水溺猝死。《外台秘要》：一夜者，尚可活，纸裹皂荚末纳阴中。一会儿出水即活。

7. 急喉痹塞，逡巡不救。《灵苑方》：皂荚生研末，每以少许点患处。外以醋调厚封项下，不久便破。出血即愈。或捼水灌之。

《直指方》：用皂角肉半截锉细，半醋半酒杯，煎七分，破出脓血即愈。

8. 咽喉肿痛。《圣济总录》：牙皂一根去皮，米醋浸炙七次，勿令太焦，为末。每吹少许入咽，吐涎即止。

9. 风痫诸痰。《普济方》：五痫膏：治诸风，取痰如神。大皂角半斤去皮，子，以蜜四两涂上，慢火炙透捶碎，用热浸一时辰，授取汁，慢火熬成膏，入麝香少许，摊在夹绵纸上，晒干，剪作纸花。每用三片、入洗浆水一小酒杯中洗淋下，以筒吹之入鼻。待痰涎流尽，吃芝麻饼一个，涎尽即愈。

10. 风邪痫痰。《永类方》：皂荚（烧存性）四两，苍耳根、茎、叶（晒干）四两，密陀僧一两，为末，丸梧子大，朱砂为衣，每服三十丸，枣汤下，每日二次，稍退，只服二十丸，名抵住丸。

11. 一切痰气。《简便方》：皂荚（烧存性）、萝卜子（炒）等分，姜汁入炼蜜丸梧子大，每服五十丸，白开水下。

12. 胸中痰结。《太平圣惠方》：皂荚三十根去皮切。水五升浸一夜，授取汁，慢熬，丸梧子大，每食后盐水下十丸。

钓痰膏：半夏醋煮过，用皂角膏和匀，入明矾少许，以柿饼捣膏，丸如弹子，嚼化。

13. 咳逆上气。张仲景方：唾浊不得卧。皂荚丸：皂荚炙，去皮，子研末，蜜丸梧子大、每服一丸，枣膏汤下，日三次，夜间一次服。

14. 痰喘咳嗽。《余居土选奇方》：长皂荚三条（去皮、子）：一荚入巴豆十粒，一荚入半夏十粒，一荚入杏红十粒。用姜汁制杏红，麻油制巴豆，蜜制半夏，火炙黄色为末，每用一分安手心。临睡前以姜汁调服。

15. 卒寒咳嗽。《千金方》：皂荚烧研，豉汤服二钱。

16. 牙病喘息。《必效方》：喉中水鸡鸣，用肥皂荚两根酥炙，取肉为末，蜜丸豆大，每服一丸，取微利为度，不利再服，一日一服。

17. 肿满入腹。《肘后方》：胀急。皂荚去皮。子，炙芝为末，酒一斗，石器煮，服一升，日三次。

18. 二便关格不利。《千金方》：皂荚烧研。粥饮下三钱，立通。

《宣明论方》：铁脚丸：用皂荚炙、去皮，子，为末，酒面糊丸，每服五十丸，酒下。

《太平圣惠方》：用皂荚烧烟于桶内，坐上薰，即通。

19. 食气黄肿。《经验方》：气喘胸满。用不蛀皂角（去皮，子，醋涂炙焦为末）一钱，巴豆七枚（去油、膜）、以洗醋研好墨和，丸麻子大，每服三丸。食后陈橘皮汤下，每日三服。隔一日增一丸，以愈为度。

20. 胸腹胀满。崔元亮《海上集验方》：欲瘦者。猪牙皂角相续量长一尺，微火煨，去皮，子，捣筛，蜜丸梧子大，服前先食羊肉两块，汁三口，后以肉汁吞药十丸，以快利为度，觉得利，更服，以利清水即止。瘥后一月，禁油腻。

21. 身面卒肿。《肘后方》：全身洪满。皂荚去皮炙黄，锉三升，酒一斗，渍透煮。每服一升，每日三服。

22. 辛热劳疾。崔元亮《海上集验方》：皂荚续作一尺长以上，酥一大两微涂缓炙，酥尽捣筛、蜜丸梧子大。每日空腹饮下十五丸，增至二十丸，重者不过二剂愈。

23. 急劳烦热。《太平圣惠方》：体瘦。三皂丸，皂荚，皂荚树皮。皂荚刺各一斤，同烧灰。水三斗，淋汁再淋，煎之待少凝时，入麝香末一分，用童子小便浸蒸饼，丸小豆大，每空腹温酒下七丸。

24. 脚气肿痛。《永类方》：皂角、赤小豆为末，酒、醋调，贴肿处。

25. 伤寒初得。《千金方》：不问阴阳，皂角一根（肥者）烧赤为末，以水五合，一次服。阳病极效。

26. 时气头痛。《太平圣惠方》：烦热。皂角烧研，新井水一钟，姜汁，蜜各少许，和二钱服，先以热水淋浴后服药，取汗即愈。

27. 卒病头痛。《斗门方》：皂角末吹鼻取嚏。

28. 脑宣不止。张子和《儒门事亲》：不蛀皂角去皮，子，蜜炙捶碎，入水挼取浓汁，熬成膏。嗜鼻，口内咬箸，良久涎出为度。

29. 鼽鼻不通。《千金方》：皂角末吹鼻。

30. 风热牙痛。《杨诚经验方》：皂角一根去子，入盐满壳，仍加白矾少许，黄泥固济，煅研，每日擦之。

31. 风虫牙痛。《外台秘要》方：皂荚末涂齿上，有涎吐之。
用猪牙皂角、食盐等分，为末，日揩之。

32. 揩牙乌须。《普济方》：大皂有二十根，以姜汁，地黄汁蘸炙十遍，为末，日用揩牙。

33. 霍乱转筋。《梅师集验方》：皂角末，吹豆许入鼻，取嚏即安。

34. 肠风下血。《太平圣惠方》：用长尺皂角五根，酥炙三次，研末、精羊肉十两，细切捣烂和丸梧子大，每温水下二十丸。

35. 大肠脱肛。《太平圣惠方》：不蛀皂角五根捶碎，水挼取汁二升，浸之，自收上。收后以汤荡洗其腰肚上下，令皂角气行，则不再作。仍以皂角去皮，酥炙为末，枣肉和丸，米饮下汁丸。

36. 下部𧏾疮。《肘后方》：皂荚烧研，绵裹导之。

37. 外肾偏疼。《梅师集验方》：皂角和皮为末，水调敷。

38. 便毒肿痛。《袖珍方》：皂角（炒焦）水粉（炒）等分，研末，用热醋调，摊贴患处。频以水润之。
又方：猪牙皂角七片煨黄，去皮，弦，出火毒，为末，空腹温酒服五钱。

39. 便毒痈疽。《直指方》：皂角一条，醋熬膏，外敷，屡效。

40. 妇人吹乳。《袖珍方》：用猪牙皂角去皮，蜜炙为末，酒服一钱。
又诗中说：妇人吹奶法如何，皂角烧灰蛤粉和，热酒一杯调八分，管教时刻笑呵呵。

41. 丁肿恶疮。《普济方》：皂角去皮，酸炙焦为末，入麝香少许，人粪少许，和涂五日后根出。

42. 小儿头疮。邓笔峰《卫生杂兴》：粘肥及白秃。皂角烧黑为末，去痂敷。不过三次即愈。

43. 小儿恶疮。《肘后方》：先以皂荚水洗，拭干，以少许淋油捣烂，涂之。

44. 足上风疮。痒甚者，皂角炙热，烙之。

45. 大风诸癞。《直指方》：长皂角二十条炙，去皮，子，以酒煎稠，滤过候冷，入雪糕，丸梧子大，每酒下五十丸。

46. 积年疥疮。《袖珍方》：猪肚内放皂角煮熟，去皂角，食之。

47. 射工水毒。《肘后方》：生疮。皂角长二尺。苦酒一升煮汁，熬如饴，涂之。

48. 咽喉骨鲠。《简便方》：猪牙皂角二条切碎。生绢袋盛缝满，以线缚项中。立消。

49. 鱼骨鲠咽。《太平圣惠方》：皂角末吹鼻取嚏。

50. 九里蜂毒。《救急方》：皂荚钻孔，贴叮处，艾灸孔上三壮即安。

51. 肾风阴痒。《济急仙方》：以稻草烧皂角。烟熏十余次即止。

附　皂荚子

[修治]　雷敩说：炼取圆满坚硬不蛀者以瓶煮熟，剥去硬皮一层。取向里白肉两片，去黄，以铜刀切，晒用。其黄消人肾气。

[气味]　辛，温，无毒。

[主治]　寇宗奭说：炒，舂去赤皮，用水浸软，煮熟，糖渍食之，疏导五脏风热壅。

苏颂说：核中白肉，入治肺药，核中黄心、嚼食，治膈痰吞酸。

李杲说：白，和血润肠。

李时珍说：治风热大肠秘密，瘰疬肿毒疮癣。

[发明]　汪机说：皂角核烧存性，治大便燥结，其性得湿则滑，滑则燥结自通。

李时珍说：皂荚味辛属金，能通大肠阳明燥金，乃辛以润之之义。

[附方]　旧有附方三种，新选常用附方十一种，共十四种。

1. 腰脚风痛。《千金方》：不能履地，皂角子一千二百个洗净，以少酥熬吾为末，蜜丸梧子大，每空腹以蒺藜子，酸枣仁汤下三十丸。

2. 大肠秘密。风人、虚人、脚气人，大肠有时便秘有时下利，用上方服至百丸，以通为度。

3. 下痢不止。《医方摘要》：诸药不效。服此三服，宿垢去尽，即变黄色。皂角子，瓦焙为末，米糊丸梧子大。每服四十丸，陈茶送下。

4. 肠风下血。《普济方》神效散：皂荚子、槐实各一两，用占谷糠炒香，去糠为末，陈粟米饮下一钱。

5. 里急后重。《普济方》：不蛀皂角子（米糠炒过）等积壳（炒）等分。为末，饭丸梧子大，每次米汤饮下三十丸。

6. 小儿流涎。《圣济总录》：脾热有痰、皂荚子红半两，半夏（姜汤泡七次）一钱二分，米末，姜汁丸麻子大，每温水下五丸。

7. 恶水入口。《博济方》：及皂荚水入口，热痛不止。以皂荚子（烧存性）一分，砂糖半两，和膏，含之。

8. 妇人难产。《千金方》：皂角子二枚。吞之。

9. 风虫牙痛。《太平圣惠方》：皂角子末，绵裹弹子大两颗。醋蒸热，更换熨之。每日三次。

10. 粉滓面䵟。《太平圣惠方》：皂角子、杏仁等分，研匀，夜以津和，涂面。

11. 预免疮疥。吴旻《扶寿方》：凡小儿每年六月六日，按年岁吞皂荚子。大人可吞七枚。此为林静斋的传方。

12. 便痈初起。《儒门事亲》：皂角子七个研末，水腹，一方照年岁数吞服。

13. 一切丁肿。《千金方》：皂角子红作末，敷，五日愈。

14. 年久瘰疬。《阮氏经验方》：用不蛀皂角子一百粒，米醋一升，硇砂二钱，同煮干，炒令酥，按粒子多少服。如一个服一粒，十个服十粒，细嚼米汤下。酒浸煮服亦可。

《圣济总录》说：虚人不可用硇砂。

附 皂荚刺
（一名天丁）

[气味] 辛，温，无毒。

[主治] 苏颂说：米醋熬嫩刺作煎、涂疱癣有奇效。

李时珍说：治痈肿妒乳，风疠恶疮，胎衣不下，杀虫，

[发明] 杨士瀛说：皂荚刺能引诸药上行。治上焦病。

朱震亨说：能引至痈疽溃处。甚验。

李时珍说：皂荚刺治风杀虫。功与荚同，但其锐利直达病所为特点。

《神仙传》说：左亲骑军崔言，一日早晨忽得大风恶疾，双目昏盲，眉发自落，鼻梁崩倒。遇异人传方：用皂角刺三斤烧灰，蒸一时辰，晒干为末，食后浓煎大黄汤调三分，饮。一旬眉发再生，肌润目明。

《刘守真保命集》说：疠风乃营气热，风寒客于脉而不去。宜先用桦皮散服五日，后灸承浆六七壮。三灸后，每日早服桦皮散，中午以升麻葛根汤下钱氏泻青丸。晚服二圣散：用黄末半两煎汤，调皂角刺灰三钱，乃缓流泄血中之风热。仍戒房室之年，桦皮散见桦皮下，又追风再造散。即二圣散。数日再服，直到虫尽如根绝。新虫嘴赤，老虫嘴黑。

[附方] 新选常用附方十二种。

1. 小儿重舌。《普济方》：皂角刺灰，入朴硝或脑子少许，漱口，掺舌下，涎出自消。

2. 小便淋闭。《圣济总录》：皂角刺（烧存性）破故纸芝分为末，无灰酒服。

3. 肠风下血。《普济方》：便前下血近肾肝便后下血迎心肺。皂角刺灰二两，胡桃仁。破故纸（炒）、槐花（炒）各一两为末，每服一钱，米饮下。

4. 伤风下痢。《袖珍方》：风伤久不愈。而下痢脓血。日数十次。皂角刺，枳实（麸炒），槐花（生用）各半两为末，炼蜜丸梧子大，每服三十丸，米汤下，每日二服。

5. 胎衣不下。《熊氏补遗》：皂角棘烧为末，每服一钱，温酒调下。

6. 妇人乳痈。《直指方》：皂角刺（烧存性）一两，蚌粉一钱，和研，每服一钱，温酒下。

7. 乳汁结毒。《袖珍方》：产后乳汁不下，结毒。皂角刺。蔓荆子各烧存性，等分为末，每温酒服二钱。

8. 腹内生疮。《蔺氏经验方》：在肠脏不可药治。取皂角刺不拘多少，好酒一碗，煎至七分，温后一次性服，其脓血均从小腹中出，不饮酒者，不煎服亦可。

9. 疮肿无头。《儒门事亲》：皂角刺烧灰、酒服三钱，嚼葵子三粒，其处如针刺为效。

10. 癌瘰恶疮。《直指方》：皂角刺烧存性研，白及少许，为末，敷。

11. 大风疬疮。《选奇方》：神效散，用黄檗末，皂角刺灰各三钱，研匀，空腹酒服。取下虫物，并不损人。食白粥二日，服补气药数剂。名神效散。如四肢肿。用针刺出水再服，忌一切鱼、肉、发风之物。

12. 发背不溃。《普济本事方》：皂角刺（麦麸炒黄）一两，绵黄芪（焙）一两，甘草半两为末，每服一大钱，酒一小酒杯，乳香一块，煎七分，去滓温服。

附　皂荚木皮、皂荚根皮

[气味]　辛，温，无毒。

[主治]　李时珍说：风热痰气，杀虫。

[附方]　新选常用附方二种。

1. 肺风恶疮。《普济方》：瘙痒。用木乳（即皂荚根皮，秋冬采如螺纹者，阴干炙黄）、白蒺藜（炒）、黄芪、人参、枳壳（炒）、甘草（炙）等分为末，沸开水送服每服一钱。

2. 产后肠脱。《妇人良方》：肠脱不收。用皂角树皮半斤，皂角核一合，川株树皮半斤，石莲子（炒，去心）一合，为粗末，以水煎汤，乘热以物围定，坐熏洗。擦干，便服补气药丸一服，仰睡。

附　皂荚叶

[主治]　李时珍说：入洗风疮澡用。

附　鬼皂荚

陈藏器说：生江南泽畔，状如皂荚，要一二尺长的，作汤浴，去风疮疥癣，挼叶，去衣垢，生发。

肥 皂 荚
（见《本草纲目》）

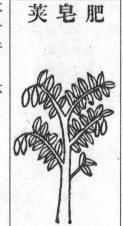

肥皂荚

[集解]　李时珍说：肥皂荚生高山中，其树高大，叶如檀及皂荚叶，五六月开白花，结荚长三四寸。状如云实之荚，肥厚多肉。内有黑子数颗，大如指头，色如漆而质坚。中有白红如栗，煨熟可食，亦可种之。十月采荚煮熟，捣烂和白面诸香作丸，澡身面，去垢而腻润，胜于皂荚。

《物类相感志》说：肥皂荚水，死金鱼，辟马蚁，麦麸见之则不发生作用，这也是事物的天性所决定的。

附　肥皂荚荚

[气味]　辛，温，微毒。

[主治]　李时珍说：去风湿下痢便血，疮癣肿毒。

[附方]　新选常用附方九种。

1. 肠风下血。《普济方》：独子肥皂烧存性，一片为末，糕糊丸；一片为末，米饮调，吞下。

2. 下痢噤口。《乾坤生意》：肥皂荚一枚，以盐充其内。烧存性，为末，难以少许入白米粥内，食之即愈。

3. 风虚牙肿。《卫生家宝方》：老人肾虚，或因凉药擦牙致痛。用独子肥皂。以青盐实之。烧存性，研末掺之。有时入生梓脑十五文。

4. 头耳诸疮。《摘玄方》：眉癣、燕窝疮，并用肥皂（煅存性）一钱，枯矾一分，研匀，香油调涂。

5. 小儿头疮。《海上方》：因伤汤水成脓，出水不止。用肥皂烧存性，入腻粉、麻油调搽。

6. 腊梨头疮。《普济方》：不拘大人，小儿。用独核肥皂去核，填入砂糖。入巴豆二枚扎定，盐泥包、煅存性，入槟榔、轻粉五分，研匀，香油调搽。先以灰汁洗过，温水再洗，拭干乃搽，一宿见效。

7. 癣疮不愈。《杨起简便方》：以川槿皮煎汤，用肥皂（去核及内膜）浸汤时时搽之。

8. 便毒初起。《简便方》：肥皂荚捣烂、敷之。

9. 阴茎湿痒。《摄生方》：肥皂一个，烧存性，香油调搽。

附　肥皂荚核

[气味]　甘、腥、温、无毒。[主治]　李时珍说：除风气。

无　患　子
（见《开宝本草》）

[释名]　桓（见《本草拾遗》）　木患子（见《本草纲目》）　噤娄（见《本草拾遗》）　肥珠子（见《本草纲目》）　油珠子（见《本草纲目》）　菩提子（见《本草纲目》）鬼见愁

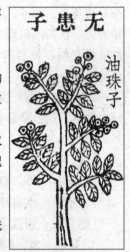

陈藏器说：桓为患字声误传。

崔豹《古今注》说：过去有神巫说瑶眊（即瞿毛，qū）能符劾百鬼，见鬼就用此木杀之。世人相传以此木为武器，与驱邪恶，故长称无患。后又误传为木患。

李时珍说：俗名鬼见愁，道家禳解方中用之。缘此义。释家取为数珠，称菩提子，与薏苡同名。篆文说其木名卢鬼木，山人称肥珠子油珠子，因其实如肥油而子圆如珠。

[集解]　陈藏器说：无患子，高山树大，子里如漆珠。

《博物志》说：桓叶似梽柳叶，核坚正黑如瑿玉，可作香缨及洗涤用。

寇宗奭说：今佛教徒取为念珠，以紫红色，小者佳。极少入药，西洛亦有。

李时珍说：生高山中，树高大，枝叶皆如椿，叶对生，五六月开白花，结实如弹子大。状如银杏及苦楝子，生青熟黄，老则纹皱。黄时肥如油炸之形状，味辛气腥且硬。其蒂下有二小子，相粘承之。实中一核，坚黑似肥皂荚之核，正圆如珠，壳红如榛与红，亦辛脂，可炒食。十月采实，煮熟去核，捣和麦面或豆面作洗澡用，去垢同于肥皂。用洗珍珠甚妙。

《山海经》说：秩周之山，其木多桓。

郭璞注说：叶似柳，皮黄不错，子似楝，置酒中饮之，辟恶气。浣衣去垢，核坚正黑，即此也。今武当山中所出鬼见愁，为树荚之子，形如刀豆子而色褐。

附　无患子子皮
（即核外肉）

[气味]　微苦，平，有小毒。

［主治］　陈藏器说：除垢，去面黯，喉痹，研纳喉中，立开，又主飞尸流注之症。

［附方］　新选常用附方二种。

1. 洗头去风。《多能鄙事》：明目，用槵子皮，皂角，胡饼，菖蒲同捶碎，浆水调弹子大。生用泡汤洗头。

2. 洗面去黯。《集简方》：槵子内皮捣烂，入白面和，丸大丸，每日用洗面，去垢及黑黯很好。

附　无患子子中仁

［气味］　辛，平，无毒。

［主治］　陈藏器说：烧之，碎邪恶气。李时珍说：煨食，辟恶去口臭。

［附方］　新选常用附方一种牙齿肿痛。《普济方》：肥珠子一两，大黄，香附各一两，青盐半两，泥固煅研，日用擦牙。

栾　华
（见《神农本草经》）

［集解］　《名医别录》：栾华生汉中川谷，五月采。

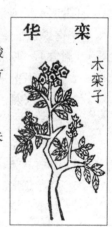

苏恭说：此树叶似木槿而薄细，共芝似槐，而稍长大。子壳似酸浆，中有实如熟豌豆，圆黑坚硬，可以为数珠。五、六月收花，南方人用以染黄，又疗目赤烂。

苏颂说：今南方及汴中圆亦有。

寇宗奭说：长安山中也有，其子称木栾子，携至京都为数珠，未见入药。

［气味］　苦，寒，无毒。

徐之才说：失明为之使。

［主治］　《神农本草经》说：目痛泪出伤眦，消目肿。

苏恭说：配合黄连作煎，疗目赤烂。

无　食　子
（见《唐本草》）

［释名］　没石子（见《开宝本草》）　墨石子（见《雷公炮炙论》）　麻茶泽

李珣说：外国人每食以代果，故称没食子，因《梵书》无与没同音，今人称为墨石。没石为音误传。

［集解］　苏恭说：无食子生西戎沙碛间，树似柽。掌禹锡说：按殷成式《酉阳杂俎》说：无食国出波斯国，称为摩泽树，高六丈，围八尺叶似桃叶而长，三月开白花，心微红。子圆如弹丸，初青，熟则黄白，虫蚀成孔者入药用，其树一年生无食子，一年生拔屡子，大如指长三寸，上有壳，中仁如栗黄可食。

李时珍说：按《方舆志》说：大食国有树一年生如栗子而长，名蒲卢子，可食。次年则生麻荼泽，即没石子，间年互生。

《大明一统志》说：没石子出大食诸地，树如樟，实如茅栗。

附　无食子子

［修治］　雷敩说：凡使勿犯铜铁，并被火惊，用颗小，无枳米者妙。用浆水置于砂盆，中研令尽，焙干再研，如乌犀色入药。

［气味］　苦，温，无毒。

［主治］　《唐本草》：赤白痢，肠滑，生肌。

李珣说：肠虚冷痢，益血生精，和气安神，乌发，治阴毒痿，烧灰用。

马志说：温中，治阴疮阴汗，小儿疳䘌，冷滑不禁。

［发明］　寇宗奭说：没石子，合他药染须，亦可造墨。

李珣说：张仲景用治阴汗，烧灰，先以汤洗，布裹灰扑之。

［附方］　旧有附方三种，新选常用附方五种，共八种。

1. 血痢不止。《普济方》：没石子一两为末，饭丸小豆大，每饭前米汤饮下五十丸。

2. 小儿久痢。《宫气方》：没石子二个，熬黄研末，作馄饨食。

3. 产后下痢。《子母秘录》：没石子一个。烧存性研末，冷即酒服，热即饮下，日二次。

4. 牙齿疼痛。《圣济总录》：绵裹无食子末一钱咬之，诞出吐去。

5. 鼻面酒齄。《危氏得效方》：南方没石子有孔者，水磨成膏，夜夜涂之。

6. 口鼻急疳。《千金方》：没石子末，吹下部，即瘥。

7. 大小口疮。《太平圣惠方》：没石子（炮）三分，甘草一分，研末掺之。若新生儿则少许置乳上呿之。入口即啼，不过三次。

8. 足趾肉刺。《奇效方》：无食子三枚，肥皂荚一根，烧黄存其药性为末，以醋和敷，立效。

诃　黎　勒
（见《唐本草》）

［释名］　诃子

李时珍说：诃黎勒，《焚书》说为天子持来。

[集解] 苏恭说：诃黎勒生交州。

苏颂说：今岭南皆有，广州最多，树似木槵，花白。子形似以栀子，橄榄、青黄色，皮肉相差。七、八月实熟时采，六路者佳。

《岭南异物志》说：广州法性寺有四五十株，子极小而味不涩，皆是六棱，每年州贡，即用此寺。寺内有古井，木根蘸水，水味不咸，每子熟时，有佳客至，则院僧煎汤以请之。方法用新摘诃子五枚，甘草一寸破之，与井水同煮，色如新茶，今其寺说是乾明古寺，尚存旧木有六七株。南海风俗以此汤为贵，然煎之不必完全与古法同。诃子未熟时，风飘坠者，称随风子，晒干收，益小者佳，当地人以其珍贵。

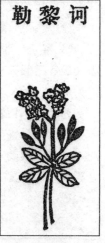

勒黎诃

萧炳说：波斯舶上来者，六棱黑色目肉厚。雷敩说：凡使勿用毗黎勒，个个毗头。苦诃黎勒纹理只有六路。若或多或少，皆为杂路勒，圆而露，纹理有的为八棱至十三棱，称榔精勒。涩不堪入药用。

[修治] 雷敩说：凡用诃黎勒，洒浸后蒸一昼夜，刀削去棱，取肉锉焙用，用核则去肉。

[气味] 苦，温，无毒。

甄权说：苦，甘。

萧炳说：苦，酸。

李珣说：酸，涩，温。

王好古说：苦，酸，平，苦重酸轻，味厚，为阴，沉降。

[主治] 《唐本草》：冷气，心腹胀满下食。

甄权说：破胸膈结气，通利津液，止水道，乌发。

萧炳说：下腹中积存宿物，止肠澼久泄，赤白痢。

《日华诸家本草》：消痰下气，化食开胃除烦治水，调中，止呕吐霍乱，心腹虚痛，奔豚肾气，肺气喘急，五膈气，肠风泻血，崩中带下。漏胎，胎动欲生，胀闷气喘。患痢连肛门急痛，产妇阴痛，和蜡烧烟熏之，及煎汤熏洗。

苏颂说：治痰嗽咽喉不利，含三数枚。

朱震亨说：实大肠，敛肺降火。

[发明] 寇宗奭说：诃黎勒，气虚人亦宜缓缓煨热少服。此物虽涩肠而又泄气。

李杲说：肺苦气上逆，急食苦以泻之，为降而下走，气实者宜之。若气虚者，慎服，又治火邪伤肺，遂郁遏胀满。其味酸苦，有收敛降火之功。

李时珍说：诃子同乌梅，五倍子用则收敛。同橘皮，厚朴用则下气。同人参用则能补肺治咳嗽。李东垣说：嗽药不用者，亦并非正确。但只有久咳者，方可用。

《嵇含草木状》说：作汤饮久服。乌发。

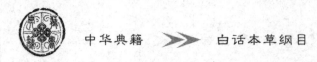

李珣说：诃黎皮主嗽，肉主眼涩痛。波斯人将诃黎勒，大腹等在船舶上，用防止疾病发作时不虞。有时遇大鱼放涎滑水中数里，船不能通，乃煮此洗其涎滑。不久化为水，并可治气消痰。

唐慎微说：《金光明经》"流水长者子除病品"说：热病下药，服诃黎勒。

《广异记》说：高仙芝在大食圆得诃黎勒，长五寸，置抹肚中，便觉腹中痛，泻利十余次。后问大食长老，说：此物若人携带则一切病消，泻利出的为恶物。诃黎勒被识为贵品、后又被贬，而失传。

苏颂说：诃黎勒主痢。《唐本草》未载。张仲景治气痢有方。

唐·刘禹锡《传信方》说：我曾患赤白痢，服诸药不瘥，转为白脓。令狐将军传此方：用诃黎勒三枚，两炮一生，并取皮为末，以沸浆一合服，若只水痢，加一钱半甘草末，以沸浆一合服，若只水痢，加一钱半甘草末，若微有脓血。加二钱，血多加三七钱。

[附方] 旧有附方十种。新选常用附方五种，共十五种。

1. 下气消食。《食医心镜》：河勒一枚为末，瓦器中水一大升，煎开后下药再煎，如麹尘色，入少盐，饮。

2. 一切气疾。《千金方》：宿食不消，诃勒一枚，入夜含之，至天明嚼咽。

又方：河黎三枚，湿纸包，煨热去核，细嚼，以牛乳下。

3. 气嗽日久。《经验方》：生河黎一枚，含之咽汁，瘥后口爽，不知食味，如煎槟榔汤一碗服，立便有味，此知连州成密方。

4. 呕逆不食。《广济方》：诃黎勒皮二两，炒研，糊丸梧子大。空腹汤服二十丸，日三服。

5. 风痰霍乱。《外台秘要》：食不消、大便涩。诃黎三枚，取皮为末，和酒一次服。

6. 小儿霍乱。《子母秘录》：河黎一枚，为末，开水服一半，未止再服。

7. 小儿风痰。《全幼心鉴》：壅闭。语言不出，气促喘闷，手足动摇。诃子（半生半炮，去核）大腹皮等分，水煎服，名二圣散。

8. 风热冲顶。《外台秘要》：热闷，诃黎二枚为末，芒硝一钱，同入醋中，搅动令消，摩涂热处。

9. 气痢水泻。《图经本草》：诃黎勒十枚面裹，塘火煨热，去核研末，粥饮一次服。亦可饭丸服。一加木香。

又长服方：诃勒，陈橘皮，厚朴各三两，捣筛，蜜丸梧子大，每服二十丸，白开水下。

10. 水泻下痢。《太平圣惠方》：诃勒（炮）二分，肉豆蔻一分，为末，米汤饮每服二钱。

11. 下痢转白。《普济方》：诃子三个，二炮一生，为末，开水调服。水痢加甘草末一钱。

12. 赤白下痢。《赵原阳济急方》：诃子十二个，六生六煨，去核，焙为末。赤痢，生甘草汤下；白痢，炙甘草汤下。不过再服。

13. 妒精下疳。洪迈《夷坚志》：大诃子烧灰，入麝香少许。先以米泔水洗，后搽之。或以荆芥、黄檗、甘草、马鞭草、葱白煎汤洗亦可。过去方士周守真治唐靖烂茎一二寸，用此取效。

附　诃黎勒核

[主治]　苏颂说：磨的蜜注目，去风赤涩痛，神良。
李时珍：止咳及痢。

附　诃黎勒叶

[主治]　李时珍说：下气消痰，止渴及泻痢，煎饮服，功同诃黎。
唐代包佶有病中谢李吏部曾赠送诃黎勒叶诗一首。

婆　罗　得
（见《开宝本草》）

[释名]　婆罗勒
李时珍说：婆罗得、《梵书》叫重生果。
[集解]　李珣说：婆罗得生西海及波斯国。树似中华柳树，子如蓖麻子，方家多用之。
李时珍说：按王焘《外台秘要》：婆罗勒似蓖麻子。但以指甲爪之，有汁出。

附　婆罗得子

[气味]　辛，温，无毒。
[主治]　陈藏器说：冷气块，温中，补腰肾，破痃癖，乌发。
[附方]　新选常用附方一种。
拔白生黑。孟诜《近效方》：婆罗勒十颗去皮取汁，熊脂二两，白马鬐膏（炼过）一两生姜（炒）一两，母丁香半两，二味为末，和匀，每次拔白发时点头，揩令入肉际中，乌黑发，此为严中丞所用方。

榉
（见《名医别录》）

[释名]　榉柳（见《本草衍义》）　鬼柳

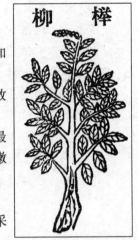

柳 椿

李时珍说：其树高举。木如柳，故名，山人误传为鬼柳。

郭璞说《尔雅》作柜柳，言似柳，皮可煮饮。

[集解] 陶弘景说：椿树山中处处皆有，皮似檀、槐，叶如栎、槲。

苏恭说：常生溪涧水侧。叶似樗而细长，树大者连抱，高数仞，皮极粗厚，几乎不似檀。

寇宗奭说：椿木今人称椿柳，其叶似柳非柳。似槐非槐。最大者，高五六丈，二三人合抱。湖南北很多，但不能为药材。嫩皮取以编制盛物器具及箕唇。

李时珍说：椿材红紫，作箱，桌案之类佳。

郑樵《通志》说：椿为榆类而枞烈。其实如榆钱。乡下人采其叶为甜茶。

附 椿木皮

[修治] 雷敩说：凡使勿用树龄四年者无力，用二十年以来心空者。其树只有半边，向西生者良，剥去粗皮，细锉蒸。从乙时至未时，出焙干用。

[气味] 苦，大寒，无毒。

[主治] 李时珍引《名医别录》：时珍头痛，热结在肠胃。

陶弘景说：夏日煎饮，去热。

苏恭说：俗用煮汁服，疗水气，断痢。

《日华诸家本草》：安胎，止妊娠腹痛。山椿皮：性平，治热毒风肿毒。

[附方] 旧有附方一种，新选常用附方四种，共五种。

1. 通身水肿。《太平圣惠方》：椿树皮煮汁。日饮。

2. 毒气攻腹。《肘后方》：手足肿痛，椿树皮和槲皮煮汁，煎如饴糖，以椿皮煮浓汁化饮。

3. 蛊毒下血。《千金方》：椿皮一尺，芦根五寸，水二升，煮一升，一次服。当下蛊出。

4. 小儿痢血。《古今录验方》：梁州椿皮二十分（炙），犀角十二分，水三升，煮取一升，分三服。

5. 飞血赤眼。《圣济总录》：椿皮（去粗皮、切）二两、古钱七文，水一升半，煎七合，去滓热洗，每日二次。

附 椿叶

[气味] 苦，冷，无毒。

[主治] 苏恭说：捋贴火烂疮。

《日华诸家本草》：治肿烂恶疮。盐捣敷用之。

柳
（见《神农本草经》）

[释名]　小杨（见《说文解字》）　杨柳

陶弘景说：柳即今日的水杨柳。

苏恭说：柳与水杨柳不同。水杨叶圆大而尖。枝条短硬。柳叶细长而青绿，枝条长软。陶弘景说柳为水杨，是错的。

陈藏器说：江东人通称杨柳，北方人不说杨。杨树枝叶短，柳树枝叶长。

李时珍说：杨枝硬而扬起，故称杨。柳枝弱而垂流。此一类二种。应以苏恭之说。

按《说文解字》：杨，蒲柳，从木，易声，柳为小杨，从木戼声，易音阳，戼音酉。

《尔雅》说：杨为蒲柳，旄为泽柳，柽为河柳，同此，则杨可称柳，柳亦可称杨。故今南人称杨柳。

俞宗本《种树书》说：顺插为柳，倒插为杨。其说牵强，失扬起之义。

寇宗奭说：释家称为尼俱律陀木。

[集解]　《名医别录》：柳华生琅邪川泽。

苏颂说：处处皆有，俗说杨柳，并非一类：蒲柳即水杨，枝劲韧可为箭筜，多生河北。杞柳生水旁，叶粗而白，木理微赤，可制为车毂；今人取其细条，火逼令柔，屈作箱箧，孟子所谓杞柳为桮棬者，鲁地及河朔尤多，柽柳见本条。

李时珍说：杨柳，纵横侧顺插之皆生。春初生柔荑，开黄蕊花。至春晚叶长成后，花中结细黑子，蕊落则絮出。如白绒，因风而飞，子着衣物能生虫，入池沼即化为浮萍，古时春取榆，柳之火。

陶朱公说：种柳千树，可使柴炭充足，其嫩芽可作饮汤。

附　柳华

[释名]　柳絮（见《神农本草经》）

[气味]　苦，寒，无毒。

[主治]　《神农本草经》：风水黄疸，面热黑。

《名医别录》：痂疥恶疮金疮。柳实：至溃痈，逐脓血。子汁：疗渴。

甄权说：华，立止血，治湿痹，四肢挛急肢痛。

[发明] 陶弘景说：柳华熟时，随风状如飞雪，当用其未舒展时，子亦随花飞，应取水渍汁。

陈藏器说：《神农本草经》以柳絮为花，这是非常错误的。花即初发时黄蕊，其子为飞絮。

陈承说：柳絮可以捍毡，代羊毛为茵褥，柔软性凉，宜与小儿卧尤佳。

寇宗奭说：柳花黄蕊平时絮方出，收贴灸疮良。絮之下连及小黑子，因风而起，得水温便为花，称柳花如雪，还是错误的。应依陈藏器之说，又有实及子汁等文字，诸家不解，现已遗失。

李时珍说：《神农本草经》说治风水黄疸，为柳花。《名医别录》说主治恶疮金疮，溃痈逐脓血；《药性论》说止血疗痹为柳絮及实。花乃嫩蕊，可捣汁服。子与絮速，难以分别，只可贴疮止血裹痹之用。人们所说的子汁疗渴病，就是柳连絮浸渍。研汁服。

崔寔《四民月令》说：三月三日及上除日，采絮愈疾，则入药多用絮。

[附方] 新选常用附方六种：

1. 吐血咯血。《经验方》：柳絮焙研。米汤服一钱。

2. 金疮血出。《外台秘要》：柳絮封口、血止。

3. 面口脓疮。《普济方》：柳絮、腻粉等分，以灯盏油调涂。

4. 走马牙疳。《保幼大全》：杨花烧存性，入麝香少许，搽。

5. 大风疠疮。《孙氏集效良方》：杨花（四两、捣成饼，贴壁上，待干取下，米泔水浸一小时起，瓦焙研末）二两，花蛇、乌蛇各一条（去头尾、酒浸取肉），全蝎、蜈蚣、蟾酥、雄黄各五钱，苦参、天麻各一两，为末，煎麻芝取汁熬膏和。丸梧子大，朱砂为衣。每服五十丸，温酒下。一日三次服。

6. 脚多汗湿。《摘玄方》：杨花着鞋内及袜中穿。

附 柳叶

[气味] 同华

[主治] 《名医别录》：恶疥痂疮马疥。煎煮洗，立愈。又疗心腹内血，止痛。

陶弘景说：煎水外洗漆疮。

《日华诸家本草》：天行热病，骨蒸劳，下水气。煎膏，续筋骨，生肌止痛。主服金石人发大热闷，汤火疮毒入腹热闷，及疔疮。

李时珍说：疗白浊，解丹毒。

[附方] 旧有附方一种，新选常用附方五种，共六种。

1. 小便白浊。《集简方》：清明柳叶煎汤代茶，以愈为度。

2. 小儿丹烦。《子母秘录》：柳叶一个水一斗，煮取汁三升，搨洗赤处。每日七次。

3. 眉毛脱落。《太平圣惠方》：垂柳叶阴干为末，每姜汁于铁器中调，夜夜摩之。

4. 卒得恶疮。《肘后方》：不可名识者，柳叶或皮，不煮汁，入少盐，频洗。

5. 面上恶疮。方同上。

6. 痘烂生蛆。《李楼奇方》：嫩柳叶铺度上卧之，蛆尽出而愈。

附　柳枝及柳根白皮

[气味]　同华。

[主治]　苏恭说：痰热淋疾，可为浴汤，洗风肿瘙痒。煮酒，漱齿痛。

陈藏器说：小儿一日，五日寒热，煎枝洗。

李时珍说：煎服，治黄疸白浊，酒煮，熨诸肿痛，去风止痛消肿。

[发明]　苏颂说：柳枝皮及根亦入药。葛洪《肘后方》：治痈疽，肿毒。妨乳等多用。

《韦宙独行方》：主疗疮及反花疮，并煎柳枝叶作膏涂之，今人作浴汤，膏药，牙齿药，亦用其枝为最要之药。

李时珍说：柳枝去风消肿止痛，其嫩枝削为牙杖，涤齿甚妙。

[附方]　旧有附方十种，新选常用附方十种，共二十种。

1. 黄疸初起。《外台秘要》：柳枝煮浓汁半升。一次服。

2. 脾胃虚弱。《杨起简便方》：不思饮食，食下不化，病似翻胃噎膈，清明日取柳枝一大把熬汤。煮小米做饭，洒面滚成珠，晒干。袋悬风处。每用烧滚水随意下米，米沉住火，少时米浮，取看无硬心则熟，可一次食。久则面散不粘。名络索米。

3. 走注气痛。《姚增坦集验方》：气痛之病，忽有一处如被人打扑之状，不可忍受，走注不定。安静时，其处冷如霜雪，此皆为暴寒伤害的结果。以白酒煮杨柳白皮。暖熨之。有赤点处，刺出血妙，凡诸卒肿急痛，熨之皆即止。

4. 风毒卒肿。方同上。

5. 阴卒肿痛。《集验方》：柳枝（三尺长）二十枚，细锉，水煮极热，以旧帛裹包肿处，仍以热汤洗。

6. 项下瘿气。《范汪方》：水涯露出柳根之十斤，水一斛，煮取五升，以糯米三斗，如常酿酒，每日饮。

7. 齿龈肿痛。《太平圣惠方》：垂柳枝、槐白皮、桑白皮、白杨皮等分煎水，热含令吐。

又方：柳枝、槐枝、桑枝煎水煎膏，入姜汁、细辛、川芎末，每用搽牙。

8. 风虫牙痛。《古今录验》：杨柳白皮卷如指大，含之咀，以汁渍齿根，数过即愈。

又方：柳枝一把锉，入少盐花，浆水煎，含之甚验。

又方：柳枝锉一升，大豆一升，合炒，豆熟，瓷器盛之。清酒三升，渍三日，频含漱涎三日愈。

9. 耳痛有脓。《斗门方》：柳根细切。熟捣封之，干即换。

10. 漏疮肿痛。柳根红须，煎水日洗。

《摘玄方》：用杨柳条罐内烧烟熏之，出水即愈。

11. 乳痈妒乳。《肘后方》：初起坚紫，柳根皮熟捣火温，帛裹熨之，冷更换。

12. 反花恶疮。《太平圣惠方》：肉出如饭粒，根深脓溃。柳枝叶三斤，水五升，煎汁二升，熬如锅，每日三次涂之。

13. 天灶丹毒。《外台秘要》：赤从背起，柳木灰，水调涂。

14. 汤火灼疮。《肘后方》：柳皮烧灰涂之，亦可以根白皮煎猪脂，频频敷之。

15. 痔疮如瓜。《本事方》：肿痛如火，柳枝煎浓汤外洗。艾灸之五壮，王及郎中病此，驿吏用此方灸之，觉提气入肠，大下血秒至痛，一会遂消，驰马而去。

附　柳胶

[主治]　李时珍说：恶疮，及结沙子。

柽柳（音侦）
（见宋《开宝本草》）

[释名]　赤柽（见《日华诸家本草》）　赤杨（《见古今注》）　河柳（《见尔雅》）雨师（见《诗疏》）　垂丝柳（见《本草纲目》）　人柳（见《本草纲目》）　三眠柳（见《本草衍义》）　观音柳

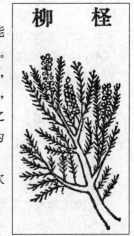

李时珍说：按《罗愿尔雅翼》所说，天将下雨之时，柽柳能先知道，起气而相呼应，又能经负霜雪而不凋零，为木中之圣者。所以"柽"字从"圣"，又名"雨师"。有人说：得雨则垂垂如丝，应当称作"雨丝"。又《三辅故事》说：汉武帝时皇苑中有一柳，形状像人，号称"人柳"，一天之中三起三眠，这样说来，柽柳之"圣"就不仅仅具有预知下雨和负霜雪的本事了，今人还俗称为"长寿仙人柳"，也叫"观音柳"，意指观音菩萨用此来洒水。

寇宗奭说：今人称为"三春柳"，是因为它一年之中秀丽三次的缘由。

[集解]　马志说：赤柽木生于河西沙地。皮赤色，细叶。

掌禹锡说：《尔雅》称柽柳为河柳，郭璞注说为现今河旁赤茎的小杨。陆玑《诗疏》说：生于水旁，皮赤如绛，枝叶如松。

李时珍说：柽柳干小枝弱，插栽易活。赤皮，细叶如丝，婀娜可爱。一年三次开花，花穗长三至四寸，水红色如蓼花。南齐时，益州府曾上献蜀柳，条长，状如丝缕，即是此柳。段成式《酉阳杂俎》载：凉州有一种赤白柽，用大者烧成炭，其灰汁可以煮铜而变化为银。故《沈炯赋》载：柽似柏而有香气。《王祯农书》载：山柳赤而脆，河柳白而明，所以说柽柳又有白色的种类。

寇宗奭说：汴京有很多柽柳，河西将士用其光滑的枝条做成鞭子。

附　柽柳木

［气味］　甘，咸，温，无毒。

［主治］　《开宝本草》载：剥驴马肉时，其血入人体中毒，取柽柳木片用火炙熨，并煮汁浸之。

附　柽柳枝叶

李时珍说：消痞满，解酒毒，利小便。

［附方］　新方三种。

1. 腹中有痞满积聚。《卫生易简方》载：观音柳煎汤，露天放置一夜，五更时空腹饮数次，痞满自消。

2. 由风邪所致的一切疾病，不用多问。《普济方》载：柽柳叶半斤（切碎，枝也可用），荆芥半斤，加水五升，煮至二升，澄清，再加入白蜜五合，竹沥五合，用新瓶盛装，油纸密封，在重汤中再煮一昼夜的时间。每服一小盏，每日服三次。

3. 饮酒过多则致病。《卫生易简方》载：用长寿仙人柳晒干为末，每服一钱，温酒调下。

附　柽乳（即脂汁）

［主治］　《开宝本草》载：合质汗药，治疗刀枪等金属器械造成的伤口。

水　杨
（见《唐本草》）

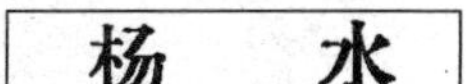

［释名］　青杨（见《本草纲目》）　蒲柳（见《尔雅》）　蒲杨（见《古今注》）　蒲移（音移）　移柳（见《古今注》）　萑苻（音丸蒲）。

李时珍说：水杨枝硬而向上扬起，所以称作“杨”。多长在水边草地，所以有水杨、蒲柳、萑苻的名称。

［集解］　苏恭说：水杨叶圆阔而尖，枝条短硬，与柳完全不一样。柳叶狭长，枝条长软。

苏颂说：《尔雅》称“杨”为蒲柳，其枝坚劲有韧性，可做成箭杆。《左传》所说的董泽之蒲，又叫做萑苻。今河北沙地生长较多。杨柳的种类也多。崔豹《古今注》说：白杨叶圆，青杨叶长，柳叶长而细，移杨叶圆而弱。水杨就是蒲柳，也叫做蒲杨，叶似

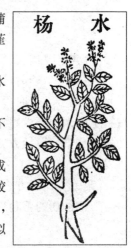

青杨，茎可做成箭。赤杨霜降时则叶变红，木材纹理也变红。然而现在的人很少能分辨出来。

汪机说：苏恭说水杨叶圆阔，崔豹说蒲杨似青杨，而青杨叶是长的，二者似乎不是同类。

李时珍说：按陆玑《诗疏》所说，蒲柳有两种，一种皮正青色，一种皮正白色。可以做箭，北方土地尤其多，蒲柳花是一样的。

附　水杨枝叶

[气味]　苦，平，无毒。

[主治]　《唐本草》说：赤白痢疾日久，把水杨枝叶捣成汁，每服一升，日服二次，有很大疗效。

李时珍说：主治痈肿痘毒。

[发明]　李时珍说：水杨根治痈肿，所以近人用其枝叶治痘疮。魏直《博爱心鉴》说：痘疮数日后才顶部凹陷，疮内浆液滞留，或外感风寒阻滞的情况下，宜用水杨枝叶（无叶用枝代）五斤，随加流动的水一大釜（锅），水煎后温洗痘疮。如感觉发冷，继续加水温洗，慢慢地可以看到在周围渐起的晕线，说明痘疮内浆液流动了。如晕丝表现不完全，再继续洗浴。如身体虚弱，只洗头、面、手、足。如屡次洗浴晕丝仍不起，说明气血已经衰败，不要再洗了。痘疮初起及痒而塌陷，都不可洗浴。痘疮浆液滞留，是由于气涩血滞、腠理固密，或风寒外阻所致。洗浴可使暖气而行全身，和畅郁蒸，气血通彻，常常随暖气而行发，血管充盈，浆液贯满，功劳不浅。如果内服助气血药，借温浴而升气血，其效更速，风寒也无力阻滞了。魏直见一老妇人在村中用此法有效验，叩门求得其方，行之百发百中，守慎而不轻易变法，确实有谐和之妙理。黄钟一动而蛰虫启户，东风一吹而坚冰化解，同表示一个春天。许多书上都无此法，所以详细著述。

附　水杨木白皮及根

[气味]　同花。

[主治]　李时珍说：刀枪创伤的疼痛苦楚，乳痈及一切肿痛，痘疮。

[发明]　李时珍说：按李仲南《永类铃方》所说，有人治乳痈，用一根药条生擂后帖子疮面，病人感觉其热如火，再贴一次痈疮就变平了。寻求其方法，就是水杨柳的根。葛洪《肘后方》治疗乳痈就用柳根。如此说来，杨与柳的性能与气味相差不大，可以通用。

[附方]　新方一种。

刀枪创伤的苦楚疼痛。《千金方》载：用水杨木白皮熬干碾末，用水调服。

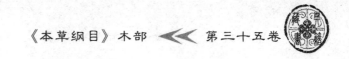

附 松实

（见果部）

附 松艾纳

（见草部苔类桑花下）

附 松蕈

（见菜部吾蕈下）

白　　杨（见《唐本草》）

[释名]　独摇

寇宗奭说：白杨木微白色，所以叫"白杨"，而不是粉白色。

李时珍说：郑樵《通志》说，白杨有一名叫"高飞"，与栘杨同名。现大众化的称呼栘杨为白杨，而且白杨也因风吹而独自摇动，所以二者得到同名。

[集解]　苏恭说，白杨叶圆大，蒂小，无风时常独自摇动。

陈藏器说：白杨在北方极多，在土山墓地等处，树大皮白。无风而自动的品种，是栘杨而不是白杨。

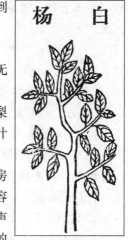

苏颂说：今处处有之，北方尤其多见。白杨很高大，叶圆如梨叶，皮白色，木似杨，采伐无定时，崔豹《古今注》说"白杨叶圆，青杨叶长"。

寇宗奭说：陕西甚多，今永乐店与耀县之间居住的人修盖房屋，多用此木。其根易活，砍木时碎木片落入土中即能生根，故容易繁殖，这是水土条件相适宜的缘故。风一刮来，叶便发出大的声响如雨声。有人说无风自动，其实没有此事。但微风吹来，孤零的叶片则往往独自振动开来，由于蒂细而长，叶重而大，这种势态使其必然出现摇动。

李时珍说：白杨木高大。叶圆似梨叶而肥大有尖，叶面青色而有光滑，背面为甚白色，有锯齿。白杨木的肌理细白，性质坚硬而直，用做梁和栱，永久不会弯曲。与栘杨是一类中的二种，治病之功也大致相似。嫩绿的白杨叶可使荒凉之地改观，老叶则可作为酒麹料。

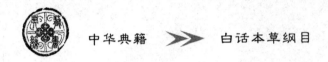

附　白杨木皮

[修治]　雷敩说：在使用的时候，先用铜刀刮去粗皮后蒸，从巳时到未时。以布袋盛，挂屋东角，待干后使用。

[气味]　苦，寒，无毒。

《大明本草》说：酸，冷。

[主治]　《唐本草》说：毒风脚气肿，四肢迟缓力弱不随意，毒气游走在皮肤中，痰浊癖阻等，用酒浸渍后服。

陈藏器说：去除风痹宿血，折伤，血瘀在骨肉间，痛不可忍，及皮肤风瘙痒肿，与五木混杂后水煎为汤液，浸泡病损处。

《大明本草》说：治扑损淤血，与酒同煎服。煎膏，可接续筋骨。

李时珍说：水煎汤液每日饮，止孕妇下痢。煎醋含漱，止牙痛。水煎浆液加入盐含漱，治口疮。煎水酿酒，消瘿瘤。

[附方]　旧方一首，新方一首。

1. 妊娠下痢。《千金方》载：用白杨皮一斤，水一斗，煮取二升，分三次服用。

2. 颈项有瘿瘤。《崔氏方》载：用秫米三斗烧熟，圆叶白杨皮十两，不要见风，切碎，加水五升，煮取二升，再加渍麴末五两，如同日常酿酒。每日晨起服一盏，日二次。

附　白杨枝

[主治]　李时珍说：消腹痛，治口角生疮。

[附方]　旧方二首，新方一首。

1. 口角烂疮。《外台秘要》载：用白杨嫩枝在铁锅上烧成灰，与油脂调和后外敷。

2. 腹满癖坚如硬石而多年不消。《外台秘要》载《必效方》：用东南方向的白杨枝去掉粗皮，在避风处锉成细末五升，熬黄，用五升酒淋湿，再用绢袋盛滓，还放入酒中，密封后再放一宿。每服一合，每日三次。

3. 面色不白。《圣济总录》载：用白杨皮十八两，桃花一两，白瓜子仁三两，共研为末。每服五分，每日三次。五十天后，面及手足皆变白。

附　白杨叶

[主治]　李时珍说：龋齿，煎水含漱。又治骨疽长期在进展，骨从肉中露出，用白杨叶频捣外敷。

枎栘（音夫移）
（见《本草拾遗》）

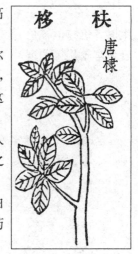

[释名] 栘杨（见《古今注》） 唐棣（见《尔雅》） 高飞（崔豹记载） 独摇

李时珍说：栘与白杨同类，所以得到"杨"的名称。按《尔雅》所说，唐棣就是栘。崔豹说江东称栘杨为夫移。圆叶弱蒂，微风则大摇，故名高飞，又叫独摇。陆玑认为唐棣就是郁李，这是错误的。郁李是常棣，不是唐棣。

[集解] 陈藏器说：枎栘木生长于江南山谷。树大十多人才能围住，无风时叶也动，花反向而后面闭合，有诗说"棠棣之华，偏其反而"。

李时珍说：栘杨与白杨是同类中的两种，现今南方通称为白杨，所以老百姓有"白杨叶，有风掣，无风掣"的说法。其入药的功效大抵相近。

附 枎栘木皮

[气味] 苦，平，有小毒。

[主治] 陈藏器说：去风入血脉、脚气疼痹，腕踝损伤淤血，痛不可忍，取枎栘白皮用火烤炙，酒浸后服用。和五种木皮同煮汤液，消除脚气，治冻疮，杀虫及风湿瘙痒。烧成炭，放酒中，令味纯正，经久不坏。

[发明] 李时珍说：白杨、栘杨皮，并杂五木皮煮汤，浸泡治疗损伤痹证各种痛肿。

所谓五木，是指桑、槐、桃、楮、柳，并能祛风和血。

[附方] 新方一首。

妇人白崩（阴道突然流出大量白色黏液）。《集简方》载：用枎杨皮半斤，牡丹皮四两，升麻、牡蛎（煅）各一两。每用一两，酒二盅，煎成一盅，饭前服。

松 杨
（见《本草拾遗》）

[校正] 并入《唐本草》椋子木。
[释名] 椋子木（音凉）

李时珍说：其材如松，其身如杨，故名松杨。《尔雅》说：椋即来，其阴可荫凉，故称椋木。

陈藏器说：江西人称之为凉木，松杨县因此而得名。

[集解]　陈藏器说：松杨生长于江南林落间。树大，叶如梨形。

马志说：椋子木，叶似柿，两片叶形状相似。子细圆如牛李，生时青色熟时黑色。其木坚硬沉重，煮汁色赤。郭璞说：椋材适合做车轮周围的框。八月、九月采木，晒干后用。

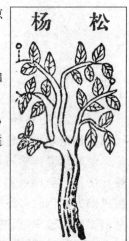

附　松杨木

[气味]　甘，咸，平，无毒。

[主治]　《唐本草》载：骨折创伤，破除恶血，生养好血，安胎止痛，生肌长肉。

附　松杨木皮

[气味]　苦，平，无毒。

[主治]　陈藏器说：泻水样痢疾，不论有无寒热，浓煎松杨木皮使呈黑色，服一升。

榆（音俞或由）
（见《神农本草经》上品）

[释名]　零榆（见《神农本草经》）白者名枌

李时珍说：按王安石《字说》所说，榆渖俞柔，故叫做榆。枌有分的道理，故叫做枌。因榆荚常常飘落，故叫做零榆。

[集解]　《名医别录》载：榆生长于颖川山谷中的皮好。二月采集，取白皮曝晒干燥。八月采实。中间不要潮湿，湿则伤人。

陶弘景说：此即今天的榆树，取皮刮去表面的赤皮，也可临时用一下，药性非常滑利。初生的荚仁，用来做糜羹，令人多睡，正如嵇康所说"榆令人暝"。

苏恭说：榆三月籽实成熟，找寻时即已落地。今说八月要实，恐怕有误。

陈藏器说：江东无大榆。有一种叫刺榆，秋天籽实成熟。所以经说"八月采"是错误的。刺榆，皮不滑利。

苏颂说：榆到处都有。三月生荚，古人采仁用做糜羹，今没人再吃，只有用陈久又老的籽实做酱。按《尔雅疏》所说，榆类有数十种，叶皆相似，但皮及木理不一样。刺榆有针刺如柘，其叶如榆，煮便成蔬羹，比白榆滑利，即《尔雅》所说的"枢，茎"，《诗经》所说的"山有枢"。白榆先长叶，后长荚，皮白色，每年二月剥皮，刮去粗皱，里面极光滑色白，也就是《尔雅》所说的"榆，白枌"。农民在饥荒的年代里把榆皮做成粉，当粮食吃，对人无损害。每年四月采摘籽实。

寇宗奭说：榆皮，初春时先长荚。嫩时即采收，贮备做羹吃。嘉祐年间，丰沛县人缺少食物时多用榆荚充饥。

李时珍说：邢昺《尔雅疏》说，榆有数十种，现在的人不能完全鉴别开，只知道荚榆、白榆、刺榆、榔榆数种。荚榆、白榆都属于大榆，有赤、白三种。白者名枌，其木甚高大。未长叶时，枝条间先生榆荚，形状似铜钱而小，色白成串，俗称榆钱。后才生叶，似山茱萸的叶而且长，尖锐润泽。嫩叶油炸、浸泡淘洗过可以食用。故《内则》说：堇、苴、枌、榆、免、薧、滫瀡以滑之。每年三月采集榆钱可做羹，也可收藏至酿酒。煮过晒干可做酱，即榆红酱。崔寔《月令》篇所说的酱鲼（音牟偷），就是榆钱。山榆的荚名叫芜荑，与榆钱相近，但味稍苦。所有榆都有能扇地的特点，所以其下的土地不能种植五谷。古人春天用榆木来取火。今人采用榆白皮做成榆面，水调后与香剂混合，粘滑程度强于胶和漆。

陈承说：榆皮湿捣成糊状，用来粘瓦石极有力量。汴京（今开封）和洛阳人用石头做碓（舀末用具）嘴，用此当胶用。

附　榆白皮

[气味]　甘，平，滑利，无毒。

[主治]　《神农本草经》载：治疗大小便不通，利水道，除邪气。长期服用，控制食谷，减轻体重而不饥。对于身体壮实的人尤其适合。

《名医别录》载：疗除肠胃邪热之气，消肿，治小儿头疮结痂疕疡。

《大明本草》载：通经脉。捣涩，外敷癣疮。

甄权说：滑胎，利五淋，治齁喘（带有哮吼声的气喘），疗失眠。

孟诜说：生皮捣，和三年醋滓，外敷突发红肿，女人妒乳肿（又名螳螂子），一天换药六七次，有效。

李时珍说：利窍，渗湿热，行津液，消痈肿。

[发明]　孟诜说：高昌人多把榆白皮捣成末，和菜切碎一起吃，味道甚美，令人增加食欲。仙家常服，服丹石的道家也常服，为的是疏利关节。

李时珍说：榆皮、榆叶，性皆滑利下降，是手足太阳、手阳明经的药。所以凡人小便不通、五淋肿满、喘嗽不眠、经脉胎产诸证都适宜。《本草十剂》说：滑可去除粘着，是冬葵子、榆白皮的属性。也是取其利窍渗湿热、消留滞的有形之物的功效。气盛而壅滞者适宜。若胃寒而虚的人久服，渗利太过恐泄真气。《神农本草经》所说的"久服轻身不饥"，苏颂所说的"榆粉多食不损人"，恐怕还不是确切的论断。

[附方]　旧方九首，新方九首

1. 不进饮食不感饥饿。《救荒本草》载：用榆皮、檀皮共研为末，每日服用数合。

2. 齁喘不止。《药性论》载：榆白皮阴干焙为末。每天昼夜用水五合，末二钱，煎如胶服。

3. 久嗽欲死。《古今录验》载许明有效方：用厚榆皮削如指大，去黑，刻成锯状，一尺多长，纳喉中频频进出，吐脓血时即可痊愈。

4. 虚劳白浊。《千金方》载：小便白浊，榆白皮二升，水二斗，煮取五升，分五次服用。

5. 小便气淋。《普济方》载：榆枝、石燕子水煎，每日服。

6. 五淋涩痛。《普济方》载：榆白皮阴干焙研。每次用二钱，水五合，煎如胶，每日服二次。

7. 渴而尿多，不属于淋证。《外台秘要》载：用榆皮二斤，去墨皮，水一升，煮取五升，每次服三合，每日三次。

8. 身体暴肿。《肘后备急方》载：榆白皮捣末，同米做粥食用。小便利，肿即消。

9. 使胎产极易。陈承《本草别说》载：临月易产时，榆皮焙为末。临月，每日服三次，每次六分。

10. 堕胎下血不止。《普济方》载：榆白皮、当归（焙）各半两，入生姜，水煎服。

11. 胎死腹中或母病欲下胎。《子母秘录》载：榆白皮煮汁，服二升。

12. 躯干及头部生疮。《杨氏产乳》载：榆白皮末，与油调和外涂，虫当出。

13. 火灼烂疮。《千金髓》载：用榆白皮咀嚼，并用其汁涂抹疮面。

14. 五色丹毒，俗名游肿。《千金方》载：患此病多数死亡，不可轻视。用榆白皮末、鸡蛋清调和，外涂。

15. 小儿虫疮。《千金方》载：榆皮末和猪油脂调和，涂于绵上外敷疮面，虫出立即痊愈。

16. 痈疽发背。《救急方》载：把榆根和白皮切碎，清水洗，捣极烂，和香油外敷，留下脓头不敷，便于皮肤呼吸。干燥则用苦茶频频湿润局部，不粘则更换新的。将愈之时，把桑叶嚼烂，随痈疽的大小贴上，口愈合才停。神效。

17. 小儿瘰疬。《必效方》载：把生榆白皮捣成泥，外敷封住。频换药。

18. 小儿秃疮。《子母秘录》载：醋和榆白皮末涂之，虫当出。

附 榆叶

[气味] 同上。

[主治] 陈藏器说：嫩叶作羹及炸食，消水肿，利小便，下石淋，压丹石。

李时珍说：暴晒干燥为末，淡盐水拌，或炙烤或晒干，拌菜食，辣滑下水气。

李时珍说：煎汁，洗酒齄鼻。榆叶同酸枣仁等分量做成蜜丸，每天服，治胆热虚劳不眠。

附　榆花

[主治]　《名医别录》载：小儿痫，小便不利，伤热。

附　榆荚仁

[气味]　微辛，平，无毒。

[主治]　陶弘景说：作糜羹食，令人多睡。

陈藏器说：榆荚红和牛肉作羹食，主治妇人带下。

孟诜说：子酱似芜荑，能助肺，杀诸虫，下气，令人能食，消心腹间恶气，卒心痛。涂诸疮癣，以陈年存放者好。

附　榆耳（见木耳）

朗　榆
（见《本草拾遗》）

[集解]　陈藏器说：朗榆生子山中。形状如榆，皮有滑汁，秋天长荚，如大榆。

李时珍说：大榆二月长荚，朗榆八月长荚，可分别。

芜　荑
（见《神农本草经》中品）

[释名]　薝荑（见《尔雅》）　无姑（见《神农本草经》）
蒩瑭（音殿唐）　木名梗（音偏）

李时珍说：按《说文解字》所说，梗，即山粉榆，有刺，子实为芜荑。《尔雅》说：无姑的子实为荑。又说：薝荑，即茶瑭，因此物是薝树上的荑，故名薝荑。

苏恭说：蒩瑭是茶瑭二字之误。

[集解]　《名医别录》说：芜荑生长在晋山川谷。三月采实，阴干。

陶弘景说：现今惟独出自高丽，状如榆荚，气臭如犾，那里的人都用来作酱食。性杀虫，放在物品中也可防蛀，只是忧患其臭气。

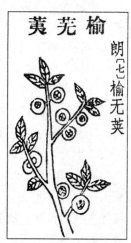

荑芜榆

朗〔七〕榆无荚

苏恭说：今延州、同州生长甚好。

马志说：河东、河西处处都有。

苏颂说：在近处也有，以太原的品种为好。大多数榆类差别不大，籽实成熟早，芜荑比榆大，气臭。郭璞《尔雅》注说：无姑，即姑榆，生于山中，叶圆而厚，剥取皮一起浸泡，其味辛香，所以叫作芜荑。采籽实后阴干才能用。今人多把芜荑做成屑，以拔取调和五味，只有陈者效果好。人们收藏芜荑荚多用盐浸，这样就失去了自身的气味。但适宜于食品，不能入药。

李珣说：按《广州记》所载，生长于大泰国的品种叫波斯芜荑。

陈藏器说：气味膻的芜荑好，是山榆仁。

李时珍说：芜荑有大小两种，小的即榆荚，揉取荚仁可以做酱，味尤为辛辣。人们多以外表识别，不可不选择就离去。入药都用大芜荑，也有别的品种。

[气味]　辛，平，无毒。

甄权说：苦，平。

李珣说：辛，温。

孟诜说：作酱味道特别香美，比榆仁胜过许多。可以少吃，吃得过多会发热，是因为产辣的缘故。秋天吃尤为适合于人。

[主治]　《神农本草经》载：治五脏内邪气，散皮肤骨节中过多的温热毒气，去三虫，化食。

《名医别录》载：逐绦虫，散肠鸣喘息。

甄权说：主积冷气，心腹癥痛，除肌肤骨节中风淫淫如有虫在爬行。

孟诜说：治五脏皮肤肢节邪气。长期服食，治五痔，杀入人体的邪恶之气和虫毒，这样可保诸病不生。

《大明本草》载：治肠风痔瘘，恶疮疥癣。

李珣说：杀虫止痛，治妇人子宫风虚，孩子疳积泄泻寒冷痢疾。加用诃子、豆蔻更好。

孟诜：和猪胆一起捣烂，外涂热疮。和蜜，治湿癣。和沙牛酪或马酪，治一切疮。

[附方]　旧方三首，新方七首。

1. 脾胃有虫。《千金方》载：食即作痛，面色发黄，用石州芜荑仁二两，和面炒黄，为末。非时米饮服半钱左右。

2. 制杀诸虫。《本事方》载：生芜荑，生槟榔各四两，为末，蒸饼丸如梧桐子大。每服二十丸，米汤送下。

3. 疳热有虫。钱乙《小儿药证直诀》载：瘦弱憔悴，久服下方可以促进增肥。用榆仁一两，黄连一两，为末，猪胆汁七枚调和，放入碗内，在米饭上蒸，一日一次，经蒸九次后再加入麝香半钱，与汤浸蒸饼混合，做丸如绿豆大。每次服五至七丸，最多可服十至二十丸，米汤送下。

4. 小儿虫痫。《杜壬方》载：胃寒虫上等等病症，危重程度与癫痫相似。用白芜荑、干漆（烧成炭存其性）等分为末。米汤调服一分至一钱。

5. 邪气结聚于阴经的结阴证。《普济方》载：表现为便血，用芜荑一两捣烂，纸压去油，为末，用雄猪胆汁调和，做丸如梧桐子大。每次服九丸，甘草汤送服，每日五次，三天治愈。

6. 脾胃气泄日久不止。王绍颜《续传信方》载：芜荑五两捣末，用米饭做丸如梧桐子大。每天空腹、午饭前，用陈米汤送服三十丸。久服，可去三尸（道教称人体内作祟的神，也称三尸神），益神驻颜。此方从章镣处得到，曾使用后感觉很得力。

7. 膀胱气急。《外台秘要》载：宜用降气（指放屁）。用芜荑捣和食盐末等分，以绵裹如枣大，纳阴部，或下恶汁或放屁，效好。

8. 婴孩惊暗。《全幼心鉴》载：受风后失音不能言。肥儿丸：用芜荑（炒）、神曲（炒）、麦蘖（炒）、黄连（炒）各一钱，为末，猪胆汁调和成糊做丸如黍米大。每服十丸，木通汤送服。黄连能去心窍恶血。

9. 虫牙作痛氏。危亦林《危氏得效方》载：把芜荑仁放置在蛀孔及缝中，甚效。

10. 腹中鳖瘕。《仁斋直指方》载：平时嗜酒，血入于酒则为酒鳖，平时多气，血凝于气则为气鳖；虚劳痼冷，败血杂痰，则为血鳖。摇头掉尾，如虫之行，上侵入咽，下蚀人肛，或附着于胁背部，或隐发在胸腹部，大则如鳖，小者则或许如铜钱。治法唯用芜荑（炒）煎服，兼用暖胃益血理中之类，才能治愈。若只一味使用雷丸、锡灰之类，没有益处。

苏 方 木
（见《唐本草》）

[释名] 苏木

李时珍说：有一个海岛叫苏方国，其地产此木，故名苏木。今人简称其为苏木。

[集解] 苏恭说：苏方木来自南海和昆仑，而在交州和爱州也有。树似庵罗，叶像榆叶而不涩，抽条长一丈多，花黄色，子未熟时为青色，熟时为黄色。人们使用此木常染成绛色。

李珣说：按徐表《南州记》所说，苏木生长在海边。叶似绛色，木像女贞。

李时珍说：按嵇含《南方草木状》所说，苏方树类似槐树，黄花黑子，出九真。煎汁时忌用铁器，用则变成黯色。其木中蠹虫的粪便名叫紫纳，也可用。暹罗国（音先，泰国的旧称）人随便用来充当柴火。

[修治] 雷敩说：凡使用苏木，当去掉上方的粗皮和节。中心文横如紫角者，另称"木中尊"，其作用力常达百倍以上。用之前须细锉重捣，拌细梅树枝蒸，从巳时到申时，阴干备用。

［气味］　甘、咸，平，无毒。

李果说：甘、咸，凉。可升可降，阳中之阴也。

王好古说：味甘而微酸、辛，其性平。

［主治］　《唐本草》载：破血。产后血胀闷欲死者，水煮苏方木五两，取浓煎汁服。

《大明本草》载：妇人血气心腹痛，月经不调及蓐劳（音褥，病名），苏方木排脓止痛，消痈肿跌扑损伤淤血，还治疗女子噤口痢、赤白痢，并里急后重疼痛。

木方苏

《海药本草》载：虚劳血中癖积气壅滞，产后恶露多不安宁，心腹搅痛，及经络不通，男女中风，口噤不语。宜将乳头香研细为末，使用一钱，以酒煎苏方木，调服。服后即刻吐出恶物便得痊愈。

陈藏器说：霍乱吐逆及一般呕吐，用水煎服。

李果说：破疮疡死血和产后败血。

［发明］　张元素说：苏木性凉，味微辛。发散表里风气，宜与防风同用。又能破死血，产后血肿胀满欲死者宜用。

李时珍说：苏方木是三阴经血分药。少用则和血，多用则破血。

［附方］　旧方一首，新方五首。

1. 产后血运。《肘后备急方》载：苏方木三两，水五升，煎取二升，分两次服。

2. 产后气喘。《胡氏方》载：面黑欲死，为血入肺。用苏木二两，水两碗，煮一碗。加入人参末一两同服。随时加减，神效不可言。

3. 破伤风病。《普济方》载：苏方木为散三钱，用酒调服，立效。名叫"独圣散"。

4. 脚气肿痛。《普济方》载：苏方木与鹭鸶藤等分量，细锉，再加入少量定粉，水二斗，煎成一斗五升，先熏后洗。

5. 偏坠肿痛。《集简方》载：苏方木二两，好酒一壶煮熟，频饮立好。

6. 金属器械创伤后再接手指。《摄生方》载：包括一切断指和刀斧伤，用真苏木末外敷，用蚕茧包缚完固，数日后恢复如故。

乌　木
（见《本草纲目》）

［释名］　乌樠木（樠音漫）乌文木

李时珍说：木名文木，南方人称文如樠，故有此名。

［集解］　李时珍说：乌木出自海南、云南、南番。叶似棕榈。木色漆黑，重量大

而坚固致密，可作为筷子及器物。中间有道的乌木是嫩木。南方人多用系木染色后冒充乌木。《南方草物状》说：乌文木树高七八丈，正黑色如水牛角，在日南郡（今安南顺化等处），用作马鞭。《古今注》说：乌文木出自波斯，舶上运来，乌木纹理坚滑如铁。温州、括州（今浙江丽水县东南）、婺州（音物，今浙江金华一带）等地也有，都是此物。

［气味］　甘，咸，平，无毒。

［主治］　李时珍说：解毒，又主霍乱吐利，取屑研末，温酒送服。

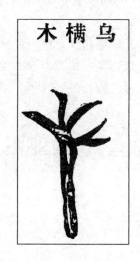

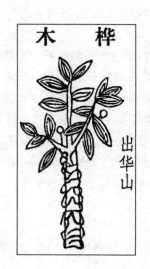

桦　木
（见《开宝本草》）

［释名］　樺

陈藏器说：晋朝中书令王珉《伤寒身验方》中作樺字。

李时珍说：画工用皮烧烟熏纸，作古画字，故名樺。民间简作"桦"字。

［集解］　陈藏器说：桦木似山桃，皮可作为火烛。

寇宗奭说：皮上有紫黑花匀者，可用来裹鞍、弓、镫。

李时珍说：桦木生长在辽东及临洮、河州、西北各地。木为黄色，有小红色斑点，能收肥腻。皮厚而轻虚软柔，皮匠家用衬靴里，以及用作刀靶之类，叫做暖皮。胡人（古代泛指北方和西方的少数民族）特别重视它，用皮卷蜡，可作火烛点燃。

附　桦木皮

［气味］　苦，平，无毒。

［主治］　《开宝本草》载：各种黄疸，浓煮汁，饮服有良效。

陈藏器说：煮汁冷饮，主伤寒时行热毒疮，特别良好。即令患豌豆疮。

寇宗奭说：烧成灰后再与其他药混合，治肺风毒。

李时珍说：治乳痈。

［附方］　旧方一首，新方四首。

1. 乳痈初发。沈存中《灵苑方》载：肿痛结硬欲破，一服即愈。用北方来的真桦木皮烧灰存其药性，研末，温服无灰的酒一钱，睡下，一觉醒来即愈。

2. 乳痈腐烂。《唐瑶经验方》载：把放在靴内很久的桦皮烧成灰。用酒送服一钱，日服一次。

3. 肺风毒疮。《和剂局方》载：遍身疮疥如疠，及隐疹瘙痒，脸上风刺，妇人粉刺，都用桦皮散治疗。桦皮（烧灰）四两，枳壳（去穰，烧）四两，荆芥穗二两，炙甘草半两，各自研末，杏仁（水煮过，去皮、尖）二两（研泥烂），研匀。每服二钱，食后温酒调下。疮疹严重者，每日服三次。

4. 小便灼热而短少。《集简方》载：桦皮浓煮汁，饮。

5. 染黑须发。《多能鄙事》载：椢皮一片，包侧柏一枝，烧出烟来熏烤碗内香油冒烟，用手抹在须鬓上，即变黑了。

附　桦木脂

［主治］　陈藏器说：烧之能避鬼邪。

缤　木
（见《本草拾遗》）

［释名］

［集解］　陈藏器说：生长在林泽山谷。木纹侧弯曲，故称缤木。

［气味］　甘，温，无毒。

［主治］　陈藏器说：风血羸瘦，补腰脚，益阳道，宜泡酒饮服。

桐　木
（见《本草拾遗》）

［集解］　陈藏器说：出自安南及南海。用作茶几，似紫檀而色赤，性质坚好。

李时珍说：木性坚，紫红色。也有带花纹的品种，叫做花桐木，可作器皿、扇骨等多种物品。民间误认为是花梨。

［气味］　辛，温，无毒。

［主治］　李珣说：产后恶露冲心，癥瘕结气，赤白漏下，并锉煎服。

陈藏器说：破血块，冷嗽，煮汁热服。当枕头用使人头痛，是因为性热的缘故。

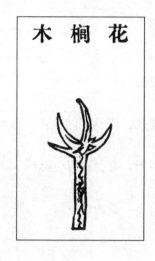

木桐花

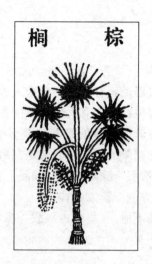

棕桐

棕　桐
（见宋《嘉祐本草》）

［释名］　栟桐

李时珍说：皮中毛缕如马的长棕毛，故名棕桐。樱俗作棕。栟音并。

［集解］　苏颂说：棕桐出自岭南、西川，今江南也有。木高一二丈，无枝条。叶大而圆，如同车轮，在树梢聚集。其下有皮重叠包裹，每皮一匝，为一节。二旬一采，皮很快又生出。六七月生黄白花。八九月结子实，作房如鱼子，黑色。九月、十月采其皮用。《山海经》说：石翠之山，其木多棕即是此物。

陈藏器说：其皮作绳，入土千年不烂。过去有人开挖坟墓得一绳索，已生根。岭南有桃榔、槟榔、椰子、冬叶、虎散、多罗等木，叶皆与栟桐相类似。

李时珍说：棕桐在川、广甚多，今江南也种植，很难生长。初生的叶像白芨叶，高二三尺则木端数叶大如扇，上耸，向四外散开并歧裂，其茎有三棱，四时不凋零。其干正直无枝，近叶处有皮包裹，每长一层即为一节。干身赤黑处都是筋络，宜作钟杵，也可加工为器物。其皮有丝毛，交错纵横如织线，剥皮取出丝毛，一根一根解开，可用来织衣帽，作褥椅之类，非常合适有利。每年必须剥两三次，否则树死或不长了。三月在木端茎中长出数个黄苞，苞中有细子成排列，这是花之孕，形状如鱼腹孕子，叫做棕鱼，也叫棕笋。渐长出苞，则成花穗，黄白色，结出籽实累累，大如豆，生时黄，熟时黑，甚坚实。有人说：在南方此木有两种：一种有皮丝，可作绳；一种小毒死亡。唯叶可作帚。郑樵《通志》认为是王彗，不是。王彗是落帚的名，即地肤子。另有蒲葵，叶与此相似而柔薄，可作扇、笠，许慎《说文解字》认为蒲葵是棕榈，也是错误的。

附　棕榈笋及子花

[气味]　苦，涩，平，无毒。

陈藏器说：有小毒，刺激人的喉咙，不可轻易服用。

李珣说：温，有大毒，不能食。

李时珍说：棕鱼都说有毒不可食，而广、蜀人蜜煮、醋浸，以供佛、寄远，苏东坡也有吃棕笋的诗，是因为炮制后去其毒性了。

[主治]　陈藏器说：涩肠，止泻痢肠风，崩中带下，有养血的功能。

[附方]　新方一首。

大肠下血。《集简方》载：棕笋煮熟，切片晒干为末，蜜汤或酒服一二钱。

附　棕皮

[气味]　同棕榈子。

[主治]　《大明本草》说：止鼻衄吐血，破癥，治肠风赤白痢，崩中带下，烧用，存其药性。

李珣说：主金疮疥癣，生肌止血。

[发明]　寇宗奭说：棕皮烧黑，治妇人血露及吐血，须佐以他药。

李时珍说：棕灰性涩，若失血过多，瘀滞已无者，用之切当，也就是所说的"涩可去脱"。与乱发同用更好。搁置年久而腐败的棕入药尤妙。

[附方]　新方六首。

1. 鼻血不止。《黎居士方》载：用棕榈灰在周围吹之。

2. 血崩不止。《妇人良方大全》载：烧棕榈皮，存药性，空腹时淡酒送服三钱，另一方加入等量的煅白矾。

3. 血淋不止。《卫生家宝方》载：棕榈皮半烧半炒为末，每服二钱，甚效。

4. 下血不止。《百一选方》载：棕榈皮半斤，栝蒌一个，烧灰。每服二钱，米汤调和服下。

5. 水谷痢下。《近效方》载：棕榈皮烧灰研末，用水送服一钱。

6. 小便不通。《摄生方》载：烧棕榈皮毛，存药性，以水、酒送服二钱即通利，累试甚验。

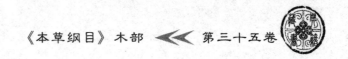

檽木（檽，良刃切）
（见《本草拾遗》）

[释名] 檽木（音潭）

[集解] 陈藏器说：檽木是生长在江南深山的大树。树有数种，取叶厚大白花者入药，自余灰入染家用。

李时珍说：此木最硬，梓人（建筑工师）称之"檽筋木"。木染成绛色使用，叶也可酿酒。

附 檽木灰

[气味] 甘，温，小毒。

[主治] 陈藏器引自《肘后备急方》：卒然心腹中出现癥瘕，坚满疝癖（腹胁部肿块）。淋汁八升，酿米酒一斗，待熟，每次温饮半合，渐增至一二盏，即愈。

柯 树
（见《本草拾遗》）

[释名] 木奴

[集解] 李珣说：按《广志》所说，生长在广南山谷。波斯王国中的家庭用此木做船航。

附 柯树白皮

[气味] 辛，平，有小毒。

[主治] 陈藏器说：大腹水病。采皮煮汁去滓，煎毕做丸如梧桐子大。早晨空腹饮服三丸，过一会儿再服一丸，使气和水并从小便出来。

乌 柏 木
（见《唐本草》）

[释名] 鸦臼

李时珍说：乌柏，乌喜食其子，因而得此名。陆龟《蒙诗》说：行歌每依鸦舅影，挑频时见鼠姑心。说的就是此事。鼠姑，就是牡丹。有人说，其木老则根下黑烂成臼，故得此名。郑樵《通志》说的"乌柏即柜柳"是错的。

［集解］　苏恭说：生长于山南平泽。树高数仞（古时八尺或七尺叫做一仞），叶似梨、杏。五月开细花，黄白色。子黑色。

陈藏器说：叶可染皂（指黑色）。子可压油。燃灯极明。

寇宗奭说：叶如小杏叶，但稍薄而绿色稍淡。子八九月熟，初青后黑，分为三瓣。

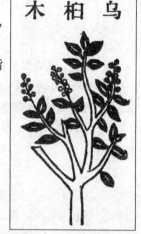

李时珍说：南方平泽甚多。今江西人种植，采子蒸煮，取脂浇制蜡烛卖出。子上皮脂比仁多。

附　乌桕根白皮

［气味］　苦，微温，有毒。

《大明本草》载：性凉，慢大炙干黄才能用。

［主治］　《唐本草》载：暴发水肿，癥结积聚。

《大明本草》载：疗头风，通大小便。

朱震亨说：解蛇毒。

［发明］　李时珍说：乌桕根性沉百降，阴中之阴，利水通肠，功胜大戟。有一乡下人患肿胀满闷，怒气暴发，让别人挖掘此根，捣烂，水煎服一碗，连服数次而病平息。气虚的人不可用。此方出自《太平圣惠方》，说其功神圣，但不可多服。确实如此。

［附方］　旧方一首，新方九首。

1. 小便不通。《肘后备急方》载：乌桕根皮水煎，饮服。

2. 大便不通。《斗门方》载：把方长一寸的乌桕木根劈破，水煎半盏，服之大便立刻通畅。不用多吃。其功神圣，兼能利水。

3. 二便关格（即不通）。《肘后备急方》载：二三天人致死。用东南方向的乌桕根白皮，晒干研末，热水送服二钱。先以芒硝二两，水煎服，取吐甚效。

4. 虚性水肿，小便涩少。《太平圣惠方》载：乌桕皮二两，槟榔、木通各一两，研为细末。每服二钱，米汤送服。

5. 脚气湿疮。《摘玄指要方》载：极痒有虫，乌桕根研为细末，外敷，过一会儿有涎液流出，效好。

6. 尸气注入，或被邪恶之气所中。《永类方》载：心腹刺痛，沉默不语，精神错乱。用乌桕根皮煎浓汁一合，朱砂末一钱调和服用。《肘后备急方》中无朱砂。

7. 暗疔昏狂。《圣济总录》载：疮头凸红，用经过道路下的桕树根二尺多，去皮捣烂，用井华水调，服一盏。待泻下过后，以三角银杏仁浸油，捣烂敷于患处。

8. 婴儿胎毒满头。《经验良方》载：用水边乌桕树根晒干研末，加入雄黄末少许，生油调和外搽。

9. 杀鼠的莽草和砒霜中毒。《医方大成》载：用乌桕根半两，擂水服之。

10. 吃食盐过多引起咽喉不适或咳痰哮喘。《摘玄指要方》载：用柏树皮（去粗皮）捣烂成汁，和飞面作饼烙熟。早晨给孩子吃三四个，吐出盐涎后就好了。如不行，用热茶催服。

附　乌桕叶

[气味]　同根。

[主治]　李时珍说：食牛马等六种牲畜的肉致生疗肿而欲寻死者。捣天然叶汁一二碗一次服完可得强泻，毒去即愈。未下利者再服。冬天用乌桕根。

附　乌桕油

[气味]　甘，凉，无毒。

[主治]　陈藏器说：涂抹头发，变白为黑。服一合，令人下利，去阴邪下水气。炒乌桕子作汤也可以。

李时珍说：涂一切肿毒疮疥。

[附方]　新方二首。

1. 脓泡疥疮。《唐瑶经验方》载：柏油二两，水银二钱，樟脑五钱，同研，频繁加入唾液，不见唾星就停止。用温水洗净疮面，用药填入。

2. 小儿虫疮。《濒湖集简方》载：用旧绢作衣，把柏油化开涂上，给小儿穿着在身。第二天虫都爬出到油上，取下油衣爩之有声响。再把另外的油衣穿上，以虫尽为度。

巴　豆
（见《神农本草经》下品）

[释名]　巴菽（见《神农本草经》）刚子（见《雷公炮炙论》）老阳子

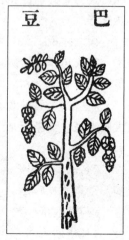

李时珍说：此物出自巴蜀，而形状如菽豆，所以这样命名。宋代本草书籍中有一名叫巴椒，是菽字的传讹。雷敩《雷公炮炙论》又分：紧小色黄者为巴，有三棱色黑者为豆，小而两头尖者为刚子。并说巴与豆可以用，刚子不可用（杀人）。其观点非常违背常理。紧小者是雌，有棱及两头尖者是雄。雄者作用峻利，而雌者稍缓和。用之得宜，都有功力；用之失宜，参、术也能为害，何况是巴豆呢?!

[集解]　《名医别录》载：巴豆生长在巴郡川谷。八月采，阴干用，去心、皮。

苏颂说：今在嘉州、眉州、戎州都有。木高一二丈。叶如樱桃而厚大，初生时为青色，后渐变为黄赤，至十二月叶渐凋谢，二月复渐生出，四月旧叶落尽，新叶全生，开花长穗，微黄色。五六月结实作房，生时青色，至八月成熟而呈黄色，类似白豆蔻，渐渐自然落下，即可采收。一房有三瓣，一瓣一子，共三子。子仍有壳，用时去壳。出自戎州的巴豆，壳上有纵纹，隐隐凸起如细线，一道至两三道。外地人称"金线巴豆"，最为上等，他处确也少有。

　　李时珍说：巴豆房似大风子壳而且脆薄，子和红都似海松子。所说似白豆蔻的品种，殊不类。

　　[修治]　陶弘景说：巴豆最能使人泻下，新者佳，用之去心、皮，熬成黄黑色，捣烂如膏，就能作丸或散。

　　雷斅说：凡使用巴与豆都要敲碎，以麻油和酒等量煮干研膏用。每一两巴与豆，用油、酒各七合。

　　《大明本草》载：凡入丸散，炒用不如去心、膜，换水煮五次（均煮沸一次）。

　　李时珍说：巴豆有用红者，用壳者，用油者，有生用者，麸炒者，醋煮者，烧而存药性者，有研烂以纸包压去油者（谓之巴豆霜）。

　　[气味]　辛，温，有毒。

　　《名医别录》载：生性温，熟性寒，有大毒。

　　吴普说：神农、岐伯、桐君认为辛，有毒。黄帝认为甘，有毒。李当之认为热。

　　张元素说：性热味苦，气薄味厚，体重而沉降，属阴性药。

　　李杲说：性热味辛，有大毒，药性上浮，为阳中之阳。

　　李时珍说：巴豆气热味辛，生性猛，熟性缓，能吐能下，能止能行，是可升可降的药。《名医别录》言其熟则性寒，张氏言其降，李氏言其浮，皆拘泥于一种偏见。此物不去膜则伤胃，不去心则作呕，以沉香水浸则能升能降，与大黄同用则泻下反而缓和，因为它们药性相畏。王充《论衡》说：万物含太阳火气而生者皆有毒。故巴豆辛热有毒。

　　徐之才说：芫花为之使药。巴豆畏大黄、黄连、芦笋、菰笋、藜芦、酱、豉、冷水，得火热作用增强，恶蘘草，与牵牛相反。中巴豆毒者，用冷水、黄连汁、大豆汁解毒。

　　[主治]　《神农本草经》载：伤寒或温疟有寒热，破癥瘕结聚坚积、留饮痰癖、大腹水胀，荡涤五脏六腑，开通闭塞，利水谷道，去恶肉，除鬼毒蛊疰邪物，杀虫和鱼。

　　《名医别录》载：疗女子月经闭和死胎，金属器械创伤和脓血。不治男子阴部疾病。杀斑蝥蛇虺毒。可提炼后食之，益血脉，令人面色好，变化而能与鬼神相通。

　　《药性本草》载：治十种水肿，痿痹，落胎。

　　《日华诸家本草》载：通宣一切病，泄壅滞，除风邪补虚劳，健脾开胃，消痰破血，排腹消肿毒，杀腹中脏腑中的虫，治恶疮息肉及疥癞疔肿。

张元素说：导气消积，去脏腑中停滞的寒邪，治生冷硬物所伤。

李时珍说：治泻痢惊痫，心腹痛疝气，风致㖞斜和耳聋、喉痹牙痛，通利关窍。

[发明] 张元素说：巴豆是斩关夺门之将，不可轻用。

朱震亨说：巴豆去胃中寒积。无寒积者勿用。

张元素说：世人以为巴豆是热药能治酒病和膈气不舒，以为其辛热能开肠胃郁结。但郁结虽开，而伤及血液，损其真阴。

张从正说：伤寒风湿，小儿疮痘，妇人产后，用巴豆使邪气下膈，即便不死也很危险。无奈庸医畏惧大黄的峻猛而不畏惧巴豆，总以为性温热而用的剂量小。岂知用蜡封存放后再用，仍能使人泻下后而津液枯竭，胸热口燥，耗却先天真气，留毒邪不能去，他病转生。故泻下药宜作内使用禁忌。

陈藏器说：巴豆主癥癖痃气，痞满积聚，冷气血块，宿食不消，痰饮呕吐。取青黑色大者，每日空腹服一枚，去壳勿令白膜破，分成两片（四边不得有缺损）吞服，以水饮送服。少顷腹内热如火，利出恶物。虽利而不虚，若久服也不下利。白膜破者不用。

王好古说：若欲急治作为水谷道路之剂，去皮、心、膜、油，生用。若欲缓治作为消坚磨积之剂，炒去烟呈紫黑色，可以通肠，可以止泻，为世人所不知。张仲景治面病用客忤备急丸（客忤，是指外邪侵入导致气逆的意思）。

李时珍说：巴豆峻用则有戡乱劫病之功，微用也有抚缓调中之妙。比如：萧何、曹参、周勃、灌婴，为勇猛的武夫，而让他们当丞相，也能辅治太平。王少藏说巴豆可以通肠，可以止泻，阐发出了千古之秘。一老妇人年六十多岁，病溏泄已五年，进食肉、油及生冷之物即腹痛。服调脾、升提、止涩诸药物，入腹溏泄反而加重。请我诊查，脉沉而滑，上为脾胃久伤，冷积凝滞所致。王太仆所说的大寒内凝，久利溏泄，愈而复发，缠绵数年，法当以热下之，则寒去利止。我遂用蜡封藏的巴豆丸药五十丸给这个妇人服用，二天大便不通也不利，其溏泄便治愈了。从此后每次治疗泻痢积滞诸病，都不泻下而病愈者近百人。妙在配合得宜，药与病相对应。随便使用不当应用的药，则犯了轻易使用而损阴的戒条了。

[正误] 陶弘景说：道家也有炼饵法，服此据说可成神仙。人吞服一枚便死，而鼠食之三年增重三十斤，物性有如此的耐受性。

李时珍说：汉代方士说巴豆炼饵，使人颜色好如神仙，《名医别录》采入本草。张华《博物志》说鼠食巴豆重三十斤。一个谬误，一个捏造，陶弘景信以为实，错了。又说人吞一枚即死，也近于超脱情理，今并更正之。

[附方] 旧方十三首，新方二十六首。

. 1. 一切积滞。《医学切问》载：巴豆一两，蛤粉二两，黄柏三两，研为细末，作水丸如绿豆大。每次饮水送服五丸。

2. 寒澼宿食。《千金方》载：久饮不消，大便闭塞。巴豆仁一升，清酒五升，煮三天三夜，研熟，合酒微火煎，作丸如豌豆大。每服一丸，用水送服。欲吐者，服二丸。

3. 水蛊大腹（水气之毒聚结于内，腹部胀大）。张文仲《备急方》载：摇动则有水声，皮肤色黑。巴豆九十枚（去心、皮，熬黄），杏仁六十枚（去皮、尖，熬黄），捣成泥作丸如小豆大。用水送服一丸，以下利为度。勿饮酒。

4. 飞尸鬼击中恶。《外台秘要》载：心痛腹胀，大便不通。走马汤：用巴豆二枚（去皮、心，熬黄），杏仁二枚，以锦包裹将其锤碎，热汤一合泡，捻锦包取其白汁饮服，当下即愈。根据年龄用之。

5. 食疟积疟。《肘后备急方》载：巴豆（去皮、心）二钱，皂荚（去皮、子）六钱，捣碎作丸如绿豆大。每服一丸，冷汤送服。

6. 积滞泻痢，腹痛里急。刘守真《宣明论方》载：杏仁（去皮、尖）、巴豆（去皮、心）各四十九个，同烧存其药性，研成泥，蜡熔入后混合，作丸如绿豆大。每服二三丸，煎大黄汤送服，隔日一次。一方加百草霜三钱。

7. 痢下赤白的气痢。《经验方》载：巴豆一两（去皮、心），熬研，加入熟猪肝作丸如绿豆大。空腹用米汤送服三四丸，根据不同的人酌用。这是侍御郑獬所传的方。

8. 泻血不止。《普济方》载：巴豆一个（去皮），把鸡蛋皮开一也纳入，纸封煨热，去掉巴豆食之，其病即止。虚弱之人分两次服，绝对有效。

9. 小儿下痢赤白。《全幼心鉴》载：用巴豆（煨熟、去油）一钱，百草霜二钱，研末，飞罗面煮糊，作丸如黍米大，根据不同的人的用。赤痢用甘草汤，白痢用米汤，赤白痢用姜汤送服。

10. 夏天水泻不止。危亦林《世医得效方》载：巴豆一粒，针头烧存其药性，蜡熔化后混合作一丸，用倒流的水送服。

11. 小儿吐泻。危亦林《世医得效方》载：巴豆一个，用针穿住放灯上烧过，如豆大的黄蜡，也放灯上烧，熔化即滴入水中，同杵作丸如黍末大。每次服用五至七丸，用莲子、灯芯草汤送服。

12. 伏暑霍乱伤冷，吐利烦渴。《和剂局方》载：水浸丹：用巴豆二十五个（去皮、心及油），黄丹（炒、研）一两二钱半，黄蜡熔化后混合，作丸如绿豆大。每服五至七丸，水浸水顷。或用新汲水吞服。

13. 干霍乱病。《杨氏家藏方》载：心腹胀痛，不吐不利，欲寻死。巴豆一枚（去皮、心），研末，用热水送服，得吐、利后病情即转平定。

14. 二便不通。《杨氏家藏方》载：巴豆（连油）、黄连各半两，捣烂作成饼子。先滴葱、盐汁在脐内，把饼放在脐上，灸二七壮，取下利为度。

15. 寒痰气喘。张果《医说》载：青橘皮一片，展开加入刚子一个，用麻扎定，火上烧存其药性，研末。姜汁和酒一钟，呷服。天台山李翰林用此治莫秀才，到口便痰喘止，其是神方。

16. 风湿痰病。《保寿堂经验方》载：人坐密室中，左放滚开的水一盆，右放炭火一盆，前放一桌，书一册。先将无油新巴豆四十丸粒研如泥，纸压去油，分作三个饼。如病在左，令病人将右手仰放书上，放药饼于掌心，把碗放药饼上，向碗内倒入热水。水凉即换，良久汗出，立见神效。病在右放左掌心。一说随左右放置。

17. 阴毒伤寒心结。《仁斋直指方》载：按之极痛，大小便闭，但出气稍暖者。急取巴豆十粒研末，加入面一钱，捻作饼，放脐内，以小艾炷灸五壮，气达即通。这是太师陈北山的方。

18. 解中药毒。《初虞世方》载：巴豆（去皮、不去油）、马牙消等分，研末作丸。冷水送服一弹丸。

19. 喉痹濒死，只有余气者。《千金方》载：巴豆去皮，线穿，纳入喉中，牵出即复苏通利。

20. 缠喉风痹。《胜金方》载：巴豆两粒，纸卷作角，切断两头，以针穿作孔子，入鼻中，气透即通。

21. 伤寒舌伸出。《普济方》载：巴豆一粒，去油取霜，以纸捻卷，纳入鼻中。舌即收回。

22. 舌上出血，如簪子上的孔。《太平圣惠方》载：巴豆一枚，乱头发如鸡子大，烧后研末，用酒调服。

23. 中风口㖞。《太平圣惠方》载：巴豆七枚（去皮）研末，左㖞涂右手心，右㖞涂左手心，仍以暖水一盏放工上。很快即正，洗去。

24. 小儿口疮。《瑞竹堂方》载：不能食乳。刚子一枚（连油）研末，加入黄丹少许，剃去囟门上的头发，外贴。四边起栗泡，便用温水洗去，用菖蒲汤再洗，即不成疮。神效。

25. 风虫牙痛。《瑞碎录》载：《太平圣惠方》用巴豆一粒，煨黄去壳，蒜一瓣，切一头，剜去中心，放入巴豆在里盖严，绵裹，随左右塞耳中。经验方：用巴豆一粒研末，绵裹后咬服。又一方：针刺巴豆，灯上烧令烟出，熏痛处。三五次即有神效。

26. 天丝入咽。《琐碎录》载：凡露地饮食，有飞丝落到食物上，食之令人咽喉生疮。急以白矾、巴豆烧灰，吹入即愈。

27. 耳卒然聋闭。《经验方》载：巴豆一粒用蜡裹，针刺一孔用来通气，塞之取效。

28. 风瘙隐疹，心下迷闷。《千金翼方》载：巴豆五十粒去心、皮，水七升，煮至三升，以帛染拭之，随手即愈。

29. 疥疮搔痒。《十金方》载：巴豆十粒，炮制成黄色，去皮、心，右顺手研末，加入酥少许，腻粉少许，抓破点上，不得在眼睛附近和外肾上使用。如需熏目著于外肾，则以黄丹外涂，甚妙。

30. 荷钱大小的癣疮。《普济方》载：巴豆仁三个，连油杵成泥，用生绢包擦，每日一二次，三日痊愈。此方可用以正经验方。

31. 一切恶疮。《普济方》载：巴豆三十粒，麻油煎黑，去巴豆，用此油调硫磺、轻粉末，频涂取效。

32. 痈疽恶肉。《外科理例》载：用乌金膏，解一切疮毒及腐化瘀肉，最能推陈致新。巴豆仁炒焦，研泥成膏，点痛处则解毒，涂瘀肉上则自化。加乳香少许也可。若毒深不能收敛者，宜作捻紝之，不致成疮。

33. 疣痣黑子。《怪症方》载：巴豆一钱（石灰炒过），另有人说巴豆一钱，糯米五分（炒），研末点涂之。

34. 箭镞入肉体，无法拔出者。《经验方》载：用新巴豆仁（略熬）与蜣螂同研末外涂之，一会儿痛止，微痒能忍，待极痒不可忍时，便能摇撼拨动了，取出，速用生肌膏外敷而痊愈。也治疮肿。夏候郸在润州得此方，后到洪州，旅舍主人之妻背部生疮，呻吟不已，夏候郸用此方试之，疼痛即止。

35. 小儿痰喘。龚廷贤《古今医鉴》载：巴豆一粒杵烂，绵裹后塞入鼻内，男塞左鼻，女塞右鼻，痰即自下。

36. 牛疫动头。《贾相公牛经》载：巴豆二粒研末，生麻油三两，浆水半升，混合灌之。

附　巴豆油

[主治] 李时珍说：中风痰厥气厥，中恶喉痹，一切急病，咽喉不通，牙关紧闭。把研烂的巴豆用绵纸包裹，压取油后作捻点灯，吹灭熏鼻中，或用热烟刺激喉内，即时出涎或恶血便复苏。又舌上无故出血，以热烟熏舌之上下，自止。

附　巴豆壳

[主治] 李时珍说：消积滞，治泻痢。

[附方] 新方二首。

1. 一切泻痢。刘河间《宣明论方》载：脉浮洪者，多日难止；脉微小者，服之立止。名胜金膏。巴豆皮、楮叶同烧存其药性，研末，蜡熔化作丸如绿豆大。每次用甘草汤送服五丸。

2. 泻痢频繁脱肛呈黑色坚硬。危亦林《世医得效方》载：用巴豆壳烧灰，芭蕉自然汁煮，加入朴硝少许，洗软，用其麻油点火滴于肛上，用枯矾、龙骨少许研末，掺肛头上，以芭蕉叶托入。

附　巴豆树根

[主治] 李时珍出自《杨诚经验方》：痈疽发背，脑疽鬓疽大患。掘取树根后洗

净捣烂，外敷患处，留一小头，妙不可言。平时收集树根阴干，临时需要时用水捣烂也可。

大 风 子
（见《本草衍义补遗》）

[释名] 李时珍说：能治大风所致疾病，故称此名。

[集解] 李时珍说：大风子，今在海南诸国都有。按周达观《真腊记》所说，大风子是大树的子，形状圆如椰子。其中有核数十枚，大如雷丸子。中间有仁是白色，放久则变黄而且出油，不能入药。

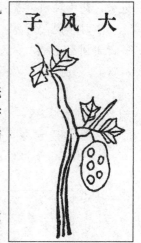

附 大风子仁

[修治] 李时珍说：取大风子油的方法：用子三斤（去壳及黄油）研极烂，用瓷器盛放，封口放入滚开的水中，盖锅密封，不要透气，用文火和武火煎至黑膏状，名叫大风油，可以与其他药混合。

[气味] 辛，热，有毒。

[主治] 李时珍说：风癣疥癞，杨梅诸疮，攻毒杀虫。

[发明] 朱震亨说：粗工治大风病，佐以大风油。殊不知此物性热，有燥痰之功而伤血，甚至还有病将愈时而先失明者。

李时珍说：大风油治疮，有杀虫却毒之功，不可多服。用之外涂，其功效不可埋没。

[附方] 新方五首。

1. 大风诸癞。《普济方》载：大风子油一两，苦参末三两，加入少量酒，作糊丸如梧桐子大。每服五十丸，空腹温酒送服。仍用苦参汤外洗。

2. 大风疮裂。《岭南卫生方》载：大风子烧存药性，与麻油、轻粉混合后研涂局部。仍以壳煎汤外洗。

3. 杨梅恶疮。《寿域》载：方同上。

4. 风刺赤鼻。《寿域》载：大风子仁、木鳖子仁、轻粉、硫磺研为细末，每天夜间用唾沫调后外涂。

5. 手背皴（皲）裂。《寿域》载：大风子捣泥，外涂。

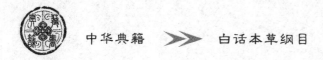
海 红 豆
（见《海药》）

[释名]

[集解]

李珣说：按徐表《南州记》所说，生长于南海人家园圃中。长成大树，叶圆有荚。近来，蜀中种植也获成功。

李时珍说：树高二三丈，叶似梨叶而圆。按宋祁《益部主物图》所说，红豆叶如冬青丽圆有光泽，春天开白色花，树枝间结荚。其子累累如缀珠，这样大的红豆而呈扁状，皮红肉白，因相似而得名，蜀人用作果钉（音定，供陈设的食品）。

附 海红豆之豆

[气味] 微寒，有小毒。

[主治] 李珣说：人黑皮皯黵花癣，头面游风。宜入面药及澡豆运用。

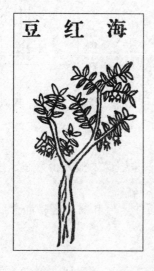

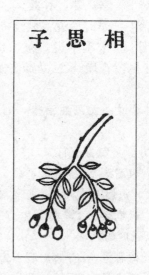

相 思 子
（见《本草纲目》）

[释名] 红豆

李时珍说：按《古今诗话》所说，相思子圆而红。故去的老人说：过去有个人死于路边，其妻思念他，哭于树下而死亡，因此而这样得名。这与韩凭坟墓上的相思树不同，那是连理的梓木。有人说就是海红豆之类，未审的否？

［集解］ 李时珍说：相思子生长在岭南。树高丈余，白色。其叶似槐，其花似皂荚，其荚似扁豆。其子大如小豆，半截红色，半截黑色，那里的人用来镶嵌首饰。段公路《北户录》言有蔓生，用子收龙脑香相宜，令香不耗散。

［气味］ 苦，平，有小毒，催吐。

［主治］ 李时珍说：通利九窍，去心腹中邪气，止因热而致的烦闷头痛，风痰瘴疟，杀腹脏及皮肤内一切虫，除蛊毒。取十四枚研服，即当吐出。

［附方］ 新方三首。

1. 瘴疟有寒热疟疾。《千金方》载：相思子十四枚，加水研末服用，取吐立瘥。

2. 在有猫鬼的野道上，亲眼见或耳闻到猫鬼。《千金方》载：用相思子、蓖麻子、巴豆各一枚，朱砂末、蜡各四铢，一起捣烂，作丸如蓖麻子大，含服。而后用灰围住患者，面前放一斗灰火，吐药入火中，沸即画十字于火上，其中的猫鬼就死了。

3. 解中蛊毒。《外台秘要》载：《必效方》用未钻的相思子杵碎为末。温水半盏，混合服。欲吐时先压之别吐，片刻后当大吐。轻者只服七枚。非常神效。

猪 腰 子
（见《本草纲目》）

［集解］ 李时珍说：猪腰子生长在柳州。蔓生结荚，里面的子大如猪的内肾，形状酷似，长三四寸，色紫而肉坚。那里的人以充土产，馈送中土。

［气味］ 甘，微辛，无毒。

［主治］ 李时珍说：一切疮毒及毒箭伤。研细。酒服一二钱外涂。

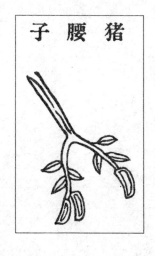

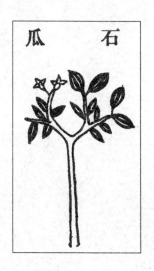

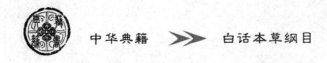

石　瓜
（见《本草纲目》）

[集解]　李时珍说：石瓜出自四川峨眉山中及芒部地方。其树干修长，树端叶挺，肥滑如冬青叶，形状似桑叶。其花浅黄色。结实如缀，长而不圆，壳裂则子现，其形似瓜，其坚如石，煮液为黄色。

[气味]　苦，平，微毒。

[主治]　李时珍说：心痛。煎汁外洗风痹患处。

第三十六卷　《本草纲目》木部

木之三（灌木类五十一种）

桑《神农本草经》

拓《嘉祐本草》

奴柘《本草拾遗》

楮《名医别录》

枳（即枳实、枳壳）《神农本草经》

枸橘《本草纲目》

栀子《神农本草经》附木戟

酸枣《神农本草经》

白棘《神农本草经》

蕤核《神农本草经》

山茱萸《本草拾遗》

胡颓子（即卢都子）《本草拾遗》

金樱子《蜀本草》

郁李《神农本草经》

鼠李《神农本草经》

女贞《神农本草经》

冬青《本草纲目》

枸骨《本草纲目》

卫矛《本草纲目》

山矾《本草纲目》

榠木《本草拾遗》

南烛《开宝本草》

五加《神农本草经》

枸杞、地骨皮《神农本草经》

溲疏《神农本草经》

杨栌《唐本草》

石南《神农本草经》

牡荆《名医别录》

蔓荆《神农本草经》

栾荆《唐本草》

石荆《本草拾遗》

紫荆《开宝本草》

木槿《日华诸家本草》

扶桑《本草纲目》

木芙蓉《本草纲目》

山茶《本草纲目》

腊梅《本草纲目》

伏牛花《开宝本草》

密蒙花《开宝本草》

木棉《本草纲目》

柞木《嘉祐本草》

黄杨木《本草纲目》

不凋木《本草拾遗》

卖子木《唐本草》

木天蓼《唐本草》

接骨木《唐本草》

放杖木《本草拾遗》

灵寿木《本草拾遗》

椋木《本草拾遗》

木麻《本草拾遗》

大空《唐本草》

上附方旧九十种，新二百零八种。

桑
（见《神农本草经》中品）

[释名]　果实名为桑椹

李时珍注：按徐锴《说文解字》记载：叒（音若）是产于东方的一种神树。叒是象形字。桑是蚕的食物，与东方神树不同，所以在叒下加木来区别它们。《典术》记载：桑是箕星的精华。

[集解]　苏颂《本草图经》记载：医学方书称赞桑树的功效最神奇，对人的功用特别多。《尔雅》载：桑有葚者称为栀。桑有女桑，桋桑，檿桑，山桑之别。郭璞说：葚与椹同，一半有椹，一半无椹，称为栀。民间把细表的小桑树，都叫做女桑。山桑与桑树相似，其木材适合作弓弩；檿桑适合于制作乐器，都是木材中的佼佼者，其他木材无法与它们相比。李时珍说："桑树有许多品种，有白桑，叶子较厚如手掌大小；鸡桑的叶子较薄，有花纹；子桑则先结桑椹后长叶；山桑的叶子又尖又长。用种子培育的，不如采用分枝压条法培育的好。桑皮变为黄色者，称为金桑。意味着桑树将要枯槁。种树的书记载：桑采用嫁接法栽培则桑椹结得大。桑树根下埋龟甲，则树干茂盛不招虫蛀。"

桑
桑鸡

附　桑根白皮

[修治]　《名医别录》记载：采集不分季节，根露出在土上的有毒能杀人。

陶弘景说：向东生长的桑根很容易采集，但江边的桑根大多露出土外，不要轻易相信"东行桑根"。

李时珍说：古代本草记载桑根露出地面的名叫马领，有毒能杀人。从旁边穿行出土的名叫伏蛇，也有毒，却能治疗心痛病。因此，吴淑的《事类赋》说：伏蛇可以治病，马领能够杀人。雷斅说：要使用它，须采用十年以上树令的向东生长的嫩根，用铜刀刮去外面的一层青黄色薄皮，只切取里面的白皮，焙干后使用。皮中的黏液不要去掉，药物的效力都在黏液中。忌用铁或铅。有人说，凡树木的白皮都可使用。用桑白皮煮水染褐色，长时间不褪色。

[气味]　甘、寒、无毒。

甄权说：性平。《大明本草》说：性温。张元素说：味苦酸。

李杲说：味甘辛，性寒。可升可降，是阳中之阴药。

王好古说：甘味厚而辛味薄，入手太阴肺经。

徐之才说：续断、桂心、麻子三药与桑白皮相使。

[主治]

《神农本草经》载：主治伤中，过劳虚损，形体羸瘦，崩漏失血，肺像欲绝诸证，功能补虚益气。

《名医别录》载：去除肺中水气，疗烦热口渴，唾血，水肿腹胀，有通利水道，泄肺气之功效，也可用以治疗金疮。

甄权说：桑白皮主治肺气喘满，虚劳外感头痛，有补益之功效。

孟诜说：桑白皮煮汁饮，通利五脏。入散用，去除一切风气水气。

《大明本草》载：功能调中下气，去痰止渴，开胃下食，能杀腹脏寄生虫，治疗霍乱吐泻。研成水汁，治疗小儿天吊、惊痫、客忤诸疾，外敷治疗鹅口疮，效果良好。

李时珍说：功能泻肺，通利大小肠，降气活血。

[发明]

李杲说：桑白皮，味甘能固守亏虚的元气而补虚，味辛可泻有余的肺气而止咳嗽。又说：桑白皮泻肺之有余，但药性不纯，不可以多服。

李时珍说：桑白皮擅长于利小便，是实则泻其子之意，因此，宜用于肺中有水气及肺火有余的病症。《十剂》上说：燥可去湿，桑白皮，赤小豆就属这类药。宋代名医钱乙治疗肺气热盛，先咳而后发喘息，面肿身热之证，方用泻白散。其组成：炒桑白皮一两，焙地骨皮一两，炒甘草半两，每服一到二钱，加粳米一百粒，用水煎，饭后温服。桑白皮、地骨皮都能泻火，使之从小便中祛除。甘草泻火而缓中，粳米清肺养血。这是泻肺方药中的准绳。元代罗天益说此方能泻肺中伏火而补元气，是因为泻除邪气而正气自扶。如果肺虚而小便通利的病症，不可用它。

苏颂说：用桑白皮做成线缝合腹部外伤肠子外露，再用热鸡血外涂，有疗效。唐朝安金藏剖腹自杀，用这种方法治愈。

[附方] 旧有九条，新有五条，计十四条

1. 咳嗽吐血。《经验方》：重者咳血鲜红。桑根白皮一斤，米泔浸泡三天，刮去黄皮，锉成细末，加糯米四两，焙干研成末，每次服一钱，米汤送下。

2. 消渴尿多。《肘后方》：用入地三尺的桑根，剥取白皮炙成黄黑色，锉末，用水煮成浓汁，随时饮服，也可以加入少许小米，不要用盐。

3. 产后下血。《肘后方》：用炙桑白皮煮水饮服。

4. 血露不绝。《肘后方》：用钜横截桑根，收取锯末五指撮。用曲酒送服。每日三次。

5. 坠马拗损。《经验后方》：用桑白皮五斤研末，加水一升煎膏，外敷治疗。治愈后不留宿血，终不复发。

6. 金刀伤疮。《广利方》：用新桑白皮烧灰，混合马粪涂在疮上，更换几次。也可煮汁内服。

7. 杂物眯眼。《圣惠方》：用新桑白皮洗净，捣乱后涂于眼内，将杂物拔出。

8. 发鬓堕落。用桑白皮二斤锉末，加水浸泡，煮沸五六次，去掉药渣，频频用它洗头，头发不会脱落。

9. 发搞不泽。《圣惠方》：用桑白皮、侧柏叶各一斤，煎汤洗头使头发长久润泽。

10. 小儿重舌。《子母秘录》：用桑白皮煮汁，涂在乳头上哺乳。

11. 小儿流涎（属于脾热、胸膈有痰）。《圣惠方》：新鲜桑白皮和雨水捣碎外涂，很有效，干品煮水也可。

12. 小儿天吊（惊痫客忤）。《圣惠方》：用家桑向东生长的根研成汁服。

13. 小儿火丹。《千金方》：桑白皮煮水洗浴，或者研末用羊油调和外敷。

14. 石痈坚硬（不出脓的痈）。《千金方》：取川桑白皮阴干研末，用胶烊化后与酒调和外敷，痈变软为度。

附　皮中白汁

［主治］　苏颂《图经本草》：小儿口疮，满布白膜，擦净，用汁涂敷可痊愈。又治外伤燥痛，立刻止血，再用桑白皮包裹伤处，很有良效。

李时珍说：桑白皮外敷治疗蛇、蜈蚣、蜘蛛咬伤，有效验。取桑枝烧烤出沥汁，治疗麻风疮疥，能使眉发重生。

［附方］　旧一条，新三条，计四条

1. 小儿鹅口疮。《子母秘录》：取桑白皮汁，与胡粉调和外涂。

2. 小儿唇肿。《圣惠方》：取桑白皮汁外涂，即可痊愈。

3. 解百毒气。《肘后方》：取桑白皮汁一合服用，不久呕吐、小便后，毒气自然排出。

4. 破伤中风。《摘玄方》：取桑白皮沥汁，好酒等份调和温服，以酒醉为度，醒后服用消风散。

附　桑椹（又名文武实）

［主治］

苏恭《唐本草》载：单味服食，可治消渴病。

陈藏器《本草拾遗》载：功能通利五脏及关节，疏通血气。长久服用，使人不饥饿，安魂定志，耳目聪明，发白亦不衰老。多采收一些晒干研末，和成蜜丸、天天服用。

李时珍认为：取桑椹捣汁饮服，解酒精中毒，酿成酒服用，可以利水消肿。

[发明]　宋·寇宗奭说：《神农本草经》论桑很详细，然而唯独遗漏了乌椹，桑之精华全在于此。采摘后轻研，用布过滤汁液，用石器熬成稀膏，根据量的大小加蜜熬稠，贮存于瓷器中，每次取一至二钱，饭后、睡前用沸水冲服。用治服食金石而引起的发热、口渴（可以生精神）及小肠热证。这是因为它药性微凉的缘故。仙方载晒干为末，蜜和为丸，用酒调服也很好。

李时珍说：桑椹有黑、白两种。《杨氏产乳方》记载：孩子不可以吃桑椹，能令小儿心寒。陆玑诗疏说：斑鸠因吃桑椹太多，就会醉倒伤了性命。为什么呢？《四民月令》记载：四月宜饮桑椹酒，能治百种风热。用法是取桑椹汁三斗，煎煮至一斗半，加入白蜜二合，酥油一两，生姜一合，煮到一定程度，用瓶收藏。每服一合，与酒调和饮服。也可以用汁熬烧酒，收藏一年，味道酒力更佳。《三国志》记载：魏武帝军中缺粮，幸得干桑椹来充饥。金朝末年发生荒灾，老百姓都吃桑椹。由此获得生存的不可计数。由此可见桑椹不论干湿都可以救济灾荒。平时不应该不收采贮存。

[附方]　旧方一条，新方七条，计八条

1. 水肿胀满。《普济方》：不利水则水肿满溢。利水后则身体虚弱复发胀满，十分之一的人可以存活。可以用桑椹酒治疗，取桑木心切片，加水二斗，煎成一斗。加入桑椹后再煮，取汁五开，用糯米饭五升，酿酒饮服。

2. 瘰疬结核。《保命集》：文武膏：用文武实（即桑椹）二斗（黑熟的），用布滤取液汁，用银、石器装盛，熬成稀膏，每次白开水调服一匙，日三次。

3. 诸骨鲠咽。《圣惠方》：取红色桑椹入口细嚼，先咽下液汁，然后咽下残渣、温水送下。干桑椹也行。

4. 小儿赤秃。《千金方》：用桑椹挤取液汁，频频口服。

5. 小儿白秃。《圣济总录》：用黑色桑椹装入罐中，曝晒二十一天，化成水后洗患处，二十一天后有神效。

6. 拔白变黑。陈藏器《本草拾遗》：取黑椹一斤，蝌蚪一斤，用瓶子贮存封口，悬挂于房室东头一百天，全部化成黑泥，以此染发，可使白发变成黑漆色。

7. 发白不生。《千金方》：用黑色熟桑椹，经过水浸日晒，搽涂白发，可使黑发复生。

8. 阴证腹痛。《集简方》：用绢布包裹桑椹并风干，经过一个夏天，研末，每服三钱，热酒送下、发汗。

附　桑叶

[气味]　味苦甘、性寒　有小毒。

《大明本草》载：家桑叶，性暖（微温），无毒。

[主治]　《神农本草经》载：除寒热、发汗。

《名医别录》载：叶汁，能解蜈蚣毒。

苏恭《唐本草》载：煎浓汁服用，可去脚气水肿，通到大小肠。

孟诜《蜀本草》载：炙熟煎汤，可代茶饮止燥渴。

大明《日华诸家本草》载：煎汤饮服，利五脏、通关节、下气。嫩叶煎酒服用，治疗一切风证；蒸熟捣烂外敷治疗风痛、汗出及扑损淤血。揉烂外涂治疗蛇虫蛟伤。

陈藏器《本草拾遗》载：研汁治疗金疮及小儿口疮。煎汤服治疗霍乱腹痛、吐泻。也可以用干叶煎汤。鸡桑叶：煮汁熬成稀膏服用，能祛除老风及宿血。

李时珍用治虚热咳嗽，又可以明目生发。

〔发明〕 苏颂《图经本草》载：桑叶可常服。神仙服食方：在四月桑树茂盛时采收桑叶。在十月霜降后有三分之二的落叶，三分之一不落的桑叶名为神仙叶，即时采收，将之与四月采收的桑叶共同阴干捣成末，可入丸、散服用，或者煮水代茶饮。另外，霜降后采叶煎汤、淋浴手足，核除风痹最好。用桑叶微炙同桑衣煎服，治疗痢疾及金疮等损伤，可止血。

朱震亨说：经霜后的桑叶研末，用米汤送服，可止盗汗。

李时珍说：桑叶是手、足阳明经的药物，煎汁代茶饮，能治消渴。

〔附方〕 旧方二条、新方十一条，计十三条。

1. 青盲洗法。《普济方》：当年武胜军宋仲孚患青盲病二十年，用这种方法治疗两年，双眼像原来一样明亮。取新采青桑叶阴干，逐日按日在地上烧灰存性，每次收集一合，放于瓷器中煎煮减至二分，倒出澄清后，温热洗眼，至一百次，多次试验效果良好。逐月按日数：正月初八，二月初八，三月初六，四月初四，五月初五，六月初二，七月初七，八月二十，九月十二，十月十七，十一月初二，十二月三十。

2. 风眼下泪。《集简方》：采取腊月仍不落的桑叶煎汤，天天温洗，或加入芒硝。

3. 赤眼涩痛。取桑叶研末，用纸卷起点燃烧烟熏鼻，效果良好，此是传自海外的偏方。

4. 头发不长。《千金方》：桑叶、麻叶用米泔水煎汤洗浴，七次后发可生长数尺。

5. 吐血不止。《圣济总录》：晚落的桑叶焙干研末，用凉茶送服三钱，只服一次，然后用补肝肺的药物治疗。

6. 小儿渴疾。《胜金方》：取桑叶不论多少，每片涂上蜂蜜，用线系住叶柄，拉直，阴干后切成细丝，煎水代茶饮。

7. 霍乱转筋。《圣惠方》：邪气入腹、腹胀闷烦。取桑叶一把，煎汤服一二剂立刻止住。

8. 大肠脱肛。《仁斋直指方》：取黄皮桑树叶三升，用水煎煮后趁热用桑叶将脱出的肛门纳回。

9. 肺毒风疮（其症状像麻风）。《经验后方》：绿云散：将上好桑叶洗净，蒸熟（一夜时间）晒干为末，每服二钱，水调服。

10. 痈口不敛。《直指方》：取经霜后的黄桑叶研末外敷。

11. 穿掌肿毒。《通玄论》：取新桑叶研烂，外敷治疗。

12. 汤火伤疮。《医学正传》：取经霜后桑叶，燃烧存性，研末。用油调和外敷三天痊愈。

13. 手足麻木（不知痛痒）。《救急方》：冬桑叶煎汤、频频洗浴。

附　桑枝

[气味]　味苦，性平。

[主治]　苏颂《图经本草》载：遍身风疹瘙痒，干燥，水气，脚气，风气，四肢拘挛，上气眼运，肺气咳嗽等症。可消食利小便。长久服用可使身体轻便、耳聪目明，使人皮肤光泽。治疗口干及发痈疽后渴证，可取嫩枝条切细片一开，熬出香味来煎汤饮服。没有禁忌。久服，终生不得偏风病。

上方出于《近效方》，方名桑支煎。还有一种用法：用花桑枝锉成寸段，炒香后用瓷器装盛，煎煮减至一半，再倒入银器，多次水沸后煮减一半，或加入少量蜂蜜也行。

[发明]　苏颂说；桑枝不寒不热，可以常服。《抱朴子》载：仙经中说：所有的仙药，不用桑枝煎煮者，不服用。

李时珍说：煎药所以用桑枝，是取它能利关节，除风寒湿痹的功效。查看《灵枢经》治疗寒痹内热，用桂酒法，取桑枝炭用布中包裹，温熨患处；治疗口僻用马膏法，用桑钉勾其口，并坐在桑枝灰上。又有痈疽发背不能透发，或者淤血腐肉不能腐烂破溃，以及阴疮、瘰疬、流注、臁疮、顽疮、恶疮等长久不愈合的，用桑木灸法，未破溃的则拔毒止痛。已破溃的则补阳接气。也是取它能通利关节、去风寒，使火毒之性畅达，祛除郁青的意思。方法是用干桑木劈成细片，扎成小把，点燃后吹灭，灸灸患处。每次灸灸一会。以瘀肉腐烂溃破为尺度。配合内服托补药物，效果良好。又据赵濬《养疴漫笔》记载：赵州有一在学少年患咳嗽，各种药治疗无效，经人提议，采用向南生长的柔嫩桑条一把，折成寸段放入锅中，加水五碗，煎汁一碗，盛于瓦器中、口渴便喝，饮服一个月而痊愈。这也是桑枝煎服的一种变法。

[附方]　旧方二条，新方四条，共六条。

1. 服食变白。《圣惠方》：长久服用，通血气，利五脏。用鸡桑嫩枝，阴干后研末，和蜜为丸，每日用酒送服六十丸。

2. 水气脚气。《圣济总录》：取桑枝二两炒香，加水一开，煎服二合，每天空腹服下，没有禁忌。

3. 风热臂痛。《本事方》：取桑枝一小升切细炒，加水三升，煎取二升，一日服完。许叔微说：曾患臂痛，各种药皆无效，服上方数剂后不久痊俞。查看《本草切用》和《图经本草》，皆称其药性不寒不热，可以常服。抱朴子说一切仙药，不用桑枝煎煮不服用，可知桑枝的功效。

4. 解中蛊毒。《肘后备急方》：此疾令人腹中坚硬疼痛，面色青黄，小便淋浊，形体消瘦，病症变化无常。取桑木心锉末一斛，放入锅中，加水浸药过三寸，取汁两斗澄清，用文火煎煮二升，空腹服五合，蛊毒就会吐出来了。

5. 刺伤手足（如被露水侵犯，红肿疼痛，常常能危及生命）。《千金方》：取桑枝三条，煻火中烧断，用断头熨炙疮上，熨热，凉了更换。三条桑枝用完，疮会自然溃破，取韭白或薤白捣烂外敷，用布包裹。如有红肿，还会复发。

6. 紫白癜风。《圣惠方》：取桑枝十斤，益母草三斤，加水五斗，用文火煎煮到五斤，去渣后再煎成稀膏。每于睡觉前与酒调服半合，至痊愈为止。

附　桑柴灰

[气味]　辛、寒、有小毒。

孟诜说：桑灰淋汁后用于冶炼玉金，可以使汞凝结，使硫磺降伏。

[主治]

苏恭《唐本草》载：桑灰蒸炼取汁，加入等分冬灰，同用可治痣、疣、黑子，可以腐蚀腐肉。与小豆共同煮食，可泻下水肿胀满。外敷金疮，可以止血生肌。

李时珍说：桑灰可治噎食积块。

[附方]　旧方五种，新方六种

1. 目赤肿痛。《圣济总录》：桑灰一两，黄连半两，共研末，每次冲调一钱，澄清外洗。

2. 洗毒盲眼。《经验方》：正月八，二月八，三月六，四月四，五月五，六月二，七月七，八月二十，九月十二，十月十七，十一月二十六，十二月三十日。每遇上述神日，用桑柴灰一合，煎汤后置于瓷器中，取至毒液，微加热后外洗眼部。冷后复温不住手洗。日久，则视物清晰。也可用桑灰与童便混合成丸，每次一丸，泡汤清洗。

3. 尸注鬼注。《肘后方》：患者善动，症状有三十六种至九十九种，寒热时作，恍惚默默，不知所苦，日久不愈，遗传后人，应及时治疗。用桑白皮曝干，烧灰二斗，装入陶器中蒸透，取陶器中汤三、四斗，浓煎后取澄清液二斗，以此浸渍二斗红小豆一夜，晒干后再渍，将灰汁用尽方止，把赤小豆蒸熟，用羊肉或鹿肉作汤，进食豆饭，开始吃一升至二升，吃饱为止。症状轻者，三、四斗即愈，重者七、八斗方可治愈。病去时，体中自觉疼痒难耐。若效果不佳，再为之。效果良好。

4. 腹中癥瘕。方见介部鳖下。

5. 身面水肿（坐卧不得）。《梅师方》：取东引花桑枝，烧灰淋汁，煮赤小豆，每于饥饿时食用，不能饮汤。

6. 面上痣疣。寒食节前后，取桑条烧灰淋汁，加入石灰熬膏，用自己的唾液调和后外涂颜面，痣疣自落。效果良好。

7. 白癜驳风。《圣惠方》：取桑柴灰二斗，放在陶器内熏蒸，取锅内热汤外洗，五、六次可愈。

8. 大风恶疾（眉发脱落）。《圣惠方》：以桑柴灰热汤淋取汁，洗头面（以大豆水研浆，去灰味，效果更好）。再用熟水，绿豆面洗面，三日洗头一次，一日洗面一次，不过十次就见良效。

9. 狐尿刺人（肿痛欲死）。《肘后方》：用热桑灰汁外敷，凉即更换。

10. 金疮作痛。《梅师方》：桑柴灰筛细，外敷。

11. 疮伤风水（肿痛入腹则杀人）。《梅师方》：以桑灰淋汁外敷，凉后更换。

12. 头风白屑。《圣惠方》：桑灰淋汁外洗，效果很好。

附　桑耳　桑黄见菜部木耳

附　桑花

见草部苔类

附　桑寄生

见后寓木类

附　桑柴火

见火部

附　桑螵

见虫部

附　桑蠹

见虫部

柘

（见《嘉祐补注本草》）

[释名]

李时珍说：按陆佃埤的说法，柘是山上的一种石头，柞是土山，柘树的命名取石，可能是因为其生于山中的缘故。

[集解]　寇宗奭说，柘木里有纹，可旋为器，其叶可饲蚕，被称为"柘蚕"。但是叶很硬，不如桑叶柔软。入药时选择无刺的为最佳。

李时珍说：柘生于山中，多为丛生，干疏而直，叶丰而厚，圆而有尖。取其叶饲蚕，取其丝作琴瑟，清脆动听，不同寻常。《尔雅》中记载的棘茧，说的就是这种蚕的茧。《考工记》记载：做弓取材以柘木为最佳，柘树

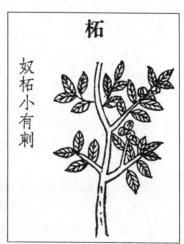

柘

奴柘小有刺

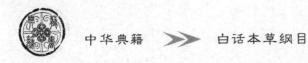
的果实形同桑子，粒圆如椒，名佳子（佳音锥）。将柘木染成黄赤色，称为拓黄，为皇帝的服色。《相感志》记载：用酒醋调和矿灰并将之涂在柘木上，一夜之后，变成间道黑木纹状，这是涂料浸入柘木的缘故。

附　木白皮　东行根白皮

[气味]　甘、温，无毒。

[主治]

《大明本草》记载：治疗妇女血瘀崩漏，疟疾。

陈藏器说：拓皮煮汁酿酒服，治疗风虚耳聋，补益劳损虚羸，对腰冷肾虚梦交者疗效颇佳。

[发明]　李时珍说：柘能通肾气，所以《圣惠方》用柘根酒治疗耳鸣耳聋日久者。用法：取拓根二十斤，菖蒲五斗，各用水一石，煮取汁五斗，陈旧铁二十斤煅赤，以五斗水浸泡取清汁。加水一石五斗，以米二石，面二斗，按常规酿成酒，以真磁石三斤研末，浸入酒中三夜。日夜饮之、取小醉而眠。闻人声乃止。

[附方]　新收两种。

1. 飞丝入目。《医学纲目》：以柘浆外用点眼，用绵蘸水拭去。

2. 洗目令明。徐神翁《海上方》：柘木煎汤，每日温洗，自寅至亥方止，效果灵验。正月初二，二月初二，三月不洗；四月初五，五月十五，六月十一，七月初七，八月初二，九月初二，十月十九，十一月，十二月十四日不洗。

3. 小儿鹅口舌肿大。《千金方》：柘根五斤锉未，水五开，煎煮二开，去渣，煎取五合，频繁外涂。无柘根时，用弓材亦可。

附　柘黄
见菜部木耳

奴　柘（见《本草拾遗》）

[集解]　陈藏器说：奴柘生于江南山野，貌似柘，节有刺，冬日不凋谢。

李时珍说：奴柘外形似柘，但比柘树矮小，有刺，叶貌似柞叶而形小。可饲蚕。

附　奴招刺

[气味]　苦，小温，无毒。

[主治]　陈藏器说：治疗老年妇女血痼痕证，及男子癖闷痞病症。取刺和三棱草，马鞭草同煎，煎至浓稠如糖。如病在心，饭后服；病在脐，空腹服。服后当泻下恶物。

楮
（见《名医别录》上品）

[释名]　穀桑（亦作构）穀（音媾）。

苏颂说：陆玑在诗中说：构，在幽州被称为穀桑，或楮桑。在荆扬、交广被称为穀。

李时珍说：楮原本称作柠，楮皮可制成纻麻的缘故。楚国人把乳汁称为穀，是因为楮木中有如同乳汁一样的白汁。陆佃埠将它称作穀米之穀，这是错误的。有人认为楮、构为二物，也不对。详见下文。

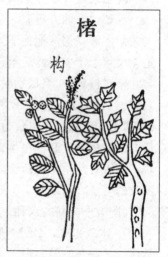

[集解]　《名医别录》记载：楮实产于少室山，满山皆是。八月、九月采摘晒干，四十日成。

陶弘景说，楮就是我们现在所说的构树。南方人称穀纸为楮纸。武陵人用穀皮制成皮衣，坚固耐用。

苏颂说：穀皮有两种；一种皮有花斑纹，称为斑穀，现在人们用它制作帽子；一种皮白无花，枝叶大体相似。但以叶似葡萄叶，有瓣而结子者为佳。果实初夏生成，大如弹丸，青绿色，至六七月逐渐变成深红色，方才成熟。八九月采摘，水浸去皮、穰，取中央的果实。段成式《酉阳杂俎》记载：谷田久废必生构，其叶有瓣者为楮，无瓣者为构。陆佃埠说：江南人将其皮制成布，将其捣碎制成纸，长数丈，光泽很好。其嫩芽可当蔬菜食用。现在楮纸的使用已很广泛，但人们已不再制造楮布了。医生只用楮实，皮、叶等几乎不用。

《大明诸家本草》。记载：皮斑者是楮、皮白者是穀。

李时珍说：按许慎《说文解字》记载，楮穀是一同一种植物，不必分别，只辨雌雄。雄者皮斑而叶无分叉，三月开花长成穗，如柳花状，不结果实，青年人采花食之。雌者皮白而叶有分叉，亦开碎花，结果如杨梅，半熟时水泡去子，蜜煎后作为水果食用。两种树依傍而生则生长茂盛，树叶多涩毛。江南人剥皮捣煮造纸，也用以织布，但质地较差，易破损。据裴渊《广州记》载：蛮夷取穀皮熟捶制成棉织品，像毛毡一样，很暖和。楮木腐烂后菌耳滋生。其味道甚好。

《名医别录》载：楮实就是穀实。

《本草纲目》载：楮实又名楮桃。

[修治]　雷敩说：采摘后，水浸三日，搅动时除去漂浮在上的楮实。晒干，再用酒浸泡十余天，熏蒸十几小时后焙干用。

《经验后方》煎法:

六月六日,采取榖子五升,加水一斗,煮取五升,去滓,微火煎成糖稀状。

[气味]　甘,寒,无毒。

[主治]

《名医别录》载:阴痿水肿,益气充肌明目。久服,不饥不老,轻身。

《大明本草》载:壮筋骨,助阳气,补虚劳,健腰膝,益颜色。

[发明]

陶弘景说:仙方采摘捣汁和丹同服或干服,使人耳目聪明。

苏颂说:仙方单服,在果实红赤时采摘,阴干,筛末,以水冲服二钱上,时间久者效果才好,据《抱朴子》说:楮实红赤时服用,使老年人精神焕发,令人耳目聪明。道士梁须七十岁服此后年轻力壮,岁至一百四十还能健步而行。

李时珍说:《名医别录》记载楮实有补益之功,而《修真密旨》言此久服而致骨软之痿。《济生秘览》治骨鲠,用楮实煎汤内服,或许是楮实可以软骨的作用吧? 根据《南唐书》记载:烈祖食饴喉中噎,国医束手无策,吴廷绍建议服楮实汤治之,一服药后,疾病痊愈。其他医生此后使用此剂治疗哽噎之证,皆无效。请教廷绍,廷绍回答说:噎因甘起,用此药治之有效。不明者将之称为有治骨鲠软坚的作用,而治疗非甘所致的噎证,所以效果不好。

[附方]　新方六种。

1. 水气蛊胀。《活法机要》:楮实子丸,作用泻膀胱水湿。用楮实子一斗,水二斗,熬成膏。茯苓三两,白丁香一两半,研成粉末,与膏调和,制成梧桐子大小丸剂,从少至多,服至小便清利,胀减为度。此后,再服治中汤加以调养。忌甘苦峻补及发动之物。

2. 肝热生翳。《直指方》:楮实子研细,饭后蜜汤服一钱,每日二次。

3. 喉痹喉风。《集简方》:五月五日(或六月六日、七月七日),采楮实阴干,每次用一个研成粉末,以井华水冲服,重者用量加倍。

4. 身面石疽。《外台秘要》:状如痤疮疖子而皮厚,用楮实捣碎外敷。

5. 金疮出血。《外台秘要》:用楮实捣碎外敷。

6. 目昏难视。《卫生易简方》:楮实,荆芥穗各五百枚,研成末,炼蜜丸弹子大,饭后嚼食一丸,薄荷汤送下。每日三次。

附　楮叶

[气味]　甘,凉,无毒。

[主治]

《名医别录》载:小儿身热,食不生肌,可作浴汤。又主恶疮生肉。

《大明本草》载:治刺风身痒。

苏颂说：治疗鼻衄数升不断，捣汁三升，多次服用，过一段时间后衄血可止。食其嫩芽，可除四肢风痹，治疗赤白下痢。

甄权说：炒研后和面同食，治疗水痢。

李时珍说：楮叶利小便，去风湿肿胀，白浊疝气癣疮。

[附方] 旧方六种、新方十种

1. 水谷下痢。见果部橡实下。

2. 老少瘴痢。日夜不停，泻下次数甚多者。杨炎《南行方》：取干楮叶三两，熬后捣为末，每服一钱，乌梅汤送下，每日二次。用羊肉裹末，放入肛门里，下利后痢疾止。

3. 小儿下痢。《子母秘录》：赤白，口渴，饮水后呕逆者。

构叶炙香，以饮浆半升浸至水绿，除去构叶，用木瓜一个切开，将汁纳入其中，煮沸二三次，去木瓜，细细饮用。

4. 脱肛不收。《圣惠方》：用五花构叶阴干为末，每服二钱，米饮调下，并用粉末外敷。

5. 小便白浊。《经验良方》：构叶为末，蒸饼丸梧桐子大，每服三十丸，白水送下。

6. 通身水肿。《圣惠方》：楮枝叶煎汁如糖稀，空腹服一匙，每日三次。

7. 虚肥面肿。《外台秘要》：多年气上如水病，但脚不肿。

用楮叶八两，加水一斗，煮取六升，去滓加入米煮粥，常服不断。

8. 卒风不语。《肘后方》：楮枝叶锉细，酒煮沫出，所剩之物，日饮一匙。

9. 人耽嗜睡卧。杨尧辅方：花穀叶晒干研末，以汤冲服一二钱，疗效较好。

10. 吐血鼻血。《圣惠方》：楮叶捣汁二三升，立即温服。

11. 一切眼翳。《圣惠方》：三月摘收楮木软叶，晒干为末，加入少许麝香，制成黍米大小放入眦内，其翳自落。

12. 木肾（外阴麻木）疝气。《医学集成》：用楮叶、雄黄各等份，为末，制成酒糊丸梧桐子大小，每次盐酒送服五十丸。

13. 疝气入囊。《简便方》：五月五日摘采楮叶，阴干为末，每次服一二匙，饭前温酒送下。

14. 癣疮湿痒。《圣惠方》：楮叶捣碎外敷。

15. 痔瘘肿痛。《集简方》：楮叶半斤，捣烂外敷。

16. 蝮蛇螫伤。《千金方》：楮叶、麻叶合捣，取汁外敷。

17. 鱼骨鲠咽。《十便良方》：楮叶捣汁服用。

附 楮枝茎

[主治]

《名医别录》载：隐疹痒，煮汤洗浴。

李时珍说：捣浓汁饮半升，治小便不通。

[附方]　　旧方一种，新方一种。

1. 头风白屑。《外台秘要》：楮木作枕，六十日换一次。

2. 暴赤眼痛。《圣惠方》：如眼沙涩者。嫩楮枝（去叶）放在地上，火烧，盖碗一日取灰泡汤，取澄清液温洗。

附　树白皮

[气味]

甘，平，无毒。

[主治]

《名医别录》载：逐水，利小便。

甄权说：可治疗水肿胀满。

吴普说：可治疗喉痹。

李时珍说：煮汁酿酒饮，治水肿入腹，短气咳嗽。研末服用，治下血血崩。

[附方]　　旧方一种，新方六种。

1. 肠风下血。《普济方》：秋季采摘楮皮阴末为末，以酒送服三钱（或加入少许麝香、每日二次。）

2. 血痢血崩。《危氏得效方》楮树皮、荆芥等份为末，冷醋调服一钱，血崩者煎煮服用，效果很好。

3. 男妇肿疾。《千金方》：感受风寒，无论发病时间长短。

4. 妇女产后上厕，风邪侵入脏腑，腹中肠鸣作响，短气者。楮皮枝叶一大束，切碎，煮汁酿酒，一日数次饮用，三、四日肿疾可退，宜经常服用。

5. 风水浮肿。《圣济总录》：全身浮肿，用楮皮散治疗。用楮白皮、猪苓、木通各二钱，桑白皮三钱，陈（橘）皮一钱，生姜三片；水二钟煎服。每日一次。

6. 膀胱石水。《集验方》：四肢瘦削、小腹胀满。

构根白皮、桑根白皮各二升，白术四两，黑大豆五升，流水一斗，煮四升，加入清酒二升，再煮至三升，昼二次，夜一次分服。

7. 目中翳膜。《崔氏方》：楮白皮晒干，作一绳子如钗股大小一段，烧灰细研。每次点少许，每日三五次，翳膜即退。

8. 鱼骨鲠咽。《卫生易简方》：楮树嫩皮捣烂为丸。每服二三十丸，白水送下。

附　皮间白汁

[释名]　　《本草纲目》称为：构胶。

《大明本草》记载：皮间白汁又称为五金胶漆，能合朱砂为团，故名五金胶漆。

李时珍说：构汁最粘，今人用它粘金薄。古法用它粘经书，用楮树汁和白芨、飞面调糊，粘贴纸张效果优于胶漆。

[气味]

甘，平，无毒。

[主治]　《名医别录》记载：治疗癣疾。

《日华诸家本草》记载：治疗敷蛇、虫、蜂、蝎、犬咬伤。

[附方]　旧方一种。

1. 天行病后胀满。《外台秘要》：两胁刺胀，脐下如水肿。随意服用构树枝汁，小便通利则肿消。

附　楮皮纸
（见服器部纸）

附　楮耳（见菜部木耳）

枳
（见《神农本草经》中品）

[校正]　并列入《开宝本草》中的枳壳。

[释名]　子名枳实（见《神农本草经》）　枳壳（见《开宝本草》）

寇宗奭说：枳实，枳壳是同一种植物。形小者气味厚重，走窜之力猛，形大者味薄而力缓。张仲景治伤寒阳明腑实病时，承气汤中用枳实，就是取其疏通、破结，决泄的功能。如治疗单纯气机壅塞之疾，应用枳壳，可以长期服用。这就说明了枳实、枳壳在药性和作用上的异同。

苏恭说：将其称为枳实，应包括核和瓤，其实现在不是这样。

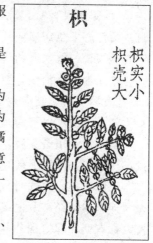

李时珍说：枳是树名，从只谐音，实是其果实，所以称为枳实。根据小者性迅猛，老者性和缓的道理，人们将老者称为枳壳。枳实新鲜时皮厚而丰满，成熟时壳薄而空虚。就像青橘皮与陈橘皮一样。宋代人又添加了枳壳这一名称，没有什么意义。寇宗奭以为枳实的命名是因为它有破结实的作用，也不一定正确。

[集解]　《名医别录》记载：枳实生于河内川泽。九月、十月采摘后阴干。

马志说：枳实生于商州川谷。九、十月采摘，阴干。

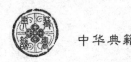

陈藏器说：《神农本草经》载采摘果实应在九、十月。这个时间不如七、八月，此时果实丰满，味道辛浓。过去人称生于江南者为橘，生于江北者为枳。

《周礼》记载：过淮河北岸者为枳。现在江南枳、橘皆有，江北有枳无橘。这是种植的结果。

苏颂说：现在洛西、江湖州郡都有枳树，商州的质量最好，树干较橘略小，高五至七尺。叶如橙叶，多刺。春天开白花，秋天结成果实。七、八月采摘称为实，九、十月采摘称为壳。现在医家以为形小而皮厚者为枳实，形大而皮薄者为枳壳。两者外观翻肚都呈盆口状，时间久则为佳。近处所生者，民间称为"臭橘"，不能入药。

[修治]　陶弘景说：采集枳实，切开去核；微炙，干燥后备用。时间久者为佳。民间广泛应用，道家不用此药。

雷敩说：枳实、枳壳药性、药效不同，如方用枳壳，取有辛苦腥味，并渗油，时间久的效果为佳。除去穰核，用小麦麸炒至麸焦，去年麦麸后使用。

附　枳实

[气味]　苦，寒，无毒。

《名医别录》载：酸，微寒。

《普济方》载：神农认为苦，雷公认为酸，无毒。李当之认为大寒。

甄权说：辛，苦。

张元素说：性寒味苦，气厚味薄，浮而升，微降，阴药中的阳药。

李杲说：其性下沉，是阴药。

[主治]　《神农本草经》载：大风在皮肤中，如麻豆苦痒，除寒热结，止痢，表肌肉，利五脏，益气轻身。

《名医别录》载：除胸胁痰癖，逐停水，破结实，消胀满，安胃气，止溏泄，明目，治疗心下急痞痛逆气，胁风痛。

甄权说：解伤寒结胸，治疗上气喘咳，肾内伤冷，阴痿而有气。

张元素说：消食，散败血，破积坚，去胃中湿热。

[发明]　朱震亨说：枳实泻淡，有冲墙倒壁，滑窍破气之效。

刘元素说：以下痞及宿食不消，宜用枳实、黄连。

李杲说：用蜜炙后，枳实有破水积，泄气，除内热的作用。王洁古以此祛脾经积血，积血去，则以下痞止。

王好古说：益气时佐加人参、白术、干姜，破气时佐加大黄、牵牛、芒硝，这就是《神农本草经》所记载的益气消痞之法。用白术去湿，用枳实消痞。张洁古的枳术丸方，有调和脾胃的作用。张仲景用枳实白术汤治疗水饮所作，以下坚大如盘之证。取枳实七枚，白术三两，水一斗，煎至三升，分三次口服。待腹中软，即肿消之征。余见枳壳下。

［附方］　旧方九种、新方四种。

1. 卒胸痹痛。《肘后方》：枳实捣末，冲服四十分之一合，昼三次，夜一次。

2. 胸痹结胸。《金匮要略》：胸痹，心中痞坚，留气结胸，胸满，胁下逆气抢心，枳实薤白汤主之。陈枳实四枚，厚朴四两，薤白半斤，栝蒌一枚，桂枝一两，加水五升，先煎枳、朴，取二升去滓，加入其他药物。煮沸二三次，温服，三付药后病当愈。

3. 伤寒胸痛。《济众方》：伤寒后，卒然胸膈闭痛。枳实用麦麸炒后，研末，米汤送服二钱，每日二次。

4. 产后腹痛。《圣惠方》：枳实（麸炒）、芍药（酒炒）各二钱，水一盏煎服。亦可为末服。

5. 奔豚气痛。《外台秘要》：枳实炙为末，每次冲服四十分之一合，昼三次，夜一次。

6. 妇人阴肿。《子母秘录》：坚硬作痛。枳实半斤碎炒，用布包裹后外用热熨，凉后更新。

7. 大便不通。危亦林《世医得效方》：积实、皂荚各等份，研末为丸，米汤送下。

8. 积痢脱肛。《千金方》：将枳实在石上磨平，蜜炙，温熨患处，可疗脱肛。

9. 小儿久痢。《广利方》：水谷不调。枳实捣末，冲服一二钱。

10. 肠风下血。《经验方》：枳实半斤（麸炒），黄芪半斤，研末，米汤送服，每次二十分之一合，不拘时间。糊丸亦可。

11. 小儿五痔。《集验方》：枳实研末，炼蜜丸梧桐子大小，饭前（饮）服三十丸，不拘年月。

12. 小儿头疮。《圣惠方》：枳实烧灰，猪脂调和外涂。

13. 皮肤风疹。《外台秘要》：枳实醋浸，火炙后热熨局部。

附　枳壳

［气味］

苦、酸、微寒、无毒。

甄权说：苦、辛。

张元素说：气味升降，与枳实相同。

李杲说：沉降，属阴。

［主治］

《开宝本草》载：风痒麻痹，通利关节，劳气咳嗽，背膊闷倦，散留结胸膈痰滞，逐水，消胀满大肠风，安胃，止风痛。

甄权说：疗遍身风疹、肌中如麻豆恶痒，肠风痔疾，心腹结气，两胁胀虚，关膈壅塞。

《日华诸家本草》载：健脾开胃，调五脏，下气，止呕逆，消痰，治反胃霍乱泻痢，消食，破癥结痃癖五膈气及肺气水肿，利大小肠，除风明目。炙热，熨痔肿。

张元素说：可泄肺气，除胸痞。

李时珍说：治疗里急后重。

［发明］

张元素说：枳壳破气，胜湿化痰，泄肺走大肠，久用量大则损伤胸中之气，服二、三付即可。禀赋良好的人气滞作痛时，根据病位所在经络，以入他经药物疏导为佳。

李杲说：气血虚者不可服，因其耗伤气血。

王好古说：枳壳主上，枳实主下；枳壳行气，枳实活血，枳壳治疗胸膈皮毛之疾，枳实治疗心腹脾胃之病，大同小异。朱肱在《类证活人书》中说：治痞应先用桔梗枳壳汤，不是用此方治疗心下痞。如果明断是误用下法致气将陷成痞，应早用此方，以防痞证的发生。如已成痞而服药治疗，为时已晚，不但不能消痞，反损胸中之气，这就是及早服药的道理。

李时珍说：枳实，枳壳气味功用相同，古时也无分别，魏、晋以来，开始将枳实，枳壳区别使用。张洁古，李东垣提出治上、治下的观点。枳实、枳壳有通理气机的作用。气下则痰喘止，气行则痞胀消，气通则刺痛止，气利则后重除，故用枳壳利胸膈，枳实利肠胃。但是张仲景治胸痹痞满，以枳实为主药；那些治疗下血痔痢、大肠秘塞、里急后重的方剂，又以枳壳为主。由此可知，枳实不独治下，枳壳不独治上。因为自唇到肛门，皆由肺所主。三焦相通，因此，区别枳壳、枳实意义甚微。《杜壬方》载：湖阳公主畏难产，有人进瘦胎散方。用枳壳四两，甘草二两，研末。每服一钱，白开水送下。自妊娠五月后每日一次，至临产，不但不会难产，且无损胎儿健康。张洁古在《活法机要》中有每日服枳术丸，令胎瘦易生的记载，称为束胎丸。但寇宗奭认为："胎壮则子有力易生，服枳壳后反致无力，而且子虚气弱难养，缩胎易产的观点并不足取。"认真思考，认为寇宗奭的观点正确。如遇胎前气盛壅滞之孕妇，怀孕八九月胎必用枳壳、苏梗以顺气的。胎前无滞，则产后无虚。如孕妇气血不足，不宜使用。

朱震亨说：难产多见于郁闷安逸的妇女，她们生活在富贵奉养的家庭。古方瘦胎饮是为湖阳公主所组合的。我妹害怕难产，她体胖而好坐，我思她与公主的情况正好相反。公主是受奉养的人，气实不虚，故耗其气而使气平易产。形肥者气虚，久坐者气机不畅，应补其母之气。用紫苏饮加补气药，服药数剂后顺产。

［附方］ 旧方三种，新方十六种

1. 伤寒呃噎。《本事方》：枳壳半两，木香一钱，研末。每次冲服一钱。

2. 老幼腹胀。《王氏易简方》：血气凝滞，此药用以宽肠顺气，名四炒丸。商州枳壳（厚而绿背者，去穰）四两，分成四份；一两用苍术一两同炒，一两用萝卜子一两同炒，一两用干漆一两同炒，一两用茴香一两同炒黄。去四味，只取枳壳研末，用四味药煎汁煮面糊，调和枳壳末为梧桐子大小。食后，米汤送下五十丸。

3. 消积顺气。《邵真人经验方》：治疗五积六聚，不分男女老少，只要有气积，皆治。有神效。

枳壳三斤去穰，每个加入巴豆仁一个，包好，慢火水煮一天，汤减再加热汤，勿用冷水，至汁熬尽，除去巴豆，切片晒干（勿炒）研末，与醋煮面糊调和成梧桐子大小，每服三四十丸，根据病情，亦可用汤送服。

4. 顺气止痢。《婴童百问》：枳壳（炒）二两四钱，甘草六钱，研末，每次用开水送服二钱。

5. 疏导脚气。《直指方》：上方用木瓜汤送服。

6. 小儿秘涩。《全幼心鉴》：枳壳（煨，去穰）、甘草各一钱，用水煎服。

7. 肠风下血。《博济方》：用枳壳（烧黑存性）五钱，羊胫炭为末三钱，调和均匀，五更时空腹米汤送下。如果人行五里，再服一次。当日见效。

8. 《简便方》：枳壳一两，黄连五钱，水一盅，煎至半盅，饭前服。

9. 痔疮肿痛。《必效方》：用枳壳煨熟热熨。七枚后病愈。

10. 同上。《本事方》：枳壳末加入瓶中，水煎沸腾，先熏后洗。

11. 怀胎腹痛。《活法机要》：枳壳三两（麸炒），黄芩一两，研粗末，每服五钱，水一盏半，煎至一盏服。如果胀满身重，加白术一两。

12. 产后肠出不收。《袖珍方》：枳壳煎汤外浸，一段时间后可瘥。

13. 小儿惊风。陈文中《小儿方》：不惊丸。治小儿因惊气逆作搐，痰涎壅塞，手足掣疯，眼睛斜视。枳壳（去穰，麸炒）、淡豆豉等分研末，每服一钱，其者半钱，急惊用薄荷自然汁送下，慢惊用荆芥汤加三五滴酒送下，每日三次。

14. 牙齿疼痛。《圣惠方》：枳壳浸酒含漱。

15. 风疹作痒。《经验后方》：枳壳三两，麸炒为末，每服二钱，水一盏，煎至六分，去滓温服。也可用汁外涂。

16. 小儿软疖。《危氏得效方》：大枳壳一个去白，磨口平，用面糊抹边合疖上。脓血自流出，不留疤痕。

17. 利气明目。《普济本事方》：枳壳麸炒一两为末，加水代茶饮。

18. 下早成痞。《宣明论方》：伤寒阴证，过早用下药引起痞证，心下满而不痛，按之虚软。用枳壳、槟榔等分，研末。每次服用三钱，以黄连汤冲下。

19. 胁骨疼痛。《本事方》：因惊伤肝，胁骨疼痛。枳壳一两（麸炒），桂枝（生）半两，研细末，每服二钱，姜枣汤送下。

附 枳茹

枳树皮，也有人认为是枳壳上刮下的皮。

[主治] 苏颂说：治中风身直，不得屈伸反复，口僻眼斜。用法：刮皮一升，酒三升，渍一夜、每次温服五合，酒尽再做。

附　枳树茎及皮

陶弘景认为有治水胀暴风，骨节疼急的作用。

附　枳根皮

[主治]　陈藏器说：煮汁服，治大便下血；为末服，治野鸡病有血。
甄权说：浸酒，漱口，疗齿痛。

附　枳嫩叶

[主治]　李时珍引自《茶谱》：煎汤代茶，治疗风疾。

枸　橘
（见《本草纲目》）

[释名]　臭橘
[集解]

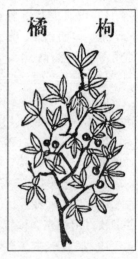

李时珍说：枸橘四处可见，树、叶与橘同，但树干多刺。三月开白花，青蕊不香。果实如弹丸，形同枳实但壳薄不香。人们种植它用作藩篱，也有人采摘果实，伪充枳实及青橘皮销售，要注意分辨。

附　枸橘叶

[气味]
辛，温，无毒。
[主治]
李时珍说：治下痢脓血后重，同草薢等份炒，研末，每服二钱，茶水送下。又治喉瘘，消肿导毒。
[附方]　新方一种。
咽喉怪证。夏子益《奇病方》：咽喉生疮，肿胀，不痛，日久口出臭气，不得进食。用臭橘叶煎汤连续服用。有良效。

附　枸橘刺

[主治]
李时珍说：治风虫牙痛，每用一合煎汁口含。

附 橘核

[主治]

李时珍说：治肠风下血不止。同樗根白皮等份炒研，每服一钱，皂荚子煎汤调服。

[附方] 新收一方。

白疹瘙痒。《救急方》：遍身皆是。小枸橘切细，麦麸炒黄，研末每服二钱，酒浸少时，饮酒，初起病时，用枸橘煎汤洗患处。

附 树皮

[主治]

李时珍说：疗中风强直、不得屈伸。细切一升，酒二升，浸泡一夜，每日温服半升。酒尽再做。

栀 子
（见《神农本草经》中品）

[释名] 木丹（见《神农本草经》）越桃（见《名医别录》） 鲜支（见《本草纲目》） 花名薝卜。

李时珍说：卮，是一种盛酒的器皿，栀子中栀发音为之，故得名。民间称为栀。司马相如在诗赋中称：鲜支黄砾。后人注解说：鲜支即支子。佛书称其花为薝卜，谢灵运称它为林兰，曾端伯称它为禅友。有人认为：薝卜呈金色，不是栀子。

[集解]

《名医别录》载：栀子生于南阳川谷。九月采摘果实，晒干。

陶弘景说：处处皆有，有两三种不同品种，相互稍有区别，其中七棱的为最佳。霜后采集，百姓用作染料，当作药材使用的不多。

苏颂说：现在南方及西蜀州郡皆产栀。树高七八尺。叶似李子而厚硬，又像樗蒲子。二三月开白花，花呈六瓣，浓郁芳香。民间称它为西域薝卜。夏秋结果实形同诃子，生青熟黄，果仁深红。江南人争相种植以销售获利。《史记·货殖传》记载：有卮，茜草千担者，与千户侯地位相等。由此可知售栀获利丰硕。入药用山栀子，即方书中所说的越桃，皮薄而圆小，有七棱至九棱的为佳。其大而长者，雷敩《炮炙论》称它为伏尸栀子，入药无力。

李时珍说：栀子叶像兔耳，厚而深绿，春荣而秋瘁。夏天开花，大如酒杯，白瓣黄蕊，花后结果，果实薄皮，细子、有须。经霜后采收。蜀中有红栀子，花呈红色，用其果实染物呈赭红色。

[修治]　雷敩说：凡使须要如雀脑，并须长有九路赤色者为上。先去皮、取仁，用甘草水浸泡一夜，漉出焙干，捣筛为末。

朱震亨说：治上焦、中焦连同壳皮一同入药，治下焦病去壳皮，洗去黄浆，炒用。治血份病，炒黑用。

王好古说：去心胸中热，用仁；去肌表热，用皮。

[气味]　苦，寒，无毒。

《名医别录》载：大寒。张元素说：气薄味厚，轻清上行，气浮而味降，阳中之阴药。李杲说：沉降属阴。入手太阴肺经血份。丹书记载说：栀子柔金。

[主治]

《神农本草经》载：去五脏内邪气，胃中热气，疗面赤酒糟瘤鼻，白癞、赤癞、疮疡。

《名医别录》载：去胸必大小肠之热，疗心中烦闷，目赤热痛。

甄权说：去热毒风，除时疾热，治疗五种黄病，利小便，治五淋，明目，解消渴，疗胃热呕哕，杀䗪虫毒。

陶弘景说：可解玉支（即羊踯躅）毒。

孟诜说：治疗音哑，紫癜风。

张元素说：治心中烦懊恼不得眠，脐下血滞而小便不利。

朱震亨说：泻三焦火，去胃脘淤血、治热厥必痛，去热郁，散结气。

李时珍说：治吐血衄血，血痢下血，血淋、损伤淤血，疗伤寒劳复，热厥头痛，疝气，汤火伤。

[发明]

张元素说：栀子轻飘飘，其性像肺，色赤而像火，所以能泻肺中之火。作用有四个方面：疗心经客热，除烦躁，清上焦虚热，治疗风疾。

朱震亨说：栀子泻三焦之火及痞块中的火邪，去胃脘淤血。药性屈曲下行，能使火从小便中泄去。心痛病时间较长者，不宜服温散剂、温热助火邪。所以古方中多用栀子为导热药，邪热得清而疾病去。

王好古说：《神农本草经》对栀子能催吐没有记载，张仲景却把它当作吐药应用。栀子本不是催吐药，因为有邪气在上，患者不欲饮食，服药后令患者呕吐，邪气由此而出，这就是"其高者因而越之"的治疗方法。有人认为栀子能利小便，其实不然，栀子有清肺热的功效，肺热清则膀胱气化得行，小便通利。《神农本草经》认为它有清大小肠热的作用，这是由于肺与大肠、心肺与小肠特殊的生理、病理关系所决定的。张仲景治烦躁用栀子豉汤，烦者气机不畅，郁而化火；躁者血行不利，瘀而生热。肺主气，肾主血，用栀子清肺热除烦，以香豉疗肾躁。

李杲说：张仲景认为栀子色赤味苦，入心经而治烦；香豉色黑味咸、入肾经而治躁。

寇宗奭说：张仲景治伤寒发汗吐下后，虚烦不能眠，重者心中懊恼，心神不安之证，采用栀子豉汤。因发汗吐下后气阴两伤，故不用苦寒泻下的大黄，而用既能清热而又不伤气阴的栀子。对于气血津液不足，脏腑失于荣养，虚热内生之证，栀子疗效最好。它还能治心经邪热，小便赤涩。方法：用去皮栀子（火煨）、大黄、连翘、炙甘草各等份研末，每次冲服三钱，效果很好。

苏颂说：张仲景和古今名医治发黄，都用栀子，茵陈、甘草、香豉四味药。治大病后因过劳而复发，用栀子、鼠矢和其他药组成的方剂。小便通利后，疾病可愈。此类方剂极多，难以全面记载。

[附方] 旧方十种，新方十七种。

1. 鼻中衄血。黎居士《简易方》：用山栀子烧灰吹鼻。效果良好。

2. 小便不通。《普济方》：栀子仁十四个，独头蒜一个，盐少许，捣碎贴脐，一段时间后，疾病可愈。

3. 血淋涩痛。《经验良方》：生栀子末、滑石粉等份，葱汤送服。

4. 下利鲜血。《食疗本草》：栀子仁烧成灰，以水冲服一钱。

5. 酒青下血。《圣惠方》：老山栀子仁焙干研末，用新鲜井水每次冲服一钱。

6. 热青血痢。《肘后备急方》：栀子十四枚，去皮捣末，炼蜜丸梧桐子大，每次服三丸，每日三次，有良效。也可水煎服。

7. 临产下痢。《胜金方》：栀子炙后研末，空腹热酒冲服一匙。重者五剂可愈。

8. 妇人胎肿。（属湿热）《丹溪方》：山栀子一合炒研，每次服二三钱，米汤送下。丸剂也可。

9. 热水肿疾。《丹溪纂要》：山栀子仁炒研，米汤送服三钱。如果上焦有热，壳皮同入药。

10. 霍乱转筋。《肘后方》：以腹胀满，无呕吐下利者。栀子十四枚烧研，热酒送服。

11. 冷热腹痛。《博济方》：疙刺（腹中急痛），不思饮食。

山栀子、川乌头各等份，生研为末，酒糊丸如梧桐子大。每次服十五丸，生姜汤送服。如小腹痛，茴香汤送服。

12. 胃脘火痛。《丹溪纂要》：大山栀子七或九枚，炒焦，加水一盏，煎至七分，调入生姜汁饮用。立即见效。如果疾病复发，再服则效果不佳。须加玄明粉一钱，服药痛止。

13. 五脏诸气。《丹溪纂要》：益少阴血。用栀子炒黑研末，与生姜同煎饮服后效果很好。

14. 五尸注病。《肘后方》：冲发心胁刺痛，缠绵无时。

栀子二十一枚，烧末，白水冲服。

15. 热病食复。《梅师方》：及交接后发作欲死，不能说话。

栀子三十枚，水三升，煎至一升，饮服。微汗出，病愈。

16. 小儿狂躁。阎孝忠《集效方》：下焦蓄热，身热狂躁，昏迷不食。

栀子仁七枚，豆豉五钱，水一盏，煎至七分，饮服。服后无论是否呕吐，皆有效。

17. 盘肠钓气。《普济方》：栀子仁半两，少许草乌头，同炒，去草乌，加入白芷一钱，研末，每次服半钱，用茴香葱白酒送服。

18. 赤眼肠秘。《普济方》：山栀子七个，钻孔煨熟，加水一升，煎至半升，去滓，加入大黄末三钱，温服。

19. 吃饭直出。《怪证奇方》：栀子二十个，微炒去皮，水煎服。

20. 风痰头痛。《兵部手集》：痛甚不可忍。

栀子末调和蜂蜜，浓敷舌上，呕吐后头痛止。

21. 鼻上酒齄（即酒糟鼻）。许学士《本事方》：栀子炒研，调和黄蜡，制成弹子大小的丸剂，每次一丸，嚼碎，茶水送服，每日二次。忌酒、麸、煎炙。

22. 火焰丹毒。《梅师方》：将栀子捣碎，加水调和，外涂。

23. 火疮未起。《千金方》：栀子仁烧后研末，调和麻油，外敷。已成疮，白糖烧灰外敷。

24. 眉中练癣。《保幼大全》：栀子烧后研末，调和油，外敷患处。

25. 折伤肿痛。《集简方》：栀子与白面同捣，外涂患处。

26. 狂犬咬伤。《梅师方》：栀子皮烧后研末，硫磺等份研末，外敷，每日三次。

27. 汤荡火烧。《救急方》：栀子末和鸡蛋清调和外敷。

附　栀子花

[主治]
李时珍说：使用栀子花做成的"千金翼面膏"可使人颜面红润。

附　木戟

陈藏器说：生于山中，叶如栀子。味辛，温，无毒。治疗痃癖气结于脏腑。

酸　枣
（见《神农本草经》上品）

[释名]　樲（见《尔雅》）山枣
[集解]

《名医别录》载：酸枣生于河东川泽，八月采集果实，阴干，四十日后可入药。

陶弘景说：生于东山，人称山枣树。果实形似武昌枣但味很酸，东山人常服食，以治疗嗜睡不醒，与经文所说治疗不得眠正好相反。

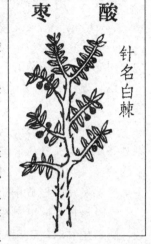

苏恭说：酸枣就是樲枣，其树高大如大枣树，果实有多种形态，大枣中味酸者称为酸枣。现在的医生认为棘实就是酸枣，这是错误的。

陈藏器说：酸枣就是味酸的大枣。将它称为又酸，又小是不正确的。枣树的果实味酸者不一定形小，形小者未必味酸。

蒿阳子说：我家住滑台，现在的酸枣县，是滑台的属邑。在那里酸枣树高数丈，径围一二尺，树木纹理很细，沉重而坚固，可制作车轴、匙、箸等。树皮也细而且质地很硬，纹理似蛇鳞。其枣圆小而味酸。枣核微圆，枣仁稍长，呈红色。医生以此为药，百姓不易多得。现在市场出售的，都是棘子。山枣树外形如棘树，果实像生枣，果核如骨，果肉酸滑好吃，山里人将它视作果品。

苏颂说：现汴州、洛阳及西北州郡都产酸枣树，野生多在坡坂及城垒间。树形似枣树但树皮纹理很细，木必呈红色，茎叶为绿色，花似枣花。八月结果，紫红色，似枣但外形圆小味道酸。当月采摘果实，取核中仁。蒿阳子说酸枣县出产的酸枣是真货，现市售的都是棘子，有一定道理，应该详辨。

马志说：酸枣就是棘树果实，二者是一物。如说酸枣是味酸的大枣，是不对的。酸枣形小而圆，核仁微扁，而大枣仁大而且长，二者有很大区别。

寇宗奭说：各地均种植酸枣树，因土地有优良，即有适宜与不适宜种植的区别。蒿阳子说酸枣树木高大，现市售的都是棘子，这种观点很不全面。平地则易长，居崖堑则难生。所以，棘多生长在崖堑上，木树矮小；酸枣生于平地，树木较高大。人们只认酸枣而不谈棘，其实二者是一物。棘树长至三尺便开花结果，树木矮小则气味薄，树木略高者则气味厚。现陕西的临潼山野生长的棘树较高大，这是因为土地适宜。后面有一条目"白棘"，即是酸枣没长大时枝上的刺。待树木长成时，果实大而刺很少。所以药用枣仁时，从成熟的树上采摘，药用白棘时，在幼树上采集。

[气味]　酸，平，无毒。

寇宗奭说，微热。

李时珍说，味甘，气平。

雷斅说：取仁时用叶包裹，蒸半日，去皮、尖。

徐之才说：恶防己。

[主治]　《神农本草经》载：治心腹寒热，邪结气聚，四肢酸痛湿痹。久服，安五脏，轻身延长寿命。

《名医别录》载：心烦不得眠，脐上下痛，虚汗烦渴，血虚久泄。有补中气，益肝，坚筋骨，助阳气的作用。可使人身体强壮。

甄权说：疗筋骨风，炒仁研末以汤中服。

[发明]

苏恭说：《神农本草经》有用果实治疗不得眠的记载，却没有提及枣仁，现在方剂中都用枣仁。补中益肝，坚筋骨，助阴气，都是酸枣仁的功效。

寇宗奭说：《神农本草经》酸枣的记载，没有酸枣仁入药的内容。而现在入药都用酸枣仁。

马志说：《五代史》中载后唐刊《石药验》一书说：酸枣仁，嗜睡者生吃，不得眠者炒熟服。陶弘景认为它有治疗嗜睡的作用，而《神农本草经》中论述它有治疗不得眠的功能。大概是由于酸枣肉味酸，食后使人不思睡；核仁服下治疗不得眠的缘故。正如麻黄发汗，根节止汗的作用一样。

李时珍说：酸枣肉味酸性收，用以治疗肝病，寒热结气，酸痹久泄，脐下满痛之证。酸枣仁甘润，熟用疗胆虚不得眠、烦渴虚汗之证，生用疗胆热好眠，都是入足厥阴、少阳经的药。视它仅为治疗心病的专药，是对其药味、药性的认识不足。

[附方]　旧方六种，新方两种。

1. 胆风沉睡。《简要济众方》：胆风毒气，虚实不调，昏沉多睡。酸枣仁一两（生用），金挺蜡茶二两（用生姜汁外涂，炙微焦），研成细末。每次用二钱，水七分，煎至六分，温服。

2. 胆虚不眠。《和剂局方》：心多惊悸。酸枣仁一两炒香，捣为散。每次服二钱，竹叶汤送下。

《圣惠方》：上方加入参一两，朱砂半两，乳香二钱半，炼蜜为丸。

3. 振悸不眠。《图经本草》（引用胡洽方）：酸枣仁汤：

酸枣仁二升，茯苓、白术、人参、甘草各二两，生姜六两，加水八升，煮至三升，分次服用。

4. 虚烦不眠。《图经本草》引用（深师方）：酸枣仁汤：

酸枣仁二升，知母、干姜、茯苓、芎劳各二两，甘草（炙）一两，加水一斗，先煮枣仁，减至三升时与他药同煮。分服。

5. 骨蒸不眠（心烦）。《太平圣惠方》：酸枣仁二两，加水二盏，研绞取汁，下粳米二合煮粥，待熟，入地黄汁一合再煮，拌匀服食。

6. 睡中汗出。《简便方》：酸枣仁、人参、茯苓各等份，研末。每次服一钱，米汤送服。

7. 刺入肉中。《外台秘要》：酸枣核烧末，用水冲服。速见效。

白 棘
（见《神农本草经》中品）

[校正] 并入《名医别录》棘刺花。

[释名] 棘刺（见《名医别录》） 棘针（见《名医别录》） 赤龙爪（见《本草纲目》）花名刺原 菥蓂（见《名医别录》） 马朐（音蚼）。

李时珍说：树木单生者为枣，并列生长而较矮者为棘。所以束字加二点者为枣，两束并列为棘，观名即可区别二物。束就是刺。菥蓂与大荠同名，二者不是一物。

[集解] 《名医别录》载：白棘生于雍州川谷。棘刺花生于道路两旁，冬至后一百二十日采摘，四月采集果实。

李当之说：白棘是酸枣树针。现在人们用天门冬苗代替它，是以假代真。

苏恭说：棘有赤白两种。白棘茎色白如粉，子 叶与赤棘相同，白棘数量较少。入药用刺时以白棘为佳。刺有钩、直两种，直者有补益之功，钩者有疗疮肿之效，花没有需要鉴别的相似之物。天门冬又名颠棘，江南人以之替代棘针，这是不对的。

苏颂说：棘有赤白两种。《切韵》记载：棘是一种小枣树。田野遍地可见，高二三尺，花、叶、茎、果实都与枣树相似。

寇宗奭说：文中白棘又称为棘针、棘刺，这是定义令人迷惑不解，不可取。白棘壮硕呈紫色，枝上有白色薄膜起皱剥起，所以白棘取名以白，而非它色。

[气味] 辛，寒，无毒。

[主治]

《神农本草经》载：心腹疼痛，痈肿溃脓。

《名医别录》载：疗肿痛，治男子虚损，阴痿精自出，补肾气，益精髓。枣针：疗腰痛，喉痹不通。

[附方] 旧方六种，新方八种。

1. 小便尿血。《外台秘要》：棘刺三升，水五升，煮至二升，分三次口服。

2. 脐腹疼痛（肾虚拘急疼痛者）。《圣惠方》：棘针钩子一合（焙），槟榔二钱半，加水一盏，煎至五分，入好酒半盏煮沸三五次，分两次服用。

3. 头风疼痛。《圣惠方》：倒钩棘针四十九个（烧存性），丁香一个，麝香一皂子，研末。放在近旁，鼻嗅治疗。

4. 眼睫卷毛。《普济方》：倒钩棘一百二十个，地龙二条，木贼一百二十节，木鳖子仁二个（炒），研末。摘去睫毛，每日嗅此药三五次。

5. 龋齿虫食。《外台秘要》：腐烂棘针二百枚，水三升，煮至一升，含漱。也可烧沥外涂，再敷上雄黄粉，效果良好。

6. 小儿喉痹。《圣惠方》：棘针烧灰，以水冲服半钱。

7. 小儿口噤。《圣惠方》：惊风不乳。白棘烧末，以水冲服一钱。

8. 小儿丹毒。《千金方》：水煮棘根取汁，外洗。

9. 痈疽痔漏。方同上。

10. 疔疮恶肿。《圣惠方》：棘针（倒钩烂者）三枚，丁香七枚，同入瓶烧存性，用未满月的婴儿大便调和外涂，每日三次以上。或用曲头棘刺三百枚，陈皮二两，加水五升，煎至一升半，分服。

11. 诸肿有脓。《千金方》：棘针烧成灰，用白开水冲服一钱，脓成溃破。

12. 小儿诸疳。《圣惠方》：棘针、瓜蒂各等份，研末，吹入鼻中，每日三次。

附　白棘枝

[主治]
寇宗奭说：烧油涂发，去油污。

附　棘刺花

[气味]　苦，平，无毒。
[主治]
《名医别录》载：治疗金疮内漏。

附　白棘实

[主治]
《名医别录》载：疗心腹痿痹，除热，通利小便。

附　白棘叶

[主治]
李时珍说：治疗胫臁疮，捣碎外敷。也可晒干研末，用麻油调和，外敷。

蕤　核
（见《神农本草经》上品）

[释名]　白桵（音蕤）
李时珍说：《尔雅》中载：棫，白桵同称蕤。因其花和果实蕤蕤下垂，故得名。柞木也称为桵，但不是同一种植物。

[集解]
《名医别录》载：蕤核生于函谷、川谷及巴西。

陶弘景说：现产于彭城。大如乌豆，形圆而扁，有纹理。形同胡桃核。不宜将它连壳同用，应切开取仁入药。

韩保昇说：现生长于雍州，树生，叶细似枸杞而狭长，花白。果实傍茎而生，呈紫红色，大如五味子。茎多细刺。五月、六月果实成熟，采摘后晒干。

苏颂说：现河东及并州也产蕤树，高六七尺，茎间有刺。

李时珍说：郭璞所说的一种矮小树木，称为白桵，丛生有刺，果实像一种珠玉耳饰，呈紫红色，可食，指的就是这种植物。

附 蕤核仁

[修治]

雷敩说：以汤浸泡去皮、尖，擘作两半，取蕤核仁。每四两核仁，用芒硝一两，木通七两，同煎数日，取仁研膏入药。

[气味] 甘，温，无毒。

《名医别录》载：微寒。

神农、雷公认为：甘，无毒。生长于平地，八月采摘果实。

[主治] 《神农本草经》载：治心腹气结，目赤肿痛泪出眦烂，久服；明目，强健体魄。

吴普说：明目，强健体魄。

《名医别录》载：破心下痰结痞气，疗齆鼻。

甄权说：治疗鼻衄。

陈藏器说：生用治嗜睡，熟用治不眠。

[发明]

陶弘景说：入药皆治眼疾，仙方中有治疗中焦疾患的记载。

苏颂说：刘禹锡《传信方》记载的治眼法最神奇。眼遇风流泪作痒，目生翳障，目眦红赤，效果都好。用宣州黄连粉，蕤核仁（去皮，研膏）等份调匀，取天虫干枣二枚，割下头，去核，用两物填满，再将割下头合定，薄布包裹，用大茶碗量水半碗，倒入银器中，文武火煎至枣变为鸡蛋大，用棉皮过滤液体，装入罐中收藏。外用点眼，疗效很好。前后治疗数十人，皆治愈。

[附方] 新方七种。

1. 春雪膏。《和剂局方》：治肝虚，风热上攻，眼目昏暗，隐痛痒涩，赤肿羞明，不能远视，迎风流泪，目见黑花。

蕤仁（去皮，压去油）二两，脑子二钱半，研磨均匀，生蜜六钱调和，外用点眼。

2. 百点膏。《孙氏集效方》：用治一切眼疾。

蕤仁（去油）三钱，甘草、防风各六钱，黄连五钱，将三味药煎煮，取浓汁，再下蕤仁熬成膏，外用点眼。

3. 拨云膏。能去翳膜。

蕤仁（去油）五分，青盐一分，猪胰子五钱，共捣如烂泥，收藏于罐中。外用点眼。

4. 同上。蕤仁一两，去油，加入白篷砂一钱，麝香二分，研末外用。去翳效果很好。

5. 飞血眼。《圣济总录》：蕤仁一两（去皮）细辛半两，苦竹叶三把，加水二升，煎至一升，滤汁，微温频繁外洗。

6. 赤烂眼。《近效方》：蕤仁四十九个去皮，铅粉煅成金黄色，研匀，加入少许用油炒过的面粉，再加三个豆粒大小的龙脑，研匀，用油纸包裹收藏。每次取胡麻子大小的量，涂在目眦上。经常使用，效果颇佳。

7. 同上。《经验良方》：蕤仁、杏仁各一两，去皮研末，加入油调面粉少许，混匀，制成丸剂。每次用热汤化洗。

山 茱 萸
（见《神农本草经》中品）

[释名] 蜀酸枣（见《神农本草经》） 肉枣（见《本草纲目》） 魁实（见《名医别录》） 鸡足 鼠矢（见《吴普本草》）

寇宗奭说：山茱萸与吴茱萸有很大区别，治疗作用不同，不知为何命名有相似之处。

李时珍说：《神农本草经》称山茱萸为蜀酸枣，现人们称之为肉枣，皆是根据其外形而命名。

[集解]

《名医别录》载：山茱萸生长在汉中山谷及琅琊、冤句、东海、承县。九、十月采摘果实，阴干。

苏颂说：山茱萸叶似梅叶，有刺。二月开花，形似杏花。四月结果，果实像酸枣，呈红色。五月采摘果实。

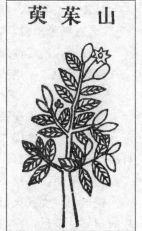

陶弘景说：山茱萸产于山中，果实初熟时呈红色，像胡颓子，可吃。果实干燥后皮变薄，用药不去果核。

苏颂说：现在海州、兖州也有山茱萸生长，树木高大，叶似榆，花呈白色。雷敩《炮炙论》中记载的雀儿苏与其相似，但雀儿苏核呈八菱形，不入药。

李时珍说：雀儿苏就是胡颓子。

附　茱萸实

[修治]

雷斅说：用酒浸泡，去核取皮，一斤中可取皮四两，缓火熬干后入药。功能壮元气，固摄精关。山茱萸果核有滑精作用，不可服用。

[气味]　酸，平，无毒。

《名医别录》载：微温。

吴普说：神农、黄帝、雷公、扁鹊认为：味酸，无毒。岐伯认为：味辛。

甄权说：咸，辛，大热。

王好古说：为阳中之阴药，入厥阴肝经，少阴肾经之气诊。

徐之才说：入药时，蓼实为使药。恶桔梗、防风、防己。

[主治]

《神农本草经》载：治心下邪气寒热，温中，逐寒湿痹，去三虫。久服身轻体健。

《名医别录》载：去胃肠风邪，寒热疝瘕，头风风气，疗鼻塞目黄，耳聋面疱，下气出汗，有强阴益精，安五脏，通九窍的作用。久服，明目强健体魄，延年益寿。

甄权说：治脑骨痛，疗耳鸣，补肾气，兴阴道，坚阴茎，添精髓，止老年人遗尿，治面上疮，能发汗，调节月经。

《大明本草》载：暖腰膝，助水脏，除一切风，逐一切气，破癥结，治酒皶鼻。

张元素：暖肝。

[发明]

王好古说：滑则气脱，涩则收之。山茱萸固精缩尿，是因为其味酸涩而具收摄之性。张仲景在八味丸中以山茱萸为君药，由此可见其药味药性及作用。

[附方]　新方一种。

草还丹。吴旻《扶寿方》：益元阳，补元气，固元精，壮元神，是延年益寿、强壮身体的良药。

山茱萸酒泡后取皮肉一斤，破故纸酒浸焙干半斤，当归四两，麝香一钱，共研末，炼蜜丸如梧桐子大。每次服八十一丸，睡前盐酒送服。

胡　颓　子
（见《本草拾遗》）

[释名]　蒲颓子（见《本草纲目》）　卢都子（见《本草纲目》）　雀儿酥（见《雷公炮炙论》）　半含春（见《本草纲目》）　黄婆奶。

李时珍说：陶弘景在论述山茱萸和樱桃时，都提到了胡颓子。胡颓子凌冬不凋，也应是补益之品。陈藏器在山茱萸一药的解释中也详细地介绍了胡颓子。据考证胡颓子就是《雷公炮炙论》中所述的雀儿酥，由于麻雀喜食而得名。越人将它称为蒲颓子，江南人称之为卢都子，吴国人称它为半含春，是成熟时间较早的植物。襄汉人起名为黄婆奶，因其形似乳头。刘绩在《霏雪录》中记载安南有一种小果，色红，名叫卢都子。卢都一词是当地少数民族语。

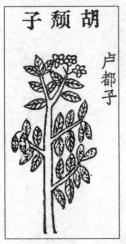

[集解]

陈藏器说：胡颓子生长在树林中，树高丈余，冬天不凋谢，叶背皮是白色，冬天开花，春天果实成熟，小儿把它当成水果食用。有一种外形相似，冬天凋谢，春天结果，夏天成熟的树，人们称它为木半夏，不能入药。

李时珍说：胡颓子就是芦都子。树高六七尺，枝条柔软如藤蔓，叶微似棠梨，狭长而尖，正面绿色，背面白色。叶面上有许多斑点，如星状。树年长时斑点剥脱如麸皮，冬天不凋谢。春前开花形如丁香，蒂很细，倒垂。正月开白花，果实小而长，像山茱萸，果实上也有小斑点，生青熟红，立夏前采食，味酸涩。果核也似山茱萸，但有八棱，软而不坚。核内白绵如丝，中间有小仁。木半夏的树干、叶、花、果实及斑点、气味都与芦都子相似，但枝条强硬，叶微圆而有尖，果实圆如樱桃而不是长形。木半夏立夏后才成熟，所以，吴楚人称它为四月子，也称为野樱桃，果实呈八菱形，可能与胡颓子是一类植物中的两个种属。

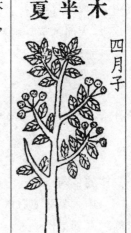

附　胡颓子

[气味]　酸，平，无毒。

陶弘景说：寒热病不可服用。

[主治]

陈藏器说：可以治疗水痢。

附　胡颓根

[气味]　同子。

[主治]

陈藏器说：吐血不止，煎水饮之可愈。

李时珍说：喉痹痛塞，煎酒漱口，有良效。

附　胡颓叶

[气味]　同子。

［主治］

李时珍说：肺虚短气喘咳甚者，取叶焙干、研末，米汤冲服二钱。

［发明］

李时珍说：蒲颓叶治喘咳的方剂出自《中藏经》，疗效很好。传说有人患喘咳三十年，服此药后，咳喘即止。病情重者，服药后胸部起小隐疹，皮肤作痒时，病即愈。体虚者，加人参等份，方名清肺饮。此方大概是根据胡颓子味酸涩，有收敛肺气的功能而制定。

金 樱 子
（见《蜀本草》）

［释名］　刺梨子（见《开宝本草》）　山石榴（见《本草纲目》）　山鸡头子

李时珍说：金樱子之所以被称为金罂，是因它形同黄罂。石榴和鸡头的名称也是根据金樱子的形状而命名。杜鹃花、小檗也有山石榴的别称，但同金樱子不是一种植物。

雷敩说：林檎、向里子别名也叫金樱子，但不是同种植物。

［集解］

韩保昇说：金樱子到处可见，开白花。子形似榅桲但形体较小，呈红色，有刺。可入药。

苏颂说：现在南中州郡都产金樱子，但江西、剑南、岭外所产质量最好。金樱子丛生于郊野，形似蔷薇，有刺。四月开白花，夏秋结果，果实也有刺，呈黄红色，外形象小石榴，十一、十二月采摘。江南、蜀中人将它煎服、泡酒服用，称其有补益之功。生于宜州与金樱子相似的一种植物，在《神农本草经》中称为营实，经验证，与金樱子有很大区别。

李时珍说：金樱子生于山林，花开色白，果实大如手指头，形似石榴但较长。果核细碎有白毛，外形象营实核，味道很涩。

附　金樱子的子

［气味］　酸，涩，平，无毒。

［主治］

《蜀本草》载：疗脾虚泄泻下痢，固精、缩尿，久服，使人体健身轻。

［发明］

苏颂说：洪州、昌州百姓取其子煎煮后制成馈赠物品。服用时可采用煎煮或研粉末制成丸剂，丸剂取名水陆丹。金樱子有益气补精髓的良效。

唐慎微说：沈存中著《梦溪笔谈》中记载：金樱子止遗泄，是因为其性温味涩。

百姓在其红熟时取汁熬膏。但其味甘，毫无涩味，丧失了固精缩尿的功能。正确的方法是在其色黄未红时采摘，晒干，研末使用。

寇宗奭说：九、十月霜后成熟时采摘，不在此时采摘的果实服后会引起腹泻。

朱震亨说：经络隧道，通畅则调和，不知此理者，滥用固涩之剂，熬煮金樱子为食，破坏了人体平衡，这是错误的。

李时珍说：不应服而服之，只图一时之快后果不良。如果患者精气不固、选择此药是正确的。

[附方]　旧方一种，新方两种。

1. 金樱子煎。孙真人《食忌》：霜后用竹夹子摘取，放入木臼中杵去刺，擘去核。用水淘洗后捣烂，放入大锅中，加水，文火煎至一半，过滤后再煎，至呈糖稀状。每次服一匙，用暖酒一盏调服。此药有活血养颜及许多补益功能。

2. 补血益精。《奇效良方》：金樱子（即山石榴，去刺及子，焙干）四两，缩砂二两，研末，炼蜜丸如梧桐子大，每次服五十丸，饭前温酒送服。

3. 久痢不止。《普济方》：罂粟壳（醋炒）、金樱（花、叶及子）等份，研末，炼成蜜丸如芡子大。每服五十丸，陈皮煎汤熔化送服。

附　金樱子花

[气味]　同子。

[主治]

《日华诸家本草》载：止冷热痢，杀寸白、蛔虫。和铁粉调和均匀研末，拨去白发，用此外涂，可生黑发。也可以此染胡须。

附　金樱子叶

[主治]

李时珍说：治痈肿。用嫩叶研烂，加入少许盐外涂，痈肿中部应留有空隙，以便邪气有出处。还可治疗金疮出血。用五月五日采摘的金樱子叶，再加桑叶、苎叶各等份，阴干研末外敷。血止口合，被称为军中一捻金。

附　金樱子东行根

[气味]　同子。

[主治]

大明《日华子诸家本草》载：去寸白虫。用东行根二两锉末，加糯米三十粒，加水二升，煎至五合，空腹服。食后短时即腹泻，效果良好。用东行根皮炒后服用，有疗便血及崩中带下的作用。

李时珍说：可止久痢滑脱。煎醋服，可化骨鲠。

郁　李
（见《神农本草经》下品）

[释名]　　薁李（见《诗疏》）　　郁李　　车下李（见《名医别录》）　　爵李（见《神农本草经》）　　雀梅（见《诗疏》）　　常棣

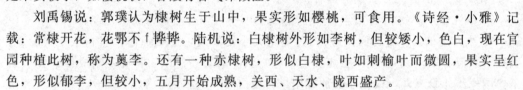

李时珍说：郁，《山海经》称作栯，取馥郁之意。郁李花和果实都有香味，故以此命名。陆机在《诗疏》中将其称为薁李，是不对的。《尔雅》中的常棣同郁李是一物。有人称它为唐棣，是错误的。唐棣就是栘，与白杨同类。

[集解]

《名医别录》载：郁李生于高山川谷及丘陵上。五月、六月采根。

陶弘景说：高山、野外，处处有郁李。果实成熟时呈红色，可食用。

韩保昇说：树高五、六尺，叶、花及树都与大李树相似，只是果实较小，如樱桃状，甘酸有香气味微涩。

刘禹锡说：郭璞认为棣树生于山中，果实形如樱桃，可食用。《诗经·小雅》记载：常棣开花，花鄂不ｆ韡韡。陆机说：白棣树外形如李树，但较矮小，色白，现在官园种植此树，称为薁李。还有一种赤棣树，形似白棣，叶如刺榆叶而微圆，果实呈红色，形似郁李，但较小，五月开始成熟，关西、天水、陇西盛产。

寇宗奭说：郁李子如御李子，成熟时可食用，味微涩，可以蜜煎食用，陕西盛产。

李时珍说：其花呈粉红色，果实像李子。

苏颂说：现汴阳、洛阳人在家园里种植一种植物枝茎呈长条状，花繁密而多叶者，也称为郁李，不能入药。

附　郁李核仁

[修治]

雷敩说：用汤浸泡后去皮、尖，用生蜜浸一夜，漉出，阴干，研磨如膏状，备用。

[气味]　　酸，平，无毒。

甄权说：苦、辛。

张元素说：辛、苦，为阴中之阳药，入脾经气分。

[主治]

《神农本草经》载：利小便，治疗大腹水肿，面目四肢浮肿。

甄权说：行肠中结气，疗关格不通。

《大明本草》载：通利五脏，利尿，解膀胱急痛，宣腰胯冷脓，下气消宿食。

孟诜说：破癖气，去四肢水肿，用酒冲服四十九粒，能行气散结。

张元素说：破血润燥。

李杲说：专治大肠气滞，燥涩不通。

寇宗奭说：研末与龙脑调和，外用点眼，治疗赤眼病。

［发明］

李时珍说：郁李仁甘苦而润，其性降，能下气利水。《钱乙传》记载：一哺乳妇女因受惊吓而病，病将愈时，目张不能入眠。钱乙说：煮郁李以酒送服，至其醉，病即痊愈。目系内连肝胆，恐则气结，胆气不下。郁李能去结，随酒入胆，结去胆气下，则目能瞑。

苏颂说：《必效方》可疗癖证。取生长于车下的郁李仁，浸泡后去皮、仁，与干面相拌，制成饼。若干，加水少许，面饼如病人手掌大，分为二份，微炙使发黄，但不要炙熟。空腹吃一饼，应速下利，如不利，再吃一饼，或饮热米汤，下利后可治病。若下利不止，食醋饭止利。如果疾病未愈，一二天后再服一次，至病愈而止。治疗期间，不得吃牛马肉及奶酪。疗效较好，但治疗时应根据病情轻重。调节药量。儿童也可服用。

［附方］　旧方三种，新方两种。

1. 小儿多热。姚和众《至宝方》：熟汤研郁李仁如杏酪，每天服二合。

2. 小儿闭结。《钱乙药证直诀》：婴儿大小便不通，痰热惊悸，通利二便则病愈。大黄（酒浸、炒）、郁李仁（去皮、研）各一钱，滑石粉一两，捣碎，制成黍米大小丸剂，两岁小儿服三丸，根据年龄加减用量。用白开水送服。

3. 满肿气急（不得卧）。《杨氏产乳》：郁李仁一合捣末，和面作饼，食后大便通，气顺则病愈。

4. 脚气浮肿。韦宙《独行方》：心腹满，大小便不通，气急喘息者。郁李仁十二分，捣烂，水研绞汁，薏苡仁三合，同煮粥，服食。

5. 卒心痛刺。姚和众《至宝方》：郁李仁三至七枚嚼烂，用新汲井水或温汤送服。止痛神效。去热加饮淡盐汤。

6. 皮肤血汗。《圣济总录》：郁李仁（去皮，研）一钱，鸭梨捣汁送服。

附　郁李根

［气味］　酸，凉，无毒。

［主治］

《神农本草经》载：有坚固牙齿之效，疗齿龈肿，龋齿。

《名医别录》载：去白虫。

《大明本草》载：治风虫牙痛，浓煎含漱。治小儿身热，煎汤外洗。

甄权说：能行气散结，破积聚。

鼠 李

（见《神农本草经》下品）

[释名] 楮李（见《钱乙直诀》） 鼠梓（见《名医别录》） 山李子（见《图经本草》） 牛李（见《名医别录》） 皂李（苏恭） 赵李（苏恭） 牛皂子（见《本草纲目》） 乌槎子（见《本草纲目》） 乌巢子（见《图经本草》） 椑（音卑）。

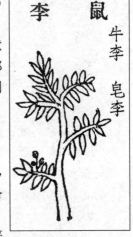

李时珍说：鼠李在地方方言中也称为楮李，不知其名的意义。可以染绿，所以民间将它称为皂李及乌巢。槎、巢、赵，都是皂音的误传。有一种植物名为苦楸，别名鼠梓，与鼠李不是同物。见"梓"的条目。

[集解]

《名医别录》载：鼠李生于田野，摘采不分季节。

苏颂说：鼠李就是乌巢子。在蜀川广泛种植。枝叶如李树，果实形似五味子，色黑紫，果汁呈紫色。成熟时采摘，晒干备用。采集鼠李皮不分季节。

寇宗奭说：鼠李就是牛李。树高七八尺，叶似李树叶，但狭长无光泽，结果于枝条四周，未成熟时呈绿色，熟后变为紫黑色。秋天叶落，果实仍悬于枝上。此物到处可见。

李时珍说：生于路边，果实附着在枝条四周，外形似麦穗。嫩时采摘，取汁染物，呈绿色。

附 鼠李子

[气味] 苦，凉，微毒。

[主治]

《神农本草经》载：治寒热瘰疬疮。

《大明本草》载：治水肿腹胀满。

苏恭说：蒸后用酒浸泡，每次服三合，每日两次。治疗疝瘕积冷，并有去淤血腐肉的作用。

李时珍说：治疗豆疮黑陷及疥癣有虫。

[发明]

李时珍说：牛李治痘疮黑陷及痘出不畅，百姓对此了解甚少，只有钱乙在《小儿药证直诀》的必胜膏中应用此药。牛李子就是鼠李子，九月后采摘黑熟果实，放入砂盆中捣烂，用绢布滤汁，在银、石器中熬成膏，放入瓷瓶中收藏，经常通风。每次服一皂子大，用桃胶汤溶化服入。如果人行较长路程，再服一次，疮面转红润。如加入麝香少许，效果更好。没新鲜鼠李时，将干鼠李研末，加水熬成膏。《九蓠卫生方》记载：痘疮黑陷者，用牛李子一两（炒研），浓桃汁半两。每次服一钱，用水七分，煎至四分，温服。

［附方］　新收验方两种。

1. 诸疮寒热。《圣惠方》：疗毒痹及六蓄虫疮，将鼠李生捣，外敷。

2. 齿䘌肿痛。《圣济方》：牛李煮汁，空腹饮一盏，频频含漱。

附　鼠李皮

［气味］　苦，微寒，无毒。

苏恭说：皮、子都有小毒。忌铁器。

［主治］

《名医别录》载：疗身皮热毒。

《大明本草》载：治风痹。

苏恭说：治诸疮寒热毒痹。

孟诜说：疗口疳龋齿，及疳虫侵蚀人脊骨。煮浓汁漱口或外洗，效果良好。

［发明］

苏颂说：刘禹锡在《传信方》中记载：治疗成年人口中疳疮、发背，有良效。用山李子根、野蔷薇根各五升，细切，加水五斗，煎半日，汁浓时盛于银、铜器中，重汤煎至一二升，待黏稠时，用瓷瓶收贮。每次口含少许，疗效好。忌酱、醋、油腻、热面及肉。如发背，以之外涂，有神效。襄州军事柳岩的妻子窦氏，患口疳十五年，牙齿全部脱落，齿龈破损，不可进食，用此药后，疾病痊愈

女　贞
（见《神农本草经》上品）

［释名］　贞木（见《山海经》）　冬青（见《本草纲目》）　蜡树

李时珍说：这种树木寒冬时节颜色青翠，好似有贞节操守的品行，所以用"女贞"来命名它。琴操载鲁有处女见女贞木而作歌的，即此女贞子。

晋代苏彦所作《女贞颂》之序言说：女贞这种树木，还有另一个名称叫冬青。披霜戴雪而色青翠，枝摇叶摆而傲然于劲风当中。所以清雅之士钦佩它的品质，贞节的女子羡慕它的名字。这种说法不错。另外还有一种冬青与它同名，如今方书中所使用的冬青，都是这种女贞。现在用来放养蜡虫，所以俗语称它为蜡树。

[集解] 《名医别录》记载说：女贞实际上生长在武陵的山川大谷当中，立冬时采摘。

陶弘景说：各种地方不时可以见到这种树，枝叶茂盛，寒冬时节也不凋谢，树皮是青色的，木质是白色的，与秦皮互为表里，这种树冬季里生长的十分惹人喜爱，一般仅在仙方中用它，不入俗方，故凡人多不知晓此药。

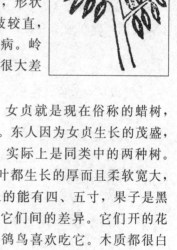
贞女

苏恭说：女贞的树叶像冬青树和枸骨树的叶子。它的果实九月成熟，颜色黑如同牛李子，陶弘景说它与秦皮相表里，这不对。秦皮的叶子细而且冬天枯萎，女贞的叶子大而且冬季茂盛，绝非同一类东西。

苏颂说：女贞到处都有，《山海经》中记载：太山中有许多贞木。就是这个意思，它的叶子像冬青木和枸骨树的叶子，寒冬亦不凋谢。五月中开小花，花为青的颜色，九月果实成熟，形状如同牛李子。有人说它就是现在的冬青树，但冬青木树枝较直，木质是白色的，木的纹理如同象牙字的纹理，果实也能治病。岭南有一种女贞，开的花极其茂盛，而且花色深红，与它有很大差别，没听说能够入药。

李时珍说：女贞、冬青、枸骨，是三种不同的树木。女贞就是现在俗称的蜡树，冬青即是现在所说的冬青树，枸骨即是如今所谓的猫儿刺。东人因为女贞生长的茂盛，也把它称为冬青，与冬青是名字相同，但树种却不一样，实际上是同类中的两种树。这两种树木都是由种子生发出来的，很容易生长。它们的叶都生长的厚而且柔软宽大，绿颜色，叶面青绿，但叶背颜色要浅淡些。女贞的叶子长的能有四、五寸，果子是黑色的；冻青的叶子稍微有些卷曲，果子是红色的，这就是它们间的差异。它们开的花都很茂盛，果子成对生长而且果实累累挂满枝头，冬天鹳鸬鸟喜欢吃它。木质都很白腻。现在人们不知道它是女贞，只是把它叫做蜡树。立夏前后用蜡虫的种子，裹在它的枝条上，半个月后，虫子孵化出来，附着在枝条上面，形成白蜡，民间的人们从中可获得很大的利益。详细内容可参见虫部白蜡的下篇。枸骨详见本条下文。

附 女贞实

[气味] 味苦、性平、无毒。

李时珍说：性温。

[主治] 《神农本草经》：补益中气，使五脏平安。养精神，祛除百疾。长期服用，使人身轻体健，不易衰老。

李时珍说：补阴，强健腰膝，使白发变黑，明目。

[发明] 李时珍说：女贞果实真是无毒的妙药，是药中的上品，但古方书中却都很少有知道如何用它的，为什么呢？《典术》中说：女贞木是少阴的精华所成，所以冬

天不落叶，看到这一点，那么它补益肾阴的功效，就尤其值得推崇。世上所传女贞丹方中说：女贞实（也就冬青树的种子）去梗去叶，用酒浸泡一昼夜，放在粗布袋中擦去皮，晒干制成末，等旱莲草多的时候，用几石旱莲草捣出汁液并熬煎浓缩，与女贞实的粉末调和，制成梧桐子大小的药丸，每晚用酒送服百丸左右，不到十日，膂力成倍增长。老年人用了则不用再起夜，而且还能使白发变黑，强壮腰膝，提升阴气。

[附方]　收有新近常用附方两种。

1. 虚损百病。《简便方》：用女贞实（十月上巳日采摘，阴干，需用时用酒浸泡一天，之后蒸透晒干）一斤四两；旱莲草（五月采集，阴干）十两，研成末；桑椹子（三月采集，阴干）十两，研成末；共同用蜜炼制成丸，大小如梧桐子，每次服七、八十丸，用淡盐水送服。如果四月采集鲜桑椹子，捣出汁液和药，或于七月采集旱莲草捣出汁液和药，就不用蜜了。长期服用可使白发变黑，返老还童。

2. 风热赤眼。《济急仙方》：用冬青子不论多少，捣出汁液煎成膏，用干净的瓶子收藏封固，埋在地下七天，取出后用来点眼。

附　女贞叶

[气味]　微苦、性平、无毒。

[主治]　李时珍说：除风邪，散血瘀，消肿止痛，治疗头昏目痛。若治渚种恶疮疖肿，目行疮长期溃烂的，用水煮女贞叶并趁热敷贴患处，频频更换，用来醋米煮也可以，对口舌生疮，舌肿胀而吐露于口外的，可将女贞叶捣汁液，用这种汁液含服或浸泡，并叶出涎唾。

[附方]　收有新近常用方三种。

1. 风热赤眼。《普济方》方：用冬青叶子三十升，捣出汁液，用汁浸几块新砖，五日后挖坑，把浸过汁液的砖架在坑内盖上，时间长了就会在砖面上长出霜来，把霜刮下，入脑子少许，用来点眼。

2. 风热赤眼。《简便方》方：用雅州黄连二两，冬青叶四两，用水浸泡三昼夜，再熬成膏状收藏，用来点眼。

3. 一切眼疾。《普济方》方：把冬青叶研烂，加入朴硝贴于患处，这是海上的方剂。

冬　青
（见《本草纲目》）

[校正]　原附属在女贞条目下，现在分出单立。

[释名]　冻青

陈藏器说：冬季中颜色青翠，所以名叫冬青，江东的人把它称为冻青。

[集解] 陈藏器说：冬青木质色白，有文章说可用它来作象牙字笏（古代大臣上朝时拿的一种手板）。它的叶子可作为红色染料。

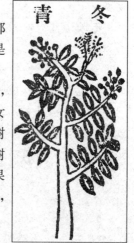

李邕说：产于五台山的冬青，叶子像椿树叶，果实红色像郁李子，味微酸，药性热，与前面所讲的冬青有些小差异，应当是两种冬青。

李时珍说：冻青也是女贞树的另一品种，山中时常能见到它，但是叶子稍微卷曲，果子色红的是冻青；叶子长而果子黑的是女贞。按照《救荒本草》所言，冬青树高一丈左右，树像枸骨子树但又生长的极其茂盛。再者叶子像楂子树叶但要小些，也像椿树叶，但叶稍细窄，而且头稍圆，不尖，在五月开小白花，结的果实像豆子一般大，红色。将它的嫩芽炸熟，用水浸泡以除去苦味，淘洗干净，用五昧调拌后可食用。

附 冬青子及冬青木皮

[气味] 甘，苦，凉，无毒。

[主治] 陈藏器说：用酒浸泡后，能去除体虚而感受的风邪，可补益肌肤，冬青皮的功效相同。

[附方] 收有新近常用方一种

治痔疮。《集简方》：冬至时节采集冬青树子，用盐酒浸泡一夜，蒸、晒九次，用瓶收藏，每天空腹时用酒送服七十粒，临睡时再服用一次。

附 冬青叶

[主治] 苏颂说：将叶烧成灰，和入面膏之中，治手足皲裂或冻疮，消除瘢痕，有奇效。

枸 骨
（见《本草纲目》）

[校正] 原附属女贞条目下，现分出。

[释名] 猫儿刺

陈藏器说：这种树木质白色，像构的骨头。

李时珍说：这树的叶子上长有五个刺，像猎爪的形状，所以如此命名。又有卫予也称作构骨，与它同名。

[集解] 陈藏器说：枸骨树形如杜仲，《诗疏》说：南山有枸树就是指的它。陆

玑解释为：那是一种山木，它的形状像栌木，木质白而滑，可用来做函板。有一种木蚕虫卷在此树的叶中，如同树子，羽化后变成蚕虫。

苏颂说：枸骨多生长在江浙一带，南方的人用它所制成的盒子一类器皿，非常好。

李时珍说：枸骨树形如女贞树，木质很白，叶子长有二、三时，颜色青翠而且很厚很硬，有五个刺状角，一年四季不凋谢，五日中开小白花，所结的果实像女贞和菝葜子的子，九月成熟时，果实绯红色，皮薄味道甘甜，内有四瓣核。人们采集它的木皮煎熬成膏，用来粘鸟，称它为粘黐。

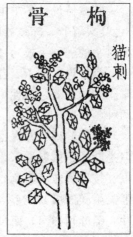

骨 枸
猫 刺

附　枸骨木皮

[气味]　微苦、凉、无毒。

[主治]　陈藏器说：用它浸泡的酒，能补人腰足，令人矫健。

附　枸骨枝叶

[气味]　与枸骨木皮相同

[主治]　陈藏器说：将它烧成灰后加水调成汁或煎熬成膏，涂在患处治白癜风。

卫　矛
（见《神农本草经》上品）

[释名]　鬼箭（见《名医别录》）神箭。

李时珍说：刘熙说，齐国人把箭羽称作卫，卫矛枝干有直的羽毛样东西，如同箭羽、矛刃能够自卫一样，所以如此合名。张揖的《广雅》称它为神箭。寇宗奭的《本草衍义》说：人们在家中多烧卫矛用来驱除灾祸。那么这三种命名也可能是出于这层意思。

[集解]　《名医别录》记载说：卫矛生长在霍山山谷之中，八月采集，阴干。

吴普说：卫矛叶像桃树叶，尖端如羽毛，正月、二月、七月采集，阴干，抑或也有生长在田野之中的。

陶弘景说：山林田野之中到处都有，把皮羽毛削下来入药，用的机会很少。

苏颂说：现在江淮一带各州郡也时常可见到卫矛。三月以后生长出茎，茎能长到四、五尺左右，它的杆上有三处有羽，形状

矛 卫
鬼
箭

如同箭的翎忌。叶子像山茶的叶，颜色青、八月、十一月、十二月采集它的条茎，阴干，它的木质部分也叫做狗骨。

寇宗奭说：所有山谷中都有它，平原地带未曾见过，叶子很少，它的茎是黄褐色的，像檗树的皮，三面像刀锋刃，人们多在家中烧它以驱灾祸，方药中很少用它。

李时珍说：鬼箭生长在山石之中植株子，丛生，春委长出嫩条，条上四面都长有羽，如同箭羽一般。乍看上去如同三面羽毛一样。青色的叶子形状似野菜，叶子成对生长，气味酸涩三、四月间开小碎花，花色黄绿。结的果实大小如同冬青子，山中的人不认它，只有樵夫采摘它。

雷斅说：凡使用卫矛不要错用石荫，根茎和顶端非常相似，只是上面的叶子不同，味也有差别。

〔修治〕　雷斅说：采摘后只用箭头部分，擦拭去掉红毛，用油酥搅拌并微火缓炒，每一两卫矛加二钱半的油酥。

〔气味〕　苦、寒、无毒。

吴普说：神农、黄帝、桐君都说是：苦、无毒。

《大明本草》记载说：甘、涩。

甄权说：有小毒。

〔主治〕　《神农本草经》记载说：治疗女子中气下陷，崩漏下血，腹部胀满、汗出，能除邪气，杀虫解毒祛腐。

《名医别录》记载说：治中恶腹痛，祛除白虫，消除皮肤风毒肿痛，令阴中解。

马志：疗妇人血气病，有大效。

甄权说：能破除淤血，能下胎，主治百邪虫疾。

《大明本草》说：能通月经，破除癥瘕结聚，能治血崩带下，能杀腹中虫，并治产后恶露不尽所致腹痛。

〔发明〕　苏颂说：崔氏治疗恶病在心，痛不可忍，有鬼箭羽汤；《姚僧坦集验方》治疗突发性心痛，或中邪恶毒气疼痛，也可用大黄汤，都是名家之大方，散见于《外台秘要》《千金秘要》等书中。

李时珍说：凡是妇人产后血行不畅，血瘀结聚，或结聚于胸中，或结于少腹，或血瘀连带于胁肋的，用四物汤四两，加倍用当归，加鬼箭、红花、玄胡索各一两，共同研制成末，煎汤服用。

〔附方〕　收集新近常用方三种。

1. 治产后败血方。《和济局方》：小儿枕块硬，疼痛间歇发作，以及刚生产后身体虚弱，风寒乘虚而入，相搏于内，致使恶露不尽，脐周腹部胀满坚硬，用当归散：当归（炒用）、鬼箭（去掉中心木质部分）、红兰花各一两，（合而为散），每资助服三钱，用一大盏酒，煎到七分热，进食前乘温服用。

2. 治鬼疟的日发二方。《圣济总录》：

①鬼箭羽、鲮鱼虫（烧灰）各二钱半，制成末，每次用一分，发病时顺入鼻中。

②鬼箭羽末一分，砒霜一钱，五灵脂一两，共同制成末，疾病发作时用冷水送服一钱。

山　矾
（见《本草纲目》）

[释名]　芸香（芸音云）　椗花（椗音定）　柘花（柘音郑）　场花（场音畅）春桂（俗称）　七里香

李时珍说：芸是盛多的意思，老子说：万物芸芸，就是这个意思。这种植物在山野中丛生很多，而且开的花很茂盛，气味芬芳，所以称为芸香。周必大说：柘字发阵音，出于南史。湖北一带民间把柘讹传为郑音，称为郑矾，而江南又把柘讹传为场。黄庭坚说：江南荒野中碇花很多，乡村人们采集它的叶子烧成灰，用来把紫色染成青黑色，不借助于矾就能染成。子因而把它的名字改为山矾。

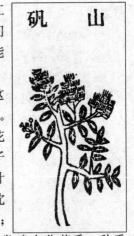

[集解]　李时珍说：山矾生长在江淮、湖、蜀山野之中，这种树大的有一丈多高，它的叶子像栀子叶，叶子生长的不对称。叶子有光泽而且较坚研，边缘略微有齿，冬季不凋谢，三月开花很繁茂，色白如雪，有六个花瓣，花蕊色黄而且极芳香，结的子大小如同花椒，青黑色，成熟后则变成黄色，可以食用。它的叶子味涩，人们用它作为黄色染料和点豆腐，或把它混入茶中。沈括《梦溪笔谈》说：古时人们藏书防虫蛀就用芸香，称之为芸草；就是现在所说的七里香。叶子类似碗豆叶，呈子丛状生长，口噙鼻嗅十分芳香，秋季叶子上稍白如有粉状，防虫很灵验。又有《仓颉解诂》说：（芸香的）茎类似秋竹，枝像青松。郭义恭的《广志》中记述有芸香胶。杜阳说：芸香，是一种草，出产于圜国，这种香草洁白如玉，埋于土中不腐朽。元载曾建造"芸晖堂"，用这种草制成屑浮在墙上。据这几种说法，那么芸香所指的不只是一种植物。沈括把它说成七里香，不知有什么根据，所说的叶子类似碗豆叶，口噙鼻嗅芳香，秋季叶而似有白粉等，也和今日的七里香不相类似，他所说的倒很像是乌药的叶，恐怕沈括也只是臆想出来的。曾端伯认为七里香是玉蕊花，不知确实与否。

附　山矾叶

[气味]　酸、涩、微甘、无毒。

[主治]　李时珍说：治久痢不止，能生津止渴，杀骚杀虫。用叶三十片，与老姜三片，同浸于水中蒸热，外洗治烂弦风眼。

梜　木
（见《本草拾遗》）

[集解]　陈藏器说：梜木生长在江东、林麓一带，树像石榴书，叶细高有一丈多，四月开花，花白如雪。

李时珍说：这树至今没有能认识，它形状很接近山矾树，恐怕古代与现代称呼不同，姑且附记于后。

[气味]　苦、平、无毒。

[主治]　陈藏器说：可破产后淤血，用它煮汁服用。用它的叶煎汤外洗可治疮癣。用它捣碎研磨后可外用治蛇咬伤。

南　烛
（见宋《开宝本草》）

[释名]　南天烛　南烛草木　男续　染菽　猴菽草　草木之王　唯那木（均见于《本草图经》）牛筋（见《本草拾遗》）　饭草（见《日华子本草》）　墨饭草　杨桐（都见子《本草纲目》）　色红的叫文烛

李时珍说：南烛的诸多名称，大多无法解释。

陈藏器说：榨取南烛汁液浸渍稻米，作成黑饭，食用后体健如牛筋，所以叫作牛筋。

[集解]　陈藏器说：南烛生长在高山之中，历经寒冬而不凋谢。

苏颂说：现在只有江东各州、郡才有它，（既今消失江、江苏、安徽、江西、湖北、尖腩、广西一带），植株高有三到五尺，叶类似苦楝树的叶，但稍小，冬季不凋零。冬季生出的红色的子呈穗状，人们多把它的种植在庭院之中，俗称作南天烛，可不拘时节采集它的枝叶来用。

陶隐居登有隐诀载太极真人青精干石锤饭法中说：（南烛）按种类来讲属木，但看上去像草，所以称它为南烛草木。又有一句称男续，又有一名叫猴药，又有一名叫后卓，又有一名叫唯那木，又有一名叫草木之王，总共有八个名称，各随它们所生长的疆域而命名。但正式的称谓是南烛。生长在嵩高山、少室山、抱犊山、鸡头山中，江以下（即江南）吴霸占等地非常多（即现在的浙江、江苏、江西、安徽、湖南、湖北、广西一带）当地人称它为猴菽，或称做染菽。大略与其名的发音相仿。这种树很难生

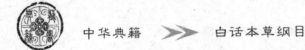

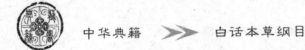

长，在生长出的头三、四年，形状类似菘菜之类，也很像栀子，二、三十年后才能长大成树，所以说它是树木像草。它的子像茱萸的子，九月成熟，酸甜甘美可以食用。叶子不成对生长，像茶但比茶圆厚，味稍酸，不论冬夏常春，枝条茎秆色稍紫，树大的也有达到四、五丈高的，而且很圆厚脆嫩，容易折断。用它做饭的方法，可参见谷部青精干石馈饭下部。

李时珍说：南烛，吴楚一带山中很多（今浙江、江西、江苏、安徽、湖南、湖北、广西……一带）叶子类似山矾的叶，叶光滑而且味道酸涩，在七月开小白花（原书中月份缺如，应当为七月），结的果实如同厚朴树的果实，成簇生长，初生时为青色，到九月果实成熟的就变成紫色，果中藏有细小的子，果子味酸甜小儿经常吃它。《古今诗话》中记载说：（南烛）就是杨桐，叶像冬青但稍小，有水边生长的尤其茂盛，穷人采集它的叶，浸渍水中染饭染出的饭颜色青而且有光泽，能资养阳气。又有《沈括笔谈》记载说：南烛草木，历代本草及传记中记述的说法很多，人们很少有认识它的。北方的人大多错误地把它当作南烛，完全不对。现在人们所说的南天烛就是南烛草木，茎枝像蒴藋一样有节，高有三四尺，庐山中有达到一丈的，南方很多，叶稍微像栋树叶但稍小，秋天时果实色红如丹。

附　南烛枝叶

[气味]　味苦、性平、无毒。

李时珍说：味酸涩。

[主治]　陈藏器说：止泄除睡，强筋骨，益精气，长期服用，使身体轻健，延年益寿，令人不饥，变白发为黑发，防止衰老。

[发明]　苏颂说：孙思邈在《千金月令方》中记载有南烛煎，对头发的生长及保持容颜不老都有益处，兼能温暖身体。三月三日采集南烛的叶子和花蕊，晾晒干后盛于干净的大瓶中，用童子尿浸满瓶，蜜封瓶口，放置一边，一年后打开，每次服一匙以温酒调服，每天二次，效果极佳。《上元宝经》说：服草木之王，神清气爽，吃青烛之精华，寿命长存。

[附方]　收有旧方两种。

1. 疗一切风疾方。《太平圣惠方》：用南烛树（春夏的枝叶，秋冬取根皮，切成小块）五斤，水五十升，慢火煎取二十升，滤渣后继用慢火煎熬成稀膏，用瓷瓶贮存，每次用温酒调服一匙，每日三次。另有一方以童子尿与之同煎。长期服用此方能身轻明目，黑发长驻。

2. 误吞铜铁方。《太平圣惠方》：误吞铜铁后排不出，以南烛根烧炭研末，开水调服一钱，服后即下。

附　南烛子

[气味]　味酸、甘、性平、无毒。

[主治]　　李时珍说：强筋骨，益气力，强固肾精，保持容颜。

附　青粳饭

见谷部。

五　加
（见《神农本草经》上品）

[释名]　　五佳（见《本草纲目》）　　五花（见《雷公炮炙论》）　　文章草（见《本草纲目》）　　白刺（见《本草纲目》）　　追风使（见《图经本草》）　　木骨（见《图经本草》）　金盐（见《仙经》）　　豺漆（见《神农本草经》）　　豺节（见《名医别录》）

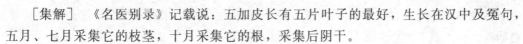

李时珍说：这种药以每枝长五片叶的花，故名叫五加，又叫做五花，杨慎的《丹铅录》把它称作五佳，是因一枝有五个叶子好的缘故，蜀中的人（今四川、广西、云南、贵州一带的人）称它作白刺，谯固的《巴蜀异物志》中把它叫做文章草，赞誉道：用文章草作酒，能使酒味更好，用金子买文章草，不会说它贵。这话很合适，《神农本草经》中所说的豺漆，豺节不知道取的什么意思。

苏颂说：蕲州人（今湖北省蕲县），称其作骨木，吴中（今江西省九江地区）俗称其为追风草。

[集解]　　《名医别录》记载说：五加皮长有五片叶子的最好，生长在汉中及冤句，五月、七月采集它的枝茎，十月采集它的根，采集后阴干。

陶弘景说：近道到处都有它，东间更多，有四片叶子的也不错。

苏颂说：现在江淮、湖南（现江苏、浙江、江西、湖北、湖南一带）各州都有，春季发苗，茎与叶都呈青色，丛状生长。长大后红色的枝茎又有些像藤蔓，高有三五尺，茎上长有黑刺，有五片叶子呈簇状生长的最好，长三、四个叶片的最多见，属于次品。每一个叶柄下长有一根刺。三、四月间开白花，结出青色的小子，到六月份子渐变成黑色，木质坚硬，有一种说法是：现今五加有几种在汴京、北地（今陕西、山东一带）生长的，大片类似秦木、黄檗一类，长的平直如木板，而且为白色，绝没有一点气味，治疗风邪所导致的疾病很有效果，其他方面没有什么可用的。在关中（今安徽、江苏、浙江、江西、湖南、湖北一带）就是把野椿根的皮剥下来当五加用，这种皮很柔软，有韧性，而且没有味，实在是谬之千里。现在在江淮（今江苏、江西、浙江一带）生长的，相类似于地骨皮，质地脆嫩，而且气味芳香，在它苗的茎上有刺，类似蔷薇刺，整个植株高的有一丈多，长有五片叶，芳香的气味类似橄榄的味。春季结果实，果实大小像豆粒大但要比豆粒扁，青颜色，被霜打后变成紫黑色，在民间只是把它叫做追风使，用酒浸泡后用来治疗风邪所引起的疾病，但是民间不知道它就是真正的五加皮。现在江西、江苏、浙江、湖南、湖北、四川、贵州、广西、云南一带的居民往往用它做篱笆围墙，正像使用蔷薇、金樱等种植类植物一样，而在北方则大多数人都不知道如何使用这种植物。

雷敩说：五加皮树原本就是白楸树，树上有叶子如同蒲叶一样，开三朵花的是雄树，开五朵花的是雌树，阳性的人用雌株，阴性的人用雄株。剥皮阴干入药。

汪机说：生长在南方的类似草本植物，所以植株小，生长在北方的，类似木本植物，所以植株大。

李时珍说：春季在它的旧枝条上可抽出条状嫩芽，山中的人把它们采摘下来作为蔬菜。正如枸杞子生长在北方的河土地中的都是木本植物，而生长在南方坚硬的土地中的类似草本植物。唐朝时只是把生长在峡州的当作贡品。雷敩说它的叶像蒲叶，那不对。

附 五加根皮
（见《神农本草经》上品）

[气味]　辛、温、无毒。

徐之才说：远志能增强它的作用，玄参、蛇皮能破坏它的功效。

[主治]　《神农本草经》说：治疗益气以治双足不能行走，治小儿到了三岁仍不能行走，治痈疽疮疡及阴部溃烂。

《名医别录》记载说：能治男子阳痿、阴囊湿冷、小便余沥不尽。女子阴痒及腰背疼痛，两脚疼痛弱不禁风，五缓（𱓋、𱓌、𱓍、𱓎、𱓏）虚赢能补中气，益精气，强健筋骨，使人意志坚强，长期服用，可使人身轻体健，延缓衰老。

甄权说：能破坏因风邪而致的血病及由此导致的四肢活动不便，虚邪贼风伤人而致的腰膝疼软，主治多年的皮肤淤血，治疗因内气不足而致的寒湿痹病。

《日华诸家本草》记载说：能明目，使气下行，治因中风而致的骨关节挛急。

苏颂说：饮用由五加皮酿的酒，可治风寒湿痹而致的四肢挛急。

雷敩说：五加皮制成末浸泡出来的酒，能治目僻眼斜。

《日华诸家本草》说：五加的叶作为蔬菜食用可去除皮肤的风湿。

[发明]　陶弘景说：五加的根茎煮来酿酒喝，对人很有裨益，道家用它作成灰末煮石头，与地榆并用，有他们自己的秘密制法。

许慎微说：在《东华真人煮石经》中记载，过去西域（甘肃、西藏一带）有一个号封王屋山人的真人，名叫王常，他说：怎样才能得以长寿呢？为什么不服用石蓄、金盐呢？怎样延长寿命呢？为何不服用玉鼓，也就是地榆、金盐，也就是五加呢，这些都是用来炼金时（煮石时）伴用而炼得长生不老的药。过去孟绰子曾与董士固说：

宁要一把五加，也不要金玉满车，宁肯得到一斤地榆，也不希求明月宝珠。又有鲁定公的母亲服用五加酒后，起死回生。张子声、杨建始、王叔才、于世彦等人都因服用五加酒而性欲旺盛，活到三百岁。也可以将五加研末成药代茶饮。王君说：五加，以五加为食者可成仙人，服此药者可返老还童。

李时珍说：五加可治疗风湿痹病、痿症，强壮筋骨，功效甚好。仙人所讲，虽有些言过其实，但五加确实有众多优点，故夸大其词也在情理之中。五加酒的制法，用五加根皮洗净，去骨、茎、叶，既可用水煎汁，与面、米混合，酿成米酒，随时饮用，也可将酒煮热饮服。若加远志辅佐效果更好。另有一方，在酒中加木瓜煮服。谈野翁《试验方》说：神仙煮酒的方法：用五加皮、地榆（刮去粗皮）各一斤，盛入袋中，加无灰好酒二升，用大坛子密封，置于大锅中，以强大、弱火交替煮，在坛子上放米，米熟即撤火，将药渣晾晒后制成药丸，每天早晨服五十丸，以药酒送服，晚上临睡前再服一次。能去风湿，强健筋骨，顺气化痰，养精补髓，长期服用能延年益寿，其功效实难倾尽。王伦《医论》说：凡风症饮酒易生痰火，只有五加酒，每天喝几杯最有好处。众多的浸酒药中，唯有五加与酒相合，而且味道醇美。

〔附方〕 收有古方二个，新近方六个，共计八个。

1. 虚劳不足。《千金方》：以五加皮枸杞根的皮各一半，水一石五半，煎煮剩汁七斗，取其中四斗，加入面粉一斗，另三斗药汁拌入米饭，像平常酿酒一样，待酒酿得后随意饮用。

2. 男女脚气。萨谦斋《瑞竹堂方》：主治皮肤关节肿痛、服此方可强健体力，增强记忆力。名五加皮丸。以五加皮四两（酒浸）、远志（去心）四两（酒浸），春秋季的三日、夏季的二日，冬季的四日里采集，晒干研成末，用酒调成糊，制成梧桐子大小的丸子，每天服四、五十丸，空腹以温酒送服。若药酒已变质，则可改用其他酒调成糊。

3. 妇人血痨。《太平惠民和剂局方》：主治妇人憔悴、神疲困倦、喘满虚烦、少气全力，发热多汗，口干舌涩，不思饮食，名血风痨，用油煎散治疗此病，以五加皮、牡丹皮、赤芍药、当归各一两，共研为末，每次用一钱，加水一盏，青钱一文，蘸油加入药中，煎至七分热，温服，常服此方能使妇人肥胖。

4. 小儿行迟。《全幼心鉴》：主治小儿三岁仍不能行走，服此方便能走。用五加皮五钱、牛膝、木瓜各二钱半，共研为末，每次服五分，用米汤加酒调服。

5. 五劳七伤。《千金方》：五月五日采集五加茎，七月七日采五加叶，九月九日采五加根，每次以酒送服一匙，每日三次，长服此方能去风痨。

6. 目中息肉。《千金方》：五加皮（捣成末）一升，加酒二升，浸泡七天，每天服二次，服药期间禁止食醋，十四天后全身生疮，为毒邪外出，若不生疮，以汤洗澡，疮出病即愈。

7. 服不毒发。《外台秘要》：主治身热难耐，喜在冷地躺卧，以五加皮二两，加水四升，煮至二升半，发作时即服此方。

8. 火灶丹毒。《杨氏产乳方》：主治两脚以上红热如火烧，以五加根、叶烧成灰取五两，用冷却铁的水槽中的水调和，涂在患处。

枸杞、地骨皮
（见《神农本草经》上品）

[释名]　枸檵（见《尔雅》，檵音汁，在《神农本草经》中记为构忌）枸棘（见《本草衍义》）苦杞（见《诗疏》）甜菜（见《图经本草》）灵精（见《抱朴子》）地骨（见《神农本草经》）地辅（见《神农本草经》）地仙（见《日华子本草》）却暑（见《名医别录》）羊乳（见《名医别录》）仙人杖（见《名医别录》）西王母杖。

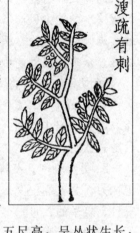

李时珍说：构、杞分别为两种树的名称。枸杞这种植物的棘如同构树的刺，茎枝如同杞树的枝条，所以用两种树的名字合起来将谓枸杞。《道书》中记载说："生长千年的枸杞形状像狗，所以得到一个构的名称。"这种说法未能审诘是否正确。

苏颂说：仙人杖有三种，一种是枸杞，一种是菜类的植物，叶与苦苣的叶相似。一种是黑色枯死的竹竿。

[集解]　《名医别录》记载说：枸杞生长在常山的山谷沼泽，以及各种丘陵地带，岸边。

苏颂说：现在到处都有枸杞，春季生长出苗，叶如同石榴叶但比石榴叶薄而且软，可以食用，俗称为甜菜，它的枝茎有三、五尺高，呈丛状生长，六、七月间开小红紫花，随后便结红色果实，果实形状如同枣核一般稍长。它的根叫地骨皮，《诗小雅》记载说：集于苍杞。陆玑的《诗疏》中记载说：又叫做苦杞，春季生枝发芽，（它的枝芽）做成菜汤味稍苦，它的枝茎与草莓的相似，它的子秋季成熟，正红色。它的茎枝、叶及子服用后，能益气轻身。现在人们传说枸杞与杨棘两种树相类似，那种果实形状长而且枝茎上没有刺的是真正的枸杞，果实圆而枝茎上有刺的，是枸棘，不能入药。马志在"溲疏"一条注释中说："溲疏有刺，枸杞没有刺，以这一点作为二者的区别。"溲疏又有一个名称叫"巨骨"，如同枸杞又名叫地骨一般，二者应相类似，使用时要辨别清楚。还有一种说法：溲疏与枸杞以树的高大程度来区别，这不对。现在枸杞树也有很高大的，药效非常神奇。

寇宗奭说：分清枸杞与枸棘是徒劳的，凡是杞树就没有没刺的，即使有的树大到成架，它也还有刺，但是这种树，小的刺多，大的刺就小，正如同酸枣与棘树丛，其实都是一种树一样。

李时珍说：古时把常山所出产的枸杞、地骨作为上品，其他生长在丘陵阪岸上的枸杞也可入药用，后来只是把出产于陕西的枸杞列为上品，而且又认为以甘州出产的枸杞为极品。现在陕西的兰州、灵州、九原以西生长的枸杞，都是高大的树木，它的叶很厚，根很粗。河西及甘州出产的枸杞，它的子是圆的，如同樱桃，晒干后果很小而且核小，果子干后也是色泽红润，味道甘美，味与葡萄相似，可当作果子食用，这与其他地方生长的有差异。沈存中《梦溪笔谈》中也记载说："陕西的边远地区生长的枸杞树高有一丈多，粗的杖茎可以做支柱，叶长有几寸，没有刺，它的根皮像厚朴，要以药效功能来说，还是以生长在河西的为最好。"《种树书》中记载："收集（枸杞）的子，或掘出一段枸杞树的根，种植在肥沃的土壤中，待长出苗后，煎下来可做蔬菜食用，非常好吃。"

[气味] 枸杞的气味：苦、寒、无毒。

《名医别录》记载说：枸杞根，大寒。枸杞子，微寒，无毒。冬季采集枸杞根，春夏季采摘枸杞叶，秋季采摘枸杞的枝茎及枸杞子。

甄权说：枸杞：甘、平。枸杞子与叶与枸杞味相同。

寇宗奭说：药用枸杞应当用枸杞树的茎皮，药用地骨应用枸杞树的根皮，药用枸杞子应当用红透的果实。它的皮气寒，根的气大寒，子的气微寒。现在人们大多把枸杞子当作补肾药，这是没有仔细研究《神农本草经》的本意的结果，实际应用中，应当根据不同部位的虚实冷热来用。

李时珍说：现在考究《神农本草经》中只是说枸杞，而没有明确讲是它的根，茎、叶还是子。《名医别录》中才增加了枸杞根的气大寒，子的气微寒的字句，像是把枸杞苗作为药用。而甄权的《药性论》中才记载说枸杞味甘，气平，子与叶的气味也一样，像是把枸杞根做药用。寇宗奭又演变它的意思，把枸杞的梗皮做药用，这都是凭空臆想出来的。据陶弘景说枸杞的根、果实作为家常食用。西河地区的女子服用枸杞的方法是，把枸杞根、茎、叶、花、果实都采摘来服用。那么《神农本草经》中所列举的气味及主治应是统指枸杞的根、茎、花、果实。开始时它们之间并没有差别，后来人们把枸杞子当滋补药，把地骨皮当退热药，才开始把它们分成两种不同的药。我认为枸有的苗、叶味苦甘，气凉；枸杞根味甘淡，气寒；枸杞子味甘，气平。它们的气味既不一样，那么功用也就应当有差别，这是后来人填补了前人认识的空白。

[主治] 《神农本草经》记载说：枸杞，主治五脏内的邪气，治中焦热盛而致的消渴，因风湿邪气而致周身的痹症。长期服用，可使筋骨坚硬，身轻体健，延缓衰老，并更能忍耐寒热。

《名医别录》记载说：能使胸胁郁滞之气下行，由热邪而致的头痛，能补益内伤，过劳而致的气短，能补阴，通利大小肠。

甄权说：能补精气等各种不足，能使颜面色泽变化，使白发变黑，并能明目安神，使人长寿。

[发明] 李时珍说：以上几种说法都是指枸杞根、苗、花、果实共同使用时的功

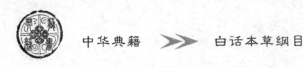

能，它们各自的功效，现列举其后。

附　枸杞的苗

〔气味〕　苦、寒。

甄权说：甘、平。

李时珍：甘、凉。能制砒霜、丹砂的毒。

〔主治〕　《大明本草》记载说：能清热除烦益心志，能利五劳七伤，能壮心气，去除皮肤及骨节间的风邪，清消热毒，消散疮肿。

甄权说：用枸杞苗和羊肉作成羹，对人有补益作用，能除风明目，可代茶饮，止渴、消除烦热，补益阳气，解颜面部邪毒，与乳酪相恶，用它的苗榨出的汁液点眼，能去除风障，赤膜昏症。

李时珍说：能去上焦心肺的热邪。

附　地骨皮

〔修治〕　雷敩说：凡使用枸杞的根、要挖出枸杞根后，用向东流去的泉水来浸泡，刷去上面的泥土，捶打松软后去掉木心，用熟甘草汤浸泡一夜，焙干后备用。

〔气味〕　苦、寒。

《名医别录》记载说：气大寒。

李时珍说：甘、淡、寒。

甄权说：甘、平。

李杲说：苦、平、寒，药性升，属阴。

王好古说：入足少阴，手少阳经，能制硫磺、丹砂的毒性。

〔主治〕　甄权说：用锉锉成细末，掺和在面中煮熟后食用，能去肾的风邪，补益精气。

孟诜说：清除骨蒸烦热，治消渴。

李元素说：能解除骨蒸肌热消渴，除风湿痹病，使筋骨坚硬，凉血。

李杲说：治在表游窜的风邪，感染尸毒所致的，伴有出汗的骨蒸烦热。

王好古说：能清泻肾火，清降肺中的伏火，去除宫胞中的火邪，退热，补益正气。

吴瑞说：治上膈热盛吐血，用它煎汤漱口，能止齿龈出血，治骨槽风。

陈承说：治疗金疮有奇效。

李时珍说：去除下焦肝肾的虚热。

附　枸杞子

〔修治〕　李时珍说：需做药用时，把枝茎上的枸杞子采摘干净，挑选鲜亮明润的洗干净，用酒浸泡一夜，捣烂后入药。

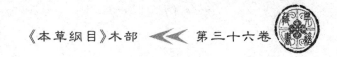

[气味]　苦、寒。

甄权说：甘、平。

[主治]　孟诜说：使筋骨坚韧，不易衰老，祛除风邪，解除疲劳，补益精气。

王好古说：主心病，口干渴而喜饮。

李时珍说：功能滋肾润肺，用枸杞子榨油点灯，能明目。

[发明]　陶弘景说：用枸杞叶做的汤稍苦。俗语说：出家千里以外，不要食用萝摩、枸杞。这话就是说两种药物能补益精气，使阴精强盛，性功能旺盛。枸杞子的根、果实，为美食家所称道，言其味甚美。称为仙人用的拐杖。

苏颂说：枸杞的茎、叶和子，服用后能益气轻身。《淮南枕中记》中记载有西河女子服用枸杞的方法：正月的上寅时采集枸杞根，并于二月的上卯时炮制后服用；三月的上辰时采集枸杞的茎枝，四月的上巳时炮制后服用；五月的上午时采摘枸杞叶，六月的上未时炮制后服用；七月的上申时采摘枸杞花，八月的上酉时炮治后服用；九月的上戌时采摘枸杞子，十月的上亥时炮制后服用；十一月的上子时采集枸杞根，十二月的上丑时炮制后服用。还有枸杞的花、实、根、茎、叶共同煎成药汁，或单用枸杞子榨取汁液煎成膏服用。它们的功用都相同，世间相传蓬莱县的南立村生长的许多枸杞树，高的有一、二丈，它们的根盘相互错杂盘结，非常牢固，那里的乡间出了许多的寿星，这是因为当地的水土之气滋养所成。又相传润州开元寺的大井旁边生长着枸杞树，时间长了，当地人把这口井视为枸杞井，都说饮用这口井的水很有好处。

雷斆说：枸杞的根能像个什么东西的（如狗猪等）最好。

李时珍说：据刘禹锡的《枸杞井诗》所说，"僧房药树依寒中，井有清泉药有灵，翠黛叶生笼石甃，殷红子熟照铜瓶。枝繁本是仙人杖，根老能成瑞犬形，上品功能甘露味，还知一勺可延龄。"又有《续仙传》记载："朱孺子见到小溪的旁边有两条花狗，相互追逐跑进枸杞丛内，于是他挖出那丛枸杞树的根，那根的形状如同二只狗一般，他把根烹煮后服下，立刻就变得身轻如燕。"周密的《浩然斋日抄》中记载："宋朝徽宗皇帝在位时，在顺州修筑城墙从土中挖到枸杞根，那根的形状像藏獒（猛犬）一般，他们马上把它进献给皇帝，这就是道家所说的千年枸杞，根的形状像狗的。"根据以上几种说法，那么枸杞的滋补作用不只是枸杞子才有，而枸杞的根的功能也不仅是退热而已。但是枸杞的根、苗、子的气味稍有差异，它们的主治功能也不会没有区别。总的来说，枸杞苗吸收天的精气，像征天的精华，气味苦甘而凉，所以上焦心肺有热的用苗适宜，枸杞根像征地的筋骨，气味甘淡而寒，所以下焦肝肾虚热的病症适宜用枸杞根治疗。这些都是入三焦气分的药味，正如所说的热邪淫盛于内，应用甘寒的药物来清泻。至于枸杞子，则是用来补肾润肺，生精益气，它是属于平补的一类药，此即精不足的，用药的味来补益。它们分开来用，就各有各的功能主治，合起来用，则会收到一举两得的效果。世上的人们只知道用黄

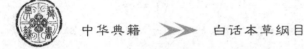

芩，黄连等苦寒药来治上焦的火热；用黄檗知母等苦寒的药来治下焦的阴火，说它们能补阴降火，可这类药用久了会导致元气的损伤。而不知道枸杞、地骨皮气味甘寒，药性平补，而能使精气充足，邪火自然清退的奇妙功效，太遗憾了！我曾尝试过用青蒿辅佐地骨皮以退热，每次获得好的效果，人们都不知晓。兵部尚书（官名，相当于现在的国防部长）刘松石，名叫天和，是淋城人，他所收集著述的《保寿堂方》记载有地仙丹方药，记述说："过去有一位异人叫赤脚张，把这个方药传给了猗氏县的一位老人，老人服用后活到了百岁，似能行走如飞，白发变黑，牙齿脱落后人长出新牙，性功能旺盛。"这个方药药性平和，经常服用能除邪热，并能明目轻身。春季采摘枸杞叶（又叫天精草），夏季采摘枸杞花（又叫长生草），秋季采枸杞子，冬季采枸杞根（又叫地骨皮）共同阴干，用无灰酒浸泡一夜，晾晒四十九昼夜，使它们吸取日月精华之气，焙干后制成末，炼蜜为弹子大的药丸，每天早晚各取一粒细嚼后用隔夜的白沸汤（多次滚沸的白水）送下。制这方药采摘的枸杞，要采枝茎无刺、子味甜的，那种有刺的服用后没有好处。

　　[附方]：收有古代附方十种，新近常用方二十三种，共计三十三种。

　　1. 枸杞煎。《千金方》：能治虚劳退虚热，益气轻身，使一切痈疽永远不会复发。用枸杞三十斤，（春夏季节用茎叶，秋冬季节用根、子），用一石水，煮枸杞到只剩五斗药汁，滤过去滓后，再煎至剩药汁二斗，再放入锅中煮到像糖稀般，收藏好，每天早晨用酒送服一匙。

　　2. 金髓煎。《经验方》：每日摘取红透了的枸杞子，不论多少，用无灰酒浸泡，用蜡纸密封，不要让它与外界空气接触。浸泡够两个月后，取出放入砂锅内捣烂，过滤取药汁，与浸泡过它的酒共同放入银锅内，用慢火煎熬，并不停地搅拌，否则恐怕粘住药后药不均匀，待熬成膏如糖稀一般，放到干净瓶中密封收藏，每天早晨用酒送服二大匙，晚上睡前再服一次。服用一百天后便觉身轻体健，体力充沛，常年服用不间断，人就可以身轻如羽了。

　　3. 枸杞酒。能补虚去除劳热，使肌肉生长。《外台秘要》：使人面色好看，使人健硕，肝虚冲胸下直，此类病症。用生枸杞子五升捣碎，盛在绢袋中，浸泡在二升好酒中，密封不要透气，十四天后，按个人的酒量服用浸泡过的酒，不要喝醉。

　　4. 枸杞酒，能使白发变黑，使身体轻健。《经验后方》收有枸杞酒记载说：用枸杞子二升（在十月的壬癸日，面朝东方采摘），浸泡在二升好酒中，贮藏在瓷瓶中十四天，加入生地黄汁三升，拌匀后密封收藏，直到立春前三十天开启瓷瓶，每天饭前空腹温服一盏。到立春后头发就能变黑，服药期间不可食用芜黄、葱、蒜等食物。

　　5. 肾经虚损，两眼昏花，或者云翳遮目。《瑞竹堂方》中记有四种丸：用甘州枸杞子一斤，以好酒浸润透彻，分作四份；四两配川楝肉一两炒制；四两配芝麻一两炒制，炒制完后挑拣出枸杞子，加熟地黄、白术、白茯苓各一两，共同研制成末，炼蜜调和成药丸，每天服用。

6. 治肝虚下血。《千金方》：用枸杞子二升，盛在绢袋中，用一升酒浸泡（密封），二十一天后取出酒，喝这种酒。

7. 目赤生翳。《肘后方》用枸杞子捣碎榨取汁液，每天用这种汁点眼三到五次，很有效验。

8. 面黯皮干疱。《圣惠方》方：用枸杞子十斤，生地黄三斤，共同研成末，每次服用一匙（相当于二十个大豆的量），用温酒送服，每日服三次，长期服用则面部稚嫩如童孩。

9. 注夏虚病。《摄生方》治疗方：枸杞子、五味子共同研制成细末，用滚沸的水泡，密封三天，替代茶作饮，有效。

10. 强壮筋骨，补益精髓，延年益寿，防止衰老。《圣济总录》收有地骨酒：用枸杞根、生地黄、甘菊花各一斤，捣碎，用水一石煎煮，剩取药汁五斗，蒸熟糯米五斗，与药汁搅拌均匀，贮藏在瓷中，和平常的方法一样密封酿造，等到熟透，酒汁澄清后，每日饮酒三盏。

11. 虚劳寒热。《千金方》：用枸杞根制成末，白开水调和服用。有顽固老痰的人不可服用。

12. 骨蒸烦热。《济生方》：还能治疗一切虚劳烦热，大病后烦热。都可用地化散：地骨皮二两，防风一两，炙甘草半两，共同研制成散，每次服散五钱，生姜五片，水煎服。

13. 热劳如燎。《圣济总录》：地骨皮二两，柴胡一两，共同制成末，每次服用二钱，用麦门冬汤送服。

14. 虚劳苦渴。《千金方》方：患者自觉骨节烦热，或觉寒冷。用枸杞根白皮（切碎）五升，麦门冬三升，小麦二升，水二斗，煮到小麦熟，滤去药滓，每次服用一升，只要觉口渴即服此药汁。

15. 吐血不止。《圣济总录》：枸杞根、枸杞子、枸杞皮共同制成散，用水煎，每天喝这药汁。

16. 肾虚腰痛。《千金方》：枸杞根、杜仲、萆薢各一斤，用三斗好酒浸渍，置于罂中密封，再在锅中煮一天，任意喝它。

17. 小便出血。《简便方》：用新鲜的地骨皮洗净，捣碎榨取汁液（榨不出汁时用水煎出药汁），每次服前温服一盏，加入少许白酒。

18. 带下脉数。《千金方》：枸杞根一斤，生地黄五斤，酒一斗，煮取汁液五升，每天服用。

19. 天行赤眼。《陇上谢道人天竺经》：治目睛暴肿。地骨皮三斤，水三升，煮取药汁三升，去滓，加入盐一两，再煮取药汁二升，频频洗目点眼。

20. 风火牙病。《肘后方》：枸杞根白皮，用醋煎出药汁，用药汁漱口，牙虫就能出来，也可用水煎取药汁口服。

21. 口舌糜烂。用地骨皮汤：李东垣《兰室密藏》：治疗膀胱移热于小肠，在上表现为口舌糜烂、生疮、溃疡，心胃壅热，水谷不下，用柴胡、地骨皮各三钱，水煎服。

22. 小儿耳疳。高效虎《蓼花州闲录》：生长于耳后的疳，是属于肾疳，用地骨皮一味，煎汤敷洗患处，也可用香油调和地骨皮的末搽涂患处。

23. 气瘘疳秘。《外科精义》：治疗气瘘疳疮多年不愈的，用应效散（又叫托里散），以地骨皮（冬季采集的）制成末，每次用纸捻蘸药末放入疮内，多次应用自然会有新的肌肉长出，同时用米汤送服二钱药末，一天三次。

24. 男子下疳。《卫生宝鉴》：先用清水洗净患处，然后在患处搽涂地骨皮末，能生肌止病。

25. 妇人阴肿，或治妇人阴部生疮。《永类方》：用枸杞根煎制的药水，频频清洗患处。

26. 十三种疔。《千金方》：在春季的三个月内采摘枸杞叶（名叫天精），夏季三个月内的上建日采集枸杞枝茎（名叫枸杞），秋季三个月内的上建日采集枸杞子（名叫却老），冬季三个月内的上建日采集枸杞根（名叫地骨），共同曝晒干后制成粉末，（如果不能按上面方法采集，只采集到其中的一种也可）用绯缯（真丝绢）一经包裹药末，再用牛黄一个梧桐子大小，反钩藤针二十一枚，赤小豆七粒，共同制成末，先在缯上放一团鸡子大小的乱头发，然后放置牛黄等共制成的药末，卷成团，用头发捆紧后放到熨斗半炒以使它沸腾，待沸腾平息后，把熨斗内的药末刮下来，捣细，用十个梧桐子大小的这种药末，掺和先前制好的枸杞末相当于二十个梧桐子的剂量，每次空腹时酒送服二钱半，每日服二次。

27. 痛疽恶疮。唐慎微《证类本草》：治疗恶疮脓血不止，用地骨皮不论多少，洗干净，把粗皮刮掉，取用内中的细白瓤，用刮下的粗皮与根骨一同煎汤洗患处，把脓血洗掉，用细白瓤贴在疮上，马上见效。曾有一人，在腹胁间长有痛疽一年多，有医者用地骨皮煎汤为他淋洗痛疽疮口，从疮口出血有一、二升，病人的家人害怕，要制止医生继续施治，但病人说，痛疽的地方疼痛好像稍减轻些了。于是继续用药水淋洗患处，共用了五升药水，生血颜色渐淡，最终停止出血。又用细白瓤贴在疮面上，第二天疮口结痂痊愈。

28. 瘰疬出汗。《千金方》：治瘰疬生长在手足、肩、背，累累或串如赤小豆一般。用枸杞根，葵的根叶共同煮汁，把药汁煎到黏稠如糖稀一般，随意服用。

29. 足趾鸡眼。《闺阁事宜》：治鸡眼疼痛或感染后而成疮。用地骨皮与红花共同研成细末敷在患处，第二天就痊愈。

30. 火赫毒疮。《肘后方》：这种病发展很快，要谨防毒邪进入心腹，用枸杞叶捣出汁液服用，马上就会痊愈。

31. 目涩有翳。《十便良方》：用枸杞叶二两，车前草叶一两，用桑叶裹起来，悬挂在阴凉地一夜，收集汁液点眼，只须点眼三、五次，病就痊愈。

32. 五劳七伤。《经验后方》：平时素体衰弱，用枸杞叶半斤（切碎），粳米二合，用豆豉汁调和，煮成粥，每天食用这种粥最好。

33. 澡浴除病。《洞天保生录》：在正月的一日、二月的二日、三月的三日，直到十二月的十二日，都用枸杞叶煎汤洗澡，能使人皮肤光泽，不生百病。

溲疏
（见《神农本草经》下品）

[释名]　巨骨（见《名医别录》）

[集解]　《名医别录》记载说：溲疏生长在熊耳的山川野谷之中，以及田野及丘陵地带，四月采摘。

李当之说：溲疏又叫杨栌、牡荆、空疏。皮色白，树枝中空，其中有许多枝节，子像是枸杞子，冬季成熟、红色、味甘苦，近代已没什么人能认识它了，这并不是人们利用来做篱笆的杨栌。

苏恭说：溲疏形状像空疏，树高一丈左右，白皮，它的子七、八月间成熟，红色，像枸杞子，它的子必是成对生长，味苦，与空疏的不一样，空疏就是杨栌，它的子为葵状，不像溲疏的成对生长。

马志说：溲疏又叫做巨骨，如同枸杞，又叫做地骨，应当说二者相类似，方中很少用它，应仔细的辨别它。

汪机说：按李当之所说只是讲溲疏子像枸杞子，没有说它们的树相似；马志因它们的子相似，就断言它们的树也相似，以有刺与无刺来鉴别。苏颂又因它们名为巨骨、地骨，而想像它们相似，岂不知枸杞树也未尝没有刺，只是树小时刺多，树大时刺少罢了。《神农本草经》中异物同名的很多，更何况一个骨字相同呢？从这一点来说，足见他（苏颂）有牵强附会之嫌。

李时珍说：汪机所说的像是对的，但他自己也没能明确指出溲疏到底是何物。

[气味]　辛、寒、无毒。

《名医别录》记载说：苦、微寒。

徐之才说：漏芦为之作使。

[主治]　《神农本草经》记载：治皮肤中热，祛除邪气，止遗止溺，通利水道。

《名医别录》记载说：可清除胃中邪热，使气下行，可作为浴汤使用。

李时珍说：孙真人的《千金方》中，治疗妇女下焦三十六种疾病的承泽丸，其中就用此药。

杨 栌
（见《唐本草》）

［集解］ 苏恭说：杨栌又叫空疏，到处都有，可生长在篱笆、墙亘旁，它的子为葵状。

附 杨栌叶

［气味］ 苦、寒、有毒。

［主治］ 《唐本草》记载说：治痈疽、瘘疽以各种恶性疤疡，叶用水煮，取汤液洗患处，能马上痊愈。

附 杨栌木耳

详见本书卷二十八菜部木耳条。

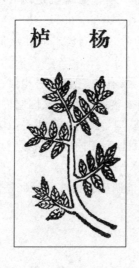

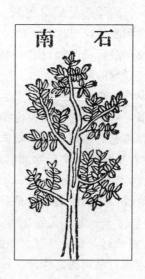

石 南
（见《神农本草经》下品）

［释名］ 风药

李时珍说：（石南）生长在山石之间朝阳处，所以叫做石南。桂阳等地将它称作风药。可替代茶叶或浸泡酒，饮后能治愈头风，所以叫风药。据《范石湖集》记载：修江出产栾茶，能治头风，但现在在南方没有被称作栾茶的植物，莫非栾茶就是指的石南？

　　[集解]　《名医别录》记载说：石南生长在华阴山谷之中，三、四月间采集叶子，八月采集果实，阴干。

　　陶弘景说：现在东间到处都有它，叶子像枇杷叶，古方中也很少用它。

　　苏恭说：（石南）的叶像茵草的叶，冬季不凋谢，关中一带所产的叶子细的为最好，江山以南生长的、叶子长大如同枇杷叶，没有气味，不能做药用。

　　韩保昇说：终南山的斜谷有石头的地方生长有许多石南，现在人们把石苇当作石南，这就错了。

　　苏颂说：现在南北都有它。石南生长在石头上，植株很有一些长的高大的，江南、二湖之间生长的（现今江苏、浙江、福建、江西、广东一带）叶子如枇杷叶，上有小刺，冬季不凋谢，春季长出成簇的白花，秋季结出细而红的果实。生长在关陇之间的（如今四川、湖南、湖北、广西、云南一带）叶子像莽草叶，色呈青黄，叶背有紫点，再水多时叶子互生，叶长可到三、四时，根横生，细而呈紫色，不开花也不结果实，叶子非常茂密，大江南北的人多把它种植在亭院之中，郁郁葱葱，十分可爱，不透阳光。入药的话以关中一带（四川、湖南、湖北、江西、云南一带）生长的、叶细的为最好。魏王《花木志》中记载：南方的石南树是野生的，二月开花，花连着果实，果实如同燕履的子，八月成熟，百姓采集果实，取出核，用来烹制鱼羹，味道十分鲜美，现在没人用它。

　　寇宗奭说：石南叶像枇杷叶中的小的，而叶背没毛，光滑而无皱折，正月、二月间开花，冬季时有二片叶子作为花苞，花苞开后，里面有十五朵左右的花，花的大小如同椿树花，非常细碎，每一花苞约有弹丸大小，呈球状，一个花有六片瓣，一朵花有七、八个球，呈淡的绿色，叶的末端稍微有些淡红色，花开以后，花蕊充满花中，只见花蕊不见花瓣，花一谢去，去年的绿叶也就都脱落掉，逐渐长出新叶。京洛（燕京、洛阳一带）河北、山东、河东一带很少见石南，所以人们用的也可。湖南、湖北、江西、浙江一带生长的多，所以人们用的也多。

附　石南叶

　　[气味]　辛、苦、平、有毒。

　　徐之才说：五加皮可作为它的佐使，与小蓟相恶。

　　[主治]　《神农本草经》：能补养肾气，治内伤所致的阴衰，通利关节皮毛。

　　《名医别录》：治疗足弱及五脏的邪气，祛除热邪。妇女不能长期服用，（若久服）可导致性欲亢进。

　　甄权说：能添益肾气，治（肾虚引起的）脚软、心烦、胸闷痛。能杀虫、祛除各种风邪。

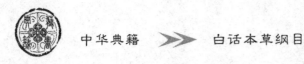

李时珍说：用酒浸泡后饮用，能治头风。

[发明]　苏恭说：石南叶是治疗风邪丸散中的要药，现今的医生不再用它了。

甄权说：虽然能够补肾，但也能使人阴器痿软不用。

李时珍说：在古方中，石南是治风痹、肾虚的要药，现在的医者不知如何用它，认识它的人也很少，这都是由于甄权的《药性论》中说它可使人阴器痿软不用的缘故，却不知服用此药的人能使肾气强盛，贪恋情欲的人便借此药来放纵情欲，从而导致阴器痿软，但把这归咎于此药，真是可悲可叹。毛文锡《茶谱》记载：湘江一带的人在四月采摘杨桐草，捣生汁液浸米后蒸熟，作为饭食，同时必须采用石南的芽做茶饮，才能祛风，这种方法在暑季尤其适宜。杨桐草就是南烛。

[附方]　收有新近常用方三个

1. 鼠瘘不合。《肘后方》：用石南、生地黄、茯苓、黄连、雌黄等分，共同研成散，每日敷患处二次。

2. 小儿通晴。《普济方》：小儿跌倒、或打着头而受到惊吓，肝系因受惊吓而动风，致使瞳仁不正，向东看则见到西面的东西，向西看则见到东面的东西，宜用石南散，吹入鼻中顶。用石南一两，藜芦三分，瓜丁五到七个，共同为末，每次吹少量入鼻中，一天用三次，同时内服牛黄平肝药。

3. 乳石发动。《圣惠方》：病人自觉烦热，用石南叶制成末，用新汲上来的水送服一钱。

附　石南实

又有一名叫鬼目。

[主治]　《神农本草经》记载：能杀蛊毒，破除积聚，祛除风痹。

牡　荆
（见《名医别录》上品）

[校正]　在《名医别录》中归入有名未用荆茎条目中。

[释名]　黄荆（见《图经本草》）　小荆（见《神农本草经》）　楚

陶弘景说：既然是牡荆，就不应该生长有子。小荆应该就是牡荆。牡荆子要比蔓荆子大，而反被称作小荆，恐怕是以树的大小来命名的，殊不知蔓荆树也是很高大的。

苏恭说：牡荆是呈树样生长，而不是呈藤蔓状生长，所以把它称为牡，并不是说它不结果实的意思。蔓荆子大，牡荆子小，所以又把牡荆称作小荆。

李时珍说：古时对犯人上刑时是用荆杖来打犯人，所以"荆"字从刑。荆树呈丛样生长而且枝茎稀疏直爽，所以又被称作楚（楚字从林，从匹，匹就是疏字），济楚的意思就是出自这里。而荆楚之地的地名，是因为该地盛产荆而得名。

[集解]：《名医别录》说：其实牡荆应该生长在河间、南阳、冤句的山谷中，或是平寿、都乡的高岸上或田野中。八月、九月采摘它的果实，阴干。

陶弘景说：按说蔓荆就是现在人们用来制作手杖、锤柄的荆木，它的子很细，如同小麻子一般，颜色青黄。而牡荆是出产于北方，它的子如同乌豆一般大小，正圆形，颜色黑。仙术方中经常用牡荆，现在没有人认识牡荆。《李当之药录》记载说："溲疏一个名字叫杨栌，一个名字叫牡荆，木理白色，中心空虚，断下的枝茎栽种就能生长"。据现在溲疏的主治功能与牡荆都不相同，形状与类别也相去甚远。而在仙术方中用牡荆，说它有通神见鬼的功能，而且并非只是它的果实有这种功能，它的枝叶也有这种功能。又说："荆树当中一定要叶在枝茎上相对生长的，才是牡荆，不相对生长的就不是牡荆"。而且并未明确说明牡荆的详细情况，还须要做更广泛的调查。

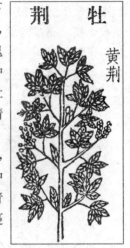

荆 牡 黄荆

苏恭说：牡荆就是用来做锤柄与手杖的荆树，各处都可见到，结的实很细，呈黄色。枝茎坚韧呈树样生长。《汉书·效祀志》中记载把牡荆当作撑帆的杆，这就明确说明它不是蔓荆。牡荆有青色、红色两种，以青色的为最好。现在人们中相传把牡荆当作蔓荆，这是极其错误的。

苏颂说：牡荆，现在在眉州、蜀州以及汴京的附近也有，俗称黄荆的就是牡荆，枝茎坚硬有韧性，呈木科生长而不是以藤蔓样生长，叶如同蓖麻叶，但比蓖麻叶更稀疏、更瘦；花呈穗状，红色；实细而且为黄色，如同麻子一般大小。有人说它就是小荆。据陶隐居《登真隐诀》说："荆树的叶与花，有通神见鬼的功能"。它的注释说：荆树有三种，荆木即是现今作锤柄、手杖所用的木料，叶有香味，也开花，结子，但它的子不能做药用；方术中用的是牡荆，它的子可以入药，北方的人没有认得这种树的。在天监三年，天子要做成仙的饭，文人奉皇帝的命令论述牡荆道："牡荆，花为白色，结子很多，子很粗大，一个个的稀疏的生长在枝茎上，每一枝茎上结子也不过是三、两个，子大多不是圆的，或是扁圆的，或是别的奇形怪状的，或有的形同竹节。叶与徐荆的叶没什么差别。蜜蜂大多采牡荆花的蜜，牡荆的汁液性冷而味甜。若徐荆被烧的话，冒出的烟是苦味的，牡荆木体充实，汁液饱满，烟火不能烧过去，是主治心风的首选药。"可见当时到处都寻找牡荆，而疏于种植了。

韩保昇说：陶弘景不只是不辨别蔓荆，也不认识牡荆，蔓荆呈藤蔓状生长，牡荆呈树样生长，道理很明白。

李时珍说：各处山谷野地之中都生长有许多牡荆，樵夫们砍伐它作为柴薪，牡荆树长年不采伐的，就会长得有碗口粗细，它的木心为方形，它的枝茎成对生长，每一枝茎上长有五到七片叶，叶如同榆树叶，叶长而且尖，边缘有锯齿。五月期间开紫红色的花，花呈穗状，它的子大如胡荽子，而且有白色的膜皮包裹着它。苏颂说它的叶像蓖麻的,这就错了。牡荆有青色、红色两种:青色的是荆,红色的是楛。它们的嫩枝条都可用来编做筐篓。古时贫穷的妇女用荆作为发钗,就是这两种荆树。据裴渊的《广州记》说:"荆有三种,金荆可以做枕头,紫荆可以做床,白荆可以做鞋。与别处的牡荆、蔓荆完全不一样。"宁浦一带生产一种牡荆,用它来指病人则病自愈,在月晕时刻它使它与病人的身高相等齐,放在病人的床下,病人病情虽然危险也不会有大的伤害。杜宝《拾遗录》说:"南方林邑各地在海之中。那里山中生长有许多金荆,大的粗有十围,树根盘曲交错,树瘤皱蹙,纹理如同美丽锦缎,颜色如同真金。木工们使用它,把它看作同沉香木,檀香木一样珍贵。"以上这些都是说的荆的其他种类。《春秋运斗枢》说:"玉衡呈散布而生成为荆树。"

附　牡荆的实

[气味]　苦,温,无毒。

李时珍说:辛、温。

徐之才说:防风可做它的佐使,与石膏相恶。

[主治]　《名医别录》说:能除骨间的寒热,通利胃气,止咳逆,下气。

徐之才说:与柏实、青箱、苍术共用,可治风症。

朱震亨说:炒焦后制成末,用饮送服,能治心痛及妇女白带过多。

李时珍说:用牡荆实半升炒熟,加入一盏酒,煎沸一次,趁热服用,治小肠疝气很有效。用它泡酒喝,能治耳聋。

[附方]　收有新近常用方一附。

湿痰白浊。《集简方》:牡荆子炒后制成末,每次用酒送服三钱。

附　牡荆的叶

[气味]　苦,寒,无毒。

[主治]　《名医别录》说:治久痢,霍乱转筋,血淋,下部的疠疮,湿蜃薄脚,主治脚气肿满。

[发明]　崔元亮《海上集验方》记载:治疗腰脚风湿痛的蒸熏疗法:用荆叶不论多少,蒸而使它熟热,放在大瓮中,大瓮下面用火加温它,把病人放在叶中,不一会就会汗出,熏蒸时吃饭,稍疲倦时就停止,然后用被子盖住病人以防受风。之后服用葱豉酒和豆酒以痊愈为标准。

李时珍说:熏蒸疗法虽然奇妙,但只适宜给乡野之人使用。李仲南在《永类钤方》中说:治脚气等各种病,可用荆的枝茎放在坛中烧,用烟来熏涌泉穴或疼痛部位,直到汗出就会痊愈。这种方法贵贱之人都可应用。又有《谈野翁试验方》:治疗蛇毒,被望板归螫伤,全身泛肿,出大水泡。用黄荆的嫩枝头捣汁,涂敷在大泡上,药渣敷在蚊、螫伤处,随即肿痛就会消除。这种方法实际上是出自于葛洪的《肘后方》(治疗各种蛇伤，用荆叶捣烂盛在袋中，放在肿处）。《物类相感志》说："荆叶可以驱蚁。"

[附方]　收有古代附方一种，新近常用方一种，共两种。

1. 九窍出血方。《千金方》：用荆叶捣汁，以酒调和，服用二合。

2. 小便尿血方。《千金方》：用荆叶汁，以酒送服二合。

附　牡荆根

[气味]　甘，苦，平，无毒。

李时珍说：苦，微辛。

[主治]　《名医别录》记载说：用水煮后服用，治心风头风，及肢体的各种风症，能解肌发汗。

[发明]　李时珍说：牡荆味苦能降，辛温能够发散。降就能化痰，散就能祛风，所以风痰引起的各种痰病适宜用它。它的解肌发汗的功能，世间没有人知道。据《王氏奇方》说："一个人患风病几年，我用七叶黄荆的根皮，五加根皮，接骨草相等分量，煎汤每日服用，不久即痊愈"。这就是作者领会了牡荆能解肌发汗的意义了。

附　牡荆的茎

《名医别录·有名未用》说：八月、十月采集，至荫处晾干。

陈藏器说：就是如今的荆杖，用它煮汁可以当染料。

[主治]　《名医别录》记载：主治灼伤溃烂。

陈藏器说：用它煮取药汁，以洗灼疮及热疮，有效。

李时珍说：用荆茎、荜拔共同煎水，漱口治疗风邪牙痛。

[附方]　收有新近常用方一种。

青盲内障。《圣济总录》：春初采摘黄荆的嫩芽头（蒸后曝干，如此九次）半斤，用乌鸡一只，用米饲养五天，放在干净的板上，喂大麻子，二三天后，收集鸡的粪便曝干，放到瓶内熬黄，与荆头共同研制成末，炼蜜和制成梧子大药丸，每次服用十五到二十丸，用陈米汤送下，每日二次。

附　荆沥

[修治]　李时珍说：制取方法可用刚采摘来的荆茎，都截成一尺三寸长，架在两块砖上，中间烧火来烤它，茎的两头用器皿来承取荆沥。趁热服用，或加入药中。还有一种取法：把荆茎截成三、四寸长，成束放入瓶中，再用另一个瓶口对口固定住，外面用糠火煨烧有荆茎的瓶，荆沥就会流动另一个瓶子中。这种方法也很妙。

[气味]　平，无毒。

[主治]　陈藏器说：喝它，能去除心闷烦热，头风眩晕目眩，心头泛泛欲吐，突然失音，小儿心热惊痫，能止消渴，去除痰唾，使人不困。

李时珍说：能去除风热，开通经络，导出痰涎，治血行气，解除热痢。

[发明] 李时珍说：荆沥气平味甘，是化痰去风的妙药，所以孙思邈在《千金翼方》中说："凡是患风症的病人多有热邪，经常适宜用竹沥、荆沥、姜汁各五合来治疗，和匀后服用，以病去为标准"。陶弘景也说："牡荆汁为治心风的首选药"。《延年秘录》记载说："热邪多治用竹沥，寒邪多治用荆沥。"朱震亨说："竹沥、荆沥两种功用相同，同时用姜汁辅助送服，则不至于凝滞。但气虚不能进食的，用竹沥；气实能进食的，用荆沥"。

[附方] 收在古代附方六种，新近常用方一种，共计七种。

1. 中风口噤。《港汪方》：用荆沥，每次服用一升。

2. 头风头痛。《集验方》：用荆沥，每天服用。

3. 喉痹疮肿。《千金翼方》：用荆沥慢慢细咽，或用荆茎一握，水煎服用。

4. 目中卒痛。《肘后方》：烧烤荆术，收取黄色药汁来点眼。

5. 心虚惊悸。《小品方》：羸瘦的人，用荆沥二升，用火煎到一升六合，分作四次服用，白天服三次，夜间服一次。

6. 赤白下痢。《外台秘要》：得此病五、六年的，用荆沥，每日服用五合。

7. 湿病疮癣。《深师方》：用荆木烧烤取汁，每天把汁液涂在患处。

蔓 荆

（见《神农本草经》上品）

[释名] 苏恭说：蔓荆的苗呈藤蔓样生长，所以叫蔓荆。

[集解] 苏恭说：蔓荆生长在水边，它的苗的枝茎蔓延生长可达一丈多长。春季在原有的枝茎上生长出小叶，五月间叶长成，叶像茎的叶，六月间开花，花为红白色，有黄蕊。九月间结实，实上有黑斑，大小如同梧桐子，质量轻。冬季叶凋谢，现在人们误把小荆当作蔓荆，于是将蔓荆当作了牡荆。

人大明说：海盐一带也有蔓荆，它的实大小如同豌豆，实的蒂部有一个轻软的小盖子，六、七、八三个月采摘它的实。

苏颂说：汴京附近及秦、陇、明、越各州常可见到蔓荆，苗的枝茎有四、五尺长，每一节上对称生出新的枝茎，叶类似小楝的，到夏季枝叶非常茂盛，长有呈穗状的花，为淡红色，花蕊为黄白色，花的下面有青色的萼，到秋季结子。过去说它是呈藤蔓状生长，但现在的蔓荆并不是蔓生。

寇宗奭说：各家所注解的蔓荆、牡荆纷杂不一，《神农本草经》中既然说明蔓荆是蔓生那就不是高的树木，既然说牡荆，那就是像树木一样生长，这又有什么疑问呢？

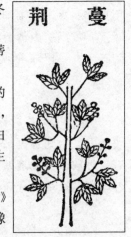

荆 蔓

李时珍说：蔓荆的枝茎细小轻弱如同藤蔓，所以说它是蔓生。

附　蔓荆实

[修治]　雷敩说：凡使用蔓荆实，要去掉一层蒂子下的白膜，再用酒浸泡一个伏时，（即十二时辰），放火上蒸，从巳时蒸到未时，取出晒干后做药用。

李时珍说：通常只是去掉白膜后，打碎做药用。

[气味]　苦，微寒，无毒。

栾　荆
（见《唐本草》）

[释名]　顽荆（见《图经本草》）

[集解]　苏恭说：栾荆的枝茎、叶子都很像石南的，叶子干后也反卷，叶经过冬天也不死。叶子上有细小黑点的，是真正的栾荆。现今雍州一带所使用的就是真正的栾荆。而洛州一带是用石荆来代替栾荆，那样做不对。俗方中多使用栾荆，但《神农本草经》中却不曾记载，也没有它的名字。但有一种叫栾华的植物，它的功用与栾荆有所差异，并非是栾荆的花。

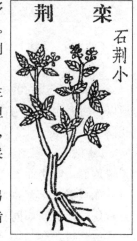

苏颂说：栾荆现在生长在东海及溜州、汾洲一带，各地所生长的都是枝茎为白色，叶子小而圆，叶呈青色，很像榆树叶，但比榆树叶要长，冬夏各季节都不凋谢，六月份开花，花有紫色、白色两种，结的子像大麻的子。四月采它苗的叶子用，八月采子用。

寇宗奭说：栾荆就是牡荆，子呈青色像吴茱萸的子，不应另立"栾荆"这一条。苏恭又说可以用石荆代替它，由此可见穿凿附会的成分。

李时珍说：许慎的《说文解字》说：栾，与木兰相似。木兰的叶像桂树叶，这一点与苏恭所说的"栾荆的叶像石南"相近似。苏颂所描述的栾荆，就是现今的牡荆，与《唐本草》中所记载的不同。栾荆是由苏恭收入《唐本草》的，不应自误（不应自相矛盾？），只是后来人们不认识栾荆，于是用牡荆充做栾荆。寇宗奭也错把它认作是牡荆。

附　栾荆子

[气味]　辛，苦，温，有小毒。

甄权说：甘，辛，微热，无毒。石决明可作为它的佐使，与石膏相恶。

［主治］ 《唐本草》记载说：主治风证，能治头面手足的诸种风证，癫痫狂躁痉挛，风寒湿痹，发冷疼痛。

甄权说：治四肢不遂，能通血脉，明目，补益精气，恢复光明。

苏颂说：栾荆与柏油共同熬，涂抹患处以治人畜的疮疡、疥疮。

石　荆
（见《本草拾遗》）

［集解］ 陈藏器说：石荆类似荆但比荆小，生长在水边。《广济方》中又有一个名字叫水荆。指的就是石荆。苏颂说洛阳一带的人们把它当作栾荆，并不对。

［主治］ 陈藏器说：石荆烧成灰后调和在水中，用来洗头，可使头发生长并使头发变长。

紫　荆
（见宋《开宝本草》）

［校正］ 在《本草拾遗》中被列入紫珠条目中。

［释名］ 紫珠（见《本草拾遗》）皮名红肉（见《本草纲目》）内消

李时珍说：它的树像黄荆但呈紫色，所以名叫紫荆，它的树皮为红色，功能消肿，所以疡科医生称它为肉红，又称作内消，这与何首乌的命名方法相同。

［集解］ 苏颂说：紫荆到处都有，人们多在庭院中栽种它。树像黄荆，叶小而无锯齿，没分叉，花呈深紫色，看去非常可爱。

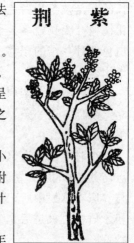

陈藏器说：紫荆就是田氏所说的白荆，到秋季子成熟，子呈正紫色，形态圆如同小珠一般，名叫紫珠，江东的丛林、沼泽之中常见此树。

寇宗奭说：紫荆春季开细碎的紫花，一朵花由若干朵细碎小花组成，花开没有固定的位置，有的花开在树干上，有的开在附根上，有的开在枝茎上，直接开出花来，花谢落后叶才长出，叶子光泽而有韧性、稍圆、园林苗圃之中多种植它。

李时珍说：紫荆树高，枝条柔软，开出的花非常繁茂，每年可开花二、三次，它的树皮入药，数川中（四川一带）一带所生产的，皮厚色紫、味如苦胆一般苦的品种为最好。

附 紫荆木并皮

［气味］ 苦平，无毒。

陈藏器说：苦寒。

人大明说：紫荆的皮、梗及花，气味与功能都相同。

［主治］ 《开宝本草》记载说：能破宿久的淤血，能攻下五种淋病，煮取浓的汁液服。

人大明说：能通小肠。

陈藏器说：能解各种毒物的毒素，治疗痈疽喉痹，除尸虫蛊毒，治肿下瘘，解蛇、虺、虫、蚕、狂犬等毒素，都可煮汁服用，也可用煮出的药汁来洗治疮肿，能祛除淤血，使新肤生长。

李时珍说：能活血行气，消肿解毒，可治妇女因血瘀气滞所导致的疼痛，经水凝滞不畅。

［发明］ 李时珍说：紫荆气寒味苦，它颜色紫而性沉降，入手、足厥阴经的血分。性寒可以胜热，味苦可以走肾，色紫可以入营，所以功能活血消肿，通利小便而解毒。杨清叟《仙传方》中记有方剂"冲和膏"，该方中以紫荆作为君药，也是从上面所说的意思出发而设立的方剂。这个方子可治疗一切痈疽、发背，流注，各种肿毒及冷热不明的疡科病症。方中用紫荆皮（炒制）三两，独活（去节，炒制）三两，赤芍药（炒制）二两，生白芷一两，木蜡（炒制）一两，共同研成末，用葱油调和，热敷于患处，血受热后就会循行，葱功能行气散气，若疮肿不是很热的，可用酒调和药末。疼痛剧烈的，加乳香。因疮肿而筋不能伸展，活动受限制的，也可乳香。但凡是痈疽、流注一类疾病，都是气血凝滞所导致的，受到湿热就会消散，受寒凉就会凝滞。这个方剂性温而药力平缓。紫荆皮乃是木的精华，能破除血瘀而消肿；独活乃是土的精华，能止风而活血，以拔引出骨中的邪毒，去除痹证的湿气；芍药乃是火的精华，能生血养血止痛，木蜡乃是水的精华，能活血消肿，与独活同用，能破除坚硬的石肿；白芷乃是金的精华，能去风生肌止痛。只要血能生成，肌体就不会死亡；血能循行则气血就运行通畅，新肌能生成肌肤就不会溃烂；疼痛停止就不会发热太甚，风能祛除血就自会循行；郁滞的气机得以破除，肿块自会消散，邪毒自会消除。五味药共同发挥作用，疾病能不痊愈吗？

［附方］ 收有新近常用方九个，共九个。

1. 妇人血气。《熊氏补遗》：用紫荆皮制成末，用醋调和，制成丸药如樱桃一般大小，每次用酒泡化一丸服用。

2. 鹤膝风挛。《直指方》：紫荆皮三钱用老酒煎服，每日两次。

3. 伤眼青肿。《永类方》：紫荆皮，用小便浸泡七天，晒干后研制，再用生地黄汁、姜汁调和敷于患处，伤处不肿的用葱汁调药外敷。

4. 猘犬咬伤。《仙传外科》：紫荆皮的末，用砂糖调和敷于患处，要留出伤口不用药，以便脓肿消退，同时口中咀嚼，咽杏仁以解毒。

5. 鼻中疳疮。《卫生简易方》：用紫荆花阴干制成末，贴在患处。

6. 发背初生。《仙传外科》：能治一切痈疽，单用紫荆皮制成末，用酒调和敷于患处，并将患处箍住，初起的疮肿自然缩小而不会散开。同时内服柞木饮子，这是救助贫苦百姓的良药。

7. 痈疽未成。《仙传外科》：用白芷、紫荆皮相等分量，共制成末，以酒调和服用。同时外用紫荆皮、木蜡、赤芍药相等分量，共制成末，用酒调和作外用箍药。

8. 痔疮肿痛。《直指方》：紫荆皮五钱，用新水煎汁，饭前服用。

9. 产后诸淋。《熊氏补遗》：紫荆皮五钱，用一半酒，一半水煎出药汁，趁温服下。

木　槿
（见《日华本草》）

[释名]　椵（音徒乱切，tuàn）　櫬（音衬）　蕣（音舜）日及（见《本草纲目》）朝开暮落花（见《本草纲目》）　藩篱草（见《本草纲目》）花奴　王蒸

李时珍说：这种花早晨花开，晚间花落，所以名叫日及。叫槿、蕣、都是仅仅繁荣一时的意思。《尔雅》记载说：椵，即木槿。櫬，即木槿。郭璞的注解说：这是它的别外两个名字。也有另一种说法：开白花的叫椵，开红花的叫櫬。齐鲁等地（今山东省一带）把它叫做王蒸，是说它花开华美而多的意思。《诗经》说：颜如舜华，即指的这个意思。

[集解]　寇宗奭说：木槿花如同小葵花，淡红色，五片花瓣成一朵花，早晨开放，晚间收敛，湖南、湖北一带的人们多在庭院中种植作为篱笆，即能赏花，又能做篱障，一举两得。

李时珍说：木槿，是一种小树木，可种植也可插栽，它的树如同李子树，叶子未端尖而且有钝齿，它的花小而且艳丽，或呈白色或呈粉红色，有单片花瓣的，也有复数花瓣的。五月份开始开花，所以《逸书月令》记载说："仲夏时节木槿最是繁荣。结的果实轻而且松软，大小如同指尖，深秋时节果实自然裂开，其中的子有如榆夹、泡桐、马兜铃的子。种子种下后很容易生长，它的嫩叶可做蔬菜食用，或代替茶叶作为饮料。如今的疡科医生用它的皮治疗疮癣，他们多用生长在四川、湖南一带的木槿皮，这种木槿的皮厚而且为红色。"

附　木槿的皮与根

[气味]　甘、平、滑、无毒。

《大明本草》说：凉。

[主治]　陈藏器说：能止肠风而致的泻痢下血，能治痰痢之后出现的烦热口渴。可做成饮服用，服后能使人安睡。也可炒用。

李时珍说：能治赤白带下，肿痛疥癣，用木槿煎出的水洗目能明目，并有润燥活血的功能。

[发明]　李时珍说：木槿的皮及花，都滑润如同葵花，所以能够润燥，颜色像紫荆，所以能活血。生长在四川的木槿，气味醇厚，药力犹劲，所以尤为有效。

[附方]　收有新近常用方六个。

1. 赤白带下。《纂要奇方》：木槿根皮二两（切碎），用白酒一碗半，煎出药液一碗，空腹服下。白带多的用红酒最好。

2. 头面钱癣。王仲勉《经效方》：木槿皮研制成末，用醋调和，用浓汤熬至如胶状后，外敷于患处。

3. 牛皮风癣。《扶寿方》：川槿皮一两，大风子仁十五个，半夏五钱，共同锉细，用河水、井水各一碗，浸泡七昼夜后加入轻粉一钱，用秃笔涂在患处，涂后用青布覆盖患处，几天后有臭涎液溢出最好，治疗期间禁忌洗澡，夏季用这种方法最有效。

4. 癣疮触。《简便方》：用川槿皮煎，再用肥皂蘸药水，频频涂擦患处。或用槿皮浸出的汁液来磨雄黄，治疗此病尤其有效。

5. 痔疮肿痛。《直指方》：用藩篱草根煎汤，先用药汤熏，再用药汤洗。

6. 大肠脱肛。《救急方》：木槿皮或叶子煎汤熏洗，然后用白矾、五倍子制成的粉末外敷。

附　木槿花

[气味]　与皮、根的相同。

[主治]　大明《日华诸家本草》说：治肠风泻血，赤白痢疾，并焙入药。用花代茶饮，能治风疟。

李时珍说：能消疮肿，利小便，祛除湿热。

[附方]　收有新近常用方三个。

1. 下痢噤口。《超宜真济急方》：用红木槿去掉花蒂，阴干后制成末，先煎面饼二个，用面饼蘸药末吃。

2. 风痰壅逆。《简便方》：木槿花晒干焙熟研成末，每次服一、二匙，空腹时用热水送下，白色木槿花的效果最好。

3. 反胃吐食。《袖珍方》：复数花瓣的木槿花阴干后制成末，用陈糯米做成的米汤送下三、五口，不好可再服用。

附　木槿子

[气味]　与木槿皮相同。

[主治]　李时珍说：能治偏正头风，用烧木槿子的烟熏患处。又可治脓疮流黄水，用木槿子烧炭而保存它的药性，再用猪骨髓调和后涂在患处。

扶　桑
（见《本草纲目》）

[释名]　佛桑（见于《霏雪录》）朱槿　赤槿（均见于《南方草木状》）日及

李时珍说：东海日出的地方有一种扶桑树，此种树的花开得光彩艳丽，光华夺目，它的叶像桑叶，因此叫扶桑。后人把它讹传为佛桑。它实际就是木槿的另一个品种，所以日及等别名也与它相同。

[集解]　李时珍说：扶桑出产于南方，它是木槿的另一个品种。嵇含的《草木状》中记载：朱槿又叫赤槿，又叫日及，出产于高凉郡，它的花叶茎都像桑树的，它的叶子光滑而且厚，树木高有四、五尺，而且树叶婆娑美丽，它的花呈深红色，有五个花瓣，大小如同蜀葵，重敷桑泽有一条花蕊，比花瓣还长，花蕊上点缀着金黄色粉屑，在日光下金光闪烁，有如火焰，一丝扶桑树上，每天可开放数百朵花，早晨花开，晚间花落。自从二月开始开花，至冬季中期才停止开花。枝条插入土中就可成活。

附　扶桑花及叶

[气味]　甘、平、无毒。

[主治]　李时珍说：治痈疽腮肿，用扶桑叶或花，加白芙蓉叶、牛蒡叶、白蜜共同研制成膏外敷，痈疽即可消散。

木　芙　蓉
（见《本草纲目》）

[校正]　在《图经本草》中把它并入地芙蓉条目中。

[释名]　地芙蓉（见《图经本草》）木莲华木　（均见于《本草纲目》）　柜木

（音化，hùa）　　拒霜

李时珍说：木芙蓉这种花艳丽如同荷花，所以它有芙蓉，木
莲等名称。它八、九月间才开始开花，所以它又被叫做拒霜。俗
称作桃皮树。《相如赋》中把它称作"华木"，并注解说："它的
皮可用来制成绳索。"苏东坡在他的诗中写有："唤作拒霜犹未
称，看来却是最宜霜。"苏颂的《图经本草》中记载有地芙蓉，
说它出产于鼎州九月间采摘它的叶，用来治疗疮肿，即就是指的
木芙蓉。

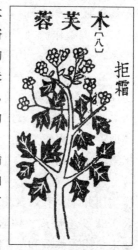

［集解］　李时珍说：木芙蓉到处都能见到，把它的枝条插
栽入土壤中它就能生长。它是一种小树木，它的枝干呈丛生，如
同荆一般。树高的有一丈左右，它的叶大小如同梧桐叶，叶子有
五个尖的和七个尖的两种，在冬季凋谢，夏季生长的非常茂盛，
秋季过半开始开花。开出的花类似牡丹、芍药等的花。花有白
色、红色、黄色以及千叶的，花非常耐寒而不会因寒冷而谢落，它不结果实，山中的
剥取它的皮用来制成绳索。川、广一带（四川、广东、广西、湖南一带）还生产一种
能变色的拒霜花，刚开花时花呈白色，第二天变成稍红的，再过两天就变成深红色。
先后变化如同有几种颜色。霜冻时采花，霜冻后采叶，阴干后入药。

附　木芙蓉的花与叶

［气味］　微辛，平，无毒。

［主治］　李时珍说：能清肺凉血，散热解毒，治一切大小痈疽肿毒恶疮，可消肿
排脓止痛。

［发明］　李时珍说：木芙蓉的花与叶，气平和而不寒不热，味微辛而且性滑而
粘。它功能治疗痈肿，非常有效。近代的疡医把它秘称为清凉膏、清露散、铁箍散，
都是指的木芙蓉。用它制成的方剂能治一切痈疽发背，乳痈恶疮。不论是已成脓还是
未成脓，是已破溃还是没破溃，治疗都可以用芙蓉叶、或根皮、或花。把它们或都生
研，或制干后研成末，用密调和后涂敷在肿处的四周，中间留出脓头，药一干了就换
新的。对疮肿初起的，用药后就觉患处清凉，疼痛消失而疖肿消退。对已脓成的，用
药后就浓水聚集，邪毒拔出。对已破溃的，用药后脓水流出，疮口易于收敛。药效简
直妙不可言。如果在药中加入生赤小豆的末，药效会更好。

［附方］　收有新近常用附方十种。

1. 久咳羸弱。《危氏得救方》：用九个尖的拒霜花叶制成末，用鱼酱蘸着药服食，
屡用屡效。

2. 赤眼肿痛。《鸿飞集》：用芙蓉叶制成末，用水调和后，贴敷在太阳穴上，这药
叫清凉膏。

3. 经血不止。《妇人良方》：用拒霜花，莲蓬壳相等的分量，共同制成末，每次用米汤送服二钱药末。

4. 偏坠作痛（阴囊的偏坠）。《简便方》：用芙蓉叶、黄檗各三钱，共同制成末，再用木鳖子仁一个，用醋研磨，共同调和好后涂敷在阴束上，疼痛自然就会消失。

5. 杖疮肿痛。《方广附余》：用芙蓉的花与叶共同研制成末，再加入少量皂角末，用鸡蛋清调和涂敷在患处。

6. 痈疽肿痛。《简便方》：在重阳节前收集芙蓉叶研制成末，端午节前收集苍耳子烧取存性后研末。用二者相等分量，用密水调和，涂敷在患处四周，则邪毒自然不会扩散，这个药名叫铁井阑。

7. 疔疮恶肿。《普济方》：九月九日（阴历的）采摘芙蓉叶，阴干后制成末。每次需用井水调和贴敷患处。

8. 头上癞疮。傅滋《医学集成》：先用松毛、柳枝煎汤清洗患处，再用芙蓉根皮制成末，用香油调和敷于患处。

9. 汤火灼疮。《奇效方》：用油调和芙蓉末，敷于患处。

10. 治灸疮不愈。（因施灸烫伤而成的疮）。《奇效方》：用芙蓉花研末敷于患处。

11. 一切疮肿。《多能鄙事》：木芙蓉叶，菊花的叶共同用水煎，用药汁频频熏洗患处。

山 茶
（见《本草纲目》）

［释名］ 李时珍说：它的叶子像茗茶，又可作为饮料，所以得到茶的名字。

［集解］ 李时珍说：山茶出产于南方，木本树生，树高的可达一丈左右，树的枝干交错。叶子很像茶叶，而且很厚硬，有棱，叶中间宽阔，叶头尖，叶面绿，叶背色淡，深冬时开花，花瓣红，花蕊黄。《格古论》记载说：山茶花有几种，名叫宝珠的，花团锦簇如珠宝一般，开的最是茂盛，名叫海榴茶的花蒂色青，叫石榴茶的开小碎花，叫踯躅茶的花如同杜鹃花，叫宫粉茶、串珠茶的花都是粉红色。还有一捻红、千叶红、千叶白等品种，不胜枚举。它们的叶子各有些小的差异，还有人说有黄叶的。《虞衡志》记载说：广中地区有一种南山茶，花比中州的山茶花大一倍，花色稍淡，叶子薄而且有绒毛，结的果实像梨，有拳头大小，里面有几个核，核如同皂子大小，固定五枚。《救荒本草》记载说：山茶的嫩叶炸熟后用水淘洗后可做食用，也可把它蒸熟晒干作饮料。

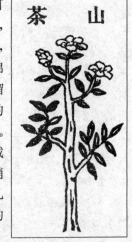

附 山茶花

[气味]　缺如。

[主治]　朱震亨说：治吐血衄血，肠风下血。用红的花制成末，加入童溺，姜汁及酒调和服用，可替代郁金。

李时珍说：能治热汤及火所致的烫伤、烧伤。花研制成末，用麻油调和深抹患处。

附 山茶子

[主治]　李时珍摘自《指玄方》：治妇女发须白，花研末掺入。

蜡　梅
（见《本草纲目》）

[释名]　黄梅花

李时珍说：这种植物原来不属于梅类，因它的花与梅花同时开放，香味又相近似，花色像密蜡，所以得此名。

[集解]　李时珍说：腊梅是一种小树，枝茎丛生，尖叶有三个种类，从种子生长出来不曾嫁接的，腊月开小花，香味较淡薄，名叫狗蝇梅；经过嫁接而开的花稀疏，花开时含苞不能完全开放的，名磬口梅。（经嫁接后）的花开茂密而且香气浓郁，花色深黄如同紫檀的，名叫檀香梅，长有一寸左右，子在它们的中间。用它的树皮浸在水中来磨墨，（写出字来很有光泽。）

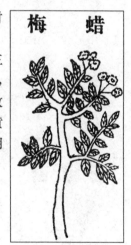

附 腊梅花

[气味]　辛、温、无毒。

[主治]　李时珍说：解暑热，生津液。

伏　牛　花
（见宋《开宝本草》）

[校正]　归入《图经本草》的虎刺一味药中。

[释名]　隔虎刺花（来历不详）

[集解]　苏颂说：伏牛花生长在蜀地（今四川、贵州、云南一带），到处都有。现在只有益州能见到它，大多生长在山川沼泽之中，叶细而青，像黄檗的叶但不光滑，

杖茎色红而且有刺，开花呈穗状，色淡黄，像杏花但比杏花小，三月采摘，阴干。又有睦州生长的虎刺，冬季不凋谢，那里的人不分季节采摘它的根、叶，用来治疗风邪引起的肿痛诸病。

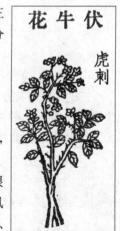

附 伏牛花的花

[气味]　苦、甘、平、无毒。

[主治]　《开宝本草》记载：治疗风湿痹狂日久，四肢拘挛，骨肉疼痛，用花作汤，能治风邪引发的眩晕作痛及五痔下血。

[发明]　李时珍说：伏牛花治疗风湿很有名，但用它的人很少，杨子建的《护命方》中有伏牛花散，用来治疗男女的一切头风病症，该症定期发作，重则见大肠热盛秘结，用伏牛花、山茵陈、桑寄生、白牵牛、川芎䓖、白僵蚕、蝎梢各二钱，荆芥穗四钱，共同制成末，每次用二钱，用水煎一次沸腾即可，连渣一起服用。

附 伏牛花的根、叶、枝

[主治]　苏颂说：能治一切风邪引起的肿痛，用锉锉成细滓，烘培后研成末，每次服用三分，用温酒调和服下。

密 蒙 花
（见宋《开宝本草》）

[校正]　唐代许慎微说：应从草部移到木部。

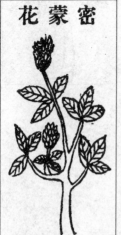

[释名]　水锦花（见《雷公炮炙论》）

李时珍说：它的花很繁密，毛毛茸茸，如同成簇的锦，所以称作水锦花。

[集解]　苏颂说：密蒙花，蜀中各州郡都有它（现今四川、云贵、广西一带），树有一丈多高，叶子像冬青的叶，但要比冬青叶厚，叶背色白而且有细小的茸毛，这一点又有些像橘叶。花色稍紫，二、三月间采摘其花，曝晒干待用。

寇宗奭说：利州生长的很多，叶子于冬季不凋谢，也不像冬青，叶柔软但不光洁，叶色不是深绿，它的花很细碎，几十房组成一朵，冬季生出花蕾，春季开放。

附 密蒙花的花

[修治]　雷敩说：凡使用此花一定要拣净，用酒浸泡一夜，

之后漉出待其干燥，干后用蜜和拌使它湿润，再蒸七个时辰（十四个小时），晒干后再用蜜拌匀重蒸，如此三次，晒干后候用。每一两花需用酒八两，蜜半两。

［气味］ 甘、平、微寒，无毒。

［主治］ 《开宝本草》治青盲翳障，目赤肿痛，多眵多泪，可消除白睛中的红脉，清小儿皮肤豆疹及疳积火气攻眼。

刘元素说：治羞明怕见日光。

王好古说：此药入肝经气分、血分、润泽肝经。

［附方］ 收有新近常用方一种。

目中障翳。《圣济总录》：用密蒙花、黄檗各一两，共同为末，用水和成丸如梧桐子大小，每日睡前用汤送服十至十五丸。

木 绵
（见《本草纲目》）

［释名］ 古贝（见《本草纲目》古终）

李时珍说：木棉有两个品种，像木的叫古贝，像草的名叫古终。有时也有把它称作古贝的，这是古贝的讹传。《梵书》中称它为睒婆，又叫迦罗婆劫。

［集解］ 李时珍说：木棉有草木，木本两种，交州两广一带生长的木棉，树大的可达一人合抱，它的茎枝似梧桐，它的叶大，像胡桃的叶，入秋季时开花，花红如同山茶花，有黄蕊，花片很厚，形成的花房很多，花房紧邻，聚合生长。所结的果实大如拳头，实中有白绵，白绵中有子，现在人们把它叫做斑枝花，也讹传为攀枝花。李延寿的《南史》记载：林邑各国出产古贝花，（实中如有鹅毛一般，抽取它的绵绪，可以纺成布）。张勃的《吴录》记载说：交州、永昌一带的木棉树高过屋顶，有十几年不换的，结的果实大如茶杯，花实中有软软的棉絮，可用来制被絮及做毛布，这都指的是木本的木棉。江南、淮北一带所种植的木棉，四

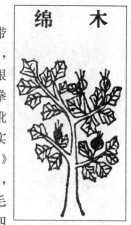

月播种，生长出的茎细弱如同蔓藤，高的有四、五尺，叶子有三个尖如同枫叶，入秋时开黄花，形如葵花，但比葵花小，也有开紫红色的花。结的果实如桃一般大，其中有白绵，绵中有子，子的大小如同梧桐子，也有呈红色棉絮的，八月间采摘，称其为棉花。李延寿的《南史》记载说：高昌国（在今新疆吐鲁番附近）有一种草结的果实如同茧，里面的丝制成细缕，名为白叠，用它制成的帛，非常柔软而且色白。沈怀远的《南越志》记载，桂州出产古终藤，结的果实如鹅毛一般，里面的核如同珠珣（玉），摘出它的核，可如同丝绵一样纺织成布，并可染成花布，都指的是草本的木棉。这种草木的木棉出自南番（广西一带）。宋朝开始传入江南（今广西、广东、福建一

带），现在则遍布于江北及中州（现今河南一带）各地了。不用养蚕而可得到丝绵，不用种麻就可得到布，利益广布天下，它的益处可以说是很大的。另外在《南越志》中有记载：南诏（现今云南）各蛮帮部落不养蚕，只吸取婆罗木树子中的白絮，纺成丝，织成布，称为婆罗笼缎。《祝穆方舆志》中记载：平缅（云南、缅甸一带）出产婆罗树，高大的有三、五丈高，结的果实中有绵绪，纺成绵丝，织成白毡兜罗锦，这也是指斑枝花一类，各地方的称呼不同罢了。

附　木棉的白绵及布

[气味]　甘、温、无毒。

[主治]　李时珍说：烧成灰，用来治血崩及金疮伤病。

附　木棉子油

[气味]　辛、热、微毒。

[主治]　李时珍说：治各种恶疮疥癣。用作灯油，则对眼睛有害。

柞　木
（见《嘉祐本草》）

[释名]　凿子木

李时珍说：这种木的木质非常坚韧，可用来做凿子柄，所以俗名叫凿子木。方书中都写作柞木，这就隐去了它可以用来作凿柄的意思了。柞是橡、栎一类的名字，并不是这里所说的凿子木。

[集解]　陈藏器说：柞木生长在南方，细叶，如今用来作梳子的就是这种木。

李时珍说：这种树各处山中都有，树高的有一丈多，叶子小，叶边缘有细齿，叶子光滑而有韧性。它的茎枝及叶丫处都长有刺，冬季叶不凋谢，五月间开细碎的白花，不结子，它的木心纹理都是白色。

附　柞木皮

[气味]　苦、平、无毒。

李时珍说：酸、涩。

[主治]　陈藏器说：能治疗黄疸病，烧成末，每次用水送服一匙，每日三次。

李时珍说：治鼠瘘及难产，催生利窍。

　　[附方]　　收有新近常用方两种。

　　1. 鼠瘘方。《外台秘要》：柞木皮五升，水一斗，煮出药汁二升服用。当有宿肉（新肉）生长出来时即痊愈。这本是张子仁的方药。

　　2. 妇人难产方。《妇人良方》：治有催生柞木饮：不论横生还是倒产，或是胎死腹中，用此方大都有效，这是上蔡张不愚的方子。用大柞木枝一大握（长一尺，洗干净），大甘草五寸，都折成一寸左右，用新汲取的水三升半，共同放入新的砂锅中，再用三层纸把砂锅口封紧，文、武火交替使用，把水煎到还剩一升半。等到产妇自觉腰腹坠痛要临产时，趁着药汁温热时喝下一小盏，喝下后就会感觉腹部开豁（气机开达豁理）如果感觉口渴，就再喝一盏，喝到三、四盏时，产妇会自觉腹部坠胀，这时就会生了，而且绝没有生产时的诸般痛苦。但绝不能坐草（准备生产）太早，或让接生婆胡乱治疗。

附　柞木叶

　　[主治]　　李时珍说：治疗各种肿毒痈疽。

　　[附方]　　收有新近常用方一种。

　　治疗各种痈肿发背。许学士《普济本事方》中记载有柞木饮：用柞木时四两，干荷叶中心蒂、干萱草根、甘草节、地榆各一两，共同锉成细末。每次用药末半两，水二碗，煎出药汁一碗，早晚各服一次。已成脓的脓血自然会逐渐干涸，未成脓的邪毒也会自行消散。治疗过程中忌服用一切饮食毒物（饮食中的毒物）。

黄　杨　木
（见《本草纲目》）

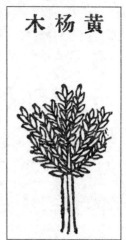

　　[集解]　　李时珍说：黄杨生长在各地山野之中，很多人家在庭院中种植它。它的枝叶成簇状向上耸立，叶子像初生的槐树芽，但比槐树芽更青更厚。不开花，不结果实，一年四季不凋谢，它天性很难生长，俗话说它岁长一寸（每年只长一寸），遇闰年则不长大而萎缩。现在考察它，只不过是闰年不生长罢了。它的木质坚硬细腻，用来做梳子、制印章最好。据段成式在《酉阳杂俎》中记载：世人所以看重黄杨，因它没有火性，用水来测试它，入水即沉说明没有火性，如果要伐取这种树木，必须在阴晦的天气或夜间看不到一颗星星时进行，这样它的木材不会裂开。

附　黄杨木的叶

　　[气味]　　苦、平、无毒。

[主治] 李时珍说：治疗妇人难产，在达生散中使用它。又主治暑季生的疖，用它的叶捣烂浮在患处。

不 凋 木
（见《本草拾遗》）

[集解] 陈藏器说：不凋木生长在太白山的岩谷之中，树高有二、三尺，叶子像槐树叶，枝茎色红而且有毛，如同海棠及梨树的茎枝，一年四季不凋谢。

[气味] 苦、温、无毒。

[主治] 陈藏器说：能调理中气，补益不足，治腰脚不利，能祛除风邪之气，防止衰老，能使白发变黑。

卖 子 木
（见《唐本草》）

[释名] 买子木

[集解] 苏恭说：卖子木出产于岭南，邛州的山谷当中，它的叶像柿树叶。

苏颂说：现在唯川西、渠州的多贡等地把它称作买子木。树高有五、六尺；树干的直径有一、二寸，枝条与叶都呈青绿色，树梢呈淡紫色，四、五月间开细碎小花，百十来枝小花攒成一大朵花，花呈黑红色，随着花开就有子生成，子的形状如同椒目，在花瓣当中色黑而且光洁，每株树不过只有三、五朵大花而已。五月间采取它的枝叶入药用。

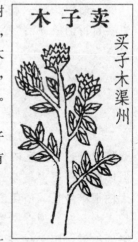

李时珍说：宋史记载渠州贡有卖子木及子，那就说明它的子也应当与它的枝叶一样有相同的疗效。但《神农本草经》中没有记载，无从查考。

附 卖子木的木

[修治] 雷斅说：但凡采得卖子木，粗粗捣碎，每一两木伴用五两酥，共同炒干入药。

[气味] 甘，微咸，无毒。

[主治]《唐本草》记载说：治跌打损伤，淤血内停，续筋骨，补骨髓，并能止痛安胎。

木 天 蓼
（见《唐本草》）

[校正]　在《本草拾遗》中被合并入小天蓼一条。

[释名]　苏恭说：木天蓼到处都有，生长在山谷之中，现在生长在安州、中州一带的木天蓼呈藤蔓状生长，叶子像柘树的叶，开白花，结的子如枣般大小，没有固定的形状，子里的瓤像茄子的，味道辛辣常把它当作姜、蓼来食用。

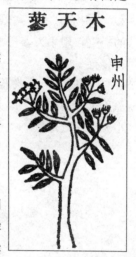

陈藏器说：木蓼，现今所用的都是出产于山南、凤州一带的，树的高矮如同冬青树，不凋谢，不应当用藤天蓼来说明它，既然称作木蓼，怎么能是呈藤状生长呢？藤蓼自是藤蓼，藤蓼生长在江南、淮南（今江苏、安徽一带）的山中，藤附着在树上生长，叶子如同梨的叶，叶光滑而且薄，结的子如同枣，这就是苏恭认为是木天蓼的植物。还有一种小天蓼，生长在天目山、四明山，树如同栀子树，冬季不凋谢，兽类以它为食，因此是有三种天蓼，它们都具有逐风的功能，但其中的小天蓼药效最好。

苏颂说：木天蓼现在出产于信阳，树高有二、三丈，三、四月间开花，花类似于柘树花，五月采用它的子，子呈球形，似蓣麻它的子可贮藏起来作水果食用。苏恭所说的木天蓼，实际上是指藤天蓼。

李时珍说：天蓼虽然有三种，但功能相似，因为它们都是一类的植物。它的子可制成烛，它的芽可食用。所以陆玑说："木蓼制成烛，光明如同胡麻所制的烛。"薛田所做的记述蜀地（四川一带）的诗有"地丁叶嫩和皮采，天蓼芽新入粉煎"的诗句。

附　木天蓼的枝叶

[气味]　辛　温　小毒

[主治]　《唐本草》记载说：治癥结积聚，风劳虚冷，切细后酿成酒末饮用。

[附方]　收有古方一个，收新近常用方三个，共计四个。

1. 天蓼酒。《圣惠方》：治疗一切风证，马上就可见到它的神奇效果。用木天蓼一斤，去皮后锉成细末，用生绢盛包，放入三升好酒中浸泡，春夏季节泡七天，秋冬季节泡十四日，每天空腹早、中、晚各温服一盏。如果长期服用，每日只服用一次。老人和儿童可视情况临时加减。

2. 大风白癞。《圣惠方》：用天蓼（去掉粗皮锉细用）四两，水一斗，煎出药汁一升，用药汁煮糯米成粥，空腹服用，病邪在上则随吐而出，病邪在中则随汗而出，病邪在下则随泄而出。治疗期间要避风邪。

3.大风白癞。《圣惠方》：另一方：用天蓼三斤，天麻一斤半，生的时候锉成末，用水三斗五升，煎出药汁一斗，去掉药滓，再用石质容器盛药汁慢慢煎熬，如同熬盐一般，熬出的药粉每次服用半匙，用荆芥薄荷所制的酒送服，白日服二次，夜里服一次，服用一个月即可见效。

附 小天蓼

[气味] 甘、温、无毒。

[主治] 陈藏器说：主治一切由风邪所致的虚弱发冷，手足疼痛，不论老幼或病的轻重，用小天蓼浸酒及煮汁服用，服用十多天后，自觉皮肤间风邪外出，如同虫子在爬行一般。

[发明] 陈藏器说：木天蓼产于深山之中，有人说长期服用有损寿命，就因为它驱逐风邪而伤气。藤天蓼、小天蓼、木天蓼三种，都能逐风，它们当中功能优劣比较，小天蓼疗效最好。

附 木天蓼子

[气味] 苦、辛、微热、无毒。

[主治] 甄权说：治因受贼风而致的口眼㖞斜，又治女子虚劳。

附 木天蓼根

[主治] 李时珍摘自《普济方》：治风虫而致的牙痛，用根捣碎和成丸，塞在龋齿洞中，连续更换四、五次，可除病根。不可将药汁咽下。

接 骨 木
（见《唐本草》）

[释名] 续骨木（见《本草纲目》）木蒴藋

苏颂说：接骨木是因它的功能而命名，它的花、叶都很像蒴藋、陆英、水芹一类的，所以它又有一名叫木蒴藋。

[集解] 苏恭说：到处都有它，叶子像陆英，花也像陆英的花，但它是木本的树，树高可达一、二丈左右，木体质轻，不坚韧，且无芯。砍下它的枝条插在土中就能生长。也有人在庭院中种植它。

[气味] 甘、苦、平，无毒。

陈藏器说：把它捣出汁液，服用可使人呕吐，有小毒。

[主治] 《唐本草》中记载：治筋骨折伤，能续筋骨，并可除风邪而致的搔痒及

治龋齿，水煮出汁液可作为沐浴汤液。

陈藏器说：接骨木的根，皮主治痰饮，能使水湿下行而治水肿及痰饮，用来煮汁服用，能使下利及呕吐，不能多服。

李时珍摘自《千金要方》说：跌打损伤的淤血及产后不下的恶血，一切原因的血不行或血不止，都可用接骨木煮汤服用。

[附方] 收有古代附方一种，新近常用方一种。

1. 折伤筋骨。《卫生简易》：用接骨木半两、乳香半钱、芍药、当归、芎䓖、自然铜各一两，共同研成末，把黄蜡四两化开，投入药末搅匀，大家一起动手迅速将其制成芡子大的药丸。若只是一些轻微的损伤，只需用酒化开一丸外敷。如果有筋骨的折碎，就先用此药外敷，然后内服。

2. 产后血晕。《胎产书》：产后症见五心烦热，极度乏力，以及寒热不禁，把接骨木破开如同笲子一样，取一把，用水一升，煎出半升药液，分次服用。或见小便频数，产后恶血不止，服用后即能痊愈。这种药煎煮三遍，三次煎出的药液药力一样，真是起死回生的妙药。

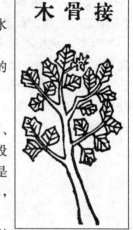

木骨接

附 接骨木叶

[主治] 陈藏器说：主治痰疟，大人用七片叶，小儿用三片叶，生捣出汁液服用，使人呕吐。

放 杖 木
（见《本草拾遗》）

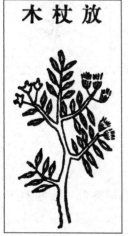

木杖放

[释名]

[集解] 陈藏器说：放杖木生长在温、括、睦、婺各州的山中树的形态如同木天蓼，老年人服用它一个月后，能放弃手中的枴杖，所以名为放杖木。

[气味] 甘、温、无毒。

[主治] 陈藏器说：主治一切中风邪所致的血证，能调理腰脚，使人自觉身体轻捷，使白发变黑，使人不老。浸酒后服用。

灵 寿 木
（见《本草拾遗》）

[释名] 扶老杖（见《孟康》）据

[集解] 陈藏器说：扶老杖生长在剑南山的山谷中，枝茎圆而长，树皮色紫。《汉书》中记载：孔光年老时，被赐予灵寿杖。先师颜回注解说："扶老杖的树像竹子一样有节，树长不过七、八尺，树围不过三、四寸，自然生成的符合手杖的要求，不需要削切整理即可做手杖用。"用来作手杖，能使人延年益寿。

李时珍说：陆氏的《诗疏》记载："据就是檟，树干中间有鼓肿的节，可做成杖以扶助老人。"说的就是现在的灵寿木，人们用它来作手杖及马鞭杆。弘农郡的共北山有这种树。

附　灵寿木根皮

[气味] 苦，平。

[主治] 陈藏器说：止水。

楤木（楤音葱）
（见《本草拾遗》）

[集解] 陈藏器说：楤木生长在江南山谷之中，树高在一丈左右，树干直上没有树枝，树干上有刺。山中的人采折它树尖的叶当菜吃，称作吻头。

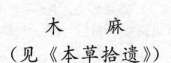

李时珍说：现今各山中都有这种树，树顶的叶子呈族状丛生。山野中人采摘它的叶子食用。因它多刺而没有树枝，所以又称它为鹊不踏。

附　楤木白皮

[气味] 辛，平，有小毒。

[主治] 陈藏器说：能治水㿗（病），用它煮取汁液，服用一盏，当下水，如病已经有转机，用楤木根捣碎，坐之取气，水自下。它又能使人牙齿烂蚀，有虫牙的，可用一小片楤木白皮放在牙龋洞内，牙齿应当会自行烂蚀脱落。

木　麻
（见《本草拾遗》）

[集解] 陈藏器说：木麻生长在江南山谷林泽之中，叶子像胡麻叶，叶相对生长。山中人摘取它的叶用来酿酒。

[气味] 甘，温，无毒。

［主治］ 陈藏器说：能去淤血，治妇女闭经，治气血不足所导致的赢瘦癥瘕。长期服用。可使人怀孕。

大　空
（见《唐本草》）

［集解］ 苏恭说：大空生长在襄州，各地的山谷中也可见到，秦陇一带的人们把它叫做独空。大空为小树，抽出的枝条有六、七尺长，叶子像楮叶，叶小而圆厚，根与枝皮色红。

李时珍说：大空树小但叶大，叶子像梧桐叶但不尖，叶色深绿而且有急纹，根皮松软。山中人有集它用来杀虱非常有效。用它的叶捣碎后撒布在菜园中，能杀园中的害虫。

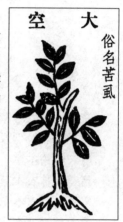

空　大　俗名苦虱

附　大空根皮

［气味］ 辛、苦、平、有小毒。

［主治］ 陈藏器说：能杀三虫。作成末后和油，涂在头发上，能把虮、虱都杀死。

第三十七卷 《本草纲目》木部

木之四
（寓木类一十两种）

木之五
（苞木类四种）

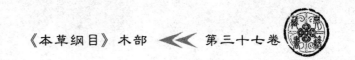

木之六
（杂木类七种　附录一十九种）

茯 苓
（见《神农本草经》上品）

[释名] 伏灵（见《本草纲目》） 伏菟（见《神农本草经》） 松腴 不死面（见《记事珠》） 抱根者称茯神（见《名医别录》）

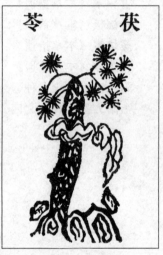

寇宗奭说：经多年砍伐的松根气味，积蓄体内，精华之气尚未消失，那些精气旺盛的松根，向外发泄，则长成茯苓，所以并不依附于松根而是离开树体，与灵芝相似。如果松根的精气不够充盛，则只能依附本根，而不能离开树体，就称为茯神。

李时珍说：茯苓在《史记·龟策传》中记载成伏灵。大概是多年生长的松根神灵之气，隐伏郁结形成的，所以称为伏灵、伏神。据《抱朴子》记载，佩带着大如拳头的伏灵，就可以驱散百病的邪气，茯苓的奇特功效就可以证明了。习俗将"灵"写作"苓"，是传写时差错，因树下长有茯苓，树上生有兔丝，所以又称作伏兔。有人说："它的外形象兔子"也说得通。

[集解] 《名医别录》记载说：茯苓、茯神生长在泰山山谷中的古松之下，每年二月、八月采收，在阴凉处晾干。

陶弘景说：在郁州附近，可以见到茯苓，最大的就像三、四升的容器，表皮呈黑色并带有细纹，质地坚韧色白，形状像鸟、兽、龟、鳖的是佳品。质虚色红的不好。性质不怕虫蛀也不会枯干，埋在地下三十年后，颜色纹理也不会改变。

苏恭说：现在泰山也有茯苓生长，其色白质地坚实但体积较小，不再采用。最好的茯苓产于华山，形状十分粗大，雍州的南山亦可见到，但不如华山的好。

韩保昇说：凡见大松树的地方都可见茯苓，只是华山最多，生长在枯老的松树下，形状不定，与龟、鸟形状相似的品味最好。

掌禹锡说：范子计然这样描述，茯苓生长在嵩山和三辅。《淮南子》载：千年的古松，树下有茯苓生长，树上有兔丝生长。《典术》说：松油渗入地下千年后长成茯苓，松树看上去发红的，它的地下就有茯苓生长。《广志》说：茯神是松树汁液凝聚成的，比茯苓更好。有人说就是茯苓中贯穿着松根，生长在朱堤、濮阳两县。

苏颂说：现在泰山、华山、嵩山都出产茯苓，生长在古松树下，依附在松根周围，没有苗、叶、花、果实的结构，形状如同拳头大小的块状埋在土下，最大的可达数斤重，分赤、白两种。有人说是松树的油脂凝聚而成的，有人说是借助松树的精华之气长成的。现在有东方人看到山中的古松长期被人砍伐，那些枯枝残根上不再发出新的枝叶，被称为茯苓拨。发现后就在它的方圆一丈以内，用铁锥刺入地下，如果地下长有茯苓，铁锥就拔不出来，随后再挖取。那些茯苓拨大的，周围的茯苓也就大。都各自结块，不依附松根。而那些包绕树根体轻质虚的被称为获神，是吸取精气而长成的，有人说它更好。据《史记·龟策传》记载：茯苓在兔丝的下面，形状就像飞鸟。雨过天晴，天静无风的日子，在夜晚用火烧去兔丝，随后用篝火笼罩此地，记下火焰熄灭的地点，天亮后就在灭火处挖掘茯苓，控入地下四到七尺就能获取茯苓了。这种方法现在没听说了。

寇宗奭说：过去有"兔丝"的说法，令人难以相信。

李时珍说：树下长有茯苓，树上的灵气就会长出细丝状的东西，我也时常见到，并不是菟丝子的兔丝。为《淮南子》做注的人将其作"菟丝子"和"女萝"的说法是错的。茯苓的品种有大如斗的，有坚硬如石的，都是最好的。那些体轻质虚的不好，大概是年代太短了还没有坚实的缘故。刘宋朝代时王薇在《茯苓赞》中说：颜色洁白的高茯苓出于地下，红色细丝繁衍于地上，形状像鸡鸭，外貌似龟兽状，治疗神灵无主，保护幼儿，延年益寿，终身不改变其性能，它以柔韧之性令人钦佩。这里所说的"彤丝"就是兔丝的见证，寇宗奭没有理解它的意思。

[修治] 雷斅说：应用时除去皮、心，捣成细末，放于水中搅拌均匀，过滤表面的浮末，这是茯苓的红筋，如果误食会使人闭目，瞳孔缩小，并且导致失明。

陶弘景说：如果制成丸散剂，应先煮开二、三次后切成片状，晒干后备用。

[气味] 甘、平、无毒。

张元素说：性温，味甘淡，气味薄，性主浮主升，为阳药。

徐之才说：马间是它的使药，与甘草、防风、芍药、紫石英、麦门冬合用，共同治疗五脏疾病。恶白敛，畏牡荆、地榆、雄黄、秦艽、龟甲，忌与米醋及其他酸性物质相混合。

陶弘景说：药中没有马间这味药，可能是指马茎。

苏恭说：《李当之本草》记载：马刀（药名，蚧类）是茯苓的使药，"间"字草书与"刀"相似，是传写错了。

马志说：以上两种注解恐怕都是错的，应当是"马兰"二字。

[主治] 《神农本草经》：治胸中两胁之气上道，忧虑、愤怒、惊恐、心慌，心下气机郁结疼痛，时冷时热烦闷咳嗽气逆，口舌干燥，通利小便，长期服用，可以宁心安神，止饥饿而延年益寿。

《名医别录》：治疗消渴嗜睡，腹胀小便淋沥，胸膈中痰浊水邪积聚，水肿小便不通，开胸导腑，调理脏腑之气，功伐肾脏邪气，补阴，增加力气，保持神灵内守。

甄权说：开胃治疗呕吐呃逆，擅长安定心神，主治肺痿痰浊内壅，胸中小腹胀满，小儿惊风癫痫，女子湿热淋浊。

《大明本草》：补益各种虚劳内伤，开心窍，补心志，治疗健忘。温暖腰膝，安胎。

张元素说：止口渴，通利小便，利湿润燥，和中益气，通利腰脐间淤血。

李杲说：攻逐水湿，缩解脾胃之急，生津顺气，降火止泄，除虚热，宣发腠理。

王好古：清泻膀胱之热，补益脾胃，治肾积奔豚之气上逆（肾积：奔豚之别称）。

附　赤茯苓

[主治]　甄权说：攻积聚之气。

李时珍说：清泻心、小肠、膀胱三经湿热，开窍利水。

附　茯苓皮

[主治]　李时珍说：治疗皮肤水肿胀急，通利水道，宣发腠理。

[发明]　陶弘景说：白茯苓以补为主，赤茯苓以攻为主，平时很常用。《抱朴子》中认为服用茯苓也很重要，说它能通达神灵，调和魂魄，开心窍并补益肌肤，补肠胃开心神，调和营卫之气，是最好的仙药，并擅长治疗断食后引起的饥饿感。

寇宗奭说：茯苓利水之力较强，补益心脾也不能缺少它。

张元素说：赤茯苓攻邪，白茯苓补益，过去没有这种说法。它们的气味都薄，性主浮主升，作用有五项：通利小便，宣发腠理，化生津液，清除虚热，止泄泻。如果小便通利且频数的人，过多服用可伤人双目。出汗过多的人服用，也可损伤真元之气，减少寿命。因为茯苓性淡主渗利。又有人说：淡为阳中之阳，阳气应当上行，为什么会利水而主治泻利下注呢？因为气味薄的属于阳中之阴，这是茯苓能利水主治泻下的原因，但仍不离阳性之根本，所以归入手太阳小肠经。

李杲说：白茯苓入肾，赤茯苓入心，气味甘淡，主降，属阳中之阴。它的功用有六点：开窍除湿，益气和中，安神定惊，化生津液，小便多的可以止其多，小便不通的可以利其道。另一种说法是：湿邪内停，可引起小便不通，淡味可以通利下窍，甘味可以扶助阳气，甘平可以补脾利水，是除湿邪的圣药。

王好古说：白茯苓入手太阳肺经，足太阳膀胱经和足少阳胆经的气氛，赤茯苓芬入足太阳脾经、手少阴心经和手太阳小服经气分，攻伐肾经邪气，能止小便量多，能利小便涩滞不通。和车前子相似，虽然通利小便但不伤正气。酒浸后与光明朱砂同用，能固秘真元之气。但是药味甘而平，为什么能通利小便呢？朱震亨说：茯苓是借松树的精气而长成的，属金，张仲景多用它通利小便，这是突发新病的必用之药，如果素体阴虚的人，恐怕不相宜。这种药有利水的作用，长期服用可以伤人。八味丸中用茯苓，也不过是引其他药归入肾经，除去腹中顽固的疾患，作为载药之用罢了。

李时珍说：《神农本草经》里说茯苓能利小便，攻伐肾经邪气。到了金元李东垣、王海藏等医家的书中，则说茯苓能因摄小便；也能通利小便，与朱砂合用能固秘真元之气。然而朱丹溪又说阳虚的人不宜用，意见好像相反，为什么呢？茯苓气味平淡功能渗下，性主上行，能化生津液，宜发腠理，从根本上滋养水液，并引导它下降，而通利小便。所以金代张洁古认为它属阳，性质浮而升；李东垣认为它是阳中之阴药，功用降而主下。《素问》说：饮食入胃，运化化生精微之气，向上输注于肺，肺得精气之充则能通调水液运行之道，向下输至膀胱。由此可见，就知道淡渗的药，都能先上行而后下降，并不是直接下行。小便频多，但它的本源却不同。《内经》说：肺气过盛小便就频而量少，肺气虚则张口运气，小便自遗而频数。心气不足气虚不摄致小便自遗。下焦不足则小便自遗。胞宫泻热下移膀胱则小便失禁。膀胱排泄不畅就称为癃，不能自控就称为遗溺。厥阴为病则发为小便失禁或小便不利。所以说肺气旺盛的，其实是热邪，病人必定气力强壮，血脉旺盛。适宜用茯苓甘淡而清利热邪，所以说小便多能固摄。如果说肺气虚、心气虚、胸中有热、厥阴为病这一类都是虚热为病，则患者一定属于上热下寒，血脉虚弱。治法应当用升阳的药，用来宣发水气上升，而引热邪下降。膀胱失约，下焦气虚的人是以火投水，至水液不能藏秘，属于脱阳的病症。那人一定是肢冷脉迟，治法应当用温热之药，速补下焦，使水火相济。这两种症型都不是茯苓这类淡渗的药能够治疗的，所以说阴虚的人不宜用此药。古人虽然有服食茯苓的各种方法，但也应当因人而施药。

附 茯神

[气味] 甘、平、无毒。

[主治] 《名医别录》：避邪气，治疗风热眩晕风热虚劳，虚劳口舌干燥，治疗惊悸易怒，健忘，开心窍，补脑髓，定魂魄，补养精神。

甄权说：滋补劳乏所致体虚，主治心下疼痛满闷。体虚并且小肠运化不利的人应当加倍应用茯苓。

附 茯神木

（就是茯神内贯通的松木，又称黄松节）

[主治] 甄权说：治疗中风，口眼㖞斜，邪毒外风，筋脉拘挛失语，心神不宁，虚损健忘。

李时珍说：治疗风寒外袭关节痹痛，筋脉牵引挛缩。

[发明] 陶弘景说：《抱朴子》只记载了茯苓，没有记载茯神，因为疗效相同，应用没有什么区别。

李时珍说：《神农本草经》只谈到茯苓，《名医别录》最初记载茯神，但主治功用相同。后人治心神不定的病一定要用茯神。所以张洁古说：风热眩晕心气不足之病，除茯神其他药不能治。但是茯苓也不是不能治心神之病。陶弘景最早论及茯苓赤泻白补的问题，李杲又将赤苓归入心经，白茯苓归入肾经，这是他们对前人论述的发展。我则认为不论茯苓或是茯神，只能说赤入血分，白入气分，各归入不同类别，就像牡丹、芍药的意思一样，不应当以心、肾来分类。如果以心、肾来分，那么白茯苓不能治心经之病，赤茯苓也不能治膀胱疾病了。张元素认为不应当分赤、白两种的说法，道理也欠安当。

《圣济总录》松节散：用茯神木一两，乳香一钱，在石器内炒熟，研细末。每次服二钱木瓜酒送服。治疗风寒湿冷外侵筋骨，足筋痉挛疼痛，行走困难。只要是筋脉挛缩疼痛之病都可以治疗。

[附方] 收有古代附方六种，新近用方二十种，共二十六种。

服茯苓的方法：苏颂说：在《抱朴子》中多数是单味服用茯苓，方法如下：

1. 取白茯苓五斤，去黑皮，捣碎筛选，用熟绢包囊，放在二斗放下蒸煮，米熟为止，晒干后再蒸，反复三次。再取牛乳二斗与其混合，放在铜器中，用文火煮成膏状后收藏，每次服用时用竹刀割取，随意饱食，即使不食谷物也不会感到饥饿。如果想进食谷物，就先服用葵汁就可以了。

2. 茯苓酥法：取白茯苓三十斤（产于山南的味道甜美，产于山北的味道苦涩），去皮切成薄片，晒干后蒸熟，用水洗掉苦味，直至汁液有甜味为止。晒干筛成细末，用三石酒，三升蜜相混合，放在大瓮中，搅上百次，密封大瓮不要漏气，冬天需经五十天，夏天需经二十五天，油酥自然会浮在酒面。掠取，味道十分甜美。做成手掌大小的块状，放在屋内阴干，色红就像枣一样。饿的时候服用一块，用酒送服，则一天都不用吃东西了，这叫做"神仙度世之法"。

3. 用茯苓与白菊花（或桂芯、或白术）相合，制成散剂或丸剂，都可以经常服用，补益的功效特别强。

4. 《儒门事亲》方：用茯苓四两、头白面二两，以水调和后制成饼状，用黄蜡三两煎熟。饱食一顿后就禁食谷物。三天后会觉不适，三日后力气逐渐恢复。

5. 《经验后方》服法：用华山挺拔松树周围的茯苓，削成如枣大小的方块，放在新瓮中，用好酒浸泡，再用三层纸封住瓮口，一百天后开启，颜色与化糖相同，可以每天服一块，服到一百天则肌肤润泽，一年以后可在夜间视物，日久则肠胃运化之力增强，可以延年抗衰老，面如童颜。

6. 《嵩高记》法：用茯苓，松脂各二斤，醇香美酒浸泡，与白蜜相混合，每天服用三次，日久则灵气贯通。

7. 另一种方法：将白茯苓去皮，以酒浸十五天，滤出茯苓制成散剂。每次服三钱，水调后服用，每天三次。

根据孙思邈《枕中记》：久服茯苓，百病一百日后疾病消除，二百日后不需睡眠，二年后可驱使鬼神，四年后就会有仙女前来服侍。

葛洪《抱朴子》说：任子季服用茯苓十八年，则有仙女跟随服侍他，并能时隐时现，不需进食谷物，烫伤后的瘢痕也会消失，面部及体表肌肤如玉石样润泽。又有黄初起服用茯苓五万日，能坐位则出现，站立则消失，在太阳下却没有影子。

8. 交感丸方：见草部莎根条下。

9. 吴仙丹方：见果部吴茱萸条下。

10. 胸胁逆气胀满。《圣济总录》方：用赤茯苓一两，人参半两，每次服三钱，以水煎服，每日三次。

11. 养心安神。《肘后百一方》载朱雀丸：治疗心神不定，恍惚健忘不乐，心火不降，肾水不升，时觉心慌心悸。长期服用可以抑阴壮火，补养心气。用茯神二两（去皮），沉香半两，研细末，炼制成小豆大小蜜丸，每次服三十丸。用人参汤送服。

12. 血虚心汗方。《证治要诀》：身体别处无汗，只在心区有汗出，且思虑过多汗出也多，应当补养心血，用艾叶汤调茯苓末，每天服用一钱。

13. 心虚梦中遗精或白浊。《仁斋直指方》载苏东坡方：用白茯苓为末二钱，米汤调服，每日二次。

14. 虚滑遗精。《普济方》：用白茯苓二两，缩砂仁一两，共研细末，加盐二钱，将瘦羊肉切成片，蘸上药烤食，用酒送下。

15. 漏精白浊：见菜部薯蓣条下。

16. 遗精白浊。威喜丸：男子真元之阳虚衰疲惫，精气不固，小便淋浊，淋漓不尽，夜寐易惊，频频遗精，及女子白浊带下都可以治。用白茯苓（去皮）四两作成块，用猪苓四钱半，放入容器内煮开二十次，取出晒干，摘除猪苓，研成细末，溶黄蜡与之混合，制成鸡子黄大小，每次嚼一丸，空腹用唾液咽下，以小便清澈为度，忌服米醋。

李时珍说：据《抱朴子》记载，茯苓能生存千万年，它上面如果长出小的树苗，形状就像莲花，就被称为木威喜芝。夜间可发出亮光，用火去点也不会枯焦，随身佩戴可以避开兵祸，服用它可以长生不老。《太平圣惠和剂局方》中"威喜丸"的名字，大概由此而来。

17. 小便频多。《儒门事亲》：用白茯苓（去皮），干山药（去皮，用白矾水浸泡，烘干）等量研末，每次服二钱，米汤送服。

18. 小便失禁。《三因极一病症方》茯苓丸：治疗心肾两虚，神不内守，小便失禁，用白茯苓，赤茯苓等量，研末，用清水冲去筋膜，控干水分，与酒煮地黄汁相合捣成丸状，制成鸡子黄大，每日嚼服一丸，空腹用盐酒送服。

19. 小便淋浊。《三因极一病症方》：因心肾气虚，神不内守，小便淋沥不畅或夜间梦遗滑精。用赤、白茯苓等分，研末，用清水冲去浮末，控干，与地黄汁同捣，再用酒熬制成膏状，和成鸡子黄大，空腹用盐水嚼服送下。

20. 下虚消渴。《德生堂经验方》：上盛下虚，心火灼热，肾水枯渴，心肾不交则口渴，用白茯苓一开，黄连一开，研末，煎天花粉取汁与上药混合制成梧桐子大小，每次用温水送下五十丸。

21. 下部诸疾。《积善堂方》的龙液膏：用质地较坚实的白茯苓去皮烘干研末，取清水浸泡除去筋膜，再烘干，取出后收藏好。每次空腹用清水送服二、三匙，烦躁郁闷口渴，和一切下部疾病都可消除。

22. 泄泻滑痢不止。《肘后百一方》：用白茯苓一两，木香（煨过）半两，研末，每次用紫苏木瓜汤送服二钱。

23. 妊娠水肿。《禹讲师方》：小便不利、恶寒、用赤茯苓（去皮），葵花子各半两，研末，每次服二钱，清水送服。

24. 突然耳聋。《普济本事方》：治疗用黄蜡不拘多少，和茯芬末细嚼，用茶水送下。

25. 面黑雀斑。《姚僧坦集验方》：治疗用白茯苓研末，蜂蜜调和，每日夜间外敷于面，一周后可愈。

26. 猪鸡骨鲠于咽喉。《经验良方》：每年五月五日收集楮子（落叶乔木）晒干，与白茯苓等分，研末。每日服二钱，用乳香煎汤送下。

27. 痔漏神方。《董炳集验方》：赤、白茯苓（去皮），与没药各二两，破故纸四两，在石臼内捣成一块，用酒浸泡，春秋天需经三天，夏二天，冬五天，取出在木笼内蒸熟，晒干后研细末，用酒调成梧桐子大。每次用酒送服二十丸，逐渐加到五十丸。

28. 血余（即为指甲）怪病。《夏子益奇疾方》：治手十指关节断裂，只有筋脉相连，没有肌肉附着，有遍身绿毛，长数尺，形态像灯芯草的虫子爬出，称为血余。用茯苓，胡黄宫煎汤，饮后病愈。

29. 水肿尿涩。《普济本事方》：治疗用茯苓皮，椒目等分，煎汤，每天服用才能取效。

琥　珀
（见《名医别录》上品）

［释名］　江珠

李时珍说：老虎死后它的精灵魂魄埋入地下，日久化成石头，琥珀这种东西外形和它相似，所以称之琥珀。习俗上加"玉"字旁，是因为它与玉石相似。佛家经文称为阿湿摩揭婆。

［集解］　《名医别录》记载说：琥珀生长在永昌县。

陶弘景说：过去认为是松油滴入地下千年后化生而成。现在用火点燃它也可闻树公树的气味。也能见到琥珀中裹有一只蜜蜂的，那蜜蜂的形色神态和活着的时候一样。《博物志》中记载：是烧毁蜂巢后形成的。恐怕不真实。这种琥珀可能是蜜蜂被松脂粘附，而落在地上被土壤埋没而形成的。也有认为是煮熟的毛鸡蛋或青鱼籽而形成的琥珀，也不真实。只有那些用手心摩擦生热后能吸附草芥的才是真品，现在都从国外引进，而出产茯苓的地方并不一定出产琥珀，不知道那些出产琥珀的地方是否出产茯苓。

李珣说：琥珀是海松木中的津液，开始像桃形胶体，日久凝结成块。南方也产琥珀，但质地不如经船由国外运来的好。

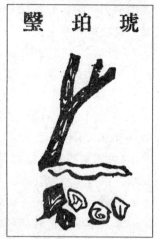

韩保昇说：枫树油脂滴入地下千年也可形成琥珀，不仅仅是松脂形成的。大概树木的油脂埋入地下千年后都能化生琥珀，但不如枫树松树的油脂能经历更多的年月。如果是烧毁蜂巢后形成的琥珀，那么中间怎么会有蜜蜂的完整形态呢？

寇宗奭说：现在西域地带也出产琥珀，颜色浅淡清澈透明，而南方出产的琥珀颜色深沉重浊，那里的土著人大多碾碎后取其中的物体。如果说是千年茯苓化生而成的，那与其中的蜂及蚁仍应保留原来的外形是很不相符合的。《地理志》中说：海南的树林中多出产琥珀，是松脂浸入地下后化生的。有琥珀的地方周围就没有草木生长，入土浅的有五尺左右，深的有八、九尺左右。大的像斛状，剥去外皮后就可见琥珀。这种说法较真实。但是土地有的适宜，有的不适宜，所以有能够生成与不能生成的不同。烧毁蜂巢的说法，不知道是根据什么说的。

陈承说：各位医家所谈到的茯苓、琥珀，虽然小有不同，但都是松脂所化生的，但是茯苓、茯神是经砍伐或折断的大松树的树根尚没有腐朽，汁液流入地下后形成的，所以治心肾之疾，通利津液，而琥珀却是松树枝叶茂盛的时期，被烈日照射，树脂液出树身，逐渐增大，而后坠入土中，津液润滑的本性日久被泥土吸收，但光泽晶莹的本体仍然保存。现在能够吸附芥子，是因为其中还存有黏性。而那些虫、蚁类的动物，是在入土之前粘附上的。琥珀与茯苓都出自松树，但是禀性却不相同。茯苓生在阴处，但长成于阳处，琥珀生在阳处，但长成在阴处，所以都能调营卫、安心神而利小便。

雷敩说：在应用时应区分红松脂、石珀、水珀、花珀、物像珀、瑿珀、琥珀的不同。其中红松脂外形象琥珀，只是较混浊、质脆，有横向纹理。水珀多数不带红色，而成浅黄，有很多皱纹。石珀重如石头，颜色发黄不能用药。花珀数量就像新砍马尾松松心的纹理，一条红，一条黄。物像珀体内则包有生物，作用神妙，瑿珀是各种珀中最好的。琥珀颜色如血，用而擦热后能吸附芥子的是真品。

李时珍说：琥珀拾芥，是指草芥，就是指禾草，雷敩所说的吸附芥子是错的。唐代有书记载西域康干河的松木，入水一、二年后化成石头，正是与松、枫各种树木的树脂渗入地下化成琥珀是一个道理。现在的金齿、丽江两地也出产琥珀，而那些茯苓千年后化生琥珀的说法是误传。按照曹昭《格古论》记载：琥珀出产行西番、南番，

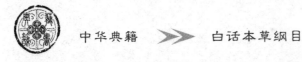

是枫树上津液经多年化生而成的。颜色黄而晶莹透明的称为蜡珀，颜色像松香色红而黄的称为明珀，有香味的称香珀，出产于高丽、倭国等国的琥珀色深红，其中有蜂、蚁、松枝的效果更好。

〔修治〕 雷敩说：入药时先用水调侧柏子米，放于瓷锅内，再将琥珀放于锅内煎煮，从巳时煮到申时，当发出异光后将琥珀取出捣粉筛细末后使用。

〔气味〕 甘，平，无毒。

〔主治〕 《名医别录》记载，可安定五脏，镇静魂魄，驱除精灵神鬼，消除淤血，通利五淋（劳淋、血淋、膏淋、气淋、石淋）。

《大明本草》记载，可强壮心气，消翳明目，可治心痛癫痫，疗虫毒咬伤，消癥瘕结块，治疗产后血枕痛。

陈藏器说：琥珀可止血生肌，治疗刀伤。

张元素说：清肺热，利小肠。

〔发明〕 朱震亨说：古方用琥珀末通利小便，因为琥珀有燥脾湿的功效，因脾主运化，脾运则肺气得降，所以可使小便通利，如果对血少运行不利的人，用琥珀后反而可导致躁急之弊。

陶弘景说：习俗中多带有避邪的说法。刮琥珀细屑服用，是治疗血瘀的最好方法，《抱朴子》没有应用的记载。

陈藏器说：与大黄、鳖甲混合制成散剂，用酒送服五分，可下积血，对女子腋中淤血都能有效。宋高祖时代，宁州进贡琥珀枕，研碎后赏赐军中士兵，用末外敷刀枪外伤。

〔附方〕 收有古代附方四条，新近附方五条，共九条。

1. 琥珀散。《海药本草》：功能止血生肌，镇心明目，破癥瘕气结，产后血晕烦闷欲绝，儿枕痛，都适宜服用本方。用琥珀一两，鳖甲一两，京三棱一两，延胡索半两，没药半两，大黄一分，煎熬后捣成散。空腹以酒送服九分，每日两次，十分有效，用于产后则减去大黄。

2. 小儿胎中受惊。《仁斋直指方》：用琥珀，防风各一钱，朱砂半钱研米，用猪乳调和，送入口中，最灵验。

3. 小儿胎中惊痫。《仁斋直指方》：用琥珀、朱砂各少量，金蝎一枚，研末，用麦门冬汤调服。

4. 妇人转胞小便不利。《太平惠民和剂局方》：用琥珀一两，研细末，用水四升，葱白十根，煮汁三升，放入琥珀粉二钱，温服，亦可治沙淋、石淋、服用三次后见效。

5. 小便淋沥。《普济本事方》：用琥珀二钱研末，麝香少量，白开水送服，或用萱草煎汤的送服。老人及体虚之人可用人参汤送服，也可煎成蜜丸，用赤茯苓汤送服。

6. 小便尿血。《仁斋直指方》：用琥珀研末，每次服二钱，用灯芯煎汤送服。

7. 从高处摔下。《外台秘要》：有淤血内停。刮琥珀屑，用酒送服五分。或加入蒲黄十至十五分，每日服用四、五次。

8. 受刀伤后闷绝不醒。《刘涓子鬼遗方》：用琥珀研末，用单便调服一钱，服三次后可愈。

9. 鱼刺哽于咽喉六、七日不能出。《外台秘要》：用琥珀珠一串，推入哽处，向外牵拉琥珀珠后就能取出。

瑿（音黟，yí）
（见《嘉祐本草》）

[释名]　瑿珀

雷斅说：瑿是各种琥珀中最好的，所以称为瑿珀。

李时珍说：也称作鹥，因为它的颜色鹥黑，所以命名鹥。

[集解]　苏恭说：自古以来传说松脂经千年化为茯苓，又经千年长成琥珀，再经千年长成瑿。琥珀与瑿燃烧都有松树的气味，外形象黑色玉石，质地较轻。出产于西域，但是出产茯苓的地方却没有瑿出产。现在西州以南之百里的沙漠中发现的物质，大的约一尺见方，颜色黑阔质地轻巧，燃烧后可发出腥臭味，高昌人名命为木瑿，称玄玉为石瑿，在洪州的沙石间发掘出的瑿，燃烧后发出松树气味，功用与琥珀相同，但易被风吹折破碎，不能成大器。恐怕这两种物质和琥珀也许并不是松脂所化生而成的。

唐慎微说：（据梁四公记载）杰公说在交河之地的华沙滩上，在一丈深的地下挖出的瑿珀，比纯漆还要黑。有的比车轮还要大，研成末后可治女子小肠中的瘕结块等病。

李时珍说：瑿就是黑色的琥珀，有的是因为被土色熏染而成的，有的是木质凝结而成的，不一定是千年的琥珀化生的。《玉策经》中记载，松脂经千年化生成茯苓，茯苓经千年化生成琥珀，琥珀经千年化成石胆，石胆经千年化成琥珀。大概都是神奇的说法，不能作为依据。雷斅在琥珀条下所列的各种珀可以作为凭证。

[气味]　甘，平，无毒。

[主治]　《唐本草》：补心安神，活血生肌，治妇人癥瘕积聚。

陈藏器说：小儿佩带可以避邪，磨末滴眼可治目鹥赤障。

猪　苓
（见《神农本草经》中品）

[释名]　豭猪屎（见《神农本草经》）　豕橐（见《庄子》）　地乌桃（见《本草图经》）

陶弘景说：猪苓色黑像猪屎，所以以此命名。司马彪为《庄子》作注中说：豕橐又叫苓，它的根像猪屎，所以命名为猪苓。

李时珍说：马屎称为"通"，猪屎称为"零"（也就是"苓"字），是因为猪屎是成块零落排出的。

[集解]《名医别录》记载，猪苓生长在衡山山谷中和济阳县的宛句这个地方。二、八月采集，阴干。

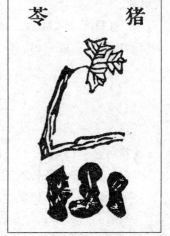

陶弘景说：猪苓是枫树下结成的物质，那些外皮色黑，而肉质色白坚实的为佳，削去外皮后才可用药。

苏颂说：现在的蜀州、眉州也出产猪苓，生长在土下，不一定只有枫树下才有。

李时珍说：猪苓也是树木的多余精气聚集而成的，就像松树的多余精气结成茯苓一样，其他的树木都可结成猪苓，只是枫树较多见罢了。

[修治] 雷敩说：采集猪苓后，用铜刀削去粗质外皮，切成薄片，用流水浸泡一夜，天亮后滤出，切细片，再用升麻叶对包后蒸一天，除去升麻叶，晒干后备用。

李时珍说：猪苓取其利湿的功能，所以生用更好。

[气味] 甘，平，无毒。

吴普说：在《神农本草经》中记载其味甘，而《雷公药对》中记载其味苦，无毒。

甄权说：其性微热。

张元素说：气平味甘，气味都薄，主升又能微降，与茯苓相同。

李杲说：淡甘平，主降，属阳中阴药。

王好古说：甘重于苦，属阳药，入足太阳，足少阴经。

[主治]《神农本草经》记载，主治各种疟疾，解救虫毒咬伤，通利小便，久服可使身体轻健而延年益寿。

甄权说：猪苓可注解伤寒温病发热，亦发汗，主治肢体肿胀，腹胀急痛。

张元素说：治疗消竭除湿邪，去除心中烦躁不安。

王好古说：清泻膀胱湿热。

李时珍说：宣开腠理，治疗小便不利，肢肿脚气，白浊带下，妊娠后小便淋沥肢肿，小便不畅。

[发明] 苏颂说：张仲景用猪苓治疗消渴脉浮，小便不利，便时微热，用猪苓散发汗。如果患口渴欲饮水，饮后又吐的疾病，称为水逆。而冬天咳嗽像疟疾一样定时的，也服用猪苓散，也就是现在所说的五苓散，用猪苓、茯苓、白术各三分，泽泻五分，桂枝二分，捣筛成细末，用水送服五分，每日三次。同时多饮温水，汗出后即可治愈。在利水的各种云药中，没有比这个方子更快的了，所以现在人们常用此方。

李杲说：苦能清泄积滞，甘能助长阳气，淡能通利孔窍，所以猪苓能除湿利小便。

寇宗奭说：猪苓利水的功用较强，久服则会损伤肾元之气，使人头目昏花。经常服用的人应当慎重。

张元素说：猪苓功能谈渗，太燥能伤津液，没有湿像的人不宜服用。

李时珍说：猪苓淡渗，药性主升又可主降，所以能宜开腠理，通利小便，与茯苓功用相同，但补益的功效不如茯苓。

[附方]　收记古代附方五条。

1. 猪苓汤。张仲景方：治疗伤寒口渴，邪气入脏。用猪苓、茯苓、泽泻、滑石、阿胶各一两，用水四升，煮后取汁一升，每次服七合，每日服三次，也可治呕吐欲饮水的病症。

2. 小儿便秘。《外台秘要》：用猪苓一两，再用少量水煮鸡屎白一钱，调服后可立刻使小便通利。

3. 通身肿满。《杨氏产乳》方：小便不利，用猪苓五两，研末，以热水送服五分，每日三次。

4. 妊娠后。《子母秘录》方：由脚至腹肿胀，口渴，小便不利，微渴欲饮，用药与上方相同。

5. 妊娠小便不利。《小品方》：方药同上，白天服用三次，夜间服二次，以小便通利为标准。

6. 壮年梦中遗精：方见草部半夏条下。

雷　丸
（见《神农本草经》下品）

[释名]　雷实（见《名医别录》）　雷矢（见《名医别录》）　竹苓

李时珍说：雷斧、雷楔，都是霹雳击在物体上后的精气化生的。这种物质生长在土中，没有苗叶的结构，但能杀虫逐邪，就像雷击后形成的丸子。是竹子的多余精气凝结而成的。所以称作竹苓。苓也就是屎，古代苓与屎相通。

[集解]　《名医别录》记载：雷丸生长在石城的山谷中和汉中的土地上，八月采根，曝干。

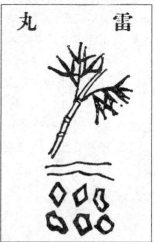

陶弘景说：现在雷丸出产于建平（山西孝义县）、宜都（湖北宜都）两地，其实像丸状累累相连。

苏恭说：雷丸是竹根上生长的苓，没有苗及藤蔓，都单独存在，不互相连接。现出产于房州（湖北竹山县）、和金州（辽宁金县）。

李时珍说：雷丸大小与栗子相似，形状像猪苓且呈圆形，外皮色黑质由色白，很坚实。

　　［修治］　雷敩说：使用时，用甘草水浸泡一夜，用铜刀削去黑色外皮，切成四到五片，再用甘草水浸一夜，上锅蒸，从巳时蒸到未时，晒干，用酒拌和后再蒸，晒干后备用。

　　《大明本草》说：需炮制后入药。

　　［气味］　苦、寒，有小毒。

　　《名医别录》说：咸，微寒，有小毒。色红的可致死，色白的入药用。

　　吴普说：《神农本草经》记载：其味苦。黄帝、岐伯、桐君称其味甘、有毒。扁鹊说：其味甘、无毒。李当之称其味大寒。

　　甄权说：苦，有小毒。

　　李时珍说：味甘，微苦，性平。

　　徐之才说：荔枝、厚朴、芫花是它的使药，恶蓄根、葛根。

　　［主治］　《神农本草经》记载：杀虫，攻逐毒气及胃中积热，疏利男子元气，不疏利女子脏气。

　　《名医别录》记载：作成膏状，可治小儿百病，故逐邪气入侵，汗出恶风，去除皮中热结及虫毒，一寸长的百虫不停外出。服用日久可引起女子阴痿。

　　甄权说：改逐风邪，主治癫痫狂走。

　　［发明］　陶弘景说：《神农本草经》说利丈夫，但《名医别录》说久服使人阴痿，两者刚好相反。

　　马志说：《神农本草经》说，利丈夫中利女子，是指疏利男子元气，而不疏利女子元气，所以说久服可致女子阴痿。

　　李时珍说：按照陈正敏《遁斋闲览》中记载，杨勔中年时得怪病，每次说话，腹中都有小声应答，日久声音加大，有一位道士看到后说：这是应声虫，只要读本草书，选用其中不能应对的药物治疗就可以了。当读到雷丸时，腹中没有应对，就一次服用数粒雷丸后病愈。

　　［附方］　选有古代附方一条，现代附方一条，共二条。

　　1. 小儿汗出体内积热。《千金要方》：用雷丸四两，粉半斤，研末扑于身上。

　　2. 下寸白虫。《经验前方》：水浸雷丸后，去皮，切片烘干研细末，五更时，服用烤肉少量，用稀粥送服五分雷丸末。必须在上半月服用，寸白虫就能被攻下。

　　3. 筋肉化虫。方见石部雄黄条下。

桑上寄生
（见《神农本草经》上品）

　　［释名］　寄屑（见《神农本草经》）　寓木（见《神农本草经》）　宛童（见《神

农本草经》） 茑（《音从鸟、吊二音》）。

李时珍说：这种物质寄生在其他树上，就像鸟站在上面，所以称作寄生，寓木、茑木。习俗称为寄生草。在《东方朔传》中记载，长在树上的称为寄生，生长在土地上的称窭数。

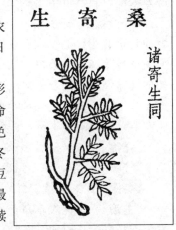

[集解] 《名医别录》说：桑上寄生，生长在弘农（河南灵宝县南四十里）川谷中的桑树上，每年三月三日采摘茎叶，阴干。

陶弘景说：寄生可长在松树、杨树和枫树之上，外形都相同，但它们根的发源处却不同，所以就根据本树来命名。寄生长在树枝之间，根发于枝节之内，叶呈圆形，色青赤，厚实阔泽容易折断。枝节可以从旁边自然生长，冬夏都可生长，四月开花色白，五月结实色红，大小如小豆形状，随处可见，以生长在彭城（江苏铜山县）的为最好。习俗上将其作为续断入药，但《神农本草经》中的续断是另一种上品药，它们主要的功用不同，是世俗之人将它们混淆了。

苏恭说：这种树大多生长在枫树、榉柳、水杨树等树上。树叶无阴阳之分，像细柳叶但较之厚实质脆。叶茎粗短，树子色黄，如水枣样大小，只有虢州（河南灵宝县南四十里）有桑树上的寄生，果实汁粘，核仁大小像小豆，九月成熟，色黄。陶弘景所说的五月果实色红，大小如小豆形状，好像没有见过。江南人延续用树茎作为续断，大概没有什么相关。

韩保昇说：各种树上都可生长寄生，树茎叶也都相似，传说是乌鸦鸟雀食入果实后的种子，随便落在树上，借助本树的精气生长。叶子像橘叶，顶地厚软，树茎像槐树质粗而脆。虽然各种树都有，但桑树上的最好。如果不是亲自采摘，则难以区别。也可折断树茎来区别，颜色深黄的可作为凭证。又《本草图经》说：树叶与龙胆草相似而且厚实宽阔，茎短像鸡爪，长成树形。三月、四月开花，呈黄白色，六月、七月结子，呈黄绿色，大小像小豆，那些果汁稠粘的最好。

《大明本草》记载：人们大多收集榉树上的寄生作为桑寄生。而桑树上很少，即使有，外形与榉树上的也不同。其次是枫树上的寄生，功用和榉树上的相同，色呈黄色，七、八月采集。

寇宗奭说：都说桑寄生处处可见，我从南走到北却很难见到。难道是因为年年砍伐，不能生存的缘故吗？或者是不适宜环境而生长吗？如果认为是鸟食物后的种子落在枝节间后受树上的精气影响而生长的话，那么食麦后应当长出小麦，食谷后应当长出稻谷，不应当都长出同一种物质。当然是感受造物生长的精气，而另成一物。古人只取桑枝上的寄生，是借助桑树的精气罢了。只是难以得到真品，如果服用真品，一定能迅速见效。过去一直有人在吴中（江苏）各县寻找桑寄生，我找了多处也没找到，就如实告诉他。邻县有人将其他树上的寄生送给他，服用一月后死亡，能不慎用吗？

朱震亨说：桑寄生是药中很重要的药味，但人们往往不能探求它的本质，太可惜了。临近海边的州县和海外的地方，那里气候温暖，却不养蚕，桑叶不被采摘，气味醇厚浓郁，自然可生出寄生，怎么会是茎节间容纳其他的树籽而生呢？

李时珍说：寄生约三、四尺高，树叶圆形微尖，质厚柔软，表面青绿而有光泽，背面淡紫有小茸毛，人们说川蜀之地桑树较多，时常有寄生生长，其他地方很少见到。必须亲自采摘或与桑树一同采收才可用药。平时人们常用其他树上的寄生来冒充，因树的气味性质不同，恐怕反而会有害，按照郑樵《通志》中说：寄生有两种，一种大的，叶子像石榴叶，一种小的，叶子像麻黄叶，它们的种子都相似，大的叫蔦，小的叫女萝，再看《蜀本草》中韩保昇说的也是两种，和郑樵相同。

［修治］　雷斅说：采集后，用铜刀将根、枝、茎、叶经挫，阴干，不要遇火。

［气味］　苦，平，无毒。

《名医别录》记载：甘，无毒。

［主治］　《神农本草经》载：治腰痛，小儿脊背强硬，痈肿。可使肌肤充实，头发牙齿坚牢，长眉须，安胎。

《名医别录》记载：去除女子崩中及内伤虚损，产后余疾，下乳汁，主治金疮，除痹痛。

《大明本草》载：助长筋骨，补益血脉。

甄权说：主治妊娠后漏血不止，可使胎儿牢固。

［附方］　收有新近用方四条。

1. 止逆气。《集简方》：用生桑寄生捣一盏汁液，服用它。

2. 胎动腹痛。《太平圣惠和剂局方》：用桑寄生一两半，炒阿胶半两，艾叶半两，一杯半水，煎成一杯，去滓温服。也可不加艾叶。

3. 毒痢脓血。《杨子建护命方》：六脉微小，但无寒热往来。用桑寄生二两，防风、川芎二钱半，炙甘草三铢，研细末。每次服二钱，用水一杯，煎至八分，与滓同服。

4. 出血后虚损。《杨子建护命方》：出血止后，只觉丹田元气虚乏，腰膝沉重无力，用桑寄生研末，每次服一钱，不定时以白开水送服。

附　桑寄生果实

［气味］　甘，平，无毒。

［主治］　《神农本草经》记载：明目、轻身、开窍醒神。

松　萝
（见《神农本草经》中品）

［释名］　女萝（见《名医别录》）　松上寄生

李时珍说：此名的意思不很清楚。

[集解] 《名医别录》记载：松萝生长在熊耳山山谷的松树上。五月采收，阴干。

陶弘景说：东山（山西昔阳县）这个地方很多，生长在杂树上，但是生长在松树上的才是真品，有诗说：茑和女萝，都可长在松树上，茑是寄生在松上，而以桑树上的才是真品，不能用松树上的茑，相互间有异同。

李时珍说：按照毛苌《诗经注》中说：女萝就是兔丝。在《吴普本草》中，兔丝又叫松萝。陶弘景说：是以桑上寄生，松萝是松上寄生。陆佃在《埤雅》中说：茑是松柏上的寄生，女萝是松上的浮蔓。又说，在床上就叫女萝，在草上就叫兔丝。郑樵《通志》中说：寄生有两种，大的叫茑，小的叫女萝。陆玑《诗疏》说：兔丝的藤蔓生长在草上，黄赤就像金子，不是松萝。松萝蔓延在松树上，发出青绿的枝蔓，和兔丝不同。罗愿的《尔雅翼》说：女萝色绿细长，没有杂蔓，所以山鬼说，以霹雳为被，以女萝为带。是说女萝枝长像带子一样。兔丝色黄赤而不是同一类。然而两种物质都依附树木生长，有时互相联结，所以《古乐府》说：南山满山覆盖着兔丝花，北陵生长着青青的女萝树，本来花叶由同一根发出，现在枝条却分开两地。唐《乐府》中说：兔丝没有情感，随风任意变化。怎能像女萝的藤枝，出来就缠绕着大树，两种植物像是一条心，而人的心还不如草。根据以上这些说法，女萝应当是松上的藤蔓，以二陆与罗氏的说法为准，那些说是兔丝的，是错的。

[气味] 苦，甘，平，无毒。

[主治] 《神农本草经》记载：治嗔怒邪气，头风虚汗出，女子阴寒肿痛。

《名医别录》记载：治疗痰热内阻的热疟，可以用来探吐，也可利小便。

甄权说：治疗寒热往来，泻胸中痰涎内停，除去头疮和颈上的瘿瘤，使人安睡。

[发明] 李时珍说：松萝能平肝火，除寒邪，与瓜蒂同用可引痰涎外吐，不是单味松萝能涌吐。葛洪《肘后备急方》治疗胸中有痰，头痛不欲饮食，身体健壮，用松萝、杜蘅各三两，瓜蒂三十枚，酒一升二合浸泡二夜，白天饮一合，可涌吐。如果未吐，晚上可再饮一合。孙思邈《千金方》治胸膈痰热内积，用断膈汤：用松萝、甘草各一两，恒山三两，瓜蒂二十一枚，水、酒各一升，煮取一升半，分三次服，吐后停服。

枫　柳
（见《唐本草》）

[集解] 苏恭说：枫柳出产于原州树叶像槐树，茎红根呈黄色。籽六月成熟，色绿而细小，剥取茎皮用药。

李时珍说：苏恭说枫柳有毒，出产于原州（甘肃固原县）。陈藏器反对他，认为枫柳皮就是现在的枫树皮，性涩，能止水泻下痢。按照《斗门方》所说的就是现在枫柳上的寄生。它的叶子也能制成粉霜。这种说法是对的，如果是枫，则到处可见，何必只出产于原州呢？陈藏器的说法是错的。枫皮见前面的枫香脂条下。

附 枫柳皮

[气味] 辛，大热，有毒。

[主治] 《唐本草》记载：治风症，龋齿牙痛。

《斗门方》记载，治多年痛风不能忍受，久治无效。用枫柳皮仔细锉末烘干，不限多少，加入樟脑，麝香泡酒，经常服用，喝醉为止。

桃 寄 生
（见《本草纲目》）

[气味] 苦、辛、无毒。

[主治] 李时珍及《太平圣惠和剂局方》载，治疗小儿被虫毒所伤，腹中坚硬疼痛，面色青黄，骨瘦如柴。取二两桃寄生研末，像茶点样服用，每天服用四、五次。

柳 寄 生
（见《本草纲目》）

[集解] 李时珍说：就是生长在柳树上的寄生。

[气味] 苦，平，无毒。

[主治] 李时珍说：治膈内逆气刺痛，用柳寄生捣汁服用一杯。

占 斯
（见《名医别录》下品）

[释名] 炭皮（见《名医别录》） 良无极（见《本草纲目》）

李时珍说：占斯，在《范汪方》中称为良无极，《刘涓子鬼遗方》称其为木占斯，很赞赏它的功用，而《名医别录》又称之为炭皮，不知其中的原因。

[集解] 《名医别录》说：占斯生长在太山山谷，采无定时。

陶弘景说：李当之认为占斯是樟树上的寄生、树大衔住嫩枝。现在人们都将胡桃皮作为占斯，是不对的。按照从《桐君采药录》中说：占斯生长在上洛（陕西白河县）。是树木的外皮，形状像厚朴，颜色像桂白，纹理一纵一横，现在人们所削的树皮，只是像厚朴，但没有纵横的纹理，不知道这是什么物质，而难以辨认真假。

[气味] 苦，温，无毒。

甄权说：辛，平，无毒。吴茱萸是它的使药。

[主治] 《名医别录》记载，治疗湿邪痹痛，寒热疝疮，去除腹内血瘕积水，闭经无子，小儿行走不利，及各种疮痈肿毒，治腹痛，使女子能生育。

甄权说：主治脾经有热，外洗可治手足湿性疮疡溃烂。

陈藏器说：解狼毒的毒性。

[附方] 收近代用方一条。

木占斯散。《刘涓子鬼遗方》：对发背、肠痈、疽、痔，女子乳痈，各种产后血瘕，没有不能治疗的。服用后使肿去痛止脓血消散，已溃烂的也可极早痊愈。用木占斯、炙甘草、细辛、瓜蒌、防风、干姜、人参、桔梗、败酱各一两，制成散剂，以酒送服五分，白天服七次，夜间服四次，越多越好。咽下此药后，能感到药入疮疮中，使其化成水。对痈疽炙后仍不腐败的，也可服用。若内痈在上焦的，应当呕吐脓血，在下焦的，应当泻下脓血。对于疮疡未溃和长期服用的，应当去败酱草。另一方可加桂心。

石 刺 木
（见《本草拾遗》）

[集解] 陈藏器说：石刺木是木上的寄生，生长在南方的竹林，树林中，那些树江西人称为靳刺，也种植它作为篱笆，树像荆棘但较大，树枝上有倒钩。

附 石刺木根皮

[气味] 苦，平，无毒。

[主治] 陈藏器说：破积血，治产后余血结聚癥瘕，煮汁服用，十分神验。

木之五（苞木类四种）

竹
（见《神农本草经》中品）

[释名] 李时珍说：竹，字形是象形字，东汉许慎《说文解字》说：竹是冬生草，竹字的篆文艸是倒写的草字。晋人戴凯之《竹谱》说：植物之中，有一种称为竹。它的性质不刚强也不柔弱；属类既不是草木也不是树木；里面空虚而稍有差异，外部茎节大致相同。

[集解] 陶弘景说：竹子的种类很多，入药多用竹，其次用淡竹、苦竹。另有一

种外壳较薄的称为甘竹，叶子最茂盛，又有实中竹和篁竹，都是在竹笋的时候最有用，但不入药。

苏颂说：竹子到处都有，种类很多，而入药只用箽竹、淡竹、苦竹三种，人们常不能全部区分它们。按《竹谱》中说：箽竹质坚硬，竹节短，竹体圆，质地有力，外皮色白如霜，大的可凿制成船，细的能制成笛子。苦竹有白色、紫色的不同，甘竹与箽竹相似但生长茂盛也就是淡竹。但是现在凿成

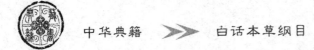

船用的多用桂竹。作笛用又另有一种，也不叫箽竹。苦竹也有两种，一种出产于江西、闽中，树体十分粗大，竹笋味道很苦，不能食用；一种出产于江浙一带，肉质厚实、叶子长而宽，竹笋稍带苦味，习俗上称为甘苦笋。现在南方人用于烧竹沥入药的，只有淡竹一种，其肉质薄，竹节间有霜。

李时珍说：竹子只在长江、黄河以南较多，所以说北方很少，南方却生长茂盛。竹大多是由土中的笋芽，按不同时间生长出土，十天后脱落表皮而成竹。竹茎有节，节上生枝，枝上再长节，节上又长叶。竹叶呈三片排列，竹枝成两根生长。根下的分枝，一根是雄竹，二根是雌竹。雌竹可生竹笋，竹的根毛多向东南生长，而有死猫的地方适宜生长，有皂刺及油麻的地方不宜生长。以五月十三日为醉日。六十年开花一次，开花后可结实，而竹体则随之枯萎。竹枯称为"筇"，竹实称为"篧"，小的称"筱"，大的称"篠荡"。竹肉都是空的。而在滇广出产一种实心竹，它们的外形都是圆的。另有方竹出产于川蜀，它的竹节有的暴露，有的隐伏，有的密，有的疏。川蜀中部出产暴节竹，竹节高筑就像密集的小石头，也就是筇竹。滦州出产无节竹，竹肉从下至上贯通，又称通竹。箽竹一尺内生有多个竹节，出产于荆南，笛竹每节就有一尺多，出产于吴楚。篔筜竹一节近一丈长，出产于南广，竹干有长有短，有粗有细。两广交界处的由当竹长约三、四丈，竹壳薄，可作为房屋的支柱。篁竹粗约数米，它的竹壳厚实，可作屋梁。永昌的汉竹可用于作桶斛，等竹可作舟船。严州的越王竹高一尺多。辰州的龙孙竹细的像针，高不过一尺。它的叶子有的细，有的宽大。凤尾竹叶约三分细，龙公竹叶就像芭蕉，而叶竹每叶上长有百叶。它们的性能有的柔软，有的坚韧，有滑有涩。涩的可以错甲，称为慈笋。光滑的可制竹席，称其为桃枝。坚韧的可作竹刀、箭矢，称为矛竹、箭竹、筋竹、石麻。柔软的可制成绳索，称为蔓竹、弓竹、苦竹、把发。它的颜色有青有黄，有白有赤，有乌有紫。有的竹体斑驳点染的，也有紫竹颜色黝暗的，又有乌竹色黑而害田，赤竹肉厚体直，白竹肉薄屈曲，黄竹色如金色，青竹如玉。另有一种棘竹，又称筅竹，长有芒刺，大的周长约二尺，可作为防御之用。棕竹又称为实竹，它的竹叶与棕树相似，可作为手杖。慈竹又名义竹，成丛生长不分散，人们栽种作为观赏之用。两广的人用筋竹丝作成竹布，很脆。

附　廧竹叶

[气味]　苦、平，无毒。

《名医别录》说：大寒。

[主治]　《神农本草经》说：治疗咳嗽上气，筋脉弛缓不收，重症疮疡，驱杀小虫。

《名医别录》说：除烦热祛风止痛，治喉痹麻木不仁及呕吐。

李时珍说：煎汤趁热服能治霍乱转筋。

附　淡竹叶

[气味]　辛、平、大寒，无毒。

甄权说：甘、寒。

[主治]　《名医别录》说：治胸中痰热咳嗽，肺气上逆。

甄权说：治疗吐血，祛风除热毒，止消渴抑制丹石毒性。

《大明本草》说：消痰，治疗热极而狂及烦闷，中风不能言语。邪热炽盛所致的头风、头痛，可止惊悸，解瘟疫速闷，治疗孕妇的头晕仆倒，小孩儿的目睛上视及惊痫。

孟诜说：治疗喉痹不仁，祛除秽浊邪气，消除烦热，杀小虫。

张元素说：此物能凉心经，益元气，除热缓脾。

李时珍说：此物煎熬成浓汁，用它漱口可止齿中出血，用它坐浴，可治疗脱肛。

附　苦竹叶

[气味]　苦，寒。无毒。

[主治]　《名医别录》说：治疗口疮目痈，能明目滑利九窍。

《大明本草》说：治止眠，止消渴，解酒毒，除烦热，能发汗，治疗中风及失音不语。

李时珍说：此物能杀虫。烧成灰，与猪胆汁混合，涂抹患处，可治小儿头疮。耳疮和疥疮、癣等皮肤病。若与鸡蛋清混合，涂抹患处可治各种疮疡，屡用屡效。

[发明]　陶弘景说：竹叶中甘味最明显。

孟诜说：竹叶中除了篁、苦、淡、甘之外，其他都不能入药，不适宜给人吃。其中淡竹叶最好，甘竹叶稍次。

寇宗奭说：各种竹笋性质都微寒，因此可以推出它的叶子是一致的，张仲景的竹叶汤，只用淡竹叶。

张元素说：竹叶苦平，其特征为阴中微阳。

李杲说：竹叶辛，苦，寒，可升可降，是阳中有阴，它有以下两种用途，其一可除急、慢性风邪郁积所致的烦热，其二可止喘促上逆之气。

[附方]　新近常用方两首。

1. 气机上逆之热。《肘后备急方》：主因长途骑马跋涉劳累后，喝冷水所致。方用竹叶三斤，橘皮三两，水一斗，煮取五升，慢慢服用，三天服一剂。

2. 时疫发黄。《肘后备急方》：用竹叶五升（切碎），小麦七升，石膏三两，水一斗半，煮取七升浓汁，慢慢服用，饮尽一剂后可愈。

附　簟竹根

[主治]　《神农本草经》说：煎汤，能益气止渴，补益虚损；引气机下行。

《名医别录》说：解毒。

附　淡竹根

[主治]　陈藏器说：可除烦热，缓解用丹石之药所致的发热口渴，应将其煎汤服用。

《大明本草》说：能消痰祛风热，治疗惊悸迷闷，小孩惊痫抽搐。

李时珍说：本品与叶一起煎汤，坐浴可治疗女子的子宫下垂。

附　苦竹根

[主治]　孟诜说：解心肺五脏的毒气，方用苦竹根锉小块一斤，水五升，煎取浓汁一升，分三次服下即可。

附　甘竹根

[主治]　李时珍说：煎汤服能安胎，除产后烦热。

[附方]　新近用方一首。

治疗产后烦热。《妇人良方大全》：治气机上逆。方用甘竹根（切块）一斗五升，煮取七升浓汁，滤去杂质，放入小麦二升，大枣二十枚，再将小麦煮熟，开锅三、四次，后再放入甘草一两，麦门冬一升，再煎汤至二升。每次服用五合。

附　淡竹茹

[气味]　甘，微寒，无毒。

[主治]　《名医别录》说：主治呕吐，感受疫邪所致的寒热及吐血、崩中，筋脉弛缓。

甄权说：治疗肺痿，咳嗽，鼻衄，治疗五种痔疮。

孟诜说：治疗气机上逆所致的吞咽不下之症，名字叫噎膈。

李时珍说：治疗伤寒愈后因劳累复发，小孩热极惊痫，及孕妇胎动不安。

附 苦竹茹

[主治] 孟诜说：治疗下焦热邪壅盛。

李时珍说：水煎服可止尿中带血。

附 筆竹茹

[主治] 《大明本草》：治虚劳烦热。

[附方] 古时所用处方五首，新近处方亦五首。

1. 伤寒因劳累复发。朱肱《南阳活人书》：伤寒愈后因房事或劳累而复发，睾丸肿胀，少腹疼痛，用竹皮一升，水三升，待开锅五次后取汁服用。

2. 妇女病初愈因劳累而复发。《南阳活人书》：病初愈既参加劳动，致热气上冲于胸，手足抽搐痉挛，像中风的样子，可用淡竹青茹半斤，瓜蒌二两，水二升，煎取一升，分两次服用。

3. 产后烦热，对于虚损气短，用甘竹茹汤。《妇人良方大全》：甘竹茹一升，人参、茯苓、甘草各二两，黄芩二两，水六升，煎取二升，等份分三份，一日服三次。

4. 孕妇流产。《子母秘录》：妇女怀孕八、九个月后，摔伤或被牛马惊狂所伤，心胸疼痛，可用青竹茹五两，酒一升，煎五合服用。

5. 月经过多。《普济本事方》：用青竹茹稍烤，碾成末，每次取三钱，饮水一杯，煎汁服用。

6. 小儿发热疼痛。《子母秘录》：牙关紧闭，周身发热，取青竹茹三两，醋三升，煎取一升，服一合。

7. 牙齿出血不止。《千金要方》：取鲜竹根，用醋泡后，取醋汁让患者含漱三次，然后再用茶水漱口。

8. 牙龈萎缩。《永类方》：取黄竹叶当归尾研末，煎汤，放入盐适量，含服漱口。

9. 酒后头痛。《千金要方》：取竹茹二两，水五升，煮取汁三升，放入三个鸡蛋，开锅三次，喝汤吃蛋。

10. 外伤所致的皮损及内脏疼痛。《千金要方》：被刑杖打伤或被木、石砸碾所伤，淤血积于胸、背、胁中，经脉不通，不通则刺痛，用青竹茹、乱发各一团，用炭火将其烤焦作末，加酒一升，待开锅之后，取汁服用，服用三次即可痊愈。

附 淡竹沥

[修治] 张仲景说：将竹截成二尺长的段，从中劈开，将两块砖对立。把竹子架在上面，用火烤出竹沥，再用盘子盛取。

李时珍说：另一种方法是将竹截成五、六寸长的段，装在瓶中，倒挂着，下面再用一只容器承担，周围用炭火烧烤，竹中的油沥就会滴在容器中。

[气味]　甘、大寒，无毒。

李时珍说：姜汁是它的使药。

[主治]　《名医别录》记载：突然中风及风邪痹阻脉络，胸中大热，亦治疗烦闷、消渴，病后因劳累复发。

朱震亨说：治疗中风失音不能言语，养血清痰，若风痰、虚痰壅塞胸膈，可使人癫狂，如果痰阻经络或四肢及皮里毛外，不用淡竹沥通达是不能奏效的。

李时珍说：用于治疗妊娠体强不能伸及脊背强直不伸，解救射罔中毒（即草乌汁）。

附　篁竹沥

[主治]　《名医别录》：治脊背强直不伸。

附　苦竹沥

[主治]　《名医别录》：治口舌生疮，双目疼痛，明目，通利九窍。

《大明本草》：功同淡竹沥。

李时珍说：治牙疼。

附　慈竹沥

[主治]　孟诜说：治疗风热内侵，与米粥调和后服用。

[发明]　陶弘景说：凡取竹沥入药，只用淡、苦、寒竹的竹沥。

雷敩说：久渴心烦，宜服用竹沥。

朱震亨说：竹沥可滑痰，不与姜汁同用则痰不能行。各家治疗胎产金疮，口噤、血虚自汗、消渴小便多这一类阴虚之证，全都用慈竹沥，因其不会导致产后虚损，也不会伤及产前的胎儿。本草书中说其性味大寒，与石膏、黄芩似乎是一类病症，而世俗之人也因"

大寒"两个字而不敢使用它。《神农本草经》说："阴虚则发热。"竹沥味甘性缓。能除阴虚所致的大热。性寒却具补益之功，与薯蓣的"寒补"意义相同。性大寒却赞美它的功用，并非指它能益气。世上之人吃竹笋，由小孩到老人，从没听说有因为此物大寒而害病的。竹沥就是笋中的液体，又是竹笋经烤制而形成的，哪里会有那么多的寒凉呢？但是能进食的人用荆沥，不能进食的人用竹沥。

李时珍说：竹沥性寒而且滑润，一般用于风火燥热而兼有痰的人。如果是患有寒湿或胃虚肠滑的人服用，那么反而会伤及肠胃。竹笋性属滑利，多食能使人泻，僧人所说的竹沥是刮肠胃用的篦子，就是这个意思。朱丹溪认为此物大寒而应用，都不谈它补益的一面，真是有悖于理。说大寒有补益作用，对它发挥性寒之功有什么妨碍呢？

淮南子说：枯干的竹子隐有火种，但不用钻猛钻是不会燃烧的，现在苗族人用干竹片互相摩擦取火，这说明竹性虽然寒凉，也不致于太寒。《神仙传》说：离娄先生吃竹沥水一定要配以肉桂为引子，因此得以长生不死。因为竹汁性寒，用肉桂来调和，就同服姜汁来佐竹沥水的意义相同。淡竹现在人们叫它水竹，有大、小两种，这种竹子汁多而味甘。沈存中说：除了苦竹都是淡竹。这种说法是错误的。

[附方] 古代用方十四首，新近用方七首。

1. 中风牙关紧闭。《千金要方》：用竹沥、姜汁等分，调和后每日饮用。

2. 小孩牙关紧闭。《兵部手集》：发热，取竹沥二合，分三、四次温服。

3. 产后中风。《梅师方》：牙关紧闭，身体僵直，面部发青，角弓反张，取竹沥一、二升阴干，一会儿就会苏醒。

4. 破伤后中风。《外台秘要》：凡是因扭闪，撕脱或骨折而致的损伤，一定不能用扇子扇或受风，若受风就会发生周身疼挛，牙关紧闭，项强，甚至精神错乱而杀人。赶快饮竹沥二、三升。服食竹沥期间忌寒冷饮食及酒类。若竹沥仓促之间不可得，可用十余束淡竹捆好后烘烤来留取。

5. 刀箭之伤后中风牙关紧闭，想寻死解脱。《广利方》：赶快服竹沥半升，慢慢温服。

6. 成人咽喉肿痛。《集简方》：取箽竹油，多次服用可愈。

7. 小孩舌僵语塞。《简便方》：用竹沥调黄柏末，不时地点舌可治。

8. 小孩患伤寒病。《千金要方》：用淡竹沥、葛根汁各六合，慢慢服下有效。

9. 小孩言语狂妄。姚和众《至宝方》：这种病每逢夜半发作，即于当夜取竹沥二合饮用。

10. 孕妇胎动不安。《经效产宝》：妊娠妇女因胎动而处于危险的境地，取一升竹沥水饮用，马上能治愈。

11. 孕妇烦躁不安，频频饮用竹沥则愈。《杨氏产乳》：《梅师方》用茯苓二两，竹沥一升，水四升，煎汤至二升，分成三次服用，若不能治愈，就再蒸一付。

12. 感受时疫而发烦躁。《千金要方》：五、六天不缓解，用青竹沥半合，新水半合，混合调匀，随时服用即可。

13. 消渴多尿。《肘后备急方》：每日豪饮竹沥，几天之后就痊愈了。

14. 咳嗽肺痿。《兵部手集》：无论成人或儿童咳嗽气逆，短气，胸廓起伏不定，咳出稀涎及唾液，嗽出带有腥臭味的脓液。每次用淡竹沥一合，每天喝三到五次，以痊愈为度。

15. 产后出虚汗。昝殷《产宝》：取淡竹沥三合，温服，间隔一会再服。

16. 儿童口疮。《全幼心鉴》：用竹沥水将黄连、黄柏、黄丹末调和均匀后，敷于患处，可愈。

17. 儿童眼睛发红。《古今录验》：用淡竹沥水或人奶点眼可治。

18. 红眼病眼角疼痛。《梅师方》：眼睛不能睁开，肝经实热所致或眼睛上长有翳障。用苦竹沥五合，黄连二分，用棉布裹紧，在水中泡一晚，频频点眼，让眼睛流出热泪，则有效。

19. 突然牙痛。姚僧坦《集验方》：用一段苦竹，烧烤一头，在另一头取汁，趁热涂患处，可止痛。

20. 用药毒性发作。《古今录验》：表现为头晕耳鸣，恐惧不安，取淡竹沥连服二、三升，可有效。

附　竹笋（见菜部）

[主治]　李时珍说：儿童头部及身上长恶疮，烧末用香油调和后涂于患处。或者用水银粉少许，与上述药末合并一起涂于患处，效更佳。

慈竹箨

[主治]　小儿大身长满恶疮，烧慈竹箨散和油涂疮上，或入轻粉少许外敷。

附　竹实

[主治]　《神农本草经》认为：此物能通达神明，轻身益气。
[发明]　《名医别录》说：竹实出产于益州。

陶弘景说：竹实出产于蓝田，产于江东的则只有花而无果实，过一段才会有稀疏的果实，形状像小麦，可以用它当米做饭吃。

陈承说：古代的竹实是给鸾凤吃的。现在在靠近路两旁的竹子间，时常可见竹子开小白花形状像枣花，也结出像小麦样的果实，没什么气味只是略涩。江浙一带的人称它作竹米，示它为荒年的征兆，若见开花，则竹子必死无疑，这一定不是鸾凤所吃的那种。现在有许多人说：竹实像鸡蛋那么大，有竹叶层层包裹。味道比蜜还甜，吃后使人胸膈清凉，此植物多生长于竹林深处茂盛之处。偶然得到一个，只是因日久汁液枯干，但味道还未变。这才知道鸾凤所吃的不是一般的东西。

李时珍说：按陈藏器《本草拾遗》说：竹肉或叫竹实，生长在苦竹枝上，大小像鸡蛋，好像碎肉块，有大毒，必须用石灰汁煮两次，煮完后才能按平常菜那样吃掉。若没有煮熟，就会使人喉头水肿出血，手上的指甲都抓掉了。这种说法和陈承说的竹实相似，恐怕指的是一种东西。但是长在苦竹上的竹实有毒，和称为竹米的竹实是不一样的。

附　山白竹

就是山间矮小的白竹。

[主治]　李时珍说：烧成灰，加入治疗溃烂痈疽的药中。

附 爆竹

［主治］ 趋除妖气山魈。

唐慎微说：李畋《该闻集》说：有老者，家里被一种怪物即山魈所困扰，它可投石开门，李畋命令早晚各在院中放爆竹几十节，就好像是除夕一样，山魈就不敢再来捣乱了。

竹 黄
（见宋代《开宝本草》）

［释名］ 竹膏

马志说：天竺黄生长在古天竺国。现在则多在竹子内部收集。许多人在应用时常将各种骨灰皮葛粉与天竺黄搅在一起。

《大明本草》说：天竺黄是南海边的竹子内部尘沙结聚而成的一种东西。寇宗奭说：天竺黄是生于竹子内部的。像附着于竹子类似黄土的片状物。

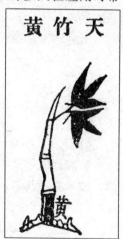

李时珍说：按吴地的僧人赞宁说：竹黄生长在南海的镛竹中。这种竹子非常高大，又叫天竹，竹子内部有一种黄色的东西，可以用来治疗疾病。一般的本草书中多记作天竺，那是错误的。等竹中也有黄，这种说法看来是正确的。

［气味］ 甘、寒、无毒。

《大明本草》说：气味甘平，土法多制成粉成霜。

［主治］ 《开宝本草》：小儿急惊风，目睛上吊，祛除各种风热症候，镇心明目，治疗刀剑创伤，并有止血功能，滋润、濡养五脏。

《大明本草》说：治中风病的痰涎壅盛，猝然音哑不能言语，小儿易犯的癫痫病。

韩保昇说：可治矿物药中毒所致发热。

［发明］ 寇宗奭说：天竺黄可以凉心经，祛风热，尤其适合小孩服用，是因为其药效较缓和。

李时珍说：竹黄是高大竹子的津气结聚而成，它的气味用与沥水是相同的，但却没有沥水寒滑的缺点。

［附方］ 新近常用附方一条：

小儿惊风及高热。钱乙方：天竺黄二钱、雄黄、牵牛末各一钱，研匀，以面粉调糊制成小料粒大的颗粒。每次服用三至五丸，薄荷煎汤送下。

仙 人 杖
（见宋代《嘉祐本草》）

[集解]　陈藏器说：这种药物是笋刚要长成竹子时就枯死的，色墨如漆，五、六月份采集。苦竹、桂竹常生成此物。另有仙人杖草。见草部注释。又有枸杞子亦名仙人杖，与这种药物同名。

[气味]　咸、平、无毒。　《大明本草》说：性寒凉。

[主治]　陈藏器说："治疗干呕、呕吐气机上逆，小孩吐奶，成人反胃呕吐食物，预防疟疾。服法宜加水煎服。"

《大明本草》说：治疗小儿惊风、癫痫、夜间啼哭，放在小儿身旁，则夜处安稳。又：烧成末，以水送服五分，对痔疾有效。服药时忌吃牛肉。

李时珍说：煮成汁服用，可治疗鱼刺，鸡骨等噎喉。

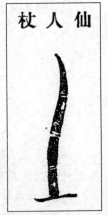

鬼 齿
（见《本草拾遗》）

[释名]　鬼针

陈藏器说：这种东西是腐烂竹子地下根部的尖端。因这种东西常埋地下，险恶难测，故未直呼其名，草部也有一种鬼针。

[气味]　甘、平、无毒。

[主治]　陈藏器说：中焦脾胃湿浊内涵、上吐下泻、心腹疼痛，可以此物煎汤服下。

李时珍说：此物煮汁服用，能软化骨头或鱼刺，焚烧后存其性，加入汞少许，用麻油调和，涂在小儿头部长疮的部位，可治头疮。

[附方]　新近常用方二首。

1. 骨头及鱼刺等噎在咽喉部。王璆《百一选方》：用篱笆根部的朽竹，去泥研成细末，用蜜调和成芡子大小的药丸。用丝织品裹着金服，咽部的骨头、鱼刺就会软化消除了。

2. 便血、尿血。《救急良方》：用篱笆下的竹子根部，埋在土里多年；数量不限，洗净后煎汤，连服几大碗，可立即止血。

木之六
（杂木类七种） 附录一十九种

淮 木
（见《神农本草经》下品）

[释名] 百岁城中木（见《神农本草经》） 城里赤柱《名医别录》说：淮木生于晋阳平泽。又说：是生长在山西平阳地区。

李时珍说：按照《吴普本草》淮木生长在山西平阳，黄河东部平泽，与《名医别录》所说的城里赤柱的产地、主治相同，二者是一种东西。即古代城里的木头、山西一代的人多用来治病，一说成是产于山西平阳和河东。现在这些说法予以统一。如此说来恐怕淮木的淮字是讹传而来。

[气味] 苦、平、无毒。 《名医别录》：辛。

吴普说：神农、雷公称其无毒。

[主治] 《神农本草经》：主治长时间咳嗽，肺气上逆，伤及中焦脾胃，元气大伤。女子阴浊、漏下，赤白带下。

《名医别录》说：城里赤柱可治妇女的崩漏下血、白带阴浊，湿邪所致痹症，还能补中益气。

杜正伦说：此物煎汤服用，主治难产。

城东腐木
（见《名医别录》有名称而无内容）

[校正] 此条并入《本草拾遗》中腐木、地主二条文中。

[释名] 地主

陈藏器说：城东腐木，就是城东头老树长的地下腐烂的部分。又叫地主。城东，就好像东边的城墙的意思，如杜正伦方：用古代城门柱子的木头煮汤服用可治难产。就是指这一类。

[气味] 咸、温、大毒。

陈藏器说：平。

[主治] 《名医别录》说：治疗心腹疼痛，大便尖有脓血，止泄。

陈藏器说：治疗邪气上犯所致心痛，用酒煮取汁一合服用。被蜈蚣咬伤，可用这种腐木挤汁涂于患处，或者将腐木研细末调醋涂于患处。

李时珍说：凡手脚有痉挛疼痛，麻木活动不利的症状，可用此腐木煮汤；趁热浸泡疼痛部位。效果非常好。

东家鸡栖木
（见《本草拾遗》）

[释名]　李时珍说：《酉阳杂俎》记作东门腐鸡栖木。

[主治]　陈藏器说：无毒，主治音哑不能言语，烧成灰后，用水冲服，饮完一升可见效。

古　厕　木
（见《本草拾遗》）

[主治]　陈藏器说：鬼怪、尸体所致瘟疫，受神怪惊吓所致病症，当太岁驾临的日子，在家门口焚烧此木可熏陶鬼气。此外亦可用它来烧熏棍棒所伤，使外邪不能侵入肌体。

附　厕　筹

见服器部器物类。

古　榇　板
（见《本草拾遗)》

[集解]　陈藏器说：这是指古坟中的棺材板。越陈旧越好，其中杉木板的疗效最佳。千年的板材能通神灵，可以作古琴底座。《尔雅》注说：用杉木作的棺材，埋很长时间都不会腐烂。

[主治]　陈藏器说：无毒。主治邪气入犯中焦脾胃，胸腹疼痛，背部拘急、气喘，时做噩梦，惊悸易醒，常常被鬼怪所惊吓、骚扰的病症。用水和酒的桃枝共同煎汤服下，或吐或泻，病即痊愈。

[附方]　新近常用方一首。

1. 治疗小儿夜间啼哭。《圣济总录》：取死人后埋入地下很长时间的棺木，点燃后，举着在小孩面前晃动，他就不哭了。

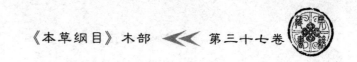

震 烧 木
（见《本草拾遗》）

［释名］ 霹雳木

李时珍说：这是雷电击中树木所留下的木头。有特异功能的人，拿它来刻咒语及印章，来召集驱追鬼神。周日用注《博物志》说：用它来打鸟影子，鸟一定会从空中坠落的。

［主治］ 陈藏器说：煎汤服用主治因火灾而致的惊恐及心悸。此外将其悬挂于门框之上。

河 边 木
（见《本草拾遗》）

［主治］ 陈藏器说：此物可使人喝酒而不醉，当五月五日这天，取七寸木投入酒中两次，然后将酒喝干，一定能多喝几碗。

附 诸木一十九种

新雉木

《名医别录》说：其味苦、香、温、无毒。主治风邪上犯晕眩等头痛，可用之煎汤重洗头浴。七月时采摘，于阴凉处风干，坚实的像桃木。

合新木

《名医别录》说：味辛，平，无毒，能祛心烦，止疮痛，生长在辽东。

俳蒲木

《名医别录》说：味甘，平，无毒。主治气短、心烦。生长在丘陵及山谷，叶像杏树的叶子，果实口色，有三个核。

遂阳木

《名医别录》说：味甘，无毒。功能可益气。生长在山中，叶子形状像白杨的叶子，三月结果，到十月成红色熟透即可食用。

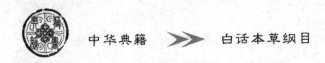

学木核

《名医别录》说：味甘、寒、无毒，主治胁下停饮，胃气上逆，祛热，像葳蕤的核，五月采摘，阴凉处风干。

栒核（音荀）

《名医别录》说：味苦，可治疗水肿，如身体及四月肿胀及生痈。五月采集。

木核

《名医别录》说：可以用来治疗肠癖。花可用来治疗全身虚弱，子可用于治疗中气耗伤，根可治疗胸腹逆气，止烦渴，十月份采集。

获皮

《名医别录》说：味苦，治疗消渴，杀虫、益气。生长在江南，叶像松树的叶子，叶旁边有刺，果实口中透黄，十月份采摘。

栅木皮

李珣说：味苦，温，无毒。主治霍乱吐泻，小孩吐乳，功能温胃益气，最好用水煎后服用。按照《广志》说：生长在两广南部的山野，树形象桑要树。

乾陀木皮

李珣：按照《西域记》记载，生长在西域国，那里原人用此物作染僧人的衣服。因此叫陀木皮。乾陀，褐色的意思。此种树树身大，树皮坚厚，叶像樱桃树，安南也有少量生长。温，无毒。主治癥瘕痞块，温胃腹，祛寒，止呕逆，均有良效，破除陈旧淤血，治疗妇女经闭，腋内有淤血块，可用酒煎服。

马疡木根皮

陈藏器说：有小毒，主治恶疮、疥癣生长有虫等皮肤病，用此物碾米，和香油涂抹在患处。出产于江南的山谷，树像栃树。

角落木皮

陈藏器说：其味苦，温，无毒。主治赤白痢疾，用此物煎汤服用。生长在江西的山谷中。像山茱萸那样单根生长。

芙树

陈藏器说：此物有大毒。主治内、外风所致的痹证及偏瘫，症见筋骨挛缩或萎软驰缓，皮肤感觉麻木，疼痛或皮温下降等。取此物枝叶捣碎，放大罐内蒸热，然后铺在床上，让患上述诸疾者躺在上面，皮肤发凉就会变温，骨节间风邪都可祛除，会出全身大汗。用药时和补药及粥汤食用，以扶正祛邪，当心再受风寒之邪及因劳累而反复。生长在江南的深山，叶子较长，质地较厚，即使在冬天叶子也不会凋落，山里的人大多都认识它。

白马骨

陈藏器说：无毒，主治恶疮。将它与黄连、细辛、白调、牛膝、鸡桑皮、黄荆等，烧成末调成糊外用。可治疗瘰疬恶疮，除息肉，用治白癜风，须将患处擦破，外涂此药。另外单独用其树干、树叶煎汤服，可治痢疾。生长在江东，像石榴树，但较矮小，一般有两节。

慈母枝叶

陈藏器说：用此物烤后蒸服，可以降气止渴，提神醒脑不觉困倦。主治小儿痰饮痞满。生长在山林里，叶子像樱桃但较小，树高一丈左右，山里的人都认识它。

黄屑

陈藏器说：味苦，寒，无毒。主治胸腹疼痛、霍乱吐泻及腹中宿血难消，可用酒煎汁服用。治疗酒疸目黄及野鸡病，热痢便血，均用水煎服。产于西南，都碾成末，用于治疗周身曲染。树的样子有些像檀树。

那耆悉

陈藏器说：味苦、寒、无毒。主治热结症及热邪所致发黄，大小便干涩黄赤，以及丹毒等热病。功能明目。取此物煎汤洗目，主治眼睑赤烂，热风障内，生长在西南各地，又叫龙花。

帝休

陈藏器说：功能除烦解愁。随身带着它愁烦自消。生长在少室山、嵩山。《山海经》说：少室山有树名叫帝休，它的枝向四面伸展，花黄色，果实黑色，服后使人消愁。现在嵩山可能还有这种树，人们不认识它，就一定要寻找它，其功用就像蓿草一样能使人忘却忧愁和烦恼。

大木皮

苏颂说：生长在施州。四季均有叶无花，树的高低大小不一。它的皮味苦涩，性温，无毒。随时可采集。当地人将它和苦桃皮、樱桃皮，三种皮刮洗干净，烘干，分成等分捣碎过筛，用酒送服一钱，可治疗多种热毒之气，服用时没有需要特殊注意的。

第三十八卷　《本草纲目》服器部

　　李时珍说：品德高尚的人不舍得丢弃破帷帐旧盖子，才德贤良的人不舍得丢弃木屑竹头，均被看作为有用的东西。急流中木壶可使人免被淹死，雪窑中破毡可以御寒，均不能当作不值钱的东西。衣服丝帛器物虽不贵重，但紧急时使用亦可收到奇特的疗效，怎么可以轻视呢？在旧版本中散见到草、木、玉石、虫鱼、人部。现在将这些可作为药用的共七十九种，列为服器部，分为二类，即服帛类、器物类。草部十六种，木部十九种，玉石部两种，虫鱼部五种，人部一种，共四十三种。

　　《名医别录》四种梁陶弘景注

　　《唐本草》三种　唐苏恭

　　《本草拾遗》三十四种　唐陈藏器

　　《药性本草》一种　唐甄权

　　《开宝本草》一种　宋马志

　　《嘉祐本草》一种　宋掌禹锡

　　《本草纲目》三十五种　明李时珍

　[附注]　魏《吴普本草》　　　　　　唐李珣《海药本草》

　　　　　蜀韩保昇《蜀》　　　　　　宋苏颂《图经本草》

　　　　　宋唐慎微《证类备急本草》　寇宗奭《衍义》

　　　　　元朱震亨《本草衍义补遗》

服器之一
（服帛类二十五种）

锦	《本草拾遗》	裈裆	《本草拾遗》附月经衣
绢	《本草纲目》	汗衫	《本草纲目》
帛	《本草拾遗》	孝子衫	《本草拾遗》
布	《本草拾遗》	病人衣	《本草纲目》
绵	《本草拾遗》	衣带	《本草纲目》

头巾	《本草纲目》	皮鞓	《本草纲目》
幞头	《本草纲目》	麻鞋	《唐本草》
皮巾子	《本草纲目》	草鞋	《本草拾遗》
皮腰袋	《本草纲目》	展屉鼻绳	《唐本草》
缴脚布	《本草拾遗》	自经死绳	《本草拾遗》
败天公	（即笠）《名医别录》	灵床下鞋	《本草拾遗》
故蓑衣	《本草拾遗》	死人枕席	《本草拾遗》
毡屉	《本草纲目》		

以上各物共收有古代附方九种，新近常用方六十两种。

服器之二
（器物类五十四种）

纸	《本草纲目》	楤担尖	《本草纲目》
青纸	《本草纲目》	梳篦	《本草拾遗》
印纸	《本草拾遗》	针线袋	《本草拾遗》
桐油伞纸	《本草纲目》	蒲扇	《本草拾遗》
历日	《本草纲目》	蒲席	《名医别录》
锤道	《本草纲目》	簟	《本草纲目》
桃符	《药性本草》	帘箔	《嘉祐补注本草》
桃橛	《本草拾遗》	漆器	《本草纲目》
救月杖	《本草拾遗》	研朱石槌	《本草拾遗》
拨火杖	《本草拾遗》	灯盏	《本草纲目》
吹火筒	《本草纲目》	灯盏油	《本草纲目》
凿柄木	《本草拾遗》	车脂	《开宝本草》
铁锥柄	《本草拾遗》	败船茹	《名医别录》
铳楔	《本草纲目》	故木砧	《本草拾遗》
刀鞘	《本草拾遗》	杓	《本草拾遗》
马鞭	《本草纲目》	筋	《本草拾遗》
箭笴及镞	《本草拾遗》	甑	《唐本草》
弓弩弦	《名医别录》	锅盖	《本草纲目》
纺车弦	《本草纲目》	饭箩	《本草拾遗》
梭头	《本草拾遗》	蒸笼	《本草纲目》
连枷关	《本草纲目》	炊单布	《本草纲目》

故炊帚	《本草拾遗》	草麻绳索	《本草纲目》
弊帚	《本草纲目》	马绊绳	《本草纲目》
簸箕舌	《本草纲目》	缚猪绳	《本草纲目》
竹篮	《本草拾遗》	牛鼻拳	《本草纲目》
鱼笱	《本草纲目》	厕筹	《本草拾遗》
渔网	《本草拾遗》	尿桶	《本草纲目》

以上各物共收有古代用方十九种，新近常用方六十三种。

服器之一　（服帛类二十五种）

锦
（见《本草拾遗》）

[释名]　李时珍说，锦是用五色蚕丝织成的，所以字的意思随帛，发金字之音，是较贵重的物品。禹贡·兖州"厥篚织文"就是指此锦品。

[主治]　陈藏器说，煎煮后服用其汁，可治疗虫毒所伤。烧成灰外敷，可治疗小儿口中热疮。

李时珍说：烧成灰，可治疗失血、下血、妇女血崩，枪刀伤出血，小儿肚脐周围疮疡湿肿。

[附方]　新近常用处方两种。

1. 吐血不止。《太平圣惠方》说，用红色的锦三寸烧成灰，用水冲服。

2. 上气喘急。《普济方》说，把较旧的锦一寸烧成灰，用茶水冲服，效果特别好。

绢
（见《本草纲目》）

[释名]　李时珍说，绢是编织较疏松的一种丝织品。生的叫做绢，熟的叫做练。作药用的是黄丝绢，是蚕吐的黄丝织成的，不是染成的。

[主治]　李时珍说，黄丝绢煎煮后服用其汁，可以治疗消渴病，产妇小便不利，又可外洗治疗痘疮溃烂。烧成灰，可治疗血痢、下血、吐血、妇女血崩。

李时珍说，鲜红的绢烧成灰，可作为治疗疟疾的药。

[附方]　新近常用处方有三种。

1. 妇女血崩。《集简方》中记载说，黄绢烧成灰，用量五分，棕榈灰一钱，贯众灰、京墨灰、荷叶灰各五分，用水、酒调服，可即刻止血。

2. 产妇小便不利。《妇人良方》说，小便淋沥不断的病，用黄丝绢三尺，用炭灰渗淋，取其水，煮黄丝绢，以直到绢特别烂了时，再用清水洗净。加入黄蜡半两、蜜半两，茅根二钱，马勃末二钱。用水一升，煎至一盏时，空服全部喝下。服用时不要作声，如果出声则无效果。叫做固脬散。

3. 分娩时损伤膀胱，终日不能小便淋漓不断。

又有一方：用生丝黄绢一尺，白牡丹根皮末、白及末各一钱，加水两碗，煮绢直到烂如饧时服用，服时不应作声。

帛
（见《本草拾遗》）

　　［释名］　李时珍说，帛用素色的丝织成，宽窄如同毛巾一般，所以字意随白巾。厚的叫做缯，双丝织成的叫做缣。后世的人用染的丝织成，有五种颜色的帛。

　　［主治］　鲜红的帛：陈藏器说：烧灰研末，外敷治疗新生儿脐带未脱落时的肿痛，又可治疗恶疮疔肿，如为有根的疔疮，则入膏药用为好。使用巴掌大小的一片帛，与露蜂房、棘刺钩、烂草节、乱发等份烧灰研末，空腹时服用，用水送下约三分左右。

　　王好古说，可以治疗坠马等一切筋骨损伤。

　　李时珍说，烧灰研末，治疗血崩、枪伤出血、白驳风（今多称为“白癜风”）。

　　五色帛：陈藏器说，治疗盗汗，拭干讫，弃道头。

　　［附方］　新近使用的处方有一种。

　　肥脉隐疹。《千金方》说，用曹姓帛（帛的一种）擦拭患处，可治愈。

布
（见《本草拾遗》）

　　［释名］　李时珍说，布的种类分为麻布、丝布、木棉布。布的字意从手、从巾，是一个意会字。

　　［主治］　李时珍说，新麻布：能够去除淤血，治疗妇女经闭腹痛，产后血痛。用白布数层包裹白盐一合，放在火中锻炼后，用温酒冲服。旧麻布：加入等份的旱莲草，置瓶内用

　　泥封固后煅烧，再研成末。时常用之擦牙，可使牙齿坚固，头发乌黑。

　　李时珍说，白布：治疗口唇紧小，不能张口饮食。不治杀人。作大炷安刀斧上烧令汗出，试涂之每日三五次，以青布烧灰，酒服。

　　青布：陈藏器说，可解各种毒。外邪热毒，小儿寒热丹毒，加水浸泡取其汁服下。若将其浸汁与生姜汁一同服用，可治疗霍乱。将青布烧成灰，外敷可治疗毒疮长年不愈者，以及用于烧伤止血，可使人不受风、水之邪。烧青灰，其烟雾熏烤可治疗咳嗽，能够杀虫，可以熏被虎狼咬伤之疮，能出水毒。加入到各种膏药中，可治疗疔肿，狐尿等恶疮。

　　李时珍说，烧灰用酒冲服，治疗唇裂生疮口臭。用灰与脂膏调和涂擦，功效与蓝

靛相同。

[附方]　收有古代附方两种，新近常用处方六种。

1. 恶疮防水。陈藏器说，青布与蜡烧，于烟筒中熏烧，并水中不烂。

2. 疮伤风水。陈藏器说，青布放在器皿中燃烧，在器口处熏疮。待疮中恶汁出来，能知痛痒，即可治愈。

3. 臁疮溃烂。《邓笔峰杂兴方》说，把陈旧艾叶五钱，雄黄二钱，用青布卷成大卷，点火熏烤患处。疮中流出热水数次，可治愈。

4. 性生活不协调。《僧坦集验方》说，治疗女子血出不止，用青布与头发一同烧灰，置入阴道中。

5. 霍乱转筋。《千金方》说，治疗此症服药无明显疗效者，用醋煮青布，外敷其处，至布凉时再行更换。

6. 伤寒阳毒。《类证活人书》说，治疗狂乱较重者，用青布一尺，浸于冷水中，再贴其胸前。

7. 目痛碜涩。《千金方》说，治疗不能眠者，青布烤热，睡前熨于眼部。将大豆蒸后作枕。

8. 病后目赤。《千金方》说，治疗有方同上，用冷水浸泡青布敷于眼部，并应更换数次。

绵
（见《本草拾遗》）

[集解]　李时珍说，古代的棉絮，是由蚕丝絮成的，不可用于纺织。现在的绵，多数是木棉。作为药用，仍使用丝绵。

[主治]　唐陈藏器《拾遗本草》说，新绵：烧灰可治疗五野鸡病，每次二钱，用酒冲服，衣服中的旧棉絮，治疗下血以及刀伤出血，取用一把的量，煎煮取汁服用。

李时珍说，绵灰：治疗吐血衄血，下血，妇女血崩，赤白带下，疳疮脐疮，聤耳。

[附方]　新近常用处方十种。

1. 霍乱转筋。《太平圣惠方》说：治疗腹痛者，用苦酒煮棉絮裹于腹部。

2. 吐血咯血。《普济方》说：新绵一两（烧灰），白胶（鹿角胶）（切片烤黄）一两，每次服用一钱，米汤送下。

3. 吐血衄血。《普济方》说：将上等的绵烧成灰，打成面糊，加入黄酒调服。

4. 肠风泻血。《太平圣惠方》说：破絮（烧成灰），枳壳（用麸炒）等份，麝香少量，研为末，每次服用一钱，用米汤送下。

5. 血崩不止。上等绵与妇人头发一起烧，存其性，加百草霜等份，研为末。每次服用三钱，用温酒送下，或其中加入棕灰。

6. 同上。李东垣的处方：将白绵子、莲花心、当归、茅花、红花各一两，用白纸裹严密，再用黄泥封固，烧烤存其性，研为末，每次服一钱，加入麝香少量，吃饭前用好酒调服。

7. 同上。《乾坤秘韫》的处方：用旧棉絮（去灰土）一斤，新蚕丝一斤，陈旧的莲房十个，旧算子一个，分别火烧，并存其性。各取一钱，空腹时用热酒送下，日服三次。五日内可以治愈。

8. 气结淋病。《太平圣惠方》说：治疗小便不通者，用好绵四两（烧灰），麝香五分。每次服用二钱，用温葱酒送服连服三次。

9. 脐疮不干。《傅氏活婴方》说：用绵烧灰，外敷患处。

10. 聍耳流水。《太平圣惠方》说：把旧绵烧成灰，用绵裹住塞入耳中。

裈　裆
（见《本草拾遗》）

[释名]　裈裤（见《本草纲目》）　犊鼻（见《本草纲目》）　触衣（见《本草纲目》）　小衣

李时珍说，挥也写作裩，即亵衣。以浑复为之。裈，所以叫做裈。其隐蔽处叫为裆，缝合的叫做裤，较短者叫做犊鼻。犊鼻，走穴名，位于膝下。

[主治]　《名医别录》说，洗裈汁：可解毒箭之毒及女劳复（大病初愈，房事过度，损伤肾精所出现的一种病症）。

陈藏器说，治疗男女交合得病，烧灰服用。并取所交女人衣裳覆盖。

李时珍说，治疗女劳疸（黄疸类型之一），以及惊恐之症。

[发明]　李时珍说，根据张仲景所说：男女交合之病，身体沉重，少气乏力，少腹里急，或牵引至外阴部拘急，热上冲胸，头有沉重感而不欲抬举，眼花，膝胫拘急者，用烧裩散可以治疗。取中裩近隐蔽处的部分，烧成灰，水服约三分，每日三次。小便即可通利，阴头的微肿也可消去。男病用女的裈，女病时用男的裈。成无已解释说，这是用来导引阴气的，以童女之裤为最好。

[附方]　新近常用处方有四种。

1. 金器所伤。李筌《太白阴经》说，治疗被惊吓者，用女人旧内裤，炙烤裤裆处，熨烫患处。

2. 胎盘不下。《千金方》说，用患者的裩敷盖于阴部。或着用穿着的裤，笼灶上。

3. 房劳黄病。《三十六黄方》说，治疗体重不眠。眼赤如朱，胃脘部有痞块好像有瘕病，此病十死一生。应先烙上脘及心俞两穴，再烙舌下，炙关元、下廉一百壮。将妇人内衣烧灰，用酒调服二钱。

4. 惊恐昏厥。赵原阳真人《济急方》说，治疗四肢凉而口鼻出血者，用经常被尿

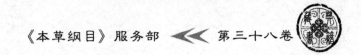

之内衣烧成灰。每次服二钱，用开水送下。男病用女的内衣，女病用男的内衣。

附　月经衣

见人部天癸下。

汗　衫
（见《本草纲目》）

[释名]　中单（见《本草纲目》）裲裆　羞袒

李时珍说：在古代将短衣叫作衫，现代则把长衣也叫做衫。王睿《炙毂子》说：汉王与项羽交战，汗水湿透中单，因而改名称为汗衫。刘熙《释名》说：汗衣诗中称为之泽，是因为汗出而衣湿的原因。或叫做鄙袒，或叫做和羞袒。用布六尺剪裁，能遮盖胸背，以避免袒胸露背之羞，故有此名。又因为前可遮胸，后可遮背，所以也叫做裲裆。

[主治]　李时珍说：突受惊吓，猝然昏倒不省人事，四肢逆冷，口鼻出清血，或者胸胁腹内绞痛，好像被鬼打一样，不能按摩，或吐血衄血，可用陈旧的、脏的汗衫烧成炭，用百沸汤（久烧之开水）或酒冲服二钱。男病用女汗衫，女病用男的汗衫。中衫衣也可以。

[附方]　新近常使用处方有一种：

小儿夜啼。《生生编》说。把患儿自己最早穿过的毛衫儿，放入瓶内，即可止哭。

孝　子　衫
（见《本草拾遗》）

[释名]　李时珍说：枲麻布所作的衣衫。

[主治]　陈藏器说：治疗面默（黄褐斑），将孝子衫烧灰外敷。

帽：李时珍说：治疗鼻部生疮，偷偷窃来拭用，不可让他人知道。

病人衣
（见《本草纲目》）

[主治]　李时珍说：治疗天行瘟疫。取病人得病进所穿衣服，置于甑（古代炊具）上蒸，则一家人都不会被传染。

衣 带
（见《本草纲目》）

[主治]　陈藏器说：治疗妇女难产及早产。此时取丈夫衣带五烧为末，用酒冲服。以裈带最好。

李时珍说：治疗小儿下痢，妊娠妇女下痢，难产。

[附方]　新近常用处方有五种：

1. 小儿客忤。《外台秘要》说：治疗突然得病者，烧母亲的衣带三寸，加头发灰少许，用乳汁灌下。

2. 小儿下痢。《千金方》说：治疗腹大而坚硬，用较脏的旧衣带切下一寸，加水五升，煮成一升，分三次服。

3. 妊娠下痢。《千金方》说：治疗用中衣带三寸烧灰研末，用水冲服。

4. 金疮出血。《千金方》说：治疗血出不止，取所交妇女中衣带三寸烧末，用水冲服。

5. 防止疾病复发。《肘后方》说：可取妇女的中下裳带一尺，烧末研末，用米汤送服，可以防止劳复。

头 巾
（见《本草纲目》）

[释名]　李时珍说，古代以尺布裹头为巾。后世是用纱、罗、布、葛缝制，方形的叫作巾，圆形的叫作帽，再加以漆制的叫做冠。另外，束发的帛叫做和帩，盖在头发上的叫和帻，罩发用的较稀疏的叫作网巾，大致相近。

[主治]　李时珍和《千金方》均说：旧的头巾，治疗天行劳复后之渴症。取较脏腻者浸泡，取其汁温服约一升。

[附方]　新近常用处方有四种：

1. 霍乱呕吐下痢。《集玄方》说：偷用本人的头缯，用百沸汤浸泡，取其汁服一口，不能让病人知道。

2. 突然心痛。《太平圣惠方》说：将三年头巾，用沸汤淋汁服用。用碗将帩扣于闲地之处，约一周即可治愈。

3. 恶气心痛。《马氏方》说：破网巾烧灰，取一钱，猫屎烧灰，取五分，用温酒冲服。

4. 下蚀疳疮。《集简方》说：破丝网巾（烧存性）、孩儿茶等分，研末。用浓茶将患处洗尽，挤压，三、五次即有效。忌生冷、房事、发物（辛辣、鱼虾等可诱发疾病发生的东西）。

幞 头
（见《本草纲目》）

[释名] 李时珍说：幞头是指上朝时穿的服装。从北周武帝开始用漆纱制成，至唐朝又有纱帽的制作，一直沿用到现在。

[主治] 李时珍说：烧烟，熏烧可治疗，产后血晕。烧灰用水冲服，可治疗血崩及妇女的交肠病。

[发明] 李时珍说：依据陈总领方，可治疗突发崩漏下血。琥珀散加用漆纱帽灰，以取阳气冲上的意思。另外，夏子益《奇疾方》说；妇人因生产，阴阳易位，前阴有粪便排出，叫作交肠病。取用旧的扑头烧灰，用酒送服。并间断服用五苓散以分利。如果没有扑头，凡是旧漆纱帽都可代替。这是取漆能够行除败血的意思。

皮 巾 子
（见《本草纲目》）

[主治] 李时珍说：治疗下血及严重的瘰疬疔疮疮。烧灰入药用。

[附方] 新近使用处方有一种：

治疗积年肠风。《太平圣惠方》说：泻血之症，多种药物无效者，用败皮巾子（烧灰）、白矾（烧）各一两，人指甲（烧焦）、麝香各一分，干姜（炮制）三两，研成末，每次服用一分，米汤送下。

皮 腰 袋
（见《本草纲目》）

[主治] 李时珍说，可治疗严重的瘰疬疔疮。烧灰入药。

缴 脚 布
（见《本草拾遗》）

[释名] 李时珍说：即指裹脚布。李斯书说，"天下之人裹脚不能入于秦国。"说的即是此物。古名叫行縢。

[气味] 陈藏器说：无毒，可治疗天行劳复，骑马而出黑汗者。洗本物取汁服

用。脏者为好。

李时珍说：治疗妇人想回乳者，用男子的裹脚布勒住，一宿即可止住。

败 天 公
（见《名医别录》下品）

[释名]　签

陶弘景说：此物即是人们戴过的破旧的竹笠。烧灰后使用。

李时珍说：笠是贫贱之人的防雨用具。以竹为骨架，以箬叶所盖。《穹天论》说：天的形状，像笠状，竹又是从地上冒出，故取天公之名。近代又以牛马尾、棕毛、皂罗漆制成以遮蔽太阳照射，也叫做笠子，实际是古代所谓的襁襶。

[主治]　《名医别录》说：治疗鬼神所吓之病，烧灰用酒送服。

故 蓑 衣
（见《本草拾遗》）

[释名]　袯襫（读作泼适）

李时珍说：蓑草编结成的衣物，防雨用具。管子说：农夫头上戴茅蒲，身上穿袯襫。指的即是这种东西。

[主治]　陈藏器说：蠼螋溺疮，取旧的蓑衣结烧成灰，用油调和外敷。

毡屉（屉，读音"替"）
（见《本草纲目》）

[释名]　屉（读音"替"）　㲯（读音"燮"）。

李时珍说：凡是鞋中草，袜子下的毡，都叫作屉，可以代替。

[主治]　孙思邈说：治疗瘰疬。烧灰取五匙，用一升酒调和，平旦（早晨三至五时）向日服用，服后催吐为好。

[附方]　新近常用处方有三种：

1. 痔疮初起。《集玄方》说：痒痛不止者，用毡袜烘热后熨烫患处。凉后再烘热更换使用。

2. 一切心痛。《寿域方》说：取毡袜后跟一对，烧灰用酒送服。男病用女的，女病用男的。

3. 戒酒。《千金方》说：以酒浸泡毡屉一宿，早晨三至五时饮用，呕吐后则可戒酒。

皮　靴
（见《本草纲目》）

［释名］　皮靴

李时珍说：靴即皮履。因用于装饰脚，所以字意从革，从华。刘熙《释名》说：靴是跨的意思。便于跨马。为本胡服。赵武灵王喜欢穿短靿靴，后世则制作长靿靴。入药用时应当用牛皮的。

［主治］　李时珍说：治疗癣疮。取旧的靴底烧灰，加皂矾末掺和。使用首先用葱椒汤洗净患处。

［附方］　新近常用处方有六种：

1. 牛皮癣疮。《直指方》说：将旧皮鞋底烧灰，加入少许轻粉，用麻油调和后涂于患处。

2. 小儿头疮。《太平圣惠方》说：用皮鞋底洗净煮烂，洗患处并外敷。

3. 同上。又有一方：用旧皮鞋面烧灰，加入轻粉少许，用生油调和外敷。

4. 瘰疡已破溃。《集玄方》说：将牛皮油靴底烧成灰，用麻油调和外敷。

5. 身项部的粉瘤。《直指方》说：旧皮鞋底洗净后，煮烂成冻状，经常食用。瘤则会破溃如豆腐一样，特别臭。

6. 肠风下血。《太平圣惠方》说：皮鞋底、蚕茧蜕、核桃壳、红鸡冠花等份，烧灰。每次服用一钱，用酒调服。

麻　鞋
（见《唐本草》）

［释名］　履（见《本草纲目》）　屝（读音为费）　靸（音为先立切）

李时珍说：鞋，古代叫作鞵，也就是履。古人用草编成屦，用帛织成履。至周代则用麻作成鞋。刘熙《释名》说：鞋，也就是解的意思，穿时箍紧上边，解开后则脚舒服。履，是礼貌的意思，装饰脚也走一种礼仪。靸，是袭的意思，履的头部深紧地盖裹着脚。皮底的叫作屝，屝即是皮的意思。木底的叫作舃，不怕湿。入药用者，应当用黄麻、苎麻结成的。

［主治］　苏恭说：将旧底洗净煮汁服用，可治疗霍乱病时将不止，以及食用牛马肉中毒，腹胀吐泻不止，又可解紫石英的毒。

陈藏器说，煮汁服用，治疗消渴病。

［附方］　古代使用处方有六种，新近常用处方也有六种：

1. 霍乱转筋。陈藏器的《本草拾遗》说：将陈旧的麻鞋底烧红，投入酒中，煎煮取汁服用。

2. 疟疾不止。《千金方》说：将陈旧的鞋底去掉两头部分后烧灰，用井华水调服。

3. 鼻塞不通。《经验方》说：用麻鞋烧灰吹入鼻中，能立即通气。

4. 鼻中衄血。《贞元广利方》说：将鞋鞲烧灰吹鼻中，有速效。

5. 小儿遗尿。《近效方》说：将十四只麻鞋尖头烧灰，一年间早晨用井华水调服。

6. 小儿大肠脱肛。《千金方》说：将麻鞋底烘烤，频频按于肛门部。仍然用旧的麻鞋底、及鳖头各一只，烧烤鳖头研末外敷，其后再将鞋底按于肛门处，即不再脱出。

7. 胎死腹中。《集玄方》说：用产妇本人的鞋底烧热，熨于腹部上下移动，十四次即可使死胎娩出。

8. 胎衣不下。方法同上。

9. 夜间做噩梦。《起居杂忌》说：睡前，将鞋一只面朝上，一只底朝上摆放，就可以不做噩梦。

10. 挫伤用于接骨。《杨诚经验方》说：取乞儿的破鞋底一只烧灰，加等份白面，用好醋调成糊状，敷于患处，用绢束缚，杉木片夹定。一会儿即可止痛，待骨节有声响，即为有效。

11. 白驳癜风。《太平圣惠方》说：将麻鞋底烧灰，擦患处。

12. 治疗蜈蚣螫伤。《外台秘要》说：麻鞋底烤热擦患处，即可平安。

草 鞋
（见《本草搭遗》）

[释名] 草屦（见《本草纲目》） 屩（读音为跷） 不借（见《本草纲目》）千里马

李时珍说：世间本来把黄帝的臣子叫作屦，也就是现在的草鞋。刘熙《释名》说：屦是拘的意思，是因为它可以约束脚。屩是跷的意思，穿上之后很轻便。叫做不借，是因为它很便宜，很易获得，不需借用。

[主治] 陈藏器说：破草鞋及人的乱发烧灰，用醋调和，外敷，治疗小儿热毒游肿。

李时珍说：可以催生，治霍乱。

[附方] 新近常用处方有五种：

1. 用于产妇催生。《胎产方》说：拾路旁破草鞋一只，洗净烧灰，用酒调服二钱。如果用左足之草鞋则生男，右足者则生女，底朝上翻放着的则胎儿死，侧放者的则有惊吓之症，这是常理。

2. 霍乱吐泻。《事海文山》说：外出或在家的应急方：用路旁的破草鞋，去掉两头，洗三、四次，水煎汤一碗，趁滚烫时服下，能立即治愈。

3. 浑身骨节疼痛。《救急方》说：破草鞋烧灰，香油调和，贴敷于痛处，可立即止痛。

4. 行路足肿。《救急方》说：被石块垫伤者，将草鞋浸于尿缸内半天，取一块砖烧红，把鞋放上去，把脚踏在鞋上，使热气入于皮里即可消肿。

5. 臁疮溃烂。《海上方》说：《诗经》记载用棒挑起左脚之草鞋，用水洗净又置火中烧灰，细研为末后加轻粉，将患处先用盐水清洗之后外敷即可治愈。

屐屧鼻绳
（见《唐本草》）

[释名] 木屐

李时珍说：屐是指木屐底下附带有齿的木屐，其齿为铁者，叫做僵（读作局）。刘熙《释名》说：屐是支的意思，支是为踏泥而用的。

马志说：别本注释说，屐屧，江南是以桐木作底儿，用蒲草作鞋，用麻绳穿其鼻，江北之人不认识此物。久穿而断烂后者，才可入药用。

[主治] 《唐本草》说：治疗哽咽，心痛，胸满，烧灰用水冲服。

[附方] 古代处方有一种，新近常用处方有五种：

1. 妇女难产。《集玄方》说：路旁的破草鞋鼻子，烧灰，用酒调服。

2. 睡中遗尿。《外台秘要》说：麻鞋纲带及鼻根（唯独不用底）各七两，用水七升，煮二升，分两次服用。

3. 咽痛及痒。葛洪《肘后方》说：声音不出。屐鼻绳烧灰，用火调服。

4. 口角生疮。《千金方》说：用木屐的尾部，于糖火中煨热，熨烫两边口角，各十四次。

5. 小儿头疮。《圣济录》说：草鞋鼻子烧灰，香油调和，敷于患处。

6. 手足瘑疮。《千金方》说：旧的履的系带烧灰，外敷患处。

7. 狐尿刺疮。陈藏器的《唐本草》说：麻鞋纲绳如枣大，妇女的内衣（有血者）手大一片，钩头棘针十四枚，一起烧后研末。用猪油调和外敷，即有虫子出。

自经死绳
（见《本草拾遗》）

[主治] 陈藏器说：突发癫狂，用此物烧末，用水冲服四十分之一合，用陈旧的蒲草煮汁服用也较好。

[发明] 李时珍说：据张耒《明道杂志》所载：蕲水有一富家子，游玩于娼妓之

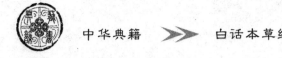

地，惊恐之际扑伏于刑尸身上，大受惊吓而发狂症。有名的医生庞安常取绞死人的绳子烧灰，入药让其服用，病就治好了。通过此事可见，古书中所载冷僻的东西，没有不可用的，只是有待于各位很好地利用。

灵床下鞋
（见《本草拾遗》）

[主治]　陈藏器说：可治疗脚气。

死人枕席
（见《本草拾遗》）

[主治]　陈藏器说：治疗尸疰、石蛔。又可治疗疣目，用枕及席子擦拭之十四遍，令其腐烂，可以去疣。

李时珍及《太平圣惠方》均说：治疗自汗盗汗，将死人席的边缘部分烧灰，煮汁洗身，可以治愈。

[发明]　陈藏器说：有一老妇人患冷滞之病，多年不愈。南朝名医徐嗣伯诊后说：这是尸疰。应该用死人枕煮后服用，则可治愈。于是去古坟中取枕，枕已有一边腐烂短缺。老妇服后即愈。张景声十五岁，得病腹胀面黄，服了很多药都未能治好，因此求问于嗣伯。嗣伯说：这是石蛔病，非常难治，应取死人枕煮汁服。服后排出大蛔虫，头硬如石，约五、六升。病即好了。沈僧翼患服痛，又视见鬼物。嗣伯说：这是邪气入肝，可找死人枕煮汁服用，再将枕埋于坟茔原处。照他的话去做，又治好了眼痛。王晏问他说：三病不同，但都用死人席而治愈，是为什么呢？回答说：尸疰是邪气，伏而未发作，所以令人沉滞。用死人枕治疗，魂气飞越，不再附于人体，所以尸疰自然而愈。石蛔为稀少之病，普通的药不能治疗，必须用鬼物来驱散，所以用死人枕煮汁服下。邪气入于肝，就会让人眼痛而且见魍魉，必须用邪物引出，所以利用死人枕的邪气。因不去之，所以让把枕重新埋于原处。

李时珍说：根据谢士泰《删繁方》所说：治疗尸疰，或被死尸惊吓，及哭笑失常者，取死人席（斩棺内余，弃舍在路边的）一虎口（长三寸），水三升，煮一升服下，可立即显效。这就是用死人枕的意义，所以附在这里。

服器之二（器物类五十四种）

纸
（见《本草纲目》）

[释名]　李时珍说：古代将竹片编织烤青用以写字，叫做汗青，所以简策字（竹片或木片上写字）的字意都从"竹"意。到了秦汉时期，在缯帛上写字，所以纸字就意从糸或从巾了。从，即谐声的意思。刘熙《释名》说：纸，即砥，平如砥。至东汉和帝时，耒阳的蔡伦开始采用树皮、渔网、麻缯，煮烂造纸，以后则天下通用了。苏易简《纸谱》说：蜀人用麻，闽人用嫩竹，北方人用桑皮，剡溪人用藤条，海边的人用苔，浙人用麦秆、稻秆，吴人用茧，楚人用楮，造纸。又说：凡是烧炙药物，将纸用墨涂后再裹药，最能抗火烤。药品中有闪刀纸，是指折纸时一角折在纸中，造纸人没看见而漏裁掉者，医生可用来入药。现在处方中未见到用此物，不知为什么？

[气味]　所有的纸：甘、平，无毒。

[主治]　李时珍说：楮纸，烧灰，止吐血、衄血、血崩、及外伤出血。

《太平圣惠方》说：竹纸，包狗毛烧末，用酒调服，可治疗症疾。

李时珍说：藤纸，烧灰，外敷治刀伤出血，又可治大人小儿内热，衄血不止。用旧藤纸（放于瓶中烧而存性）二钱，加入少许麝香，用酒调服。再用纸包麝香捻成卷，烧烟熏鼻。

李时珍说：草纸，作成药捻，引流痈疽，排脓效果最好。蘸上油点燃，照烤各种恶疮溪淫湿烂诸症，流出黄水，数次即可获效。

李时珍说：麻纸，止诸种失血之症。烧灰用。

李时珍说：纸钱，治疗痈疽将溃，置于筒中烧，乘热吸于患处。其灰可以止血。其烟久闻，则损伤人的肺气。

[附方]　古代处方有两种，新近常用处方有六种：

1. 吐血不止。《普济方》说：用白薄纸五张烧灰，用水冲服。有非常好的疗效。

2. 衄血不止。《普济方》说：用屏风上的旧纸烧灰，用酒调服一钱，即可止血。

3. 皮肤血溅。王璆《百一选方》说：皮肤出血者，用煮酒坛上的纸，扯碎如杨花，摊在出血处，按压即可止血。

4. 血痢不止。《太平圣惠方》说：用白纸三张，裹一匙盐，烧红后研末。分三次用米汤送下。

5. 月经不绝。刘禹锡《传信方》说：月经持续不断，用案纸三十张烧灰，清酒半升调和，一次服下即可止血。冬季时应用温酒调服。

6. 产后血晕。根据上方服用可立即显效。死后一日的，去掉门牙灌下灰药，也可救活。

7. 诸虫入耳。《集玄方》说：用纸将鼻塞住，留下虫子入于耳不塞，闭上口不要说话，等一会儿虫子自可出来。

8. 老人小儿遗尿。《集简方》说：白纸一张铺子席下，等遗尿在纸上后，取出纸晒干烧灰，用酒调服。

青　纸
（见《本草纲目》）

［主治］　李时珍说：治疗精疮（阴部生疮）用唾液将青纸粘贴于患处，数日即可治愈，而且有止痛作用。对病情重、病程久者有良效。因为纸上有青黛，故可以杀虫解毒。

印　纸
（见《本草拾遗》）

［主治］　陈藏器说：可使妇女不孕，将印处剪下烧灰，用水冲服五分六厘，即可有效。

桐油伞纸
（见《本草纲目》）

［主治］　李时珍说：治疗蛀干阴疮。烧灰，放置一夜，敷于患处，使疮面结痂。

［附方］　新近常用处方有一种：

1. 治疗疔疮。《医方捷径》说：用千年石灰（炒）十分，但黑伞纸烧灰一分。每次用一小匙，先入少许姜、蒜或韭菜的碎末儿，再滴入少许香油，搅拌均匀，用开水调服送下。捂盖厚被，大约二小时大汗出。

历　日
（见《本草纲目》）

［集解］　李时珍说：从太昊开始作历日成书。《礼记》：十二月天子将第二年的历日颁布给诸侯。

[主治]　1. 治疗邪疟。《卫生易简方》说：用隔年的全历，端午的午时（十一至十三时）烧灰，做成梧桐子大小的丸药。疟疾发作当日早晨，用无根水，送下五十丸。

锺馗
（见《本草纲目》）

[集解]　李时珍说：《逸史》说：唐高祖时，叫作锺馗的人参加科举考试而没有考中，就撞死在台阶。后来，皇帝梦见有小鬼偷盗玉笛，一个大鬼（破帽蓝袍）捉住小鬼并将其吃掉。就上前问话，大鬼回答说：臣子终南山的进士锺馗，承蒙赐予袍带之葬，发誓铲除天下的不安分之鬼。皇帝就命令吴道子作成画像，在全国广为宣贴。李时珍根据《尔雅》所说：锺馗，是一种菌名。《考工记》注说：终葵，是柄名。菌与椎形相似，椎与菌形相似，所以有相同的名称。平俗画像中神仙拿着一柄打鬼，所以也就叫做锺馗。多事的人因此作锺馗传，说是未考中的进士能吃掉鬼怪，也就流传成故事，而不知道其中的荒谬。

[主治]　李时珍说：可祛邪止疟。

[附方]　新近常用处方有两种：

1. 妇女难产。《杨起简便方》说：将锺馗左脚烧灰，水调服。

2. 鬼疟来去。《圣济录》说：画锺馗的纸烧灰二钱，阿魏、砒霜、丹砂各一皂子大，研末，寒食面和药，作成小豆大小的药丸。每次服一丸，疟发时用冷水送下。正月十五日、五月初五日要吃素以利于调养。

桃　符
（见《药性本草》）

[集解]　李时珍说：汉旧仪说：东海度朔山有大桃树，盘曲覆遮千里。北边有鬼门，有二位神仙守护，叫神荼、郁垒，统领着所有的鬼。因此黄帝将桃木板立于门，画二神以抵挡鬼凶。典术说：桃为西方木，是五木之精，是仙木。味辛气恶，所以能厌伏邪气，制住百鬼现在大门上用桃符辟邪，就是这个道理。

[主治]　甄权说：中精魅鬼怪邪气，煮汁服用。

[发明]　李时珍说：钱乙小儿方中有桃符圆，用于疏散积热治疗结胸病。用巴豆霜、黄檗、大黄各一钱写成一个字，轻粉、硇砂各半钱，研末，加入面粉做成粟米大小的药丸。根据药丸的大小，用桃符汤送下。没有桃符汤就用桃枝煎汤代替。因为桃性通利大肠，又可以制伏邪恶，所以用它送药。

桃 橛
（见《本草拾遗》）

［释名］ 桃杙

李时珍说：橛，读音为厥，即杙。人们多将桃木制成木钉而钉于地上，以镇家宅。三年生的桃木尤其好。许慎说道，羿（上古人名，传说是夏代有熊国的君主）死于桃木棒之打。梧，即杖。所以鬼怪惧怕桃木，现代人用桃梗作为梧橛，用于辟鬼邪。《礼记》说过：官吏吊丧时巫视常用桃茢在前引路，以辟不祥。茢，桃枝做成的扫帚。《博物志》说：桃根做成印章，能召来鬼怪。《甄异传》说：鬼单单惧怕东南之木的桃枝。综观各种说法，桃木能够辟鬼祟痓忤之邪（惊恐所得之病）是有道理的。

［主治］ 陈藏器说：治疗突然心腹痛，鬼痓（传染病），破血、感受邪气，腹胀满，煎煮取汁服用，与桃符有相同的功效。

李时珍说：龋齿牙痛，烧取汁，取少许添于孔中，用蜡封固。

救 月 杖
（见《本草拾遗》）

［集解］ 陈藏器说：在月食的时候，为救月亮所用的敲击器物发出声音所用的木杖。

［主治］ 陈藏器说：治疗月食疮以及月割耳，烧为灰，加油调和外敷。

孙思邈说：是治疗虫咬的最好的药。

拨 火 杖
（见《本草拾遗》）

［释名］ 火槽头（见《本草拾遗》） 火柴头

李时珍说：拨火的杖，燃烧后剩下的柴，是同一道理。

［主治］ 陈藏器说：治疗蝎子蜇伤。将本物横置于井上立即治愈。用拨火杖上烧成炭的部分刮敷刀枪所伤，可止血生肉。随身携带则能辟邪拒鬼。趁着有火苗时，置入水中，可有水银沉出。

李时珍说：可治疗小儿夜间惊吓啼哭。

［附方］ 新近常用处方有一种：

1. 夜间惊吓啼哭。《峋嵝神书》说：用本家厨房烧剩下的火柴头一个，将烧焦的一端削平，在其平面上用朱砂书写上：拨火杖！拨火杖！天上五雷公，差来作神将。捉住夜啼鬼，打杀不要放。急急如律令。写完后不要让人知道，立放在床前脚下，男左女右。

吹 火 筒
（见《本草纲目》）

[主治]　李时珍说：小儿阴部被蚯蚓咬肿，让妇女用筒吹其肿处，可立即消肿。

凿 柄 木
（见《本草拾遗》）

[释名]　千椎草（见《本草纲目》）
[主治]　陈藏器说：治疗难产。取嵌入铁孔中的一段，烧灰为末用酒调服。
孙思邈说：治疗刺扎在肉中，烧灰为末，用酒调服约六分。
[发明]　李时珍说：女科有千椎草散：用凿柄与斧联结处打成卷的部分，烧灰，用水淋汁服用。李魁甫说此法有效，也是取其向下之意。
[附方]　新近常用处方有一种：
1. 反胃吐食。《卫生易简方》说：千槌花一枚烧研末，用酒调服。

铁 椎 柄
（见《本草拾遗》）

[主治]　陈藏器说：治疗痛如鬼打以及有厉鬼缠住人中邪之病。与桃奴、鬼箭等，作成丸药服用。
李时珍说：务成子用此物治疗瘟疫之疾及鬼怪之病，萤火丸中亦用。

铳 楔
（见《本草纲目》）

[主治]　李时珍说：难产，将铳楔烧灰用酒调服。又可以辟邪恶之气。

刀 鞘
（见《本草拾遗》）

[主治]　陈藏器说：患鬼打之病，取二三寸长一段刀鞘，烧而为末，用水服。腰

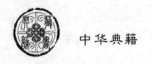

刀的刀鞘更好。

马　　鞭
（见《本草纲目》）

［释名］　马策

李时珍说：此物是在竹柄上编绕皮革作成。所以鞭字从革从便，策字从竹从束，是意会字。

［主治］　李时珍说：治疗因马汗气生疮或马毛刺入人体生疮，肿痛烦热，若邪入于腹则生重病。烧鞭皮为末，作成膏药外敷。又可治疗狐尿刺疮肿痛，取鞭梢二寸，鼠屎十四枚，烧研，作成药膏外敷。

箭笴及镞
（见《本草拾遗》下品）

［释名］　李时珍说：杨雄《方言》山海关以东称作矢，山海关以西称作箭，江淮之间的区域称作镞。刘熙《释名》说：矢又叫做镝。根部叫作足，末端叫作栝，中间部分叫作干，两旁的叫作羽。

［主治］　陈藏器说：妇女产后腹中疼，将此物偷偷地放于所卧之席的下边，不要让病妇知道。

李时珍说：治风水病，刮取箭上的漆涂抹。又可治疗疔疮恶肿，刮箭笴（箭杆）取竹絮做成药炷，灸十四壮。

［附方］　新近常用处方有一种：

《外台秘要》说：治疗妇女难产。用箭杆三寸，弓弦三寸，烧末，酒调服。此方出于崔氏。

《小品方》：治难产。飞生丸用的是旧的箭羽。处方见于禽部鼯鼠之下。

弓 弩 弦
（见《名医别录》）

［释名］　李时珍说：从黄帝开始制作弓（有臂的叫作弩），用木做干，用丝做弦。

［气味］　平，无毒。甄权说：微寒。

［主治］　《名医别录》说：治疗难产，胎盘不下。

李时珍说：治疗鼻衄及口鼻大出血，取折弓弦烧灰，加枯矾等份吹入口鼻中，能立即止血。

[发明]　陶弘景说：难产，取弓弩弦缠于腰部，烧弩牙为灰加入酒中饮发，都是取其发放快速的意思。

李时珍说：弓弩弦催生是取它的快速放射的意思。折弓弦以止血，是取它断绝的意思。《礼》说：生男孩时，用桑弧木、蓬草做成箭向天地四方放射，表示男子所从事的工作。巢元方论胎教：怀孕三个月时，如果想生男孩子，应该操弓箭，乘牡马。孙思邈千金方说：妇女刚开始知道怀孕时，取弓弩弦一支，放在袋子中，带在左臂上，可以将女胎转为男胎。房室经说：凡是知道有孕时，取弓弩弦缚在妇女腰中，满一百天后解下来，可以转女胎为男胎。这是紫宫玉女秘传方。

[附方]　新近使用处方有四种：

1. 胎动上逼。《医林集要》说：弩弦系上带佩带身上，即可使胎动上道停止。
2. 胎滑易小产。《续十全方》说：弓弩弦烧末，用酒调服二钱。
3. 胎盘不下。《千金方》说：水煮弓弩弦，饮汁五合。或者烧灰用酒调服。
4. 耳中有物不出。《太平圣惠方》说：用三寸长的弓弩弦，打散一头，涂好胶，插于耳中，能慢慢地将异物引出。

纺车弦
（见《本草纲目》）

[主治]　李时珍说：治疗坐马痈。

陈藏器说：凡是人逃走时，可取他的头发在纺车上逆转缠绕，其人则迷乱不知所措。

梭头
（见《本草拾遗》）

[主治]　陈藏器说：失音不语，口吃，用梭头刺手心，病人觉痛时即能说出话来。男性刺左手心，女性刺右手心。

连枷关
（见《本草纲目》）

[主治]　李时珍：《千金方》记载，转胞（脐下急痛为主症的小便不通），小便不通，烧灰水服。

楤 担 尖
（见《本草纲目》）

［主治］　孙思邈说：肠痈已经形成，取少量的楤担尖烧灰，用酒调服，就会成孔有脓血流出，即可治愈。

梳　篦
（见《本草拾遗》）

［释名］　栉　李时珍说：刘熙曾解释说过，梳，是其齿能够疏通的意思。篦，是其齿细蜜相排列。栉，其齿连节。由赫连氏首先制作。

［主治］　陈藏器说：虱病，煎煮取汁服用。虱病是活虱入腹中所致疾病，病如瘕瘕。

李时珍说：主治小便淋沥，乳汁不通，霍乱转筋（上吐下泻，失水过多，以致两小腿腓肠肌痉挛，不能伸直）。噎塞。

［附方］　新近常用处方有八种：

1. 吃虱成瘕。《千金方》说：山村人爱吃虱，在腹中生长而为虱瘕。可用破梳、破旧篦各一个，均分成两半。各取一半烧研为末，另一半用水五升，煮取一升，调服，即可排出。

2. 霍乱转筋。《千金方》说：腹痛，用破旧木梳一把烧灰，用酒调服，可以治愈。

3. 噎塞不通。《生生编》说：寡妇的木梳一把烧灰，用煎锁匙的汤调服二钱。

4. 小便淋痛。《救急方》说：多年木梳烧存性。空腹时用凉水送服。男病用女人的梳子，女病用男人的梳子。

5. 头发哽塞于咽喉。《集玄方》说：旧木梳烧灰，用酒调服。

6. 乳汁不通。《儒门事亲》的处方：内服通乳药。外用木梳梳乳房周围，约百余次即可通乳。

7. 疯狗咬伤。《外台秘要》说：旧梳一把削成碎片，加韭根一两切碎，用水二升，煮一升，一次服下。

8. 蜂虿叮螫（虿：蝎子一类有毒的动物）。《救急方》说：油木梳烤热，熨患处。

针 线 袋
（见《本草拾遗》）

［主治］　陈藏器说：痔疮，用二十年的针线袋，取袋口的部分烧灰，水服。另外

也可治疗妇女产后自觉肠中痒不可忍，将此物秘密放于所卧褥下，不要让产妇知道。犯人在监牢经赦放出狱时，就在囚枷上，取线为囚犯缝衣，可使人犯罪后能承领恩赐。

蒲 扇
（见《本草拾遗》）

[释名] 箑

李时珍说：上古时代用羽毛做成扇子，所以字从羽。后人用竹以及纸做成箑，所以字从竹。杨雄在《方言》中道：从山海关往东的人把此物叫做箑，而从山海关往西的人则将它叫做扇。东边的人多用蒲制作，岭南则以蒲葵制作。

[主治] 陈藏器说：破的蒲扇灰加入粉，擦身上汗，尤其是破旧的为好。另外，将此物理入新盖屋柱下四个角落处，蚊子永远不会进入屋内。

李时珍说：烧灰酒服一钱，可以止盗汗，以及妇女血崩，月经淋沥不断。

蒲 席
（见《名医别录》下品）

[释名] 荐

陶弘景说：蒲席只有船家使用它，形状如蒲帆。普通人家所用的席子，都是用营草编织成的。"荐"多是用薄草编成。方家多做柴烧。

苏恭说：席、荐都是人们所卧用的，以得人气者为好，不论是荐，是席。青齐间的人将蒲荐叫作蒲席，也叫做蒲箑（发音为合），将用藳做成的叫作荐。山南、江左机上织者称作席，席下的重而厚的称作荐。

李时珍说：席、荐都是用蒲有及稻藁作成有精、粗的区别。吴人将龙须草编织成的叫作席。

[主治]《名医别录》说：破蒲席，味平，可以治疗筋溢恶疮。

甄权说：单用能够破血。从高处坠下而损伤，淤血在腹，刺痛，取用经久卧睡过的烧灰，用酒调服二钱。或者以蒲黄、当归、大黄、赤芍药、朴硝，煎汤调服，淤血自可排除。

编荐索

陈藏器说：烧研，酒服二指撮的治疗霍乱转筋入腹。

寡妇荐

陈藏器说：治疗小儿吐利霍乱，取十四根煎煮取汁服用。

［附方］　古代用方有三种，新近常用处方有三种：

1. 霍乱转筋。《太平圣惠方》说：病重垂死者，取破薄席一把，切碎，用浆水一杯煎煮，温服。

2. 小便不利。《金匮要略》说：蒲席灰七分，滑石三分，做成散剂。每次服用约一钱，每日三次。

3. 妇女血崩。《胜金方》说：用破旧蒲席烧灰，用酒调服二钱。

4. 五色丹游（丹毒）。《千金翼方》说：本病往往危及生命。蒲席烧灰，加入鸡子白，外敷患处，有良效。

5. 痈疽久不收口。《千金方》说：破薄席烧灰，于腊月加入猪油调和，涂于口。

6. 夜卧遗尿。《千金方》说：取病人的荐草烧灰，水服，能很快治愈。

簟
（见《本草纲目》）

［释名］　籧篨　符篼　笋席

李时珍说：簟能够铺展开，所以字意从竹、覃。覃，延长的意思。

［主治］　李时珍说：治疗蜘蛛尿、蠼螋尿疮，取用旧的簟烧灰外敷。

［附方］　新近常用处方有一种：

1. 小儿初生呕吐不止。《外台秘要》说：用本物少许，加放人乳二合，盐二粟左右，煎至沸开，再加入牛黄约一个粟子大小，服用。这是刘五娘的方子。

帘箔
（见宋《嘉祐本草》）

［释名］　李时珍说：其形状方正而且较薄，所以叫簾，叫薄，用竹皮以及苇芒编成。其帛幕叫做幨。

陈藏器说：现在东方人多用芒草编织箔，入药用者以陈旧的为好。

附　败芒箔

［主治］　陈藏器说：无毒。主治产妇血满腹胀痛，血渴，恶露不尽，经闭，能够下恶血，止好血，去鬼气疰痛癥结，用酒煎煮后服用。也可以烧末，用酒调服。

附　箔经绳

［主治］　李时珍引《千金方》说：痈疽有脓不溃，烧研，加入猪脂调和，外敷于痈疽周围，即可破溃，不需要用针灸。

附 厕屋户帘

[主治] 李时珍引《外台秘要》说：小儿霍乱，烧灰，服用一钱。

漆 器
（见《本草纲目》）

[主治] 李时珍说：治疗产后血晕，将此物烟熏病人，即可苏醒。又可以杀各种虫。

[附方] 新近常用处方有三种：

1，血崩不止。《集简方》说：取漆器灰、棕、灰各一钱，用柏叶煎汤送服。

2.白秃头疮。《救急方》说：破的朱红漆器，剥取漆朱烧灰，用油调和外敷。

3.蝎尖毒早螫伤。《古今录验方》说：将漆木碗扣放于被螫处，非常有效。

研朱石槌
（见《本草拾遗》）

[主治] 陈藏器说：治疗妒乳。将本物煮热熨于乳房，用两只石槌交换使用，数十遍，热力通透整个乳房即可治愈。

灯 盏
（见《本草纲目》）

[释名] 缸

[主治] 李时珍引《韵府》说：元宵节盗取富贵人家的灯盏，置于床下，则能有子。

灯 盏 油
（见《本草纲目》）

[释名] 灯窝油

[气味] 辛，苦，有毒。

[主治] 李时珍说：一切急病，中风、喉痹、痰厥，用鹅翎洒到喉间，呕吐后即可显效。又可以外敷，治疗一切恶疮疥癣。

［附方］ 新近常用处方有两种：

1. 乳痈。《集玄方》说：将芝麻炒焦捣烂，用灯盏油脚调敷，可使痈很快散开。

2. 走马喉痹。《诗经》说：急喉肿痹最令人担忧，急取灯盏内的油服用，病情严重者也不过只需服用三、五口，这个方子原本是名医所留。

车　脂
（见宋《开宝本草》）

［校正］ 并入"缸中膏"条。

［释名］ 车毂脂（见《本草纲目》）　轴脂（见《本草纲目》）　辖脂（见《本草纲目》　缸膏　发音为公。）

李时珍说：毂，即是轴。辖，即是缸。就是裹轴头的铁上，多多涂油，则滑而不涩。《史记》"齐人嘲淳于髡为炙毂輠"就是这个意思，现在叫作油滑。

［气味］ 辛，无毒。

［主治］ 《开宝本草》说：卒然心痛，中邪恶之气，用热酒冲服本物。中风发狂，取鸡蛋大小的膏脂，用热醋搅拌溶化后服用。又可以治疗妇女妒乳、乳痈，取本物熬热后外敷，同时可和入热酒中服用。

陈藏器说：可以去邪气，用温酒将本物熔化后趁热服用。

李时珍说：治疗霍乱、中蛊毒、妊娠各种腹痛，有催生、定惊、除疟，消肿毒治诸疮的作用。

［附方］ 古代处方有八种，新近使用处方有九种：

1. 中恶蛊毒（毒虫叮咬）。《千金方》说：车缸脂如鸡蛋大，用酒化服。

2. 蛤蟆蛊病。《太平圣惠方》说：以及蝌蚪毒，心腹胀痛，口干欲饮，不能饮食，胸闷喘急。用车辖脂半升，慢慢服下，其虫即可排出。

3. 霍乱转筋。《千金方》说：入腹痛，用车毂中脂涂于脚心。

4. 治少小腹胀满。《千金方》说：车中脂加入车轮下的土，做成弹丸，吞下即刻治愈。

5. 妊妇腹痛。《千金方》说：烧车缸脂末，加入酒中，慢慢饮用。

6. 治疗妊娠妇女的热病。《千金方》说：车辖脂用酒慢慢送服，大有良效。

7. 妇女难产。《千金方》说：三日未能生出者，取车轴脂吞服大豆大小两丸。

8. 治疗胎位不正。《开宝本草》说：车缸膏画小儿的脚底，即可转胎。

9. 产后子宫脱垂。《子母秘录》说：烧车缸头脂，入于酒中服用。

10. 小儿惊啼。《千金方》说：车轴脂小豆大小，放于口中及脐中即可止哭。

11. 小儿脐带创口不合。《外台秘要》说：车辖脂烧灰，外敷。

12. 疟疾不止。《太平圣惠方》说：不论病程长短，用车轴污垢，水洗，加入面粉，捏成丸弹子大小，作烧饼。于未发时食一块，发作时再食一块。

13. 瘭疽（体表的一种急性化脓性感染，随处可生，尤多见于指端腹血）已溃。《外台秘要》说：车缸脂加入屋梁上尘土，外敷。

14.《千金方》说：炙疮不愈。车缸脂外涂，效好。

15. 聤耳脓血。《外台秘要》说：用棉花裹上车辖脂塞耳中。

16. 诸虫入耳。《梅师方》说：车缸脂涂于耳孔中，早自出。

17. 针刺入肉。《集玄方》说：将车脂摊于纸上如钱币大小，贴于患处。二日更换一次，三五次针刺即可出。

败船茹（读音为如）
（见《名医别录》下品）

[集解] 陶弘景说：此物是用大艑艚（大船、小船）上刮下的竹茹，竹茹是用来补漏船而用的。 李时珍说：古代人使用竹茹，现代人则是用麻筋加入油石灰而补漏船的。

[主治] 《名医别录》说：性平，治疗妇女崩漏，吐血，血痢不止。

苏颂说：治疗刀枪所伤，刮取败船茹灰外敷，作用与牛胆石灰相同。

[附方] 古代处方有一种，新近使用处方有两种：

1. 妇女遗尿。《千金方》说：船上刮取的旧的竹茹为末，用酒冲服三钱。

2. 月经淋漓不尽。《千金方》说：取船茹一斤净洗，河水四升半，煮二升半，分两次服下。

3. 妇女尿血。《千金方》说：处方同上。

故 木 砧
（见《本草拾遗》）

[释名] 百味（见《本草拾遗》） 椆几

几上屑

[主治] 陈藏器说：治嘴边生疮，烧末外敷。

砧上垢

[主治] 陈藏器说：治疗突然心腹作痛。以及病后的食复、劳复，取来看病的病人脚下土一钱左右（男左女右），加入污垢或鼠头一只（或鼠屎二十一粒）煮服，有神效。

李时珍说：干霍乱，不吐不泻，烦胀欲死，或转筋入腹，取屠儿几垢约鸡蛋大小，用温酒调服，得吐即可治愈。又可治疗唇疮、耳疮、虫牙。

　　［附方］　　新近使用处方有两种：

1. 唇紧疮裂。《千金方》说：屠儿垢烧存性，外敷。

2. 小儿耳疮。《千金方》说：屠儿上垢，外敷。

枸（读音为妁）
（见《本草拾遗》）

　　［释名］　　李时珍说：木制的称作枸，瓠做成的称作瓢。枸就是勺，瓢就是漂的意思。

　　［主治］　　陈藏器说：人身上结筋（肌肉痉挛），用枸捶打三下，即可散结。

瓠　瓢

见于菜部。

筯
（见《本草拾遗》）

　　［释名］　　箸

李时珍说：古代的箸用竹做成，所以字意从竹，现代人也有用各种木材以及象牙字做成。

　　［主治］　　陈藏器说：嘴上、咽部、口腔生疮，取筯头烧灰外敷。另外，若被疯狗咬伤，乞取百家筯，煎汁服用。

李时珍说：咽喉痹塞，取漆筯烧烟，含吸烟气入腹，发咳即可使痹塞疏通。

甑
（见《唐本草》）

　　［校正］　　并入于《本草拾遗》的瓦甑、故甑之下。

　　［集解］　　李时珍说：从黄帝开始做甑、釜。北方人用瓦甑，南方人用木甑，东方人用竹甑。法术家曾说：凡是甑鸣、釜鸣时，不要惊恐，只要男作女拜，女作男拜，即可鸣止，也无坏事发生。《感应类从志》说：在瓦甑上刻书"契"字投出去，枭（一种鸟）鸣自可停止。注文中说：取旧甑，在甑上写"契"字放在墙上，有枭鸣时投出，枭鸣自止。

附　瓦甑

[主治]　陈藏器说：多梦不醒，取瓦甑放在人的面部，突然打碎，即可使之醒来。

附　甑垢

[主治]　李时珍说：（别名也叫阴胶）舌生疮，刮取甑垢外敷。

[发明]　李时珍说：雷氏《炮炙论》中曾记载要想知道疮所在之处，口中可点上阴胶。注解为：取甑中气垢少量点于口中，即可以知道是哪个脏腑所病，病邪一直到哪个患处，若知病痛所在，就可以医治了。

附　甑带

[气味]　辛，便，温，无毒淋。

[主治]　苏恭说：煮汁服，可以消除腹胀痛，脱肛，反胃，小便失禁，小例不通以及洒沥不尽，中恶气而成尸注。将甑带烧灰，愈合金疮，可以止血、止痛，排出残留体内的刀刃。

李时珍说：可治疗大小便不通，疟疾，妇女带下，小儿脐疮，重舌（舌下静脉郁血而肿胀，如多生一小舌，或与舌体连贯成花状，伴有头颈痛、发热等，日久可溃烂）夜间啼哭，白癜风。

[发明]　马志说：江南是用蒲草制作甑带，取长久使用破旧的入药。道理是因陈旧被气熏蒸，所以可以散气。

[附方]　古代处方有五种，新近使用处方有六种：

1. 小便不通。《太平圣惠方》说：用水四升，洗甑带取汁，煮葵子二升半，分三次服。

2. 大小便不通。《千金方》说：甑带煮汁，加入蒲黄约一匙，每日服三次。

3. 五色带下。《千金方》说：甑带煮汁，温服一杯，每日两次。

4. 小儿下血。《外台秘要》说：甑带烧灰涂于母亲乳头上，随吮吸乳汁而吞下。

5. 小儿夜间啼哭。《子母秘录》说：将甑带悬挂于门上，即可止哭。

6. 小儿重舌。《太平圣惠方》说：甑带烧灰，敷于舌下。

7. 小儿鹅口疮。《太平圣惠方》说：处方同上。

8. 小儿脐疮。《子母秘录》说：甑带烧灰敷于肚脐部。

9. 五色丹毒。《卫生易简方》说：甑带烧灰，用鸡蛋清调和，涂于患处。

10. 沙芒眯目。《外台秘要》说：甑带烧灰，水服。

11. 草石梗塞于咽喉不出。《外台秘要》说：处方同上。

附 故甑蔽
(见《本草拾遗》)

[主治] 陈藏器说：无毒，主治石淋，烧研为末，水服四十分之一合。又可治疗盗汗。

李时珍说：烧灰，水服四十分之一合，治疗喉闭咽痛及食复。可下死胎。

[发明] 李时珍说：甑蔽可以通气，从道理上讲其疗效比甑带要好。雷氏《炮炙论·序》中曾说："弊篛淡卤。"注解说：经常使用旧甑中的篛能除盐味。这是因为事物间的互相影响之故。

[附方] 新近使用处方有两种：

1. 胎死腹中。《千金方》说：以及胞衣不下。取炊蔽，在门前烧灰，水冲服即可使死胎及胞衣排出。

2. 骨疽出骨。《千金方》说：骨疽治愈后又复发，骨从创口露出，应该在疮口施灸法。取乌雌鸡一只，去肉取骨，烧成灰，求得三家的甑蔽、三家的砧木（刮屑）各一两，都要烧而存性，三者调和后敷于疮口，碎骨即可全部排出而治愈。

锅 盖
(见《本草纲目》)

[主治] 李时珍说：治疗牙疳（口腔溃疡）、阴疳（外阴溃疡），取黑垢，与鸡内金烧灰、蚕茧灰、枯矾等份为末，米泔水（淘洗食米的水）清洗患处后多次外敷。

饭箩
(见《本草拾遗》)

[释名] 筐

陈藏器说：用竹子做成，南方人称之为筐

[主治] 陈藏器说：治疗流行病后的食复、劳复，烧饭箩为灰，取三分药末用水冲服。

蒸笼
(见《本草纲目》)

[主治] 李时珍引《太平圣惠方》记载：取多年的旧竹片，与弊帚扎上缚草，旧

鞋底系，加上蛇蜕皮，烧灰外敷治白癜风。

炊 单 布
（见《本草纲目》）

[主治]　李时珍说：坠马，以及一切筋骨损伤，张仲景的方中用之。

[发明]　李时珍说：根据王璆《百一选方》所说，某人因为开甑，热气蒸面，因此眼睑浮肿难以睁眼。一位医生取用较旧的炊布烧灰存性研末，随敷随效。因为此物受汤上之气多多熏蒸，所以用此物能够引出汤毒。比之盐水取咸味一样，都是以类相感之意。

故 炊 帚
见《本草拾遗》

陈藏器说，若人面部生有白色斑点，可在月食的那天夜里，以产生故饮帚和药烧灰以醋染患部。

弊 帚
（见《本草纲目》）

[释名]　彗

李时珍说：许慎《说文解字》曾说：帚的字意从手持巾，是用来做扫除的。用竹子做成的帚称作彗。凡是竹枝、荆茗、黍秫、茭蒲、芒草、落帚之类，都可以做成帚。

[主治]　李时珍说：治疗白癜风，将此物烧灰入药

[附方]　新近使用处方有两种：

1. 白癜风。《古今验录》说：弊帚、履底、甑带、脯腊、蝉颈、蛇皮等份，在月食时合烧成灰末，用酒调服三分，每日三次。再用醇醋调和外敷。禁忌食用发风物。这是徐王（北齐西阳郡王徐之才）的处方。

2. 身面部生疣。《太平圣惠方》说：于每月望日的子时，用秃帚扫疣上，二十遍。

簸箕舌
（见《本草纲目》）

[释名]　李时珍说：是簸扬粮食用的器具。南方人用竹制成，北方人用杞柳制成。

[主治]　李时珍引《千金方》、《太平圣惠方》记载：治疗重舌流涎，将此物烧研，用酒调服一钱。又可治疗月经淋沥不断

[附方]　新近使用处方有一种：

1. 催生。《集玄方》说：簸箕淋水一杯，分数口饮下。

竹　篮
（见《本草拾遗》）

[释名]　陈藏器说；指的是一种竹器

[主治]　陈藏器说：取竹篮的提手部分烧灰，外敷，治疗疯狗咬伤之疮。

鱼　笱
（见《本草纲目》）

[释名]　李时珍说：徐坚等人所撰写的《初学记》曾说，捕鱼用的器具叫做笱（读音为苟），叫做籫（读音为留），叫做罜（读音为孤），叫做筌（读音为罩），叫做罺（读音为抄）

[主治]　李时珍引《肘后方》均记载用旧笱须治疗鱼骨鲠于喉中，取此物烧灰，用米粥送服三分药末。

鱼　网
（见《本草拾遗》）

[释名]　罟

李时珍说：《易经》说，疱牺氏这个人结绳而制成网罟，用于打猎，用于捕鱼，大致是取之于"离"卦意思吧。

[主治]　陈藏器说：鱼骨梗塞时，用渔网束覆于颈项部，或者煮汁服用，自可使鱼骨通下。

李时珍说：也可以烧灰，用水冲服，或用乳香汤送服。病情严重者，可连进三服。

草麻绳索
（见《本草纲目》）

[释名]　李时珍说：细小的称作索，粗大的称作绳。

[主治]　李时珍说：大腹水病，取三十条去皮，研末加水成三合，旦服（空腹

服：早晨未进食前服药），至日中（中午十一时至一时）则会吐、泄水汁。若腹中水未排尽，三日后再服一次倘若不尽，再服一次。治愈后，禁多饮水，忌咸物。

[附方]　新近使用处方有两种：

1. 瘟疫传染。《肘后方》说：用绳度量居室的墙壁长度，屈绳打结，即不会被传染。

2. 消渴烦躁。《太平圣惠方》说：讨取七家的井索，取近于瓶口打结的部分，烧灰，用新打上来的井水冲服二钱，不过三、五服即可见效。

马 绊 绳
（见《本草纲目》）

[主治]　苏恭说：煎水外洗治疗小儿癫痫病。

李时珍说，烧灰，外擦治疗鼻中生疮。

缚 猪 绳
（见《本草纲目》）

[主治]　陈藏器说：治疗小儿惊啼，发作不定期，用腊月使用过的缚猪绳烧灰，用水冲服少许。

牛鼻拳（拳音为卷）
（见《本草纲目》）

[释名]　李时珍说：牛鼻拳即是指穿牛鼻用的绳木。

[主治]　《名医别录》说：木拳，主治小儿癫痫。革拳，烧面研末，外敷治疗小儿鼻下生疮。

李时珍说；革拳灰，吹敷治疗喉风（症状为咽喉部突然肿痛，呼吸困难，吞咽不适，并伴有痰涎壅盛，牙关拘急，神志不清等症）有效。木拳，煮汁服用或烧灰用酒调服，治疗消渴病。

[附方]　新近使用处方有两种：

1. 消渴多饮。《普济方》说：牛鼻木二个（男病用牝牛，女病用牡牛，洗净后挫末），人参、甘草各半两，大白梅十个，水四碗，煎成三碗，趁热时服用甚为有效。

2. 冬月皲裂。《救急方》说：牛鼻绳末，加入五倍子末，放在薄纸上外贴患处。

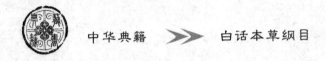
厕　筹
（见《本草拾遗》）

[主治]　陈藏器说：治疗难产以及霍乱身冷转筋，于床上烧此物，取其热气熏蒸于上。也可治疗中恶邪气。此物最不值钱，但其功效却很好。

[附方]　新近使用处方有两种：

1. 治疗小儿惊窜。《王氏小儿方》：两眼看地不能上翻者，皂角烧灰，取童尿浸泡刮取屎柴竹用火烘干研木，贴在小儿囟门，即可苏醒。

2. 治疗儿齿迟。《太平圣惠方》说：于正旦之时（中午时分），取尿坑中竹木刮末涂于牙龈，即可出牙。

尿　桶
（见《本草纲目》）

附　旧板

[主治]　李时珍说：《如宜方》记载，治疗霍乱吐泻，煎汁服用。尤其在山村较为适用。

附　旧箍

[主治]　李时珍说：脚趾缝搔痒，或疮有窍口，出血不止，烧灰外敷患处。以年久者为好。

第三十九卷 《本草纲目》虫部

　　李时珍说：虫是微小的生物，它的种类繁多，所以文字从三虫会意而来。根据《考工记》记载：虫有龟类（外骨）、鳖类（内骨）、有后退而行的，有横行的蟹类，有相随而行的鱼类，有屈曲而行的蛇类。把用颈鸣叫、用嘴鸣叫、用两侧鸣叫、用翅膀鸣叫、用肚腹鸣叫、用胸鸣叫的动物，归属于小虫一类。这些虫类虽然微细，不能和麟、凤、龟、龙归属为一类，但它们仍然有鸟类、兽类、鱼类、甲壳类、无羽毛蝉类的外形特征。有胎生、卵生、因风而生因湿而生，因变化而生的不同，扰动人类，各自具有其性质。记录它们的功效，使其药性显明，所以圣人辨别虫类。何况能供给人们服食的蝉、蜂、蚁、蚳，被《礼记》著录。能作为药物使用的蜈蚣、蚕、蟾酥、蝎，被古方书载录。《礼记·周官》中有庶氏除蛊毒，剪氏除囊早，蝈氏除暇蟆，赤友氏除墙壁狸虫（蠼螋一类），壶涿氏除水虫（狐蜮一类）。所以圣人对微小兽鸟的虫类，没有不极仔细谨慎地辨别，区分其不同的功用。学习的人不探究事物道理，怎能鉴别它的好坏呢？在这种情况下，收集有治疗作用，有毒性的虫类，作为虫部，共一百零六种，分为三类，即由卵而生，由变化而生和由湿化生。

　　旧本草鱼部上中下三类，共二百三十六种，现在把鳞、介二部，并入六种，移入禽兽、服器部八种，有名而未作为药用的六种，从木部移入两种。

　　《神农本草经》二十九种　梁·陶弘景注

　　《名医别录》十七种　梁·陶弘景注

　　《唐本草》一种　唐·苏恭

　　《本草拾遗》二十四种　唐·陈藏器

　　《海药本草》一种　唐·李珣

　　《开宝本草》两种　宋·马志

　　《图经本草》两种　宋·苏颂

　　《日华本草》一种　宋人·大明

　　《证类本草》两种　宋·唐慎微

　　《本草会编》一种　明·汪机

　　《本草纲目》二十之种　明·李时珍

　　［附注］

魏·李当之《药录》　《吴普本草》

宋·雷敩《炮炙论》　齐·徐之才《药对》

唐·甄权《药性本草》　唐·孙思邈《千金方》

唐·杨损之《删繁本草》　孟诜《食疗本草》

南唐·陈士良《食性本草》

蜀·韩保昇《蜀本草》

宋·掌禹锡《嘉祐补注本草》

宋·寇宗奭《本草衍义》

金·张元素《珍珠囊》

元·李杲《用药法像》　王好古《汤液本草》　朱震亨《本草衍义补遗》　吴瑞《日用本草》

明·汪颖《食物本草》

虫之一
（卵生类上部二十三种）

蜂蜜《神农本草经》　附灵雀

蜜蜡《神农本草经》

蜜蜂《神农本草经》

土蜂《名医别录》

大黄蜂《名医别录》

露蜂房《神农本草经》

竹蜂《本草拾遗》

赤翅蜂《本草拾遗》

独脚蜂《本草拾遗》

蠮螉（即果蠃）《神农本草经》　附雄黄虫

虫白蜡《本草会编》

紫铆《唐本草》（即紫梗）

五倍子（即百药煎）《开宝本草》

螳螂、桑螵蛸（《神农本草经》）

雀瓮（即天浆子）《神农本草经》

蚕《神农本草经》

原蚕（即晚蚕）《名医别录》

石蚕《神农本草经》　附云师、雨虎

九香虫《本草纲目》

海蚕《药海本草》

雪蚕《本草纲目》

枸杞虫《本草拾遗》

茯香虫《本草纲目》

以上药的后附方有：古方七十种，新近收入二百零六种。

蜂　蜜
（见《神农本草经》上品）

[释名]　蜂糖（俗名）生在岩石上的叫石密（见《神农本草经》）石饴（同上）岩蜜。

李时珍说：蜂蜜是密集而成，所以叫密。《神农本草经》本来叫石蜜，是因为生长在岩石上的质量较佳的缘故，但后世医家反而引起怀疑，现在把题目直接叫蜂蜜，以纠正其错误的名字。

[正误]　苏恭说：上等蜂蜜产于氐地（今西北一带）、羌中（今青海、甘肃一带）最好，现在关中（今陕西渭河流域一带）白蜜，味甘鲜美回味无穷，各个方面都胜过产于江南的蜂蜜。陶弘景没有见过关中白蜜，所以将江南蜂蜜当作最好的。现在有人用水牛奶煎煮砂糖做成的蜂蜜，也叫石蜜，这里所说的蜜是由蜜蜂酿成，应该去掉石字。

寇宗奭说：《嘉祐本草》中石蜜有两种：一种是见于虫鱼部，另外一种出自果部。乳糖既然叫石蜜，那么虫部的石蜜，就不应当叫石蜜。石字是白字之误，所以现在的人仍然叫白砂蜜。因为新鲜的蜂蜜色黄清稀，陈蜜色白黏稠起沙。

陈藏器说：出于南方峻岭岩石的岩蜜，作为药品质量最好，石蜜之石应改为岩字。苏恭是荆襄（今湖北省襄阳市一带）人，那里没有崖石峻岭，所以不知道哪里的石蜜质量最好。

李时珍说：按《名医别录》所说：石蜜生于山石之中，色白如膏是最佳，那么蜜取自山石之中的蜜质量最好。苏恭没有考究山石之字，只因乳糖同名而想去掉石字，寇宗奭不知真蜜色白起沙而假蜜色黄质稀，从时间新久立论，二者都是错误的，大凡要考察蜜的优劣，用烧红的火筷插入蜜中，拿出后冒气的是真蜜，起烟的是假蜜。

[集解]　《名医别录》中记载：石蜜出于武都（今甘肃省武都县一带）、河源（今广东省河源县一带）山谷及其山石之中。色白如膏的质量最好。

陶弘景说：石蜜就是岩蜜，生长在高山岩石之间，色青而赤，味稍酸（酸），进食则心烦，蜜蜂色黑如虻。又木蜜生长在枝树上，色青而白。土蜜生长在土中，色也是青而白，味酸（酸）。生长在房屋及空树上的蜜，质地浓厚，味道鲜美。现在出自长安（今陕西省长安县一带）檀树崖石的多是土蜜，据说质量最好。出自东阳（今浙江省东阳县一带）、临海（今浙江省临海县一带）等地，以及江南向西的多是木蜜。出于潜、怀安（今安徽省安庆市一带）等县多是崖蜜，也有生长于树木皮人工饲养的蜂蜜。各种蜂蜜大多混有杂质并且煎煮过，不可入药。必须亲自采取，才无劣品。大凡蜜蜂产蜜，都必须用人小便酿在各种花朵才能成熟，好像制作饴糖必须有糖曲。

陈藏器说：一般的蜂蜜，有出自树木之中，也有出自土中，北方地燥，多土地中，南方地湿，多在树中。各随土地所宜，但蜜是一样的。岩蜜是另一种蜜蜂，正如陶弘景所说出自南方岩石峻岭、或悬在房屋岩石之上，或出于土窟之中，人不能直接去采取，只能用长杆刺使蜜蜂外出，再用器皿承接，多者可达三四石，味酸色绿，入药胜于其他蜂蜜。张华《博物志》说：南方诸山，幽静偏僻的地方多产蜜蜡，蜜蜡所处的地方，都是悬崖峭壁，不是攀缘所能到达，只有在山顶上用绳上把竹篮放下去，才能采取。蜜蜂飞走，余蜡留在岩石上，雀一类的鸟，成群地啄取余蜡，这种鸟叫灵雀。到春季，蜜蜂又飞回余处，一切发旧，人们保护蜂蜜生存之处，蜂蜜所居之处叫蜜塞，这种蜜就是石蜜。

苏颂说；食蜜也有两种：一是在山木树木上作蜂房，一是在房屋中作案槛收集饲养。这两种蜜都浓厚味美。近代宣州（今安徽省宣城县一带）有黄连蜜，色黄、味稍苦，主治目热。雍、洛间（今陕西河南省一带）有梨花蜜，色白如脂，亳州（今安徽省亳县一带）太清宫有桧花蜜，色梢赤，柘城县（今河南省柘城县一带）有何首乌蜜，颜色更赤，蜜蜂采花制蜜，其蜜之性各随花性的温凉而改变。

寇宗奭说：山蜜多在岩石、树木之上，有的经过一二年采集，气味醇厚，人工收养的蜂蜜，一年取二次蜜，气味淡薄，所以不及石蜜，而且贮藏时间过久则容易变酸。

李时珍说：陈藏器所说的灵雀，是小鸟一类，又叫蜜母，黑色，每年一月到岩石上寻求居处，群蜂随之而来，南方大部都有这种现象。

[修治]　雷敩说：凡炼蜜一斤，一般能得到十二两半的蜂蜜。如果火大或火小，炼出来的蜜都不能作为药用。

李时珍说；凡炼沙蜜，每斤蜜加水四两，在银石器皿内修治，用桑柴为火慢炼，去掉浮在蜂蜜上的泡沫，熬至滴水成珠不散，方可作为药用。另外一种炼蜜方法，用器皿装好蜂蜜，放入沸水中煮一天，待蜂蜜滴水不散，作为药用也可，服用后不易上火伤阴。

[气味]　甘，平，无毒。

《名医别录》说：蜂蜜微温。

汪颖说：各种蜜的气味，应当以花的气味为主。冬夏所取之蜜，质量最好，秋天之蜜次之，春天所取之蜜容易变酸。福建、广乐所产的蜂蜜性极热，因为南方霜雪较少，各种花卉性多温热。四川的蜂蜜性偏温，西北蜂蜜则性寒凉。

刘元素说：蜜是由蜂的酿，蜂性寒而蜜性温，此乃同一种物质而性味不同。

李时珍说：蜂蜜生时性凉，炼熟后性温，不冷不燥，得中和之气，所以十二脏腑的疾病，没有不适宜的。但过多进食蜂蜜则生湿热虫病，小儿尤其应戒食。王充《论衡》说：蜜蜂禀太阳火气而生，故蜂毒在尾部。蜜为蜂液，进食过多则令人中毒，不可不知，如炼过之蜜则无毒性。

寇宗奭说：蜜虽无毒，多食则会导致各种风病。

朱震亨说：蜜喜入脾经，西北之地山高气候干燥，所以进食对人有益；东南之地地势低卑，气候潮湿，进食过多则损伤脾胃。

孙思邈说：七月期间不要吃生蜜，进食则使下突然下利，霍乱。青赤味酸的蜂蜜，食后令人心烦，蜂蜜不要与生葱、苣同时吃。进食蜂蜜后，不可吃腌制的鱼，否则就会突然死亡。

[主治] 《神农本草经》说：心腹邪气，诸惊病痓，安五脏诸不足，益气补中，止痛解毒，除众病，和百药。久服，强志轻身，不饥不老，延年神仙。

《名医别录》说：养脾气，除心烦，饮食不下，止肠澼、肌中疼痛，口疮、明耳目。

陈藏器说：牙齿疳虫、口疮，目肤赤障，杀虫。

甄权说：治卒心痛及赤白痢关，用水作蜜浆，即服一碗则病愈。或用姜汁和蜜各一合，水和后立即服下。常服，面如红花。

孟诜说：治心腹血刺痛，以及赤白痢，蜂蜜同生地黄汁各一匙，服后则病愈。

寇宗奭说：蜂蜜同薤白捣后，涂水火烫伤，涂后疼痛就会立即停止。《肘后备急方》：用白蜜涂在水火烫伤患处，再用竹膜贴好，一日三次。

李时珍说：和营卫、润脏腑，通三焦，调脾胃。

[发明] 陶弘景说：石蜜，道家作丸药，没有不用石蜜作辅剂。仙方亦单炼蜂蜜服之，说可以长生不老。

李时珍说：蜜蜂采集无毒之花粉，酿以小便而成蜂蜜。所谓臭腐生神奇，其作为药物有五种作用：清热，补中，解毒，润燥，止痛便是，蜂蜜生则性凉，所以能清热，熟则性温，所以能补中。味甘和平，所以能解毒。性柔润泽，所以能润燥。缓可去急，所以能止心腹、肌肉、疮疡的疼痛。和可以致中，所以能调和百药，而与甘草有同样的作用。张仲景治阳明燥热内结，大便不通，用蜜煎导法，实在是千古神方。

孟诜说：只要病人自觉有发热，四肢不和，可服蜜浆一碗，效果很好。另外，用蜜点眼睛，以家养白蜜最好，木蜜次之，崖蜜更次。蜂蜜与姜汁熬炼，治疗麻风病非常有效。

[附方] 古方十四首，新近收录六首。

1. 大便不通。张仲景《伤寒论》说：阳明病，病人出现自汗出，小便反而畅利，大便硬，这是津液内竭所致，可用蜜煎外导治疗。蜜煎导制法：用蜜二合，装入铜器中用微火煎熬，待蜜凝如饴糖状时，方可做成蜜丸外导，此时乘热捻成挺状，使头尖锐，大小如指头，长半寸左右，待蜜冷后就会变硬。将蜜煎作丸纳入肛门，片刻大便就会通畅。另外一种治法，在上方中加皂角刺、细辛（研成细末）少许，作用更快。

2. 噫气不能进食。《广利方》：用崖蜜含在口中，慢慢吞下。

3. 产后口渴。据《产书》记载，用炼过蜂蜜，不论多少，用开水调服，口渴就会痊愈。

4. 难产横生。《海上仙方》：蜂蜜、真麻油各半碗，煎至半碗时服下，就会立即生产。

5. 天行疱疮。《肘后备急方》：去年流行斑疮，开始表现在头面，不久染及全身，其状像火疮一样，疮疡之处均渗出白浆，此起彼伏，如不及时治疗，几天后就要死亡。治愈后疮疡之处留下瘢痕、颜色黯黑，一年之后才会消失，这是恶毒之气所致的疾病。人们常说：建武（公元304年）年间，官兵在南阳（今河南省南阳市一带）抗击外来侵略时所得，所以叫疱疮。医生们详细观察治疗，用上等蜂蜜摩在在疮疡面上，并用蜂蜜煎升麻，经常搽患处。

6. 痘疹作痒。《全幼心鉴》：痘疮作痒难忍，搔抓成疮疡及水疮，欲落不落。可用百花膏：用上等石蜜，不拘多少，用开水调和，经常羽毛刷患处，则疮疡易落，并且没有瘢痕。

7. 隐疹瘙痒。《太平圣惠方》：白蜜不拘多少，用好酒调用，有效。

8. 五色丹毒。《肘后备急方》：用蜂蜜和干姜末调后外敷。

9. 口中生疮。《药性论》：用蜂蜜浸大青叶含在口中。

10. 阴头生疮。《外台秘要》：用蜜煎甘草外涂。就会痊愈。

11. 肛门生疮。《梅师集验方》：肛门是肺所主的部位，肺热则肛塞肿痛生疮。用白蜜一升，猪胆汁一枚混合后，用微火煎至可作丸时，做成三寸长的挺状，涂上油后，纳入肛门，平卧后自觉肛门坠重，片刻肛门就会通畅。

12. 热油烧痛。《梅师集验方》：用白蜜外涂。

13. 疔肿恶毒。《济急仙方》：用生蜜与隔年葱研成膏状，先刺破疔肿，然后外涂。如果人行走五里路左右，疔毒就会外透，再用热醋汤外洗。

14. 大风癞疮。《食疗方》：取白蜜一斤，生姜二斤捣后取汁，先秤铜铛的重量，把姜汁倒入蜜中融化，再秤其重量，便知药物重量。把蜜加入铜铛中，用微火煎至姜汁全部耗尽，此时秤像蜜的重量同前，那么药就煎好了。患三十年之久的麻风病，每天早晨服红枣大小丸药一个，一天服三次，用温酒送下，忌生冷醋滑臭物。此药功用很多，不能一一叙述。

15. 面上黯点。《孙真人食忌》：取白蜜和茯苓末外涂，七天便愈。

16. 目生珠管。《肘后备急方》：用生蜜涂目，仰卧半日，方可洗掉，每天一次。

17. 误吞铜钱。《肘后备急方》：炼蜜服二升，铜线可从在便解出。

18. 诸鱼骨鲠。《肘后备急方》：用上等蜂蜜慢慢服下，可便鱼骨咽下。

19. 拨白生黑。《梅师集验方》：治少年发白，拨去白发，用白蜜涂在毛孔中，就会生黑发，如不生黑发，取梧桐子捣汁在发孔处必生黑发。

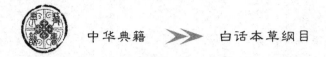

蜜　蜡
（见《神农本草经》）

[释名]　陶弘景说：蜜蜡生在蜜中，所以叫蜜蜡。

李时珍说：蜡就像马和狮子颈上的长毛一样。蜜蜂制造的蜜蜡，都成为蜜蜂的保护物。

[集解]　《名医别录》说：蜜蜡生于武都（今甘肃省武都县一带）山谷蜂房木石之间。

陶弘景说：蜜蜂先以蜜蜡为蜜跖，煎熬蜂蜜时也可得到蜜蜡。蜜蜡初成形时非常香软，人们在煮炼蜜蜡时，加少量醋或酒，蜜蜡便变成黄赤色，这是作为蜡烛最好的颜色。现在医家都用白蜡，只要将黄赤蜜蜡削碎，在夏天曝晒一百天左右，黄赤蜜蜡自然就会变白。如果急须用白蜡，可将蜜蜡烊在水中十余次，也可得到白蜡。

寇宗奭说：新近的蜜蜡色白，陈久的蜜蜡色黄，白蜡是蜜蜡中的精品。

李时珍说：蜡是蜜蜂的脾底，取蜂蜜熬炼后，过滤到水中，待蜡凝固后取出，色黄的通常叫黄蜡，煎熬成色白的叫白蜡，不是新近的密蜡叫白蜡，陈久的蜜蜡叫黄蜡，蜜蜡和现在医家所用的由虫制造的白蜡不同。

[气味]　甘，微温，无毒。

[主治]　《神农本草经》说：蜜蜡，主治下痢脓血，补中益气，续绝伤金疮，不饥耐老。

甄权说：蜜蜡和松脂、杏仁、枣肉、茯苓等分做成丸剂，进食后服五十丸，便不饥饿。

苏颂说：古人荒年常常进食蜜蜡以度饥饿，如果和大枣一起咀嚼，就容易咬烂。

《名医别录》说：白蜡，治疗久泻后重，泄下白浓，补绝伤，利小儿。久服轻身下饥。

甄权说：孕妇胎动，下血不止，濒临欲死，用鸡子大小的白蜡，煎开三五次，加好酒半升服用，立即就会治愈。另外白蜡又可主治白发，把白发拨出，将白蜡熔化后点在发根孔中，就会长出黑发。

[发明]　李时珍说：蜜生于蜡中，而万物之味，没有比蜜更甜的，也没有比蜡更淡的。难道是厚此薄彼吗？蜜的气味俱厚，属于阴类，所以可以养脾。腊的气味俱薄，属于阳类，所以可以补胃。厚者味甘，性缓质柔，所以滋润脏腑，薄者味淡，性涩质坚，所以治疗泄泻痢疾。张仲景治疗痢疾有调气饮，《千金方》治痢疾有胶蜡汤，疗效甚佳。是否与蜜蜡的气味性质有关呢？另外华佗治疗老年、小儿下痢，食入即吐，用白蜡五分，鸡子黄一个，石蜜、苦酒、发灰、黄连末各一勺。先煎蜜、蜡、苦酒、鸡

子四味，调匀，再加黄连、发灰，熬至可以做成丸药为止。二天服完，非常有效。此方用于临床，屡用屡效。方知《神农本草经》所说主治下痢脓血的功效十分正确，非常佩服。

[附方] 古方十一首，新近收录十首。

1. 仲景调气饮。《续传信方》：治疗赤白痢疾，小腹疼痛不可忍受，里急后重，有的面色、手足变青的。用黄蜡三钱，阿胶三钱，一起熔化，加入黄连末五钱拌匀，分三次热服，非常有效。

2. 千金胶蜡汤。《千金方》：治疗热痢，以及妇人产后下痢用蜜蜡六钱，阿胶二钱，当归二钱半，黄连三钱，黄柏一钱，陈仓米半升，水三升，煮至取一升，去米加入中药，煎至取半升，温服，非常有效。

3. 急心疼痛。用黄蜡在灯上熔化，做成小麻子大小的药丸，用百草霜为衣，用井水送服三丸。

4. 肺虚咳嗽。《普济方》：立效丸，治肺虚咳嗽，膈中灼热，气急烦满，咽干燥渴，欲饮冷水，体倦肌瘦，发势食减，喉音嘶哑，用黄蜡（熔化过滤洗净，用浆水煮过）八两，再化成一百二十丸，用蛤粉四两为衣，每次服一丸，并用胡桃半个，细嚼温水送下，服药后立即睡觉，闭口不语，每日二次。

5. 肝虚雀目。《集验方》：黄蜡不论多少，熔化取汁，加入蛤粉拌匀，每次用刀切下二钱，用猪肝二两切开，把药掺在猪肝内，麻绳扎好固定，用水一碗，一起加入铫子中煮熟，取出乘热薰眼，待由热转温后食之。每日二次，以平安为度，其效如神。

6. 头风掣疼。《经验方》：湖南押衙颜恩退传方：用蜡二斤，盐半斤拌匀，在鐠罗中熔化后，捏作一兜鍪，如头大小，戴在头上，头痛立即缓解。

7. 脚上转筋。《图经本草》：刘禹锡《传信方》用蜡半斤熔化后，涂在旧绢帛上，按患处大小，乘热缠在脚上，如脚心转筋，就要穿袜包裹，蜡冷后就要更换，仍然贴在两个脚心上。

8. 暴风身冷。突然患风病，通身冰冷，如瘫痪一样，用上述方法，随患处大小摊贴，并包裹手足心。

9. 风毒惊悸。方法同上。

10. 破伤风湿。《瑞竹堂经验方》：破伤风湿如疟者，用黄蜡一块，热酒化开服用，立即就会取效。与玉真散同用，尤其有效。

11. 代指疼痛。《千金翼方》：用蜡，松胶相拌，火炙笼指，立即就会痊愈。

12. 脚上冻疮。《延龄至宝方》：浓煎黄蜡，外涂。

13. 狐尿刺人。《肘后备急方》：狐尿刺入肿痛，用热蜡涂疮并用烟熏，使肿痛之处出汁则愈。

14. 蛇毒螫伤。徐之才方：用竹筒放在疮口上，把蜜蜡熔化后灌入竹筒内，就会取效。

15. 水火伤疮。《医林集要》：水火烫伤焮赤疼痛，毒腐成脓，用蜡拨毒，止疼痛，敛疮口，用麻油四两，当归一两，煎焦去渣，加黄蜡一两，搅拌后放冷，摊棉帛上贴在患处，非常有效。

16. 臁胫烂疮。《医林集要》：用桃、柳、槐、椿、楝五种树枝，和荆芥一起煎汤，洗净疮口，用生黄蜡摊在油纸上，按疮口大小贴十层以绢帛固定。每三日洗一次，除去一层不用，一日即愈。

17. 妊娠胎漏。《药性论》：黄蜡一两，老酒一碗，熔化后热服，顷刻即止。

18. 呃逆不止。《医方摘要》：黄蜡烧烟熏鼻，二三次呃逆就会停止。

19. 霍乱吐利。《肘后备急方》：蜜蜡鸡子黄大小，热酒一升化服，立即就会痊愈。

20. 诸般疮毒。《王仲勉经验方》：臁疮、金疮、水火烫伤，用黄蜡一两，香油二两，黄丹半两，一同化开，使其立即变冷，用瓶收藏，摊贴。

蜜 蜂
（见《神农本草经》上品）

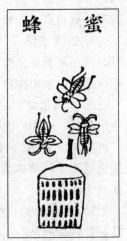

蜂蜜

[释名] 蜡蜂（见《本草纲目》）

李时珍说：蜂尾垂锋，所以叫蜂。蜂有礼范，所以叫螝。《礼记》说：蜂为有物像冠，蝉头上有物像缨子。《化书》说：蜂有君臣之礼仪。就是这个意思

[集解]《名医别录》说：蜂子生于武都（今甘肃省武都县一带）山谷之中。

苏颂说：蜜蜂现在到处都有，也就是蜜蜂子。在蜜脾中，好像蚕蛹而且色白。岭南人取头足未成的蜜蜂，用油炒食之。

李时珍说：蜂子，即蜜蜂子未成形时的白蛹。《礼记》有雀、鷃、蜩、范，都可作为食用，那么自古蜜蜂就用来作为食用。蜜蜂有三种：一是在林木或土穴中作房，叫野蜂；

二是人家用器物收养的蜜蜂，叫家蜂，其体小面色微黄、家蜂之蜜味浓甘美；三是在山岩高岭作房，即石蜜，其蜂色黑像牛虻。三种蜜蜂都是群居有王，蜂王身体大于其他蜜蜂，而且颜色青黑，众蜂一天两次朝拜蜂王。大凡雄蜂尾部锋锐，而雌蜂尾部分岔，雄雌交配，则身黄渐退。蜜蜂嗅花以须代鼻，采花则用股抱之。按王元之的《蜂记》所说，蜂王无毒，众蜂在建窠之时，首先必须建造一个大如桃李的台柱，蜂王居住在台柱上，并在台柱上产子，蜂王之子双成为蜂王，每年分离飞走。蜜蜂分离时，有的铺如扇形，有的形状园罂的形状，拥着蜂王飞走。蜂王所在的地方，众蜂不敢螫刺，如有众蜂失去蜂王，就会溃败死亡。蜜蜂酿的蜜像脾一样，所以叫蜜脾。大凡取蜜不可多取，取多则蜂饥而不健壮，又不可少取，则少则蜂惰而

不酿蜜。蜂王无毒，好像君主之德，建巢造台，好像建国一样。蜂王之子复为蜂王，那么分离是必然的。众蜂拥王而行，好像保卫君主一样。蜂王所在，蜂不敢螫，好像遵纪守法一样。王死则众蜂溃败而死，好像守义节一样。取蜜必须适中，好像按时交税一样。收养蜜蜂的人贪其利益，恐怕蜜蜂分离飞走而刺死蜂王之子，是非常不仁义的事情。

附 蜂子

[气味] 甘，平，微寒，无毒。

《大明日华本草》说：凉，有毒。吃蜂子的人必须用冬瓜，苦瓜、生姜，紫苏制其毒性。

徐之才说：蜂子与黄芩、芍药，牡蛎，白前相畏

[主治] 《神农本草经》说：风头，除蛊毒，补虚羸伤中。久服令人光泽，好颜色，不老。

陶弘景说：酒浸蜜蜂子敷面，使人面白。

《名医别录》说：轻身益气，治心腹痛，面且黄，大人小儿腹中五虫从口吐出。

陈藏器说：主治丹毒风疹，腹内留热，利大便涩滞，去浮血，下乳汁，妇人带下病。

李时珍说：主治大风疠疾

[发明] 李时珍说：蜂子古人作为食品，所以《神农本草经》、《名医别录》均记载了蜂子的作用，而《圣济总录》治疗大风疾病，兼用各种蜂子，这是因为蜂子是足阳明胃经和足太阴脾经的药物。

[附方] 新近收录一首。

大风疠（疠风）疾。《圣济总录》：大风疠（麻风）疾，须眉堕落，皮肉已烂成疮的病人，用蜜蜂子、胡蜂子、黄蜂子（都炒用）各一分，白花蛇，乌梢蛇（酒浸、去皮骨，炙干）、全蝎（去土，炒）、白僵蚕（炒）各一两，地龙（去土，炒）半两，蝎虎（全用炒）、赤足蜈蚣（全用，炒）各十五枚，丹砂一两，雄黄（醋熬）一分，龙脑半钱，以上药物，共研成细末，每次服三钱，用温蜜汤调服，一日三至五次。

土 蜂
（见《名医别录》）

[校正] 以往本草书土蜂与蜂子同列一条，现分列二条

[释名] 蟺零（见《神农本草经》） 蟺蜂（蟺，音惮） 马蜂

苏颂说：郭璞注解《尔雅》说：现在江南各省称大蜂在地中作蜂房的为土蜂，也就是马蜂。荆、巴（今湖北省、四川省）称为蟺蜂。

[集解] 《名医别录》说：土蜂生长在武都（今甘肃省武都县一带）山谷中。

陈藏器说：土蜂在地穴中作房，呈赤黑色，身体最为硕大，螫刺人可导致死亡，也可酿蜜，土蜂子也大而且色白。

苏颂说：土蜂子，江南人也作为食用。另外有一种木蜂，很像土蜂，人们也进食木蜂子。然而蜜蜂、土蜂、木蜂、黄蜂子都可作为食用，大概是蜂类同属一种动物，其性味功效不会相差很远。

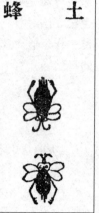

附 蜂

[主治]　土蜂烧成灰末，用油调和，外敷蜘蛛咬伤患处。

陈藏器说：土蜂能吃蜘蛛，取其相伏蜘蛛之性。

附 蜂子

[气味]　甘，平，有毒。

《大明日华本草》说：气味同蜂蜜，相畏之药也相同。

[主治]　《神农本草经》说：土蜂治痈肿。

《名医别录》说：土蜂治咽痛。

《日华本草》说：利大小便，治疗妇女带下病。

陈藏器说：土蜂功用和蜜蜂子相同。

李时珍说：酒浸土蜂敷面，可使令脸白而有光泽。

[附方]　新近收录一首

面黑令白。《太平圣惠方》：用土蜂子未形成头翅膀时，炒后食用，并且用酒浸敷面。

附 土蜂房

[主治]　《药性本草》说：痈肿不消，用土蜂房研末，醋调后涂在患处，干后又重新外涂，不能作为内服用。

李时珍说：治疗疔肿疮毒。

[附方]　新近收录一首。

疔肿疮毒。《普济方》：疔肿疮毒，病情危笃，二服就会痊愈，病轻者只须服一次药。用土蜂房一个，蛇蜕一条，黄泥包裹好，煅后存性，研末，每次服一钱，早晨空腹，并用好酒送下，片刻后腹中剧痛，疼痛停止，则疮疡已化成黄水。

大 黄 蜂
（见《名医别录》）

[校正]　旧本草书与蜜蜂并列在一条，现在分列二条。

[释名]　黑色的称胡蜂（见《广雅》）　壶蜂（见《方言》）　蚼蠼（音钩娄）蜂

玄瓠蜂

李时珍说：大凡东西色黑的，叫胡。壶、瓠、𤫀𤫀，都是根据形状来命名的。𤫀𤫀，就是苦瓠的名字。《楚辞》说：玄蜂形状像壶。就是这个意思。大黄蜂色黄，𤫀𤫀蜂色黑，是同一类中的两种蜂。陶弘景认为是两种的说法是正确的，而苏颂认为是一种，是不对的。但是蜂蛹、蜂房，作用相同，所以不必分开论述。

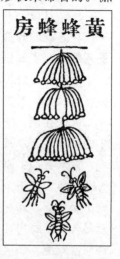

[集解] 陶弘景说：大黄蜂子，是生长在房屋之上的蜜蜂，以及𤫀𤫀蜂。

苏颂说：大黄蜂子，在人们居住的房屋上作房，以及在大的树木作房的𤫀𤫀蜂子，都属此类。岭南人取大黄蜂子作为食用。大黄蜂色黄，身体比蜜蜂大。按《岭表录异》说：宣、歙（今安徽省宣城县、歙县一带）的人喜欢吃蜂儿。山林中大蜂结房，大的有大钟大小，蜂房有数百层，山里人采集时，穿了草衣隐蔽好身体，以避免蜂毒螫刺。然后再用烟火薰散蜂母，才敢攀缘崖木取房。一个蜂房有五六斗蜂儿，和蚕蛹一样莹白，用盐炒后晒干，寄到京城，作为特产。然而房中蜂儿三分之一翅足已经成形，则不能食用。根据这个道理，树木上作房的，是𤫀𤫀一类蜂。然而现在宣城（今安徽省宣城县一带）蜂子，是挖地穴取得，应该是土蜂一类。郭璞注解《尔雅》说：土蜂是身体比较硕大的蜂，在地中作房，木蜂像土蜂但身体较小，江南的人把这两种蜂子都作为食用。然而两种蜂都可作为饮食服用由来已久。大概二者性味也不会相差很远。

附 蜂子

[气味] 甘、凉、有小毒。

《大明日华本草》说：见蜜蜂条下。

[主治] 《名医别录》说：心腹胀满痛，干呕，轻身益气。

李时珍说：治疗雀卵斑，面疱。其余作用和蜜蜂子相同。

[附方] 新近收录一首

雀斑面疱。《普济方》：七月七日取露蜂子，在漆碗中用水酒浸透，滤汁，调胡椒粉外敷。

露 蜂 房
（见《神农本草经》中品）

[释名] 蜂肠（见《神农本草经》）蜂勒（颗与窠同）百穿（均见《名医别录》）紫金沙

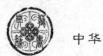

[集解] 《名医别录》说：露蜂房生在牂牁（今贵州省思南县一带）山谷之中，每年七月七日采集，阴干。

陶弘景说：此蜂房多在树木中或地穴中。现在称露蜂房，当用人们居住房屋中或树枝中苞裹的蜂房。但人们崇尚很远的地方——牂牁（今贵州省思南县一带）山谷中的露蜂房，不知是什么道理。

苏恭说：这种蜂房悬挂在树上得风气吹露这种蜂色黄黑，长约一寸许，螫刺马、牛，以及人，严重时可导致死亡。不是居住房屋上的小蜂房。

韩保昇说：露蜂房是树上大黄蜂的窠，大黄蜂所在的地方都有蜂房，大的如瓮，小的像桶。十一月和十二月份采集。

寇宗奭说：露蜂房有两种，一种体小而颜色淡黄，蜂房案长六七寸至一尺，宽二三寸，如蜜脾下垂一边，多在丛木深林之中，这种称牛舌蜂房。一种多在木梁之上，或房屋之下，蜂房外面围着三四斗左右大小，或者一二斗大，中间有窠如瓠状，由此而得名玄瓠蜂房，其色赤黄，身体比其他蜜蜂都大。现在的人两种兼而用之。

雷敩说：蜂房有四种：一叫革蜂窠，大的有一二丈的外围，在树上生长，窠内有小隔六百二十个，大的有一千二百四十个小隔。蜂房是用七姑木汁包裹粘连，蜂房盖是牛粪沫，其间隔是用树叶花蕊组成。二称石蜂窠，只是在人们居住房屋上作房，和拳头那样大，色苍黑、窠内有青色蜂二十一个，或者只有十四个，蜂房盖是石垢，蜂房也是七姑木汁粘连，其间隔是用竹蛀形成。三叫独蜂窠，只有鹅蛋般大小，蜂房皮厚色苍黄，是小蜂肉和蜂翅膀，窠内只有一个蜂，只有小石燕那么大，人、马被螫刺就会立即死亡。四叫是草蜂窠。作为药用以草蜂房最好。

李时珍说：革蜂，是山中的大黄蜂，其房中间隔层层相叠有如楼台。石蜂、草蜂、都是通常所见的蜜蜂。独蜂，就是通常人们所说的七里蜂，它的毒性最大。

[修治] 雷敩说：凡使用草蜂窠，先用鸦豆枕等同拌蒸，从巳至末时，挑出鸦豆枕，晒干用。

《大明日华本草》说：作为药用要炙过。

[气味] 苦、平、有毒。

《名医别录》说：咸。

徐之才说：与干姜、丹参、黄芩、芍药、牡蛎相恶。

[主治] 《神农本草经》说：惊痫瘛疭寒热邪气，癫疾、鬼精蛊毒，肠痔。用火熬之再用效果更好。

《名医别录》说：治疗蜂毒，毒肿。和乱发、蛇皮烧灰，用酒送服一钱，可治疗恶痛附骨疽，病根在脏腑，关节肿痛。此外，还可治疗疔肿恶脉诸毒。

苏恭说：治疗上气赤白痢疾，遗尿失禁。蜂房烧灰，用酒送服，主治阴痿。用水煎煮，外洗治疗狐尿刺疮，内服可下乳石毒。

苏颂说：露蜂房煎水，外洗治热病后毒气冲目。蜂房炙过研末，和猪脂调匀，外涂可治瘰疬成瘘。

《大明日华本草》说：露蜂房煎汁漱牙齿，可止风虫疼痛。外洗还可治疗乳痈、蜂咬、恶疮。

[发明] 李时珍说，露蜂房，阳明经的药物。外科、牙科用此药，都是取以毒攻毒，兼以杀虫。

[附方] 旧方十五首，新收录二十首。

1. 小儿卒痫。《千金要方》：要大蜂房一个，用水三升，煮浓汁洗浴，一日三四次。

2. 脐风湿肿。《子母秘录》：脐风湿肿经久不愈，用蜂房烧灰，外敷有效。

3. 手足风痹。《乾坤秘韫》：黄蜂窠大的一个（小的三四个）烧灰，独头蒜一碗，百草霜一钱半，同捣外敷。一个时辰后取下，埋在阴晴之处。忌生冷、荤腥食物。

4. 风气瘙痒。《集验方》：风气瘙痒及隐疹，用炙蜂房，蛇蜕等分，研末，用酒送服一钱，每天三次。《梅师集验方》，用露蜂房煎汁二升，加入芒硝，外敷，每日五次。

5. 风热牙痛。《十便良方》：风热牙痛，连及头面，用露蜂房烧灰存性，研末，用酒少许调后含漱。

6. 风虫牙痛。露蜂房用醋煎，乘热漱口。《袖珍方》：用草蜂房一个，把盐装入蜂房孔中，烧后研末外擦，再用盐汤漱口。或取一块蜂房咀嚼，这是秘而不外传的方剂。《普济方》：用露蜂房一个，乳香三块，煎水漱口。或同细辛煎水漱口。另外，也可用露蜂房，全蝎同研细末外擦。《太平圣惠方》：用蜂房蒂绵包咬之，也有效。

7. 喉痹肿痛。《普济方》：露蜂房灰，白僵蚕等分研末，用乳香汤送服半钱。《食医心镜》：用蜂房烧灰，每次用一钱吹入咽喉中，不论大人，小儿，均有疗效。

8. 重舌肿痛。《太平圣惠方》：蜂房炙后研末，用酒调后外敷，每日三四次。

9. 舌上出血。《云台方》：舌上出血，出血点如针孔大小，用紫金沙（即露蜂房顶上实处）一两，贝母四钱，芦荟三钱，共研细末，用蜜调成雷丸大小的丸药，每次用一丸，水一小盏，煎至五分，温服。如病人吐血，用温酒调服。

10. 吐血衄血。方药同上。

11. 崩中漏下。张文仲方：崩中漏下。五色杂下，不易怀孕，用蜂房末少许，温酒送服，疗效显著。

12. 小儿下痢。张杰《子母秘录》：小儿下痢赤白，用蜂房烧灰，用开水调送五分。

13. 小儿咳嗽。《胜金方》：露蜂房二两，每次服一钱，用米汤送下。

14. 二便不通。《子母秘录》：露蜂房烧灰，用酒送服二三钱，每日二次，不论大人，小儿，均有疗效。

15. 阴痿不兴。《岣嵝神书》：蜂窠烧灰研细，用刚打的井水送服二钱。

16. 阴塞痿弱。《千金要方》：蜂房烧灰，夜间敷在阴器上，立即就会变热而阳具勃起。

17. 阴毒腹痛。用蜂房三钱（烧灰存性），葱白五寸，同研后做成丸药，男左女右，放在手中，握着阴部睡觉，汗出后疾病就会痊愈。

18. 寸白蛔虫。《生生编》：蜂窠烧灰存性。用酒送服一匙，虫就会排出。

19. 乳石热毒胸闷，头痛口干，小便短小，用蜂房煎汁五合口服，乳石末从小便排出。疗效显著。《图经本草》说：用十二分蜂房炙后，用水二升，煎至取八合，分几次服用。

20. 药毒上攻。《经验方》：如圣散，用蜂房、甘草等分，用麦炒成黄色，去掉麦后研成细末，用水二碗，煎至取八成，临睡时一次服用，第二天就会排出毒物。

21. 鼻外䘌瘤。《肘后备急方》：鼻外䘌瘤，脓水血出，用蜂房炙后研末，用酒送服二钱，每日三次。

22. 头上疮癣。《太平圣惠方》：蜂房研末，腊猪脂调和，外涂有效。

23. 软疖频作。《唐氏得效方》：露蜂房二枚，烧灰存性，用巴豆二十一枚，用清油煎至二三沸，去掉巴豆，用油外敷，非常有效。

24. 女人妒乳。《济众方》：妇人妒乳、乳痈，乳汁不出，内结成脓肿，称乳。用蜂房烧灰，研末，每次服二钱，用水一小盏，煎取六分，去掉药渣，温服。

25. 风瘘不合。《肘后备急方》：蜂房一个，炙黄研末，每次用一钱，用猪油调和。

26. 下部漏痔。《唐氏经验方》：大露蜂房烧灰存性研末，掺在患处，药末干后则用真菜子油调后外敷。

27. 蜂螫肿疼。《千金要方》：蜂房研末，猪油调和外敷，或者煎水外洗。

竹　蜂
（见《本草拾遗》）

[释名]　留师　（郭璞作笛师）

[集解]　陈藏器说：《方言》说：竹蜂，就是留师，蜂和小指般大小，色黑，蜂啃咬竹子作窠，其蜜像稠糖一样，味酸甜非常好吃。

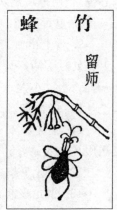

李时珍说：《六帖》说，竹蜜蜂出于四川，在野竹上结窠，色绀，蜂窠和鸡蛋般大小，长约一寸，有蒂、蜂窠内有蜜，比一般蜂蜜更甜。《六帖》所说就是竹蜂。按：现在人们家中也有一种黑蜂，和拇指那么大，能在竹木上穴居，腹中有蜜，小儿扑杀取食，也是这类蜂，另外杜阳《编言》中记载，外国有一种鸾蜂，体重有十多斤，此种蜂蜜颜色碧绿，服之能成神仙，这也是不正确的，不可相信。此外有刺蜜、木蜜、生在草木之上，均见果部本条，木蜜即枳椇。

附　留师蜜

[气味]　甘，酸，寒，无毒。

[主治]　陈藏器说：牙齿虫痛，以及口疮，将蜂蜜含在口中，效果较好。

赤 翅 蜂
（见《本草拾遗》）

[集解] 陈藏器说：赤翅蜂出自岭南。形状和土蜂一样，翅膀色赤，头黑，和螃蟹那么大小，穿土作案，以蜘蛛为食。蜘蛛很远看到赤翅蜂，都狼狈隐藏起来。赤翅蜂也预先知道蜘蛛所藏之处，必然要吃掉蜘蛛。

李时珍说：这种毒蜂穿土作窠，有一种在树木上作案的独蜂，也是这一类。它的蜂窠有鹅蛋大，皮厚，呈青黄色。蜂窠中只有一只蜂，有石燕那样大，人或者马被螫刺后，就会有生命危险。此外，还有一种蛞蜂，出自四川，居住在揭起的鼻蛇穴中，比普通蜂的毒性更大，螫中人的手足，手足就会之即折断，螫中心胸部，胸部就会塌陷破裂，不是药物可以治疗的，只有禁术才能制服。所以元稹诗中说，四川省有一种蛇盘曲在洞穴中，洞穴下面有一巢蜂，蜂附近树上的飞禽垂着翅膀，不敢飞翔，周围野兽也无踪迹。因为这种蜂毒性很大，螫中人或动物，轻者手足断裂，重者毒攻心胸，就会立即死亡。以前读到有些动物可招人之魂魄的句子，哪知就是眼前这种毒蜂。由此可知，这种蜂毒性特强，所以把这首诗附录在这里。凡养生或避灾之人，不可不知。

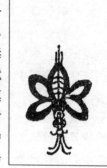

赤翅蜂

[主治] 陈藏器说：赤翅蜂有毒。治疗蜘蛛咬伤，以及疗肿痈疽，用赤翅蜂烧黑，用油调和外涂，或取蜂案土，用醋调和外涂，蜘蛛咬伤的地方，应当有毒丝外出。

独 脚 蜂
（见《本草拾遗》）

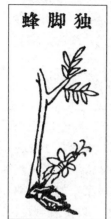

独脚蜂

[集解] 陈藏器说：独脚蜂出自岭南。形似小蜂，蜂体色黑，一只脚连在树根下，不会落地，不能动摇。每年五月采集。另外有独脚蚁，也是连在树根下面，但能动摇，其作用与独脚蜂相同。

李时珍说：岭南有树小儿，树峡蝶，以及这种独脚蜂、独脚蚁，都是生在树上，这是当地地理环境所造成，是无情草木化生有情之生物。《酉阳杂俎》说：岭南有一种毒菌，夜晚发出光亮，雨淋后化为巨蜂，色黑，其啄像锯，长三分左右，啮人非常之毒。物类的变化，没有一种像这样化生。

[主治] 陈藏器说：疗肿痈疽，烧后研末，用油调后外涂。

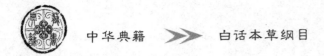

蠮螉（音噎翁）
（见《本草拾遗》下品）

[释名]　土蜂（见《或医别录》）　　细腰蜂（见《庄子》）　　果赢（见《诗经》）
蒲芦（见《尔雅》）

陶弘景说：蠮螉种类很多，虽然称土蜂，不一定就在土中作
窠，是指用土作房。

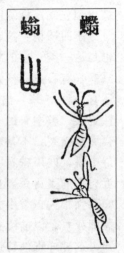

李时珍说：蠮螉，取名于象声字。

[集解]　《名医别录》说：蠮螉生在熊耳（山名，在湖南省来
阳益阳二县东北部）山谷和牂牁（今贵州省思南县一带），或在人
们居住的房屋中。

陶弘景说：现在有一种蜂，色黑，腰部特细、衔泥在人们居住
房屋或器物作房，如把竹管连接在房屋或器物边作为蜂窠，就是这
种情况。蠮螉所产之子大小如粟米，通常生在蜂房中间，然后捕取
草木上的青蜘蛛十余个，塞满蜂窠，再塞好出口，这些蜘蛛就可作
为蠮螉子生长时所需的粮食。另外一种蜂是进入芦管中作窠，也是
捕取青虫作为其子生长时的粮食。《诗经》说：螟蛉产子，往往由
果赢背着，也就是果赢等螟蛉为子。是说细腰的动物没有雌性，都须取青虫作为食物，
由其他雌性动物喂养，便变成自己的后代，其实这种认识是错误的。写诗的人没有仔
细观察，而一般的人为什么又沿袭这种不正确的说法呢？圣人的错误，大多都是这种
情况。

韩保昇说：按《诗经注疏》说，螟蛉，是桑树上的小虫。果赢，就是细腰蜂。《诗
经》说细腰蜂背着桑虫作为自己的后代，细腰蜂也会背着其他小虫，数天后则随蜂飞
走。现在有人在蜂窠旁等候，待蜂飞走后，破掉蜂窠，可见其有卵如粟米大小，在死
虫之上，正如陶弘景所说。可见诗人只知大概，而不了解详细情况。这种蜂到处都有，
随处都可作窠，

或单独一只作窠，或者二只成双作窠，作窠地点也不拘土石竹木，都可作房。

[正误]　李含光说：通过念咒语而使卵变成动物，最近已经见过几次，不是
虚言。

苏颂说：《诗经》说：螟蛉产子、由果赢背着。杨雄《法言》说：螟蛉之子死后，
正好碰到果赢，如果念咒语，像我像我，久而久之就会变成蜜蜂。陶弘景《蜀本草》
都认为螟蛉之子如粟米，捕青虫为食物。段成式他说：书斋中多蠮螉窠，如含咒语，
打开书后看到的都是小蜘蛛，用泥隔开，由此可知果赢不只背着桑虫。以上各种说法

不同。但是物类变化，实在是不可预知：蚱蝉生于转丸，衣鱼生于瓜子之类，都不是一种情况。桑虫、蜘蛛变为蜂类，也没有什么可以争议的。正如陶弘景所说，螟蛉之子如粟米，未必都是通过念咒语而由卵化生为虫。宋代齐丘所说蠮螉之虫，孕育螟蛉之子，传其情感、交构其精，混以其气，和以其神，不论物大小，都得到其真传。虫类率性而动，出于自然而无定情，万物没有固定的形状，这种说法才是正确的。

寇宗奭说：各家之说，最终不敢舍去《诗经》的含义，我经常拆开蠮螉之窠观察，窠内的确有如半个粟米大小的蠮螉之子，色白而微黄，背着螟蛉之子的青葆虫，却在螟蛉之子的下面，螟蛉和青菜虫没有相互粘附。由此可见陶弘景的说法接近事实。

李时珍说：蠮螉之说，各家不同，现通考各家说法，并且观察验证其卵，以及蜜蜂双双往来，必然是雌雄都有。所以应该以陶弘景、寇宗奭的说法较为正确。李含光、苏颂的说法是错误的。按解颐《新语》说：果蠃本身有卵如粟米大，寄生在虫身上，其中不死不生，时间一久就逐渐枯萎。其子长大后自行出卵，和蝇卵寄附在蚕身，久则卵化、破茧而出一样。《列子》说果蠃纯雄无雌，名叫稚蜂。《庄子》说是细腰蜂所化生。可见自古以来，说法不一。罗愿《尔雅翼》说：陶弘景的认识比较符合事物变化的规律。便仅以此而怀疑圣人，那么就不知《诗经》的本义。《诗经》说：螟蛉产子，果望负之。教诲下一代，庆该用谷物来维持自己的生命，或说君王的臣民，应该被他人所索取。读书的人不知似字、是接续、维持的意思，而误以为是相似、类似的意思，因而附会其说。好比说鸤鸠既然已取我子，怎么能说鸤鸠取众鸟为子呢？我多次折开蠮螉之窠，看到蠮螉之子与青虫同处一室，有的其子已经离去，而只是青虫在案内，有的青虫成蛹，而蠮螉之子尚小。但青虫最终不会被破坏，待其成蛹，蠮螉之子就会把它作为食物而出壳。近代王浚川著《述雅》也说，每年验证，都是和陶弘景的说法相同。

[气味] 辛，平，无毒。

《大明日华本草》说：有毒，作为药用要炒过。

[主治] 《神农本草经》说：久聋，咳逆毒气，出刺出汗。

《名医别录》说：治疗鼻窒。

《大明日华本草》：治疗呕逆，蠮螉生用研末，能拔出肉中竹木之刺。

《峒嵝书》说：五月五日，取蠮螉阴干研末，用战死士兵血液作成丸药，放在衣领中，据说可使人畏惧、降伏。

附 蜂窠
详见土部。

附 雄黄虫

《名医别录》有雄黄虫的条目，但没有论述其作用，现补录在此。雄黄虫可明目，可避免战争不祥灾难，补益气力。其形状类似蠼螋。

虫 白 蜡
（见《本草会编》）

[集解] 汪机说：虫白蜡（与蜜蜡中白蜜蜡不同）是小虫所化生。其中以冬青树汁为食物，久而化为白脂，粘附在树枝上，人们通常说是虫屎附着在树上形成，这种说法是错误的。虫白蜡到秋季时从树上刮下，用水煮熔，过滤到冷不中，凝聚成块，切碎后，虫白蜡的纹理和石膏一样，晶莹透彻。人们用油调和后浇成蜡烛，比蜜蜡效果更好。

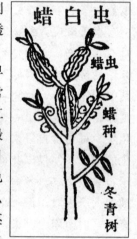

李时珍说：唐宋以前，浇制蜡烛，作为药用都是用蜜蜡。虫白蜡，则自元代以来，人们才开始认识，现在虫白蜡则作为日常生活用品。四川、湖北、湖南、广东、广西、云南、福建、浙江等东南各省都有虫白蜡，以四川、云南、湖南、福建产的质量最好。蜡树的枝叶和冬青树的枝叶相似、四季都不凋谢，每年五月开白花，结实累累，大小和蔓荆子一样，其子生时色青，熟时色紫，而冬青树子，则都是红色。虫白蜡在成虫时，只有虮虱那么大，芒种后成虫沿着树枝向上爬，食其树汁而吐涎，粘附在嫩茎上，化为白脂，凝结成腊，和凝聚的霜雪一样。处暑后剥取的虫白蜡，称腊渣。如果过了白露季节，则粘附在树茎上很难刮取。腊渣炼化后过滤干净，或在甑中蒸化，过滤到器皿中，待其凝聚成块，就是白蜡。成虫嫩时色白作腊，到衰老时则呈赤黑色，并结苍在树枝上，开始只有黍米般大小，入春以后渐渐长成鸡头子那么大，呈紫赤色，成虫累累抱枝，好像是树结的果实。大凡虫类都是产卵作房，正如雀瓮、螵蛸之类都是这样。民间称为腊种，也叫腊子。子内都是白卵，和细虮一样，一包有数百个，第二年立夏日摘下，用箬叶包好，分别系在各种树上，待芒种后苞拆卵化、虫就爬出叶底，而在树上作腊。树下要干净，以防蚂蚁吃掉嫩虫。另外有一种水蜡树，树叶和榆树叶有些类似，也可放虫生腊。甜槠树也可产腊。

[气味] 甘，温，无毒。

[主治] 朱震亨说：生肌止血定痛，补虚续筋接骨。

李时珍说：虫白蜡入丸散服，可杀察虫。

[发明] 朱震亨说：白蜡属金，禀受收敛坚强之气，为外科常用药。与合欢皮一起加入长肌肉膏药中，非常有效，但没有验证，是否可以口服。

李时珍说：蜡树叶也可治疗疮肿，所以白蜡是外科常用药，正如桑螵蛸与桑树之气相通一样。

[附方] 新近收录一首。

头上秃疮。《集玄方》：头上秃疮，用蜡烛频繁外涂，不要在太阳下晒干，时间久后则自然会长出头发。

紫铆（铆，音矿）
（见《唐本草》）

[校正]　紫铆原与骐骅竭同条论述，现在从木部移入虫部。

[释名]　赤胶（见《唐本草》）　紫梗

李时珍说：铆与矿同，紫铆色紫，状如矿石，破开后色红，所以叫紫铆。现在南部各省往往连枝折取，所以称紫梗。

[集解]　苏恭说：紫铆色紫，质如胶。制作麂皮及宝钿时，往往用紫铆上色，也可用来胶宝物。紫铆是云蚁在海边树、藤皮中形成，紫卿树称渴廪，骐骅竭树称渴留。紫铆的形成和蜜蜂酿蜜一样。紫铆作为药用要研碎。《吴录》所谓赤胶就是紫卿。

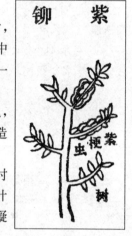

李珣说：《广州记》说：紫铆产于南海山谷，其树是紫赤色，紫铆是树中津液凝结而成，可作胡臙脂，紫铆余渣往往被玉器制造的人采用。骐骅竭是紫铆树脂。

马志说：按其他本草书中所说，紫铆、骐骅竭二物同列一条讨论，但功效不同。紫铆色赤而黑，其树叶有盘那么大，铆是从树叶上流出。而骐骅褐色黄而赤，和松脂一样，是从树木中流出树汁凝结而成。

苏颂说，按段成式《酉阳杂俎》所说，紫铆树出自真腊国，那里的人称为勒佉。紫铆也产于波期国。紫铆树高约一丈，树叶茂盛，树叶和橘柚树叶类似，冬季都不会凋落，每年三月开花，花色白，不结子。如有雾露以及雨水沾濡，其枝条就会产紫铆。波斯国使用者就是这样述说的。而真腊国的使用者却说，是蚂蚁运土上树作案，蚂蚁土壤得到雨露凝结而形成紫铆。昆仑山附近的紫铆质量最好，波斯紫铆次之。另外《交州地志》也说：本州每年进贡紫铆，出于蚁壤，所以紫铆与血竭都出于树木，但不是一种东西，由此已经非常清楚。现在医家比较罕用，只是染织常须使用。

寇宗奭说：紫铆状如糖霜、结在细树枝上像累累硕果、呈紫黑色，研破则变成红色。现在的人用来制造䏄胠（胭脂），但近来也难以得到这样上等的绵帛品。

李时珍说：紫铆出自南番。是如蚁、虱一类的小虫，爬到树枝上形成。正如现在冬青树上小虫制造白蜡一样，所以人们往往通过插树枝来制造紫铆。现在浙江人则用来制造胭脂。按张勃《吴录》说，九真移风县，有一种土赤色如胶。人们见到这种土，便知有蚁，因而垦殖，把树枝插在土上，蚂蚁就会爬到枝枝上，生漆凝结，和蝗螂、螵蛸子一样。人们取漆用来染絮物，颜色正赤，称这为蚁漆赤絮，这就是紫铆。血竭是树的脂膏。详见木部。

[气味] 甘，咸，平，有小毒。

[主治] 苏恭说：五脏邪气，金疮带下，破积血，生肌止痛，与骐骥竭大同小异。

李珣说：湿痒疮疥，宜人膏用。

《太清伏炼法》说：益阳精，去阴滞气。

[附方] 新近收录三首。

1. 齿缝出血。《卫生简易方》：用紫铆、乳香、麝香、白矾等分，研末，洒在牙缝上，然后水漱。

2. 产后血晕。《徐氏家传家》：产后血虚头晕，狂言失志，用紫铆一两、研末，用酒送服三钱。

3. 经水不止。《李氏家藏方》：经水不止，日渐面黄、消瘦。用紫铆末，每次服二钱，用开水空服用。

五 倍 子
（见《开宝本草》）

[校正] 五倍子从木部移入虫部。

[释名] 文蛤（见《开宝本草》） 百虫仓（见《本草拾遗》） 按法酿制后称百药煎

李时珍说：五倍子应当作五棓，见《山海经》，五倍子外形与海中文蛤相似，所以也称文蛤。百虫仓，是会意而取的名称。百药煎，是隐名。

[集解] 马志说：五倍子到处都有，其子色青，大的有拳头般大小，子内有很多虫。

苏颂说：五倍子以四川产的质量最好。其生在肤木叶上，每年七月结实，不开花，五倍子树青黄色，果实色青，成熟后色黄。每年九月采子、晒干，染织的人经常用。

李时珍说：五倍子，宋代《开宝本草》收入草部，《嘉祐本草》移科木部，虽然知道五倍子生在肤木之上，而不知其是由虫所形成。肤木，就是盐肤子木。（详见果部盐麸子条）盐肤子木坐在丛林中，五六月间有蚂蚁一样的小虫，吃树汁，衰老后则留下种子，在树叶上结成小球状，和蛄螗作雀瓮，蜡虫作腊子一样。开始小虫结成小球很小，渐渐长硬，大小如拳，小的也有菱角那么大，形状园长不均，五倍子开始色青绿，久则细黄，连在树枝和树叶上，好像是树结的果实。其壳坚脆，其中空虚，但有蠛蠓一类小虫。山里人霜降前采集，蒸熟后卖

子倍五

盐麸子 水

五倍子

肤木

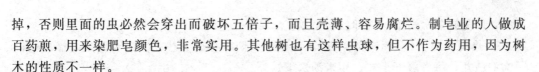

掉，否则里面的虫必然会穿出而破坏五倍子，而且壳薄、容易腐烂。制皂业的人做成百药煎，用来染肥皂颜色，非常实用。其他树也有这样虫球，但不作为药用，因为树木的性质不一样。

［气味］　酸、平、无毒。

［主治］　《开宝本草》说：齿宣疳䘌，肺脏风毒流溢皮肤，而作风湿癣疮，瘙痒难忍，脓水外溢。五痔下血不止，小儿面鼻疳疮。

陈藏器说：肠虚泻痢，用五倍子研末，开水送服。

《日华本草》说：生津液、消酒毒，治中蛊毒、毒药。

寇宗奭说：口疮病、用五倍子研末洒在患处，便可进食。

李时珍说：敛肺降火，化痰饮，止咳嗽，消渴、盗汗、呕吐、失血、久痢、黄疸、心腹痛、小儿夜啼。乌须发，治眼赤湿烂，消毒肿及喉痹，敛溃疮、金疮，收脱肛、子肠坠下。

［发明］　朱震亨说：五倍子属金与水，内服善化顽痰，解热毒，配伍其他药物效果更好。黄昏咳嗽，是火气浮入肺中，不宜用凉药，宜用五倍子、五味子敛降。

李时珍说：盐麸子及木叶，性味都是酸咸寒凉，能除痰饮咳嗽，生津止渴，解热毒酒毒，治喉痹下血血痢。五倍子是虫食盐麸木树汁而结成，所以主治作用与盐麸子、木叶相同。五倍子味酸咸，能敛肺止血化痰，止渴收汗，其气寒，能散热毒疮肿，其性收涩，能除泻痢湿烂。

［附方］　古方二首　新近收录七十二首。

1. 虚劳遗浊。《和剂局方》玉锁丹，治肾经虚损，心气不足，思虑太过，真阳不固，小便遗沥，小便色白如膏，梦中遗精，骨节拘痛，面色黧黑，肌瘦、盗汗、虚烦、纳少、四肢乏力。此方性温不热，非常有效。用五倍子一斤，白茯苓四两、龙骨二两，研末，用水糊成梧桐子大的丸药，每次服七十丸，饭前用盐汤送下，每日三次。

2. 寐中盗汗。《集灵方》：五倍子末，荞麦面等分，用水调和作饼，煨热，夜间睡觉饥饿时进食二三个，不要饮茶水，疗效很好。

3. 自汗盗汗。《集灵方》：经常出汗为自汗、睡中出汗为盗汗，用五倍子研末，用唾液调后敷在脐中，固定好，一夜汗出就会停止。

4. 心疼腹痛。《邵真人经验方》：用生五倍子研末，每次服一钱，在铁锅内炒，以起烟色黑为度。用好酒一盏，服药后疼痛就会立即停止。

5. 消渴饮水。《世医得效方》：用五倍子研末，用水送服十分。每天三次。

6. 小儿呕吐。《经验后方》：小儿呕吐不止，用五倍子二个（一个生，一个熟，甘草一把湿纸包裹后煨过），同研细末，每次服半钱，用米泔水调下，呕吐就会立即痊愈。

7. 小儿夜啼。《杨起简便方》：用五倍子末，用唾液调和后，填在脐中。

8. 暑月水泄。《余居士选奇方》：用五倍子末，用饭做成黄豆大的药丸，每次用二十丸，用荷叶煎水送下，立即就会见效。

9. 热泻下痢。《邓笔峰杂兴方》：五倍子一两，枯矾五钱，共研为细末，糊成梧桐子大的药丸，每次服五十丸，用米汤送下。

10. 泻痢不止。有五倍子一两，一半生用，一半熟用，共研为末，糊成梧桐子大的药丸，每次服三十丸，红痢用白酒送服，白痢用水酒送服、水泄用米汤送下。《集灵方》：用五倍子末，每次用米汤送服一钱。

11. 滑痢不止。用五倍子醋炒七次，再研成药末，用米汤送下。

12. 脾泄久痢。《集灵方》：五倍子（炒）半斤、仓米（炒）一升，白丁香、细辛、木香各三钱，花椒五钱，共研细末，每次服一钱，用蜜汤调下。每天二次，服药期间忌食生冷、鱼肉。

13. 赤痢不止。五倍子炒后研末，用水浸乌梅肉调和做成梧桐子大的药丸，每次服七十个，用乌梅汤送下。

14. 肠风下血。《本事方》：五倍子、白矾各半两，研末，用顺流的水做成梧桐子在的药丸，每次服七个，用米汤送下，服药时不能饮酒。

15. 脏毒下血。王璆《百选一方》：五倍子不拘多少研末，大鲫鱼一条，去掉肠胃鳞腮，把五倍子药末填满鱼内，放入瓶中火煅存性，研末，每次服一钱，温酒送下。

16. 粪后下血。《全幼心鉴》：不论大人、小儿，用五倍子末，用艾煎汤送服一钱。

17. 肠风脏毒。《太平圣惠方》：下血不止，用五倍子末一半生用、一半烧灰，共研细末，用陈米饭做成梧桐子大的药丸，每次服二十丸，饭前用粥汤送下，每天三次。

18. 酒痢肠风，下血。详见百药煎条下。

19. 小儿下血。《郑氏小儿方》：肠风脏毒，用五倍子末，炼蜜做成赤小豆大小的药丸，每次用米汤送服二十丸。

20. 大肠痔疾。《仁斋直指方》：五倍子煎汤熏洗，或者烧烟熏之，自然就会收缩。

21. 脱肛不收。《三因方》：用五倍子末三钱，加白矾一块，水一碗煎汤，外洗立即就会取效。

22. 同上。《简便方》：用五倍子半斤，水煮成极烂糊状，倒入桶中，然后坐在桶上外薰。待药液转温，则用手将肛门托上。内服人参、黄芪、升麻等药。

23. 《普济方》：用五倍子、百草霜等分研末，醋熬成膏，用鹅毛将膏涂在肛门上，肛门马上就会上缩。

24. 产后肠脱。《妇人良方》：五倍子末洒在肠脱处，或用五倍子、白矾煎汤熏洗。

25. 女人阴血。《熊氏妇人良方补遗》：妇人因性交伤动而致阴道出血。可用五倍子末洒在阴道中。效果较好。

26. 孕妇漏胎。《朱氏集验方》：五倍子末，用酒送服二钱，疗效很好。

27. 风毒攻眼。《博济方》：风毒攻眼，红肿作痒涩痛难忍，或上下睑，眦赤烂，或泻翳、瘀肉侵睛，可用神效祛风散：用五倍子一两，蔓荆子一两半，共研为末，每次服二钱，水二盏，在铜、石器皿内煎汁去掉药渣，乘热外洗，留下来的药渣还可煎用。此方能明目去涩痛。

28. 小便尿血。《集简方》：五倍子末，盐梅捣后调和，做成梧桐子大的药丸，每次空腹服五十丸。

29. 风眼赤烂。《集灵方》：用五倍子煅后存生，研末，加入飞过黄丹少许，外敷，每日三次以上，疗效很好。

30. 同上。《普济方》用五倍子研末外敷，称拜堂散。

31. 烂弦风眼。《济急方》：五倍子、铜青、白墰土等分，研末，用热开水泡开，闭目淋洗，冷后再加热外洗，但眼弦不能浸在药液中。

32. 眼中弩肉。方药同上。

33. 耳疮肿痛。《海上名方》：五倍子末，冷水调后外涂，疮面潮湿则用药末洒在患处。

34. 聤耳出脓。《普济方》：用五倍子末吹耳中。经验方：用五倍子（焙干）一两，全蝎（烧灰存性）三钱，研末，洒入耳中。

35. 鼻衄出血。五倍子末吹入鼻中。或用五倍子同新绵灰等分，用米汤送服仁钱。

36. 牙缝出血。《卫生简易方》：牙缝出血不止，用五倍子烧灰存性，研末，敷在患处，出血即止。

37. 牙齿动摇。《御药院方》：牙齿动摇以及外伤使牙齿松动欲落，用五倍子、干地龙（炒）等分，研末，先用姜擦牙，然后外敷。

38. 牙龈肿痛。《杨子建护命方》：用五倍子一两，瓦焙研末，每次用半钱敷痛处，片刻吐去涎沫，并且内服祛风热药物。

39. 风牙肿痛。五倍子一钱，黄丹、花椒各五分，研末，洒在肿痛之处，疼痛就会立即停止。或者用五倍子末，用冷水调后，外涂颊部，非常有效。

40. 唇紧作痛。《端效方》：五倍子，诃子等分，共研为末，外敷。

41. 天行口疮。《伤寒总病论》：用五倍子末洒在口疮处，吐出涎沫，就会立即痊愈。

42. 咽中悬痛。《朱氏经验方》：咽中悬痛、秃肿塞痛。五部子末、白僵蚕末、甘草末等分，白梅肉捣后调和诸药，做成弹子大小药丸，含服。其痛自破。

43. 口舌生疮。《儒门事亲》：赴筵散：用五倍子、蜜陀僧等分，研末，用浆水漱口后，把药末干贴在患处。太医院方则加晚蚕蛾。

44. 同上。《澹寮方》：用五倍子一两，滑石半两，黄柏（蜜炙）半两，共研为末，将口漱干净后，把药末洒在患处，便可饮食。

45. 白口恶疮。《端效方》：白口恶疮，状似木耳，不论大人、小儿，都用五倍子、青黛等分，研末，用筒吹到患处。

46. 走马牙疳。《良方便览》：五倍子、青黛、枯矾、黄柏等分，研末，先用盐汤漱口洒在牙疳之处，立即就会取效。

47. 牙龈疳臭。《集简方》：五倍子（炒焦）一两，枯矾，铜青各一钱，研末，先用米泔水洗净，洒在牙龈疳臭处，非常有效。

48. 疳蚀口鼻。《普便方》：五倍子烧灰存性，研末，洒在口鼻上。

49. 小儿口疳。《简便方》：用白矾装入五倍子中，烧后同研为药末，洒在口疳之处。

50. 下部疳疮。《全幼心镜》：用五倍子、枯矾等分，研末，先用姜、蒜、韭菜末煎水外洗，再外搽药末。

51. 同上。《杏林摘要》：用五倍子、花椒（去子、炒）各一钱，细辛（焙）三分、研末。先用葱汤洗干净，然后搽药，一二天后就会长出新的肉芽。

52. 阴囊湿疮。《太平圣惠方》：阴囊湿疮，出水不愈。用五倍子、腊茶各五钱，腻粉少许，研末，先用葱椒汤外洗，然后用香油调药外搽，一直到疾病痊愈。

53. 鱼口疮毒。《杏林摘要》：疾病初起，未成脓者，用南五倍子炒黄研末，加百草霜等分，用腊醋调后，外涂患处。一天一晚疾病就会痊愈。

54. 一切诸疮。《普济方》：五倍子、黄柏等分，研末外敷。

55. 一切肿毒。五倍子炒成紫黑色，用蜜调和后外涂。

56. 《简便方》：治一切肿毒。初起无头漫肿，用五倍子、大黄、黄柏等分，共研细末，用刚打的井水调涂患处，一日三至五次。

57. 一切癣疮。《简便方》：用五倍子（去虫）、白矾（烧过）各等分，研末后外搽，药末干后则用油调后外涂。

58. 癞头软疖。《普济方》：癞头软疖，以及各种热疮，用五倍子七个，研末后用香油四两，熬至一半时，用布绞去掉药渣，外搽，每日三四次，不要用水外洗。

59. 风癞湿烂。《普济方》：五倍子末，用唾液调和外涂。

60. 头疮热疮。《卫生简易方》：风湿诸毒，用五倍子、白芷等分，研末，洒在患处，脓水即干，如药干则用清油调后外涂。

61. 疮口不收。五倍子焙后研末，用腊醋调，涂疮口四周，有效。

62. 一切金疮。《拔萃方》：五倍子、降真香等分，炒后研末，外敷，则皮肉自痊，本方方名称啄合山。

63. 金疮出血。《谈野翁方》：金疮出血不止，五倍子末外贴，若闭气者，用五倍子末二钱，加入龙骨末少许，用开水送服，立即就会取效。

64. 杖疮肿痛。《卫生简易方》：五倍子去穰，未醋浸一天，用文火炒黄，研末，将药末洒在疮痛处。疮未破的，用醋调外涂。

65. 手足皲裂。《医方大成》：五倍子末，同牛骨髓，填纳裂缝中即可。

66. 鸡骨鲠咽。《海上名方》：五倍子末，洒入喉中，立即就会化而吞下。

67. 小儿脱肛。五倍子为末，先用艾绒卷五倍子未成筒，放入大便桶内，用瓦装好，令病人坐在桶上，用火点着药筒，使药烟熏入肛门，其肛自上。随后把白矾研末，搽在肛门上，肛门就会紧缩，再不会脱出。

68.鱼口便毒。五倍子不拘多少，用洗净瓦器装好，用陈醋熬成膏，用棉布摊贴，如果膏干后就立即更换，三五次就会痊愈。

69.偏坠气痛。用五倍子一个，加入食盐少许，用火纸包好，浸湿，放入文武火灰内煨后存性。然后研末，用酒调服。

70.染乌须发。《圣济总录》：用针砂八两，米醋浸五天，炒成略呈红色，研末。五倍子、百药煎、没石子各二两，诃黎勒三两，研末分别包好。先用皂荚水洗髭须，用米面打荞麦面糊，调针砂末外敷，用荷叶固定，过一夜，第二天去掉。用荞麦糊等四味药外敷，一天后洗去则髭须变黑。

71.同上。《杏林摘要》：用五倍子一斤研末，在铜锅内炒熟，不要使五倍子末结块。如有烟起，则应远离火源，不断搅拌。然后再放在火上慢炒，一直等到五倍子变黑为度，此时用湿青皮包扎，以脚踏成饼，收贮备用。每次用时，先用皂角水洗净须发，用五倍子一两，红铜末（酒炒）一钱六分，生白矾六分，诃子肉四分，没石子四分，硇砂一分，研末，乌梅、酸榴皮煎汤，调匀后用碗装好，再把药汤在火上煮四五十沸，待其如饴状，用眉掠刷在胡须、头发上，一个时辰后洗去，重复一次并固定好，第二天洗掉，最后用核桃油润发，半月一染，非常有效。

72.中河豚毒。《事林广记》用五倍子、白矾末等分，用水调下。

附　百药煎

[修治]　李时珍说：用五倍子研成粗末，每一斤五倍子，用真茶一两煎浓汁，加入酵糟四两，捣烂拌匀，装好后放入糠缸中，待五倍子发酵如发面粉状则面药煎修治完成。再将发酵的五倍子捏作饼丸，晒干备用。

陈嘉谟说：百药煎作为药用，其制作方法如下：用新鲜五倍子十斤研细，用瓷缸装好，盖上稻草，过七天七晚后，取出五倍子再捣，并加入桔梗、甘草末各二两，又过七天七晚，再捣再过七天七晚，如此反复七次，取出药物捏饼，晒干备用。如果没有新鲜五倍子，可用干五倍子水浸。

另外一种制法：用五倍子一斤，生糯米一两（沸水浸过），细茶一两，上药共研细末，加入罐中封好，六月期间一般要过七天，才可取出捏饼备用。

此外，还有一种制法：五倍子一斤（研末），酒曲半斤，细茶一把（研末），以上用小蓼汁调匀，放入钵中固定好，并用稻草封盖。另外用锣筐一个，四周放好稻草，将药钵放在稻草中间，然后再用稻草盖好，放在干净的地方，过了七天以后，如果药上长出很多霜，则说明面药煎已制备完毕，或捏成药丸，或制成药饼，晒干后收贮备用。

[气味]　酸，咸，微甘，无毒。

［主治］ 李时珍说：清肺化痰止嗽，解热生津止渴，收湿消酒，乌须发，止下血，久痢脱肛，牙齿宣蟨，面鼻疳蚀，口舌糜烂，风湿诸疮。

［发明］ 李时珍说：百药煎，作用和五倍子相同。但百药煎经过酿造，其体轻虚，其性浮收。而且味带甘甜，治疗上焦心肺，以及痰饮咳嗽，热渴等病，含服尤为适宜。

［附方］ 新近收录二十一首。

1. 敛肺劫嗽。《丹医心法》：百药煎、诃黎勒、荆芥穗等分为末、加入姜汁、蜂蜜调和。做成芡实大小的丸药，经常含服。

2. 定嗽化痰 《濒湖医案》：百药煎、片黄芩、橘红、甘草各等分，共研细末，蒸饼后做成绿豆大小的丸药，经常吞服数丸，疗效很好。

3. 清气化痰。《笔峰杂兴》。百药煎、细茶各一两，荆芥穗五钱，海螵蛸一钱，用蜜做成茶实大小丸药，每次含服一丸。

4. 染须乌发。《普济方》：川百药煎一两，针砂（醋炒）、荞麦面各半两。先须洗净胡须、头发，用荷叶熬醋洗刷，再用荷叶包好固定一夜，洗掉药物须发就会变成黑色。

5. 沐发除脂：《笔峰杂兴》用百药煎末，干擦在发上，过一夜后梳掉药物。

6. 揩牙乌须。《普济方》：川百药煎半两，玄胡索三钱，雄黄三钱，研末，生用研烂的生姜擦牙，去掉涎沫，再用药物揩牙，最后用水洗眼，每天坚持应用。疗效很好。

7. 牙痛引头。方药同上。

8. 风热牙痛。《圣济总录》：百药煎泡汤含漱。

9. 牙龈疳蚀。《普济方》：百药煎、五倍子、青盐（煅）各一钱半，铜绿一钱，共研为细末，每日洒患处二三次，非常有效。

10. 炼眉疮癣。《外科精义》：小儿面湮疮，又名炼银疮，及母亲怀孕时，进食酸辣等物所致。用百药煎五钱，生白矾二钱，研末，由油调外搽。

11. 脚肚生疮。《医林集要》：初起时，疮如粟米大，瘙痒难忍，成片相交，黄水外出，日久而成痂疾。用百药煎末和唾液调和、沿疮四周涂好，自外入内（搽药前先用贯众煎汤外洗），每日一次。

12. 乳结硬痛。《经验方》：百药煎末，每次服三钱，用酒一盏，煎数沸，服后就会取效。

13. 肠痛内痛。《仁斋直指方》：大枣（连核烧灰存性）、百药煎等分，研末，每次服一钱，用温酒送服，每天一次。

14. 大肠便血。《太平圣惠方》：用百药煎、荆芥穗（烧灰存性）等分为末，糊成梧桐子大的药丸，每次服五十丸，米汤送下。

15. 肠风下血。王璆《百选一方》：百药煎二两，一半生用，一半炒熟存性，研末，用饭做成梧桐子大的药丸，后次服五十丸，用米汤送下，本方名叫圣金丸。

16. 大肠气痔。《集简方》：大肠气痔，作痛下血，百药煎末，每次服三钱，用稀粥调服。每日二次。

17. 肠风脏毒。《济生方》：肠风脏毒下血，用百药煎（烧灰存性）、乌梅（连核烧过）、白芷（不见火），研末，用水糊成梧桐子大的药丸，每次服七十丸，用米汤送下。

18. 酒痢下血。《本事方》：百药煎、五倍子、陈槐花等分，焙干研末，用酒糊成梧桐子大的药丸。每次服五十丸，用米汤送下。

19. 下痢脱肛。《圣济总录》：百药煎一块，陈白梅三个、木瓜一握，用水一碗，煎至半碗，每日服二次。

20. 男妇血淋。《普济方》：用真百药煎，车前子（炒）、黄连各三钱半，木香二钱，滑石一钱，共研细末，空腹用灯心草煎汤送服二钱。每日二次。

21. 消暑止渴。《事林广记》：百药煎，腊茶等分研末，用乌梅肉捣后调和，做成芡实大的药丸，每次含服一丸。方名叫水瓢丸。

附　五倍子内虫

[主治]　李时珍说：赤眼烂弦，同炉甘石末研细点眼。

螳螂、桑螵蛸
（见《神农本草经》上品）

[释名]　蚆螂（音当郎）　刀螂（见《本草纲目》）　拒斧（见《说文解字》）不过（见《皮雅》）　蚀肮（音尤）（见《神农本草经》）　其子房叫螵蛸（音飘绡）蜱蛸（音皮）　蟥蟭（音焙焦）　致神（见《名医别录》）　野狐鼻涕。

苏颂说：《尔雅》说：莫貈，蚆蠰，不过，都是指螳螂。其子叫蜱蛸。郭璞说：江南各省叫石螂。

李时珍说：螳螂，两臂如斧，挡辙不避，所以有当郎的名字。民间叫刀螂。山东光州人叫拒斧，又叫不过。现在的人叫天马，因为螳螂头和奔跑的马相似。山西、河北、辽宁一带叫蚀肮，肮就是疣子，小的肉赘生物。现在的人患赘疣，往往捕食螳螂以治赘疣。这些名字都是有来历的。螳螂子房叫螵蛸，因为其形状轻飘如绡。乡下村民经常用火炙焦让小儿食用，可治疗小儿夜间遗尿，蟥蟭，致神的名字，就是根据这个意思取的。《酉阳杂俎》叫野狐鼻涕，是象形的取义。另外杨雄的《方言》说：螳螂有的叫髦，有的称蚌蚌。山东一带称敷常，螵蛸也叫夷冒。

[集解]　陶弘景说：螳螂民间称石螂，逢树便产，但以坌树上的最好，桑树上的螳螂兼得桑皮的津气。只有连在桑枝折断取出的螳螂是真品。假冒伪劣的螳螂往往有

胶粘在桑枝上。

韩保昇说，螵蛸在螳螂生长处都有，因为螵蛸是螳螂的卵，通常以桑树刑棘之间为多。每年三四月间，一枝桑树上有小螳螂数百条。

李时珍说：螳螂，昂首奋臂，颈长腹大，二手四足，擅长攀缘而且敏捷，以须代鼻，喜欢吃人的头发，能以树叶为遮蔽捕蝉。有人说魔术家取物遮掩作戏法，可以隐形。深秋季节产子作房，粘着在树枝上，就是螵蛸。螳螂房长一寸左右，和拇指一样大小，房内层层有间隔。每层内都有螳螂子，形如明卵，到芝种节后一齐涌出。所以《月令》说，仲夏螳螂生，就是指这种现象。

［修治］《名医别录》说：桑螵蛸生在桑枝上，也就螳螂产的卵。二月、三月时采集，蒸过后用火炙，方可作为药用。不这样修治，服后使人腹泻。

雷敩说：凡是使用桑螵蛸，不可用其他杂树上生的螳螂卵，杂树上的螵蛸称螺螺。必须采集河边桑树上的螵蛸。采得后应去核，用沸开水浸淘七次，然后在锅中熬干作为药用。不这样修治，就起不以治疗效果。

韩保昇说：每年三月采集，用热水浸十天，焙干后在柳木灰中炮黄，作为药用。

附　螳螂

［主治］　李时珍说：小儿急惊风抽搐搦动，外用可拨出箭镞。生螳螂能治赘疣。

［发明］　李时珍说：螳螂，古方中没有应用，只有《普济方》中记载治疗惊风，研末吹鼻治疗抽搐。这也是取僵硬，全蝎治疗四肢抽搐的意思。古方中风药多用桑螵蛸，那么螳螂治疗惊风，是一个道理。另外《医林集要》中记载，生用外敷可拨箭镞。

［附方］　新近收录二首方剂。

1. 惊风止搐。《普济方》中分散：用螳螂一个、蝍蝎一条，赤足蜈蚣一条，各药从中间分开，按左右两边研末，男子惊风抽搐用螳螂、蝍蝎、蜈蚣左侧肢体研末，妇人惊风抽搐则用右侧肢体研末。每次用一钱吹鼻内，吹左鼻孔则左侧肢体抽搐将停止，反之吹右侧鼻孔则右侧肢体抽搐将停止。

2. 箭镞入肉，不能拨出。可用螳螂一个，巴豆半个同研细末，外敷伤处，局部轻微作痒必须忍耐，到特别的时候，说明箭镞被拨出，可用黄连，贯众煎汤外洗，然后用石灰外敷。

附　桑螵蛸

［气味］　咸，甘，平，无毒。

徐之才说：桑螵蛸配伍龙骨，可治疗遗精。与旋复花相畏。

［主治］　《神农本草经》记载：伤中疝瘕阴痿，益精生子，女子血闭腰痛，通五淋，利小便水道。

《名医别录》说：治疗男子虚损，五脏气微，梦寐失精遗尿。久服益气养神。

甄权说：炮熟后早晨空腹服用，可治遗尿。

[发明]　李时珍说：桑螵蛸，是肝、肾、命门的要药，古方经常应用。

甄权说：男子肾虚，精液自出，以及肾虚小便淋沥，加用桑螵蛸。

苏颂说：古今方剂治疗遗精及风药中，多用桑螵蛸。

寇宗奭说：男女虚损，肾衰阴痿，梦中遗精遗尿，白浊疝瘕，不可缺用此药。我邻居有一男子，小便一天数十次，如黏稠的米泔水，心神恍惚，形体消瘦，饮食减少，因为房劳太过而患此病，叫其服桑螵蛸等药末，一剂未完，疾病便获痊愈。桑螵蛸散可安神定魄，养心固摄。治疗健忘，补益心气，固摄小便。药用桑螵蛸、远志、龙骨、菖蒲、人参、茯神、当归、龟甲（醋炙）各一两，研成细末，临睡时用人参汤调服二钱。如果没有桑螵蛸，可用其他树上的螵蛸代替，用炙桑白皮辅佐入药。桑白皮行水，引螵蛸入肾经。

[附方]　古方三首，新近收录七首。

1. 遗精白浊。《外台秘要》：遗精白浊，盗汗虚劳。用桑螵蛸（炙）、白龙骨，两药等分，研成细末，每次服二钱，空腹用盐汤送下。

2. 小便不通。《太平圣惠方》：桑螵蛸（炙黄）三十枚、黄芩二两、水煎后分两次服。

3. 妇人胞转，小便不通。产科方面的书记载用桑螵蛸炙后研末，服二钱，每日三次。

4. 妇人遗尿。《千金翼方》：桑螵蛸酒炒研末，用生姜汤送服二钱。

5. 妊娠遗尿。《杨氏产乳集验方》：桑螵蛸酒十二枚，研成细末，分两次用米汤送服。

6. 产后遗尿。《徐氏胎产方》：产后遗尿，或小便频数，用桑螵蛸（炙）半两，龙骨一两，研成细末，每次用米汤送服二钱。

7. 咽喉肿塞。《伤寒总病论》：桑树上螳螂窠一两烧灰，马勃半两，研匀后，用蜜做成梧桐子大小丸药，煎犀角汤，每次送服三丸。

8. 咽喉骨鲠。《经验良方》记载，用桑螵蛸醋煎喝下。

9. 耳内疼痛。用桑螵蛸一个（烧灰存性）、麝香一钱，研成细末，每次用半钱，酒入耳中，非常有效，如有脓液，应先将脓液擦净再用。

10. 小儿软疖。《世医得效方》：桑螵蛸烧灰存性，研末，用麻油调后外敷。

雀　瓮
（见《神农本草经》下品）

[释名]　雀儿饭瓮（见《蜀本草》）　蛄蟖（音髯斯）房（见《名医别录》）　蚝虫窠（音刺）　躁舍（见《神农本草经》）　天浆子（见《图经本草》）　棘刚子（见

《本草衍义》）红姑娘（见《本草纲目》）　毛虫

陈藏器说：毛虫作茧，形状如瓮，所以叫雀瓮。民间叫雀痈，因为声音相近。

韩保昇说：雀喜欢吃瓮中之子，所以通常叫雀儿饭瓮。

陶弘景说：蛅蟖背上的毛螫人，所以叫蚝（音刺），与载相同。

李时珍说：民间叫毛虫，又叫杨瘌子，因为雀瓮有螫毒。这种虫多长在石榴树上，所以叫天浆，天浆是甜石榴的名称。

寇宗奭说：雀瓮多长在棘树枝上，所以叫棘刚子。

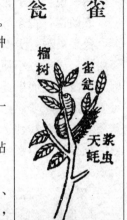

[集解]　《名医别录》说：雀瓮出于汉中（今陕西省汉中市一带），生在树枝上，也就是蛅蟖房，每年八月采集，蒸熟收藏。

陶弘景说：蛅蟖，就是蚝虫，长在石榴树上。其背毛螫人。蛅蟖卵形状和鸡子一样，但只有巴豆那么大。

陈藏器说：蚝虫喜欢生长在果树上，和蚕一样大小，其身、面、背上有五色斑毛，斑毛有毒，能刺螫人体。蚝虫衰老的时候，口中吐出白色液体，凝聚后变硬，类似雀卵。蚝虫以瓮为茧，并在瓮中成蛹，和蚕在茧中一样。每年夏季变成虫蛾飞出，洒子在树叶上，和蚕子一样大小。陶弘景说蚝虫生卵和鸡子一样大小，是错误的。

苏恭说：雀瓮在树枝上，类似桑螵蛸虫，雀瓮颜色紫白相间，形状好像软体动物，非常可爱。

李时珍说：蛅蟖齐种树上都有，牡丹树上特别多，作为药用应采集石榴树棘上的蛅蟖，茧内有蛹者更佳，正如螵蛸要取桑树上的一样。

[气味]　甘，平，无毒。

《大明日华本草》说：有毒。

[主治]　《神农本草经》说：寒热祛气，蛊毒鬼疰，小儿惊痫。

苏颂说：现在医家治疗小儿慢惊风，用天浆子（有虫者）、白僵蚕、干全蝎，三药各三枚，微炒，捣成细末，煎麻黄汤，调服一钱，每天服三次。根据儿童年龄大小调整剂量，非常有效。

陈藏器说：雀瓮打破取汁，小儿服用，可使小儿不患疾病。小儿患撮口（新生儿破伤风），渐渐牙关紧闭，不能吃乳，只要在口唇周围涂上雀瓮汁，就会取效。或者和鼠妇生用捣汁外涂。现在的产妇在生孩子时，使各种东西都开口，而不能闭口，目的是满足祭神消灾的心理。

[附方]　新近收录六首方剂。

1. 撮口噤风（新生儿破伤风）。《太平圣惠方》：用棘科树上的雀儿饭瓮子中未开口的，取瓮内物和乳汁研匀后，灌服。

另外，《太平圣惠方》中还记载了用棘刚子五枚，赤足蜈蚣一条，烧后存性，研匀后用饭做成麻子大小的丸剂，每次服三丸，用乳汁送服。也可用乳汁送服药末一钱。

2. 小儿脐风。《普济方》：白龙散，用天浆子（有虫者）一枚，真僵蚕（炒）一枚，细腻米粉少许，研匀后用天然薄荷汁调服，对泄毒非常有效。

3. 急慢惊风。《太平圣惠方》：急慢惊风患者，口眼㖞斜，搐搦痰盛，用天浆子房（去皮、生用）三枚，干全蝎（生用）七枚，朱砂一钱，研匀后，用饭做成大麻子大小丸药，每次服二丸，用荆芥汤送服。

4. 乳蛾喉痹。用天浆子（即红姑娘）慢慢咀嚼咽下。

5. 小儿痫疾。《太平圣惠方》：棘树枝上的雀瓮研末后，雀瓮虫将爬出，取虫研汁灌服。

蚕
（见《神农本草经》中品）

[校正]　《本草拾遗》中的乌烂蚕和茧卤汁，《嘉祐本草》中的蚕蜕，现在并为一条。

[释名]　自己死的叫白僵蚕

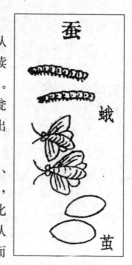

李时珍说：蠶从朁字得声，蠶字像蚕的头身的形状。其字形从蚰而来，这是因为该字繁杂。通常作蚕字，是不正确的。蚕音读腆，是蚯蚓的名字。蚕因风而病死，其色自白，所以叫白僵蚕。（死而不朽叫僵）再次饲养的叫原蚕。蚕屎叫沙，蚕皮叫蜕，蚕瓮叫茧，蚕蛹叫魄（音龟）蚕蛾叫罗，蚕卵叫蚔（音允）蚕刚开始出壳叫蚍（音苗）蚕纸叫连。

[集解]　李时珍说：蚕，吐丝之类的虫，其种类很多。有大、小，以及颜色的白、黑，白黑相兼的不同。蚕虫属阳，喜燥恶湿，只进食，不饮水，一天睡三次醒三次，二十七天衰老。从蚕卵孵化出壳叫蚍，从蚍蜕皮变为蚕，由蚕吐丝成茧，在茧中变为蚕蛹，从蛹变为蚕蛾，再由蛾生卵，而后由重复由卵孵化为蚍。也有由胎而生的，与母虫一起衰老，因为这是神虫。南部广东省有一天睡三次，四次，以及一卵产二蚍，甚至七蚍、八蚍的蚕。蚕茧有黄色、白色两种。《尔雅》说：蠔，是桑茧。雔由，是樗茧、棘茧和栾茧。蚖，是萧茧。这些都是根据其所进的树叶而命名，而蠔就是现在所说的桑叶上的野蚕。现在拓蚕和桑蚕一起饲养，也就是棘茧。南海横州有风茧，其丝可作钓鱼之线，大凡各种本草都有蚖蠋一类，吃树叶吐丝，这些不如蚕丝可以用来织成衣被，所以不得并称。凡蚕类作为药用，都是用吃桑叶的蚕。

附　白僵蚕

[修治]　《名医别录》说：白僵蚕生在小河湖泽之滨。每年四月采集自身死亡的

僵蚕。不要使僵蚕浸湿，否则有毒不可作为药用。

陶弘景说：家养的蚕，有蚕箔包裹而且全身僵硬，即使曝晒、火烘都不会被破坏，现在以颜色稍白类似食盐色泽的僵蚕质量最好。

苏恭说：白僵蚕在所有养蚕的地方都有，采集的时间不拘早晚，但以色白，身体端直，进食桑叶的白僵蚕最好。用时应该去掉丝绵及蚕子，并要炒熟。

寇宗奭说：蚕有二三代，而以头代的僵蚕质量最佳，并且要身体硕大，无虫蛆。

雷敩说：使用僵蚕时，先用糯米水浸一天，待蚕桑涎溢出，好像蜗牛涎浮于水面，然后过滤，小火焙干，再用布擦干净黄肉和毛，以及黑嘴部的硬壳，捣烂过筛成细粉，作为药用。

[气味] 咸、辛、平、无毒。

甄权说：僵蚕性微温，有小毒。配伍上与桑螵蛸、桔梗、茯苓、茯神、草相恶。

[主治] 《神农本草经》：小儿惊痫夜啼，驱除各种寄生虫，除面部黑色，使其光润有泽。男子阴痒等疾病。

《名医别录》：女子崩中赤白，产后余痛除各种疮疡瘢痕，用僵蚕研成细末，涂在疔疖肿痛处，对于拔除脓根有特效。

《药性本草》治疗口噤、发汗。同衣中白鱼、鹰屎白等量，可治疗各种疮疡瘢痕。

《大明日华本草》：用七枚僵蚕，研成细末，用酒送服，治疗中风失语，以及一切因风邪引起的疾病。小儿客忤（小儿受惊吓后出现的病症），男子阴痒疼痛，女子带下。

苏颂说：僵蚕焙干研成细末，用生姜汁调服，治疗中风，急性喉痹，生命垂危，服药后疾病就会痊愈。

李时珍说：散风痰结核瘰疬，头风、风虫齿痛，皮肤疮疡，丹毒作痒，痰疟癥结，妇人乳汁不通，崩中下血，小儿疳积，以及一切金疮（金属利器造成的创伤，包括因创伤而化脓溃烂的疮疡），疔疖肿痛，痔疮。

[发明] 张元素说：僵蚕性微温，味微辛，气味都比较轻薄，轻浮而升，属阳中之阳，所以能治疗因风邪所致的皮肤病。

朱震亨说：僵蚕属火，兼有土、金、木之性，衰老时得金气，僵硬而不被熔化。治疗喉痹，取其清化之气以治相火，散结降逆以化痰浊。

王玑说：凡是咽喉肿痛以及喉痹，用僵蚕治疗，服药后疾病就会痊愈，没有不取效的，往往能引起到治病救人的作用。吴持刊内翰说：屡用屡效。

李时珍说：僵蚕，是蚕因风邪致病后的产物。可治风化痰，散结行经，因为同气相互感应，所以用来治疗风邪所致的各种病症。另外有一种人指甲软薄，用僵蚕烧烟熏蒸，使指甲长厚，也是这个道理。僵蚕入厥阴，阳明两经，所以又可治疗各种血证，疟疾和疳病。

[附方] 古代有十五首，新近收录十九首。

1. 一切风痰。《胜金方》：用白僵蚕七个（身体端直的），研成细末，生姜汁一勺，用温水调服。

2. 小儿惊风。《本草衍义》：白僵蚕，全蝎尾等量，天雄尖、附子尖共一钱，稍作炮制，研成细末，每服一钱，或者半钱，用生姜煮汤调服。非常有效。

3. 风痰喘嗽，夜不能卧。《瑞竹堂方》：白僵蚕（炒熟后研末），上等茶叶末各一两，共研成细末，每次用五钱，临卧前用沸水泡服。

4. 酒后咳嗽。《怪证奇方》：白僵蚕焙干后研成细末，每次用茶送服一钱。

5. 喉风喉痹。仁慈的人留下的方剂，开关散：用白僵蚕（炒熟），白矾（一半生用，一半炒用）等量，研成细末，每次用一钱，用天然生姜汁调服，服药后出现呕吐顽痰，就会取效。小儿应加薄荷、生姜少许一起调服。另外一个方剂用白乌梅肉做成丸剂，用绵包裹含服。

《集验方》：用白僵蚕（炒熟）半两，生甘草一钱，研末，用生姜汁调服，呕吐痰涎就会痊愈。

《太平圣惠方》：用白僵蚕三枚，乳香一分，研成细末，每次用一钱烧烟，熏入喉中，吐出痰涎，疾病就会缓解。

6. 急喉风痹。《博济方》如圣散，用白僵蚕，天南星（刮皮）等量，不炮制，生药研成细末，每服一钱，用生姜汁送下，吐出痰涎就会痊愈。后来用生姜炙过含服。《百选一方》中本方无生南星。

7. 撮口噤风。《小儿宫气方》：口噤是小儿出现面色黄赤，气喘，啼声不出，是由胎气挟热，毒人心脾，所以出现舌僵唇青，而发口噤。用身体端直的僵蚕二个，去掉蚕嘴，稍微炒后，研成细末，用蜂蜜调后，敷在小儿口唇上，非常有效。

8. 大头风、小儿惊风。《普济方》：用大蒜七个，先将地面烧红，用大蒜逐个在地上磨成膏状，再用僵蚕一两（去头和四肢），放在大蒜上，用碗盖在大蒜上，过一夜，不要打开碗，每次只用僵蚕末嗜鼻，口内先含水。治疗大头风、小儿惊风有效。

9. 偏正头风，以及脑风两太阳穴疼痛。

《太平圣惠方》：用白僵蚕研成细末，葱茶调服二钱。

叶椿治疗头风，用白僵蚕、高良姜等量，研成细末，每次服一钱，临睡时用茶送服，每日二次。

10. 猝然头痛。《斗门方》：白僵蚕研成细末（去掉蚕丝），每次用开水送服二钱，立即就会痊愈。

11. 牙齿疼痛。《普济方》：白僵蚕（身体端直者）、生姜同炒成赤黄色，去掉生姜，研成细末，用皂角水调搽患处，疼痛就会立即缓解。

12. 风虫牙痛。《仁斋直指方》。色白端直僵蚕（炒熟）、蚕蜕纸（烧过）等量研末，搽擦患处，然后再用盐水漱口。

13. 疟疾不止。《太医院方》：白僵蚕（身体端直）一个，切成七段，用绵包裹成丸剂，朱砂为衣，作为一次的量。在太阳未升起时，面向东方，用桃树、李树枝七寸煎汤吞服。

14. 腹内龟病。《普济方》中有诗说：人世间有一种龟病，其痛苦不能够用言语表达，其主要症状是，腹部胀大坚硬似砖，用自死的僵蚕、白马尿煎服、服尽不久腹软如绵，疾病就会痊愈。可见僵蚕对这种疾病有非常好的疗效。

15. 面上黑黯。《太平圣惠方》：白僵蚕研末，用水调和搽在患处。

16. 粉滓面黚。《斗门方》：白僵蚕，黑牵牛，细辛等量，研成细末，每日用之，可使面色光泽。

17. 隐疹风疮、疼痛。《太平圣惠方》：白僵蚕焙干研末，用酒送服一钱，就会立即痊愈。

18. 野火丹毒。《杨氏产乳集验方》：野火丹毒从背上两肋开始的病人，用僵蚕十四枚，配以慎火草捣烂涂于患处。

19. 小儿鳞体。《保幼大全》：小儿皮肤如蛇皮鳞甲之状，固气血涩滞淤阻，也叫胎垢，又叫蛇体。白僵蚕去嘴研末，煎汤洗之，一方加蛇蜕。

20. 小儿久疳。《郑氏家传方》：小儿体虚不能进食，各种疾病以后天柱骨塌陷，医生不认识这种疾病。称之为五软证。用白僵蛋（身体端直者）炒后研成细末，每次服半钱，用薄荷酒送服。方名叫金灵散。

21. 小儿口疮。《小儿宫气方》：小儿口疮色白，用白僵蚕炒黄，去掉黄肉和毛，研末，用蜜调和敷在口唇上，就会立即取效。

22. 风疳蚀疮。治疗同上方。

23. 项上瘰疬。《外台秘要》：白僵蚕研末，用水送服五分，每日服三次，十天就会痊愈。

24. 风痔肿痛。《胜金方》：风痔肿痛，时发时止，用白僵蚕二两，洗后锉碎，炒黄研末，用乌梅肉调成梧桐子大小的丸药，每次用生姜蜂蜜汤空服五丸。疗效很好。

25. 一切金疮及刀斧伤。《斗门方》：白僵蚕炒黄研末，敷在患处，就会立即取效。

26. 乳汁不通。经验方：白僵蚕末二钱，用酒送用，片刻后，用芝麻茶一盏乘热酒在头上，梳头数十遍。奶汁就会如泉涌出。

27. 崩中下血不止。《千金要方》：用白僵蚕，衣中白鱼等量研末，井水送服，每日二次。

28. 重舌木舌。《陆氏积德方》：僵蚕研末吹在舌上，吐痰后则效果非常好。另外一个方剂：僵蚕一钱，黄连（蜜炒）二钱，研成细末，洒在舌上，吐涎后效果明显。

29. 肠风下血。《笔峰杂兴方》：僵蚕（炒后去嘴，四肢），乌梅肉（焙干）各一两，研成细末，用米糊做成梧桐子大小的丸药，每次服一百丸，饭前用米汤送服。

附 乌烂死蚕
(见《本草拾遗》)

[气味] 有小毒。

陈藏器说：乌烂死蚕是蚕簇中色黑味臭者。

[主治] 陈藏器说：蚀疮有根，外野鸡病，都可用乌烂死蚕敷在患处。色白死蚕主治白游疹，色赤死蚕主治赤游疹。

附 蚕蛹

吴瑞说，蚕蛹是抽丝后的蛹子，现在的人吃蚕蛹，称之为小蜂儿。

孙思邈说：被疯狗咬伤的人，终身禁止进食蚕蛹，如果进食，就会发病，死亡在所难免。

[主治] 《大明日华本草》，炒熟进食，可治风及劳瘦。研末外敷可治病疮，恶疮。

李时珍说：蚕蛹研末后用水送服，治疗小儿疳瘦，长肌肉，退虚热，除蛔虫。煎汤服用，治疗消渴。

[附方] 新近方剂收录一首。

消渴烦乱。《太平圣惠方》：蚕蛹二两，用无灰酒一中盏，水一大盏，一起煎煮至取一中盏，澄清后滤出蚕蛹，温服。

附 茧卤汁

陈藏器说，茧卤汁是蚕茧中的蛹汁，不是碱卤，在盐茧瓮下采集。

[主治] 陈藏器说：百虫入内，蠶蚀瘑疥，江及牛马虫疮。煎汤洗浴小儿，可治疮疥，杀虫。用竹筒装好，随身携带，可禁止山蛩、山蛭侵袭，以及蚊子，各种害虫咬伤。亦可预先带好一个竹筒，把一条山蛭放在竹筒中，手中拿好干海苔一片，也可避免各种山蛭的侵扰。

[发明] 陈藏器说：苏恭在注解山蛭时说：住在山林中的人有自己疗法，就是上面介绍的方法。

李时珍说：山蛭详细参见蛭条下。山蛩（音余），是蜘蛛，咬人后毒性很大。

附 蚕茧
(已出蛾者)

[气味] 甘，温，无毒。

[主治] 李时珍说：蚕茧烧灰，用酒送服，治疗痈肿无头，第二天就会破溃，又

可治疗各种痔疮，以及下血、血淋、血崩。煮汁服用，可治消渴反胃，驱除蛔虫。

陶弘景说：蚕茧瓮加入白术，方可作为药用。

[发明]　李时珍说：蚕茧方书中经常应用，而各家本草中反而没有论及，的确是个遗漏，近代的人用蚕茧治疗痈疽，可以代替针刺，用一枚蚕茧，脓肿就出一个头，用二枚蚕茧，脓肿则出二个头，非常有效。煎汤治疗消渴，古方甚称有效。朱丹溪说蚕茧属火，有滋阴的作用，能泻膀胱中相火，则清气上朝于口中，所以能止渴。缲丝汤及丝绵煮汁，作用相同。另外，黄丝绢能补胶胱，锦灰能止血，参见服器部分。

[附方]　新近收录五首方剂。

1. 痘疮痂蚀。《陈文中小儿方》：痘疮痂疮，脓水不止，用出了蚕的蛾茧，把生白矾末填满，煅枯研末，擦涂患处，效果很好。

2. 口舌生疮。蚕茧五个，外包蓬砂，在瓦上焙焦研末，涂抹患处。

3. 大小便血。《太平圣惠方》：茧黄散：治疗肠风，大小便血，淋沥疼痛。用茧黄、蚕蜕纸（并烧存性）、晚蚕沙、白僵蚕（炒过）等量研为细末，加入少许麝香。每次用二钱，用来汤送服。每日三次，非常有效。

4. 妇人血崩：方法同上。

5. 反胃吐食：《普济方》：蚕茧十个煮汁，烹鸡蛋三枚，吃掉鸡蛋，用无灰酒送服，每日二次，疗效很好。或者用缲丝汤煮粟米粥。疗效亦佳。

附　蚕蜕
（即蚕蜕之皮）

[释名]　马明退（见《嘉祐本草》）佛退。

[气味]　甘，平，无毒。

[主治]　《嘉祐本草》说：血风病，益妇人。

寇宗奭说：妇人血风。

李时珍说：治用中翳障以及痔疮。

附　蚕连

[主治]　《大明日华本草》说：吐血鼻衄，肠风泻血，崩中带下，赤白痢疾。外敷疗疖肿疮。

寇宗奭说：治疗妇人血露。

李时珍说：牙宣牙痛，牙痛牙疳，头疮喉痹，风癫狂祟，蛊毒药毒，痧证腹痛，小便淋沥，妇人难产，以及吹乳疼痛。

[发明]　掌禹锡说：蚕蜕，现在医家多用初出蚕子（退在纸上者），东部各省医家则用老蚕的蜕皮，作用相近。也就是蝉蜕、蛇蜕的意思。但古方多用蚕纸，是因为蚕纸比较容易得到。

[附方] 古方有四首，新近收录十五首。

1. 吐血不止。《集验方》：蚕蜕纸烧灰存性，用蜂蜜调和；做成小麻子大小的药丸，含服。

2. 牙宣牙痛。《集验方》：牙宣及痛，以及口疮，都可用蚕蜕纸烧灰，敷在患处。

3. 风虫牙痛。《仁斋直指方》：蚕纸烧灰外擦，片刻后用盐汤漱口。

4. 走马牙疳。《集验方》：用蚕蜕纸烧灰、加入少许麝香，外贴患处。《仁斋直指方》中加白僵蚕等量。

5. 一切疳疮，《儒门事亲》：马明退（烧灰）三钱，轻粉、乳香少许，先用温水洗净，然后外敷。

6. 小儿头疮。《太平圣惠方》：蚕蜕纸烧灰存性，加入轻粉少许，用麻油调后外敷。

7. 缠喉风疾。《集验方》：用蚕蜕纸烧灰存性，炼蜜调和，做成小麻子大小的丸药，含化。

8. 熏耳治聋。蚕蜕纸作成捻子，加入麝香二钱，装在笔筒内烧烟熏耳，治疗三次就会取效。

9. 癫狂邪祟。《肘后备急方》：凡发狂欲走，或自言自语，或悲泣呻吟，这种病叫邪祟。用蚕纸烧灰，用酒或者水送服三钱。本方也可治疗风癫。

10. 痧证性热。《伤寒活人书》：江南有痧证，症状类似伤寒，头痛高热呕恶，四肢指末轻微厥冷，或者腹痛闷乱，片刻就会死亡。先用蚕蜕纸剪碎，装入瓶中，用碟子盖好。再用沸水冲泡，乘热服用，盖好被褥取汗。

11. 中蛊药毒。《岭南卫生方》：中蛊药毒，病人虽然面色青脉绝，腹胀吐血，服下面药后就会痊愈。用蚕蜕纸烧灰存性，研末，用刚打的井水送服一钱。

12. 中诸药毒。《卫生简易方》：用蚕纸数张烧灰，冷水送服。

13. 小便涩痛。《王氏博济方》：小便涩痛不通，用蚕蜕纸烧灰存性，加入少许麝香，每次用米汤送服二钱。

14. 热淋如血。《卫生家宝》：蚕种烧灰，加入麝香少许，用开水送服二钱，是非常有效的方剂。

15. 崩中不止。《卫生简易方》：旧蚕纸一张（剪碎炒焦）、槐子（炒黄）各等量，研成细末，用酒送服，病情就会立即痊愈。

16. 吹奶疼痛。《儒门事亲》：马明退烧灰一钱五分，轻粉五分，麝香少许，用酒送服。

17. 妇人难产。《医学集成》：蚕布袋一张，蛇蜕一条，放在新瓦罐中，用盐泥封口，火煅为末，用榆白皮汤调服。

18. 妇人断产。《千金要方》：旧蚕子纸一尺，烧为细末，用酒送服，终身不育。

19. 痔漏下血。《奚囊备急方》：蚕纸半张，碗内烧灰，用酒送服，疾病就会自行缓解。

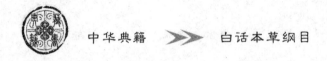

附　缫丝汤

[主治]　李时珍说，解除消渴，非常见效。

原　蚕
（见《名医别录》中品）

[释名]　晚蚕（见《大明日华本草》）　魏蚕（见《方言》）　热蚕（见《广志》）

陶弘景说：原蚕是重复饲养的蚕类，通常称为魏蚕。

寇宗奭说：原有原始、重复、敏捷、快速的意思，原蚕是第二代蚕。

李时珍说：按郑玄《礼记注疏》说，原，是再的意思，也就是再次饲养。郭璞在注解《方言》一书时说：魏，是细的意思，秦晋时代的人是这样称呼的，现在转变为第二代蚕，就是这个意思。《永嘉记》说：郡蚕从三月至十月有八代，蚕种叫蚖，第二次饲养的为珍，珍的子代是爱。

[集解]　苏颂说：原蚕东南各省都有养，这里是重复饲养的，通常叫晚蚕，北方的人不太饲养原蚕。《周礼》中禁止养原蚕，郑康成注解说：蚕生于火而蛰藏于秋季，与马同气，自然界不能使两种动物都得到繁衍，禁止饲养原蚕，目的是不伤害马，然而伤害马也仅是一个方面而已。《淮南子》说：原蚕一年收二成，并不是不利于马的繁衍，但王法禁止饲养原蚕，是因为原蚕吃桑叶。现在的人很少饲养原蚕，药市的原蚕大多是小虫蛾，不可作为药用。

陶弘景说：僵蚕碾末涂在马的牙齿上，马就不能吃草。如用桑叶擦掉僵蚕药末，马仍然可以进食。由此可见，蚕是马一类的动物。

李时珍说：马与龙同气，所以有龙马。而蚕又和马同气，所以蚕有龙头，马头的不同。四川人认为蚕的祖先是雌马就是这个道理。多事的人因附会这种说法，认为用马皮包裹女人，再加入桑叶，就会变为原蚕，真是荒谬的事情。北方的人重视马，所以禁止养蚕。南方没有马，所以有一年养饲养二三代原蚕，甚至有一年之中可饲养七八代原蚕。然而古代帝王仁爱及动物，不忍原蚕一年之中二次死亡，而且也妨碍农业生产，所以不仅仅是因为伤害马，破坏桑叶而已。

附　雄原蚕蛾

[气味]　咸，温，有小毒。

李时珍说：按徐之才《雷公药对》所说，雄原蚕蛾的气味是：热，无毒。入药要炒用，并要去掉翅膀和四肢。

[主治]　《名医别录》说：补益精气，强壮阴道，交接不倦，固精。

李时珍说：壮阳气，止遗精，尿血。暖肾脏，治暴风、金疮、冻疮，水火烫伤，灭瘢痕。

[发明]　　寇宗奭说，蚕蛾用第二代，取其有助于生育功能。

李时珍说：蚕蛾其性淫秽，出茧后即交媾，一直到枯槁才停止，所以有强调阴益精的作用。

[正误]　　苏颂说，现在治疗小儿脐风及口噤，用晚蚕蛾二枚，炙黄研成细末，用蜜调涂在口唇内，疾病就会痊愈。

李时珍说：这个方剂出于《太平圣惠方》中，方中用的是白僵蚕，苏颂引用此方列在蚕蛾条下，是错误的，蚕蛾本来没有治疗小儿惊风的记载，现在予以纠正。

[附方]　　古代有附方两种，新近收录附方八种。

1. 丈夫阳痿。《千金要方》：蚕砂二升，去头、翅膀及四肢，炒熟后，研为细末，用蜂蜜调和，做成梧桐子大小的药丸，每晚服一丸，可维持十天，服菖蒲酒则无疗效。

2. 遗精百浊。《唐氏方》：晚蚕蛾焙干，去掉翅膀、四肢，研成细末，用饭调和，做成大麻子大小的药丸，一次服四十粒，用淡盐汤送用。这种药丸要经常用火烘烤，否则容易糜烂回潮。

3. 血淋疼痛。《太平圣惠方》：晚蚕蛾研成细末，用热酒送服二钱。

4. 小儿口疮，以及风疳疮。《小儿宫气方》：用晚蚕蛾研成细末，贴在患处，非常有效。

《普济方》：治小儿口疮，百日未愈的口疮，在晚蚕蛾药末中，加少许麝香，洒在患处。

5. 止血生肌。《胜金方》：蚕蛾散：治疗刀斧创伤，血出如箭，用晚蚕蛾炒后，研成细末，敷在创口，出血就会立即停止。此方非常有效。

6. 刀斧金疮。端午那天午时，取晚蚕蛾、石灰、茅花，捣成团状，用草掩盖使其发热后，收贮备用。用时刮下药末，洒在患处即可。

7. 竹刺入肉。《便民图纂》：五月五日，取活晚蚕蛾放入竹筒中，使其干死后，研成细末，取少许药末，用唾液调和，涂在患处。

8. 蛇虺咬伤。《必效方》：活蚕蛾，研成药末，敷在患处。

9. 玉枕生疮。《圣济总录》：此疮生在枕骨上似疽，破溃后好像筷子头。用原蚕蛾炒后，和石苇等分，研成细末，干后贴在患处，可治愈。

附　原蚕沙

苏颂说：蚕沙、蚕蛾，都用出生较晚的药用效果最好。

李时珍说：蚕沙作为药用要晒干，用淘洗干净后再晒，这样可以收藏较久而不会损坏。

[气味]　　甘，辛，温，无毒。

李时珍说：伏硇砂、焰消、粉霜。

[主治] 《名医别录》说：肠鸣，热中消渴，风痹隐疹。

陈藏器说：原蚕沙炒黄，用布袋装好浸酒，可治风缓，诸节不用，皮肤顽痹，腹内宿冷，冷血淤血，腰脚冷疼。原蚕沙炒热后，用布袋装好，热熨可治偏风，筋骨瘫痪，手足不随腰脚软，皮肤顽痹。

李时珍说：治消渴癥结，以及妇人血崩，头风，风赤眼，祛风除湿。

[发明] 陶弘景说：蚕沙通常多配伍加进各种方剂中，不只是热熨治疗风疾。

寇宗奭说：蚕屎喂牛，可以替代五谷。用三升醇酒，拌蚕沙五斗，再用甑蒸后，放在卧室中，铺在床上，叫患风冷气痹以及最近患瘫风的病人，将患处一侧睡在蚕沙上，并盖上厚棉被以发汗。如果体质虚弱的人，就必须防止大热昏闷，应叫其露出头面部。如果没有痊愈，隔日再治一次。

李时珍说：蚕性属火，其性燥，燥能胜风祛湿，所以蚕沙主要治疗风湿一类的疾病。如有人患风痹病，用上述热熨疗法，可取得较好疗效。按照陈藏器的经验方：一抹膏；治疗烂弦风眼。制作如下：用真麻油浸蚕沙二三个晚上，研成细末，用篦萆子沾药末涂在患处。无论新病久病，隔日便可治愈。我表兄卢少樊患这种疾病，用一抹膏而治愈，于是亲笔将此方记录在册。我家一女佣人，患烂弦风眼十余年，试用该膏二三次便获痊愈，其作用也在祛风除湿。蚕沙同桑柴灰滤汁，煮鳖肉作成药丸，治疗腹中癥结。参见鳖条下。李九华说：蚕沙煮酒，色味俱佳，而且又能治疗疾病。

[附方] 古代有四首，新近收录六首。

1. 半身不遂。《千金要方》：蚕砂二石，用二个布袋装好，蒸熟，交替热熨患处，并用羊肚、粳米煮粥，每天吃一个羊肚，持续十天。

2. 风瘙隐疹，作痒成疮。《太平圣惠方》：用吞砂一升，水二斗，煎煮至取一斗二升，去掉药渣，洗浴全身。洗后避风。

3. 头风百屑作痒。《太平圣惠方》：蚕砂烧灰，用水过滤后洗头。

4. 睐目不出。《太平圣惠方》：蚕砂洗净，早晨用刚打的井水空腹送下十粒，不能嚼破。

5. 消渴饮水。《斗门方》：晚蚕砂焙干后研成细末，每次用冷水送服二钱，服几次便可取效。

6. 妇人血崩。《儒门事亲》：蚕砂研成细末，用酒送服二至五钱。

7. 月经久闭。蚕砂四钱，在砂锅内炒至半黄色，加入无灰酒一壶，煮沸沉淀后，去掉蚕砂，每次服一盏，月经就会立即通畅。

8. 转女为男。《千金林方》：妇人开始怀孕时，用原蚕屎一枚，用井水服之，每日三次。

9. 跌扑损伤，扭伤、脱臼等症。《邵真人经验方》：蚕砂四两炒黄，绿豆粉四两炒黄，枯矾二两四钱，上述三味药共研细末，用醋调和，敷在患处，用绢布包裹固定。

只须换三四次药便会痊愈。但产妇不能靠近病人。

10. 男女心痛不可忍者。《瑞竹堂经验方》：晚蚕砂一两，用沸开水泡过后，过滤干净，用清水送用，心痛就会立即消除。

石 蚕
（见《神农本草经》下品）

[校正]

[释名] 沙虱（见《神农本草经》） 石蠹虫（见《名医别录》） 石下新妇（见《本草拾遗》）

陶弘景说：沙虱是东间水中的小虫。人到水中洗浴。沙虱附着人体很难发现，但痛如针刺，挑拨痛处可见沙虱。现在沙虱可能是名字相同而东西不一样。

李时珍说：按《吴氏本草》，沙虱作沙蜂。

[集解] 《名医别录》说：石蚕生于江汉（今湖北省武汉市一带）池塘、沼泽地中。

寇宗奭说：石蚕在处山河中经常会有。其附生于水中石块上，作丝茧好像钗股一样，长一寸左右，达到掩护身体作用。其色如泥，石蚕在茧中，所以叫石蚕。也就是水中的虫。医生很少应用。

《名医别录》说：石蠹虫生在石中。

陈藏器说：石蠹虫又叫石下新妇，现伊洛一带水底石块下有石蠹虫。形状似蚕，其吐丝连接小石块如茧。春夏时节羽毛化成小虫蛾，在水上飞行。

李时珍说：《神农本草经》的石蚕，《名医别录》的石蠹，现在参考陈藏器、寇宗奭的说法及其主治功能，二者是一种东西是毫无疑问的。另外石类也有石蚕，和这种不同。

[正误] 陶弘景说：李当之说：石蚕江东的人不认识，误以为是草根，其实是虫一类，形似老茧，生附在石块上。粗野的人得到并吃掉，其味咸微辛。所说有道理，但江汉（今湖北省武汉市一带）不是粗野之人所居之地。石蚕通常都是能吐出气体的生物，和海中的蛤蚧、牡蛎等生物一样，附着石块而生、不游移走动，都是活的生物。现在常用草根、色黑，多有角和节，外形象蚕。恐怕不是石蚕。医家不用其入药。

苏恭说：石蚕形状像蚕，细小而有角有节，色青黑，生在江汉（今湖北武汉市一带）附近的石穴中。岐，陇（今陕西岐山县，陇县一带）也有。北方人大多不用，所以采集的人很少。

韩保昇说：李当之讲是草根，陶弘景认为是吐气的生物，苏恭的说法是本似草，半似虫，都是不正确的。这种虫所在之处的水中有，往往取之作为鱼饵，马湖中的石块下最多，那里的人吃石蚕，说味咸微辛。

苏颂说：石蚕、陶弘景、苏恭都无定论，《蜀本草》的说法是正确的。

现在四川、广东、广西大多数地方都有石蚕，其中有草根像蚕的，也叫石蚕，出自福州。现在信州（今江西省信江一带）山石上，四时都有石蚕，也采集作为药用。详细情况参见菜部草石蚕条下。

[气味]　咸，寒，无毒。

韩保昇说，咸、微辛。

吴普说：《雷公药对》记载：咸，无毒。

[主治]　《神农本草经》：五癃，破石淋堕胎。石蚕肉：解结气，利水道，除热。

《名医别录》：石蠹石：主治石癃，小便不利。

[发明]　寇宗奭说：把石蚕叫作草根，是错误的。《神农本草经》说石蚕肉解结气，注中并不辨别，是什么道理呢？

李时珍说：石蚕入药连皮壳一起用，石蚕肉则去皮壳。

附　云师雨虎

李时珍说：按《遁甲开山图》说：霍山有云师、雨虎。荣氏注解说：云师如蚕，长六寸身上有毛像兔。雨虎如蚕，长七八寸，形似水蛭。云雨出在石上，肉味甘美，可炙后食用。这也是石蚕之类。

九　香　虫
（见《本草纲目》）

[释名]　黑兜虫。

[集解]　李时珍说：九香虫，产于贵州省永宁卫赤水（今贵州省赤水县）河中，大小如小指头，形状似水黾，身青黑色。到了冬季，就藏于石下，本地人经常采集，作为送人的礼物。惊蛰以后飞出的，不可作为药用。

[气味]　咸，温，无毒。

[主治]　李时珍说：膈脘气滞，脾肾亏损，壮元阳。

[发明]　李时珍说：《摄生妙用方》中乌龙丸，治上述病症，久服能补益人，四川省何卿总兵经常服用有效。方剂组成为：九香虫一两（一半生用，一半焙用）。车前子（微炒）、陈橘皮各四钱，白术（焙）五钱，杜仲（酥炙）八钱。以上研成末状，炼蜜做成梧桐子大的药丸，每次服一钱五分，用盐开水或盐酒送服，

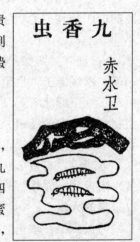

虫香九

赤水卫

早晚各服一次。此方妙在九香虫。

海　蚕
（见《海药本草》）

［集解］　李珣说：按《南州记》所说：海蚕生于南海山石之中。形状似蚕，如拇指大小，其沙特别白，好像玉粉一样，常常有节状，难得真品。有人用水过滤葛粉、石灰，并用梳齿印成冒充海蚕沙。服之不仅无益，反而能损伤人体。应该谨慎。

附　海蚕沙

［气味］　咸，大温，无毒。

［主治］　李珣说：虚劳冷气，各种因风邪所致的半身不遂。久服补虚损，使人面色光泽，健身延年不老。

雪　蚕
（见《本草纲目》）

［释名］　雪蛆

［集解］　李时珍说：按叶子奇《草木子》所说：雪蚕生于阴山经北，以及峨眉山以北，人们叫雪蛆。阴山，峨嵋山的积雪，历年不消。雪山中的雪蚕，大小如瓠子，味道特别鲜美。另外王子年的《拾遗记》中说：员峤山中有冰蚕，长六七寸，色黑有鳞角，用霜雪覆盖，就会作茧，长一尺，抽五种颜色的丝，织成上等华丽的丝织品，放入水中不会沾湿，投入火中不会燃烧。太平盛世海上的人奉献出这种丝织品，其质轻保暖，柔和润滑。按《拾遗记》所说，也是雪蚕之类。

［气味］　甘，寒，无毒。

［主治］　李时珍说，雪蚕可以治疗里热口渴之类的疾病。

枸　杞　虫
（见《本草拾遗》）

［释名］　蠋（见《尔雅注疏》）

［集解］　陈藏器说：这种昆虫在在枸杞子上，吃枸杞叶，形状似蚕而作茧，在成蛹时采集，晒干收藏备用。

李时珍说：枸杞虫即《尔雅注疏》中所说的"蚅，就是乌蠋"。它的形状似蚕，也有五种颜色，成蛹之前吐丝作茧，然后化成虫蛾孵子，各种草木都有，其性随所吃的草木而定，所以《广志》说：藿蠋香，槐蠋臭。

[气味]　咸，温，无毒。

[主治]　陈藏器说：补益阳道，使人悦泽有子。炙黄和地黄末做成丸剂服之，可补阳益精。

李时珍说：《普济方》记载，可治肾家虚风。

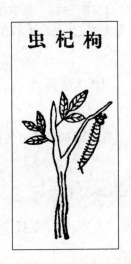

虫杞枸

莁 香 虫
（见《本草纲目》）

[集解]　李时珍说莁香虫生于莁香树的枝叶中，形状类似尺蠖，色青。

[主治]　李时珍说：小肠疝气。

第四十卷 《本草纲目》虫部

虫之二
（卵生类下二十两种）

青蚨《本草拾遗》　　附庞降

蛱蝶《本草纲目》

蜻蛉（即蜻蜓）《名医别录》

樗鸡（即红娘子）《神农本草经》

枣猫《本草纲目》

斑蝥《神农本草经》

芫青《名医别录》

葛上亭长《名医别录》

地胆《神农本草经》

蜘蛛《名医别录》

草蜘蛛《本草拾遗》

壁钱《本草拾遗》

蝎《开宝本草》

水蛭《神农本草经》

蚁《本草纲目》　　（附白蚁）

青腰虫《本草拾遗》

蛆《本草纲目》

蝇《本草纲目》

狗蝇《本草纲目》　　附壁虱

牛虱《本草纲目》

人虱《本草拾遗》

上附方旧二十两种，新附方八十六种。

青　蚨
（见《本草拾遗》）

[释名]　蚨蝉　蚼(móu)蜗(guā)　墩(dūn)蝎(yú)　蒲虻(méng)　鱼父鱼伯

[集解]　陈藏器说：青蚨生于南海（泛指我国南方）。南方有种虫名叫墩蝎，形状大小似蝉，味道辛美可以食用，繁殖生子附着在草叶上，像蚕种一样。采取青蚨幼子，其母便会飞过来。即便是偷偷儿地采取，青蚨母也能知道子的去处。杀死青蚨母或子，涂在钱贯上，留母用子，或留子用母，钱用后都还能够飞回来。《淮南子万毕术》中有"青蚨还钱"的说法。高诱注释称：青蚨又叫鱼父、鱼伯。用青蚨子母各半放入瓮中，埋藏在往东去路边背阴处的墙壁下边，三天后开口，是亲生子母的便各处在一起。用母血涂八十一钱，子血涂八十一钱，留下母血涂的钱用子血涂过的钱，或者留下子血涂的钱用母血涂过的钱，都可以自己归还。

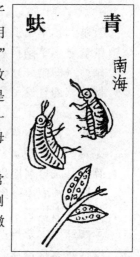

李珣说：根据《异物志》记载：墩蝎生于南方山上，雌雄常处在一起，不相分离，青黄色。人们采得后，按照一定的方法制成末，用来涂钱，用此钱买东西，白天用后夜晚便可以归还。墩蝎又能够用来固秘精气、缩尿，也是人世间难得的东西啊！

李时珍说：按照《异物志》记载：青蚨外形似蝉而稍长，生子如虾购卵一样，附着在草叶之上。采收青蚨幼子，其母便会飞过来。用于煎熬烹食，其味道很辛美。《蚼嵝神书》记载：青蚨又叫蒲虻，形似小蝉，大小如虻，青色而有光泽。生长在池泽当中，多云集于蒲叶之上。春天在蒲叶上繁育生子，八八或九九成片，似大蚕籽而稍圆。取母血和用火烤取子血来涂钱币，买东西后钱能自还，用无穷尽，实在有点像仙术一样。以上这些说法都有些类似。只有陈藏器说子附着于木上，稍微有所不同。而许慎《说文解字》也说：青蚨，是水中虫。大概是水中虫而繁育生子在草木之上罢了。

[气味]　辛，温，无毒。

[主治]　陈藏器：补中，壮肾阳，去冷气，悦泽容貌。

《海药本草》：秘精，缩尿。

附　庞降

李时珍说：按照刘恂《岭表录异》说：庞降生长于岭南（今广东、广西一带），多在橄榄树上。外形似蝉，腹青色而较薄。能够呼叫自己的名字，但人们只能听到声音而很少能采得。人们常常用好价钱求作房中媚药。根据其形似蝉，可为媚药的说法，与李珣《海药本草》所载的青蚨雌雄不相分离、秘精之说相符合，推测恐怕它和青蚨属于一类，生长在树木之上罢了。

蛱　蝶
（见《本草纲目》）

[释名]　蜨蝶（蜨音叶）　蝴蝶

李时珍说：蛱蝶很轻很薄，飞时夹着双翅，轻盈的样子。通常称须为胡，而蝶美于须，蛾美于眉，所以又叫蝴蝶

[集解]　李时珍说：蝶，属于蛾类。大的叫蝶，小的叫蛾。种类很繁杂，大都四个翅膀有粉，以嗅花香，用胡须代替鼻子，用鼻子进行交配，交配后粉就自然消失了。《古今注》说蝶由橘蠹所变化而来，《尔雅翼》认为蝶由菜虫所化生，《列子》称乌足的叶子可以化蝶，《埤雅》说蝶由蔬菜所化生，《酉阳杂俎》说百合花可以化蝶，《北户录》说树叶所化之蝶好像丹青一样，《野史》说彩裙可以化蝶，都是根据自己所见的进行论述。大概不知道蠹蠋这类虫子，到老都各自蜕变为蝶、蛾，像蚕必然羽化一样，腐朽的衣物也必然生虫而化。草木花叶的变化是气化，风化。这些蝶的颜色是与这些虫所吃的花叶，所变化由来物质的颜色有关。

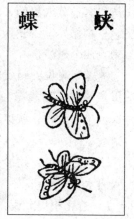

杨慎《丹铅录》说：有草蝶、水蝶在水中。

《岭南异物志》记载：有人在南海游泳，看见了蒲帆一样大小的蛱蝶，称量它的肉重，为八十斤，烤着吃，味道很美很肥。

[气味]　缺

[主治]　李时珍说：主治小儿脱肛。把药阴干研为细末，用唾沫调半钱涂在手心，以痊愈为期限。

[发明]　李时珍说：蝴蝶古代方家没有用，只有《普济方》记载此方治疗脱肛，也不知道什么样蝶可以应用。

蜻　蛉
（见《名医别录》下品）

[释名]　蜻虰（虰音丁，见《名医别录》）　蜻蜓（蜓亦作蝏，见《名医别录》）虰蛵（蛵音馨，见《名医别录》）　负劳（见《尔雅》）　蜦（音忽）　诸乘（见陶

弘景注）纱羊（见《本草纲目》）　赤者名赤卒

　　李时珍说：蜻、蛚指的是蜻蛉的颜色为青青葱葱。蛉、虰，是说蜻蛉的形状弧弧单单状，或者说它的尾巴如丁状。蟌、蜓是指它的尾巴好看而挺直。俗称纱羊，是说它的翅膀如纱状。按照崔豹《古今注》所说，大而色青的叫蜻蜓；小而色黄的，江东（今苏州一带）名为胡黎，淮南名螟蚸，鄱阳名江鸡；小而色红的，名为赤卒，为降驹，为赤衣使者，为赤弁丈人；大而黑中夹红并紫的，辽海叫绀蟖，也叫天鸡。陶弘景称胡黎为蜻蛉，没有对此进行考证。

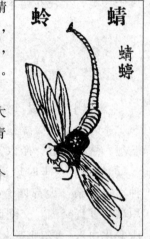

蜻　蛉
蜻蟌

　　［集解］　陶弘景说：蜻蛉有五、六种，只有色青、眼睛大的（一名诸乘，俗称胡黎）可以入药。道家说：眼可以化为青珠，其他黄或黑的，不入药。

　　韩保昇说：我所住的地方有蜻蛉，喜好飞在水上，有六个脚，四个翅膀。

　　寇宗奭说：蜻蜓中有一种个子最大的（汴人叫马大头）正是蜻蛉。身为绿色，雌的腰间有一浅绿色圈。入药用雄的。这虫生于水中，所以多在水上飞。这一类虫，眼睛都大，为什么陶弘景只说蜻蜓眼睛大。

　　李时珍说：蜻蛉头大，眼睛外突，脖子短，腰长，尾巴下垂，翅膀如纱。吃蚊虻，喝露水。

　　《造化权舆》说：水蛆化蛚。意思是说蜻蛉在水面中附物产子。

　　罗愿说：水蛆化蜻蛉，蜻蛉仍然交配于水上，附着物品而发散其卵子，再为水蛆。

　　张华《博物志》说：五月五日，把蜻蛉头埋在屋内，可以化青珠，不知道是否如此？古方只用个大色青的，近代房中术，也有用红色的。

　　崔豹说：孙海有绀蟖这种虫，如蜻蛉色黑红紫，六、七月份，成群飞翔能使天昏暗。山里人吃时，说是由海中青虾所化。

　　《云南志》云：沿海、山区等地，凡是土蜂、蜻蛉、蚱蜢之类，没有不吃的。

　　［气味］　微寒，无毒。

　　［主治］　《日华诸家本草》：壮阳、暖水脏。

　　《名医别录》：强阳、止精。

樗　鸡
（见《神农本草经》中品）

　　［释名］　红娘子　灰花蛾（《本草纲目》）。

　　李时珍说：因其按时鸣叫（多栖息于樗树上），故名樗鸡。《广雅》称樗鸡，《广志》称鸴鸡，这些名称都不正确。因其翅有光泽而色红，故俗称红娘子、灰花蛾。

[集解]《名医别录》记载：樗鸡生长于河内（约相当今河南省）川谷间的樗树上。七月间捕捉，晒干用。

陶弘景说：樗鸡产于梁州（今陕西省南郑县东）。形似蝉类而小。樗树似漆而具臭气，（樗鸡以栖于樗树上者质佳），就好像芜青、亭长分别以生长在芜花、葛花上者为好一样。

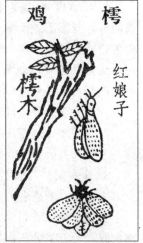

鸡 樗

红娘子

樗木

苏恭说：河内（今河南一带）无这种虫，多产于岐州（今陕西省凤翔县南）。樗鸡有两种：以五色均有者为雄，入药效佳；色青黑有白斑者为雌，不作药用。

寇宗奭说：汴洛（今河南省开封市、洛阳市）等地多产此物。形类蚕蛾，腹部宽大，头足色微黑，翅两层，外层灰色，内层以深红色为主，五色兼有。

苏颂说：《尔雅》称鶾（hàn），天鸡。郭璞注释认为是一种小虫，身黑头红，叫莎鸡，又叫樗鸡。但现今所说的莎鸡生于樗树上，六月间出飞，展翅索索鸣叫，人们有时将其捕捉蓄养于笼子中。头方正腹宽大，翅外青色内红色，而身不黑，头不红，这和郭璞所说的一点也不像。樗树上有一种头翅都是红色的虫子，就是以前人们所称的红娘子，虽然无樗鸡之名，但恐怕樗鸡指的也是这种虫子，只是古今人们的叫法不同罢了。

李时珍说：樗树就是臭椿树。樗鸡初生时头方而扁，啄尖向下，六个足两层翅，全体黑色。长到会飞时，外层翅灰黄色而有斑点，内层五色俱有。成群栖息于树上，深秋时在樗树皮上产卵。苏恭、寇宗奭的说法正确，苏颂引用郭璞注释中的莎鸡所指有误。莎鸡生长于莎草之间，跟蟋蟀一类，与蝗相似而有斑点，有数层翅，下层翅正红色，六月会飞，而振羽有声，详见于陆机《毛诗疏义》。罗愿《尔雅翼》称莎鸡为络纬，即俗名纺丝娘。

[修治] 李时珍说：凡使用红娘子，应去翅足，用糯米或面粉同炒，待米面呈黄色，去米或面。

[气味]《名医别录》：苦，平，有小毒，不可靠近眼目。

[主治]《神农本草经》：治心腹邪气，阳痿，益精强志，治不孕不育，泽颜悦容，补中轻身。

《名医别录》：疗腰痛，能降气、补阴、益精。

寇宗奭说：活血化瘀。

李时珍说：治瘰疬，散目中结翳，辟邪气，治狂犬咬伤。

[发明] 陶弘景说：一般方药很少用，在大麝香丸中用有樗鸡。

李时珍说：古方辟瘟杀鬼丸中用樗鸡，近代方中用的较多，归厥阴肝经，能活血行血。《普济方》治目翳，在拨云膏中樗鸡与芜青、斑蝥同用，也是取其活血散结之效。

[附方]　新收附方四条。

1. 子宫虚寒。《杏林摘要》记载：妇女不孕，因子宫虚寒，下元不足，月经不调，或闭经，或漏下，或崩中带下，或产后恶露不尽，内结不散，用红娘子六十枚，大黄、皂荚、葶苈子各一两，巴豆一百二十枚，共研为末，加枣肉制成丸子，如鸡子黄大。用丝绵将其裹着，外留系线，用竹筒将绵团塞入阴道内，两个小时左右会出现热渴，可用热开水一、两碗解渴后，便不觉发热，安静入睡，三天取出。每天空腹时用鸡蛋三枚，胡椒末二分，同炒吃，酒送服以补其虚，治疗一段时间后子宫便会转暖。

2. 瘰疬结核。《卫生易简方》：用红娘子十四枚，乳香、砒霜各一钱，硇砂一钱半，黄丹五分，共研为末，加入糯米粥调和药末制成饼，贴患处，不到一月瘰疬即消。

3. 疯狗咬伤。如不治疗就可能会死亡。《谈野翁试验方》：用红娘子两个，斑蝥五个（去翅足，若患者四十岁各加一个，若五十岁各加两个），青娘子三个（去除翅足，四十岁加一个，五、六十岁加两个），海马各半分，酥油少许，共研为末。十岁患者分四次服，十五岁分三次服，二十岁分作两次服，三十岁一次服下。

4. 梅毒秽疮。陆氏《积德堂经验方》：用鸡蛋一个，开孔，放入红娘子六个，用（湿）纸包裹煨熟，去红娘子，只吃鸡蛋，以酒送服。小便淋漓，尿脓血等症便可治愈。

枣　猫
（见《本草纲目》）

[集解]　李时珍说：枣猫这味药，古代方书没有考证，近代方广《丹溪心法附余》做了附录，用于治疗小儿病的方子。注说：枣猫是枣树上的飞虫，大小好像枣子一样，青灰色，有两个角。集采后，阴干应用。

[气味]　缺

[主治]　小儿脐风

李时珍说：方广说，小儿初生后，用棉织品缠裹脐带，离脐部五六寸长短捆住，咬断。用鹅羽筒向脐大孔中送药一、二分，轻轻揉散。再用艾柱灸脐头三壮。结扎住的脐带不要打动，等它自己脱落，永远不会有脐风疾患，万无一失。脐硬的，可以用这个方法治疗，软的没有病，不必用。制药的方法是：阴干的枣猫三个（研末），珍珠（槌研）四十九粒，炒黄丹、白桔矾、蛤粉、血竭各五分，研匀，按照上面介绍的方法应用。脐有三个孔，一大二小。

斑蝥
（见《神农本草经》下品）

[校正] 陈藏器说：螌蝥虫即斑蝥，以往书中重复出现，现将其合并为一。

[释名] 斑猫龙尾（《神农本草经》） 螌蝥虫（《本草拾遗》）龙蚝（cì） 斑蚝（《吴普本草》）

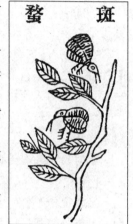

李时珍说：身有斑点，足刺有毒，如古代兵器中锐利的矛一样，故名斑蝥，亦称螌蝥，习惯讹化为斑猫、斑蚝、斑尾。《吴普本草》又称作斑菌、腾发、晏青。

[集解] 《名医别录》说：斑猫生长于河东（今山西境内黄河以东的地区）川谷间。八月捕捉，阴干用。

吴普说：生长于河内（相当今河南省）川谷中，也有生长在水石间。

韩保昇说：斑蝥是八月间群集于大豆叶上的虫子，长五、六分，身上有黄黑色斑纹，黑腹尖嘴，在叶子上捕捉后，阴干用。

陶弘景说：这种虫子有五种变化，其功效主治基本相似，二、三月间长在芫花上叫做芫青；四、五月间长在王不留行草上称为王不留行虫；六、七月间长在葛花上叫做葛上亭长；八、九月间生长在大豆花上称为斑蝥；九月十月入地下蛰藏起来叫做地胆，但这是伪地胆，疗效和地胆相似。斑蝥大小如巴豆，背上有黄黑色斑点，芫青青黑色，亭长身黑头红。

雷敩说：芫青、斑蝥、亭长、赤头四种虫子各有自己的形态，其生存环境、生活习性及功效也不相同。芫青嘴尖，背上有一道黄线，食芫花的汁液；斑蝥背上一道黄一道黑，嘴尖处有一小红点，食大豆叶的汁液；亭长黄黑色，食葛叶的汁液，赤头身呈黑色，头上有一大红点。

苏颂说：四种虫子都是一类，但随时节而变化。《深师方》说：四、五、六月为葛上亭长，七月为斑猫，九月十月为地胆。现在医家只知用芫青、斑蝥，而地胆、亭长却很少使用，这是由于他们不能仔细辨析的缘故。

苏恭说：古今方药中无王不留行虫之名。如果像陶弘景所说的那样，四种虫子应该集中生长于一地，但实际上地胆出自豳州（今陕西彬县、旬邑县一带），芫青产于宁州（今甘肃宁县），亭长产于雍州（在今陕西一带），斑蝥各地均有，四虫出自四地，一年之内一个虫子怎么会能周游四州呢？芫青、斑蝥形状相似，亭长、地胆的形状差别很大。且豳州地胆三月至十月在杂草上捕捉，并不是在地下采集。可见陶弘景的说法是没有根据的。

李时珍说：《神农本草经》、《名医别录》关于四虫采收时间的记载正好与陶弘景所说相一致。《深师方》用亭长，其注解也一样。四虫当属于同一类，因它们所生长的地方和季节不同而有不同的名称。苏恭驳斥这种观点不妥当，但陶弘景的解释本身也不够明白。按照《太平御览》引《神农本草经》说：春季食芫花者为芫青，夏季食葛花者为亭长，秋季食大豆花者叫斑蝥，冬季入地蛰藏者称地胆（黑头红尾），以上说得很清楚，但唐宋时期校正者却众说纷纭，是何原因呢？由于陶弘景说的王不留行虫、雷敩说的赤头，方药当中没有用过。总的说都是这一类的虫，所以可以推理而知。其余见于地胆条下。

　　[修治]　雷敩说：斑蝥、芫青、亭长、地胆四药的炮制，均应与糯米、小麻子一起拌炒，至米呈黄黑色，取出药物，去头足尾翅，然后用头发包裹，悬挂于东墙角隔一夜，至天明入药用，毒性便可减弱。

　　大明说：斑蝥入药应去翅足，用糯米炒熟后用，不宜生用，否则会产生使人吐泻的副作用。

　　李时珍说：有将斑蝥用麦麸炒过后，和醋同煮，再入药用。

　　[气味]　辛，寒，有毒。

　　吴普说：《神农本草经》认为其味辛。岐伯认为其味咸。扁鹊认为其味甘，有大毒。常与马刀配伍，是巴豆、丹参、空青，恶肤青、甘草、豆花。

　　李时珍说：斑猫、芫青、亭长、地胆的毒性，用靛汁、黄连、黑豆、葱、茶，都能将其解除。

　　[主治]　《神农本草经》：治寒热，鬼疰蛊毒，瘰疬恶疮阴疽，腐蚀死肌，治石淋而癃闭之证。

　　《名医别录》：治血积（症见面色萎黄而有蟹爪纹，脘腹或胁肋有块不移，时常疼痛，便秘或黑便。），腐蚀肌肉，治疥癣，堕胎。

　　甄权说：治瘰疬，通利小便。

　　《日华子诸家本草》：治淋证，外敷治恶疮经久不愈，漏下脓水。

　　李时珍说：治疝瘕，能解疔毒、狂犬毒、沙虱毒、蛊毒、轻粉毒。

　　[发明]　寇宗奭说：因腐蚀肌肉，孕妇忌用。治淋方药中多用，易伤人正气，用时宜慎。

　　李时珍说：捕捉斑蝥，其尾巴处有恶臭气射出，特别难闻。因此，入药其功效专走下窍，直达精关溺窍，能够去除败物阻塞，但往往会引起难以忍受的疼痛。葛洪认为，凡用斑蝥，主要是取其通利小便、引药行气、以毒攻毒的作用。杨登甫说：瘰疬有其病根，通常治时以斑蝥、地胆为主药，如法加工炮制，服用后能使病根从小便中祛除，如能尿出粉片样东西，或者血块，或者烂肉，便是药效应验。但排出这些东西时，尿道一定会涩痛难忍，此时可用木通、滑石、灯心草等药以通利小便，助毒物排出。葛洪《肘后方》说：席辨《刺史传》中记载，凡中蛊毒，用斑蝥四枚，去翅足制熟，五月初五这一天采取桃树皮，去掉黑皮，阴干，将大戟去除木质心，各研为末，取斑蝥一分，桃树皮、大戟各用两分，混合制成枣核大小的丸子，用米清饮（煮米粥时，浮于锅面上的浓稠液体）调服。服后一定会吐出蛊虫，一次不愈，十天后再服。这种蛊虫洪州（今江西南昌一带）最多。有老妪知治蛊毒秘方，治愈一人获取双丝细绢二十匹，秘方不外传。后因老妪后代子孙犯法，黄华公若于则当时为都督，因此得了此秘方。

[附方] 旧有方六首，新收方九首，共十五首。

1. 内消瘰疬。不论成人还是小孩。《经验方》取斑蝥一两，去翅足，用粟米一升同炒，至米焦为度，去米不用，加入干薄荷四两，共研为末，加乌鸡蛋清，做成绿豆大的丸子，每天空腹用茶叶水送服一丸，然后逐渐加大量至五丸后，改为每天少服一丸，一直减到每天一丸时，再改为每天服五丸，直至瘰疬消退为止。

2. 又方，《广利方》：治瘰疬经久不愈，用斑蝥一枚，去翅足，微炒，空腹时用浆水（粟米煮熟后放入冷水中浸五、六天而成），或蜜水一碗送服，病重者服至七枚便可治愈。

3. 瘘疮有虫。八月中将斑蝥用醋浸半天，捞出晒干。每次用斑蝥五个，置铜器内炒熟研末，巴豆一粒，黄狗背上毛十四根，炒研，朱砂五分，四药共同调和均匀，同醋一次服下，虫会全部排出。

4. 痈疽拔脓。《仁斋直指方》：痈疽不破，或溃而肿硬无脓，用斑蝥研末，和蒜捣膏，水调，以少许贴患处，片刻脓出，去药即愈。

5. 疔肿拔根。《外台秘要》：取斑蝥一枚捻碎，用针在疮上划成米字形开口后，即将斑蝥末封着，很快便可出根。

6. 梅毒秽疮发于右侧腹股沟者。不论已成未成，均可随即消散。斑蝥三个（去翅足，炒用），滑石三钱，共同研末，分作三服。空腹用大米汤送下，每日服一次，毒可从小便排出。

7. 治同上。如果出现疼痛，可用车前、木通、泽泻、猪苓煎汤服用，方名破毒饮，效果很好。（李东垣方）。

8. 积年癣疮。《外台秘要》：用斑蝥半两微炒研末，蜜调敷患处。《永类钤方》：用斑蝥七个，醋浸，置于室外隔一夜，用醋浸液搽患处。

9. 面上瘢瘟。《圣济总录》：患疠风病，面上有紫瘢瘟未消。用干斑蝥末，生油调敷于瘢瘟上，约半天后，瘢瘟胀起，以软丝织物拭去药，用棘刺靠瘢瘟下边排破，使内含浆水全部流出。注意不要用手剥疮痂，药物不宜靠近口、眼。如果是尖瘢瘟，不能用此法，可用胆矾末合药来治疗。

10. 疣痣黑子。用斑蝥三个，砒霜少许，糯米五钱，同炒至米呈黄色，去米，加蒜一个，捣烂点敷疣痣上。

11. 疯狗咬伤。《卫生易简方》说：这是一种死亡率极高的疾病，应立即用斑蝥七枚，同糯米共炒至糯米呈黄色，去米，将斑蝥研为末，用酒一盏，煎至半盏，空腹温服，直至排出小肉狗三、四十枚为毒除尽。如排出数目不够，同前法隔几天再服，连服七次至无肉狗排出，狂犬病便永不会发作，屡试屡验。

12. 同上。《医方大成》：用大斑蝥二十一枚，去头翅足，用糯米一勺，略炒过，取出斑蝥，另用七枚斑蝥入前糯米中炒至变色后将斑蝥取出，再用七枚入糯米中炒到冒出青烟为至，去斑蝥，将糯米研为粉，空腹时用冷开水加入少许清油调服，过片刻后再服，以小便排出毒物为度，若无毒物排出，当再服用。服药后腹痛，可立即用冷开水调青靛内服，以除去斑蝥的毒性，否则对人体有害，黄连水也可解斑蝥的毒性。忌服所有热东西。

13. 中沙虱毒。《肘后方》：斑蝥两枚，一枚研末内服，一枚烧至烟尽研末外敷，很快即愈。

14. 塞耳治聋。《太平圣惠方》用炒斑蝥二枚，生巴豆（去皮心）二枚，共捣成泥，制成丸子如枣核大，棉絮裹着塞入耳中。

15. 妊娠胎死。《广利方》用斑蝥一枚烧过，研为末，水送服，死胎即下。

芫 青
（见《名医别录》下品）

[释名]　青娘子

李时珍说：芫青是芫花上的色青，所以叫芫青。世人忌讳这个名字，所以叫青娘子，以与红娘子相配。

[集解]　《名医别录》说：芫青在三月份采集，然后曝干。

陶弘景说：二月、三月芫青生长在芫花上，开花时采取，色青黑。

苏恭说：产于宁州。

苏颂说：芫青到处有，形状近似斑蝥，但颜色为纯青绿色，背上有一道黄纹，尖嘴。三、四月份芫花开时才会生出，多在芫花上采集，晒干。

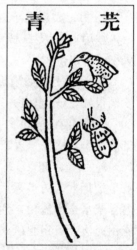

李时珍说：连同芫花茎叶一同采取，放在地上，一夜就会全部出来。其他同斑蝥。

[气味]　辛，微温，有毒。

李时珍说：芫青的功用与斑蝥相同，而它的毒性更大，可能是芫花有毒的缘故。畏、恶和斑蝥相同。

[主治]　《名医别录》：蛊毒、风疰、鬼疰，堕胎，鼠瘘。

《本草纲目》：主治疝气，小便不利，瘰疬，痰结，耳聋目翳，猘（音制，狗发疯）

犬伤毒，其他功用同斑蝥。

　　[附方]　收有近代附方三个。

　　1. 偏堕疼痛。《谈野翁方》：青娘子、红娘子各十枚，自面拌匀，炒成黄色，去掉二药，煎汤调服，立即见效。

　　2. 治目中顽翳。《普济本事》发背膏：用红娘子、青娘子、斑蝥各两个（去头、足，面炒黄色），蓬砂一袋，蕤仁（去油）五个，为末。每次点入眼中数滴，每天五、六次，用法同春雪膏点法（膏在黄连一味药下。）。

　　3. 治耳聋。《太平圣惠方》：芫青、蓖麻仁、巴豆仁各一枚研碎，做成枣核大小的丸药，用绵包，塞入耳中。

葛上亭长
（见《名医别录》下品）

　　[释名]　陶弘景说：此虫黑身，红头，好像亭长穿着黑中夹红的衣服，戴着红头巾一样，所以叫葛上亭长。

　　[集解]　《名医别录》说：七月份采集，晒干。

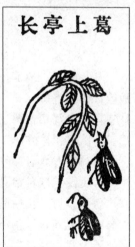

　　陶弘景说：葛花盛开时采取，身黑头红，腹中有卵，白的好像米粒。

　　苏恭说：产于雍州（今陕西一带）。

　　韩保昇说：葛上亭长到处都有。五、六月份在葛叶上采集。形状像芫青而颜色为青黑色。

　　雷敩说：亭长形体色黑，在葛上食蔓胶汁。又有的葛上亭长，红头，身黑，额上有一大红点，都有用处。

　　李时珍说：陶弘景说葛上亭长黑身红头，所以叫亭长；但雷敩说又有一种是红头，没有说出出处，好像错了。

　　[气味]　辛，微温，有毒。恶，畏同斑蝥。

　　[主治]　《名医别录》：治蛊毒，鬼疰，破淋结积聚，堕胎。

　　《本草纲目》：治血闭，癥块，鬼胎，其他功用同斑蝥。

　　[发明]　苏颂说：《深师方》中用亭长治疗淋病，讲述的最详细，说：取葛上亭长折断其腹，取出腹中如小米大小、二、三分长的白子，放在白板上，自然阴干燥，二、三天后收起。如果有人得淋病十年，服用三枚；八九年后复发，服二枚。服时把枣大小的亭长与水放入小杯中，用爪甲研磨，亭长会漂浮在水中。仰头吞喝，不要停留，不要嚼咀，药虽然很小，下喉后就能感觉到了，会到达下焦病所。一会，药性就发作了，心烦急躁的，可饮用干麦饭汁，服后，药的作用就可缓解，如果没有干麦饭，水也可以。老人、小孩服用三分之一。去淋疾好像祛除一块块脓血。祛除的石淋，或

像指头，或青或黄，不分男女都可痊愈。若药的作用慢，淋疾不去，可以根据病情调量，再增加剂量。这虫四月、五月、六月是亭长（头红身黑），七月为斑蝥，九月、十月为地胆，随时而变化。

　　[附方]　收有新近常用方两种。

　　1. 经脉不通，妇女经脉不通。《太平圣惠方》：癥块胀满，腹有鬼胎。取葛上亭长五枚，用粗米和炒，去翅、足，研末。分三次服用，空腹，配服甘草汤。一会，感觉肚脐腹部忽然疼痛，用黑豆煎汤喝，会使经脉通畅。

　　2. 肺风白癞。《圣济总录》：取葛上亭长四至七枚（去翅、足，与糯米同炒，米熟为标准，不要用米），干蝮蛇一枚（头尾全的，烤黄，祛除鳞及腹中东西），一起捣碎，用生绢袋装。用酒五升放瓷瓶中慢火煅煮。酒烧到一升以下时，用绵囊蘸药汁，摩涂癞上，每天白天两次，夜里一次。如果不感觉到疼痛，可以每天涂摩五至七次。

地　胆
（见《神农求草经》下品）

　　[释名]　蚖青（《神农本草经》）　青蠵（xié）（《广雅》）。

　　陶弘景说：地胆是芫青变化而成，故也称蚖青。蚖字，属沿袭错误。

　　李时珍说：地胆居处地下，颜色似胆。按照《太平御览》引《广雅》说：地胆、地腰，就是青蠵。又引《吴普本草》说：地胆又名杜龙、青虹。陶弘景认为蠵字即是蛙字，读乌娲切音，这是弄错了。宋代沿袭陶弘景的说法，现今都已予以更正。

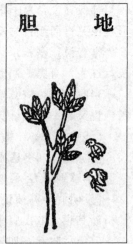

　　[集解]　《名医别录》说：地胆生长于汶山（今四川北川、汶川、茂汶羌族自治县等地）川谷间，八月捕捉。

　　陶弘景说：真的胆出自梁州（今陕西省南郑县东），形状似大蚂蚁，有翅膀。伪地胆由斑蝥变化而成，外形如大豆，疗效与真的胆大致相同，真的胆较难得到。

　　苏恭说：外形如大蚂蚁样的地胆，现今多出自邠（bīn）州（今陕西彬县），三月至十月在杂草上捕捉，并非蛰藏于地下。未曾见到过外形如大豆样的地胆，陶弘景的说法是没有根据的。

　　韩保昇：二三月、八九月在杂草上捕捉，身呈深黑色，由芫青变化而成。

　　李时珍说：地胆，各地均有，常栖于地下或墙石中，和芫青、亭长属于一类，冬季蛰藏起来，形状似斑蝥。苏恭未见到过这种地胆反认为陶说不正确，这是不对的。《神农本草经》称地胆为芫青，更能证明这一点。既然名叫地胆，当在地下而不应在杂草之上。大概芫青呈青绿色；斑蝥为黄斑色；亭长黑身红头；地胆黑头红尾。四者颜色虽然不同，但功效相似。

　　[修治]　同斑蝥。

　　[气味]　辛，寒，有毒。

　　[主治]　《神农本草经》：主治鬼疰、寒热，瘰疬，腐蚀恶肉死肌，破癥瘕，堕胎。

　　《名医别录》：腐蚀疮中恶肉、鼻中瘜肉，散结气石淋。堕胎，服约一分地胆即效。

　　《药性论》：能宣拔瘰病根从小便而出，也可从口吐出。又治鼻塞不知香臭。

　　李时珍说：治疝积疼痛，其余功效同斑蝥。

　　[发明]　苏颂说：现今医家多用斑蝥、芫青，而很少使用亭长、地胆，它们的功效相似。

　　李时珍说：杨士瀛《仁斋直指方论》中记载，癌疮颗颗累垂，溃烂后如瞀眼一样，其中带青色，凸如舌状，毒根深藏，穿孔透里，男性多发于腹部，女性好发于乳房，或者颈项，或者肩臂，常能使人昏迷。立即用地胆做主药，佐以白丑、滑石、木通，取利小便以散其毒，再服用童便灌涤余邪，患者便可身安体康。

　　[附方]　新方三首。

　　1. 小肠气痛。《宣明论方》：地胆（去翅足头，微炒），朱砂各半两，滑石一两，共研为末，每次于饭前用虎杖酒调服二钱，即可痊愈。

　　2. 鼻中瘜肉。《太平圣惠方》：生地胆研汁灌鼻。干地胆可用酒煎煮取汁。又方：细辛、白芷等份共研为末，用生地胆汁调和药末制成膏，每次用少许点涂于瘜肉之上，直至消退。

蜘　蛛
（见《名医别录》下品）

　　[释名]　次蟗（qiū）（《尔雅》）　蝎（shǔ）蝓（yú）（《方言》）　蚰（zhuō）蟱（móu）（《名医别录》）　也称蝃（zhuō）（《尔雅》郭璞注）。

　　李时珍说：按照王安石撰《字说》记载：因其能织结成网，昆虫等物触及到网则诛死，取诛之意，故名蜘蛛。《尔雅》称作鼅鼄，意从黾，黾作大腹讲。扬雄《方言》说：关东（今东北各省）称蝎蝓，为侏儒的变音。北燕（约相当于今河北昌黎县）朝鲜之间，称作蝳（dú）蜍（yú）。齐国（今山东北部和河北东南部）人们又称为社公。蚰蟱释名见于下文。

　　[集解]　陶弘景说：蜘蛛有数十种之多，现今只把织网像用木棍做支架的渔网一样的那一种作药用，也叫蚰蟱。身上有红斑者俗称络新妇，方术家用这一种。其他的都不作药用。

　　苏颂说：蜘蛛到处都有，种类很多。《尔雅》记载有：次蟗、鼅鼄，即是蠨蛸。土鼍鼊、草鼍鼊、蟏蛸、长踦。郭璞注释说：现今江东（自安徽省芜湖以下的长江下游南岸地区）称鼍鼊为蝃蝥，脚长者俗称作蟢子。因此陶弘景说的蚰蜒，就是指蝃蝥。

陈藏器说：蚰蜒生长在洞穴中和草木上，陶弘景说蚰蜒就是蜘蛛，是弄错了。

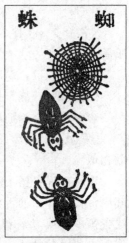

蛛 蜘

雷敩说：凡是五色俱有、全身长有刺毛及体薄小者，都不作药用。只有身小而屁股大，腹内有苍黄色脓物的才是正品。在屋西角结网处捕捉，去除头足，研膏用。

寇宗奭说：蜘蛛品种较多，大多有毒性。现在人们多用檐下、屋角、篱笆、狭小巷道等处所结圆网当中腹大而色深灰的蜘蛛。人若被蜘蛛尿滴身，便会发疮癣。

苏恭说：剑南（包括今四川剑阁县以南、长江以北、甘肃以南及云南省东北境地区）、山东（崤山、函谷关以东地区）的人们，被这种虫咬伤后，伤口中露出细丝，经常有病死的。

李时珍说：蜘蛛织网，吐丝向右缠绕。它的种类很多，大小、颜色各不相同，《尔雅》中只分为蜘蛛、草鼍鼊、土鼍鼊、蟏蛸四种。蜘蛛咬人毒性很强，典籍中常有记载。据刘禹锡《传言方》记载，张延赏判官，被蜘蛛咬伤颈项，一夜就有两股赤脉围绕颈项下到心窝前，头面肿如升斗，几乎濒临死亡。有人用大蓝叶汁加入麝香、雄黄，捉一蜘蛛投入，制成水剂，用来点涂咬蜇处，两天便痊愈了。又载：唐贞元十年（公元794年），崔从质员外说，有人被蜘蛛咬蜇，腹部肿大如同孕妇。一位僧人嘱病人饮用羊奶，几天就康复了。又唐代李绛尚书的《兵部手集》载，蜘蛛咬伤致人遍体疮疡的，让患者饮用好酒至昏醉，那毒虫就会在肉中变成像小米粒样的虫子而自行爬出。元代刘郁的《西使记》载，赤木儿城有虫如蜘蛛，其毒液中人就使人烦渴，如果饮水便会立即死亡，只有饮葡萄酒至醉吐后才能缓解。这则案例和李绛《兵部手集》里面记载的蜘蛛毒人，饮酒至醉则病愈的意思相同，这虫大概就是蜘蛛。明代郑晓《吾学编》记载，西域赛蓝地方，在夏秋间的草丛里生长一种小黑蜘蛛，剧毒，咬伤人后使人疼痛难忍。当地土著乡民就边念咒语边用薄荷枝拂拭他，再用羊肝遍擦全身，经一昼夜疼痛才止，体愈之后要脱一层皮。若是牛马被其咬伤，就会死亡。唐代元稹《长庆集》称，四川巴中蜘蛛个大而有毒，特别大者身长数寸，脚长是身子的好几倍，竹、木若被它网住，都会枯死。咬伤人，就会生疮疡，痛痒难忍，只能用醋调雄黄敷涂，再用鼠负虫，让其食尽疮疡中生出的毒丝，才可痊愈。若不立即救治，蜘蛛毒深入心脏便能使人死亡。唐代段成式《酉阳杂俎》载：深山野外的蜘蛛，有的大如车轮一样，能够吃人和动物。像以上各种说法，都不能不知道。《淮南子万毕术》说：红斑蜘蛛食猪脂油百天，然后杀死涂在布上，雨水便不能濡湿此布；杀死涂于脚上，人便能行走于水面。《抱朴子》说：蜘蛛、海马混合制成丸子，同冯夷水仙丸（此丸无从考证）一起服下，人便可居住在水中。这些说法都是方士们的荒诞之谈，不能相信。

[气味]　微寒，有小毒。

大明说：无毒，畏蔓青、雄黄。

李时珍说：如果蜘蛛混入食物当中，此食物就不能食用。

[主治]　《名医别录》：成人、小孩的阗疝，小儿大腹丁奚疳疾，三年不能行动的人。

陶弘景说：被蜈蚣、蜂、虿蜇伤者，可将活蜘蛛放在咬伤处，让其吸毒。

苏恭说：主治蛇毒、温疟，止呕逆霍乱。

苏颂说：蜘蛛研汁，涂治蛇伤。烧灰服用，治小儿腹疳。

李时珍说：主治口㖞、脱肛、疮肿、狐臭、龋齿。

《日华子诸家本草》：赤斑蜘蛛，治疟疾、疔肿。

[发明]　苏颂说：《名医别录》称蜘蛛治阗疝。张仲景治阴狐疝气，阴囊偏大偏小，时上时下，用蜘蛛散治疗。用蜘蛛十四枚（炒焦），桂枝半两，共研成散，每次服八分，每天两次。或将其制成蜜丸也可以。

苏恭说：蜘蛛能制服蛇，故可以治疗蛇毒。

李时珍说：《鹤林玉露》记载，蜘蛛能够制约蜈蚣，用尿刺射蜈蚣之后，蜈蚣便会一节一节地烂断。这和陶弘景所说的蜘蛛治蜈蚣咬伤，也是一致的。沈括《梦溪笔谈》记载：蜘蛛被蜂蜇伤，便会咬芋头梗，再用它来涂抹创伤，能病除体愈。然而蜘蛛又能治蜂、蛇蜇咬伤，是何道理呢？另外刘义庆《幽明录》记载：张甲和蔡谟司徒是亲戚。蔡谟白天睡觉梦见张甲说：我突然得病，心腹疼痛胀满，不能吐泻，此病叫干霍乱，只有用活蜘蛛去除腿脚之后，吞服，病才能痊愈。但人们不知道这种治法，我张甲只有失治而死了。蔡谟惊醒，使人验证梦境，张甲果然死了。后来人们用这个方子治疗干霍乱果然灵验。这种说法虽然怪诞，但正好和唐人苏恭《新修本草》注"治呕逆霍乱"的文字相一致，当不是谬论。大概服用了蜘蛛，能使人下利吧。

[附方]　旧有方七首，新收方十五首，共计二十二首。

1. 中风口㖞。《千金方》：对着火用蜘蛛擦摩患侧颊车，待不歪斜即止。

2. 小儿口噤。《仁斋直指方》载立圣散：用干蜘蛛一枚（去足，竹沥浸一夜，然后炒焦），蝎尾七个，轻粉少许，共研为末，每次服二、三分，乳汁调和，时时灌患儿口中。

3. 同上。《太平圣惠方》治新生儿十天内口噤不能吮乳，用蜘蛛一枚去足，炒焦研末，加入猪乳一合，混合均匀。分三次服，缓慢灌入口中，效果很好。

4. 止截疟疾。葛洪方：用蜘蛛一枚，和饭共捣成丸，吞服。

5. 同上。《杨氏家藏方》：用蜘蛛一枚，装芦茎中，密封，盘绕在颈项上，不要让患者知道。

6. 同上。《海上名方》：用蜘蛛三、五枚，棉絮包裹，系于手腕寸口处。

7. 同上。《宣明论方》载：用大蜘蛛三枚，砒霜一钱，小黑豆四十九粒，共研为末，加水制成豌豆大的丸子。头一夜用一丸朝北斗星方向放下，第二天早上用纸裹着塞入耳中，见效很快。一丸药可用治两人。

8. 泻痢脱肛。《乘闲集效方》：疼痛经久不愈，用黑圣散治疗。用大蜘蛛一个，瓠叶两层，包紧后入灰火中烧存性，取出后加黄丹少许，共研为末。先用白矾、葱、花椒煎汤外洗患处，拭干后，将研成的药末放在软丝织物上，把脱肠轻轻托入收进，效果极好。

9. 走马牙疳（指牙龈紫黑，溃烂腐败，甚或穿透颊部，齿根外露，牙齿松动或脱落，如走马样急速的病症）。《仁斋直指方论》：走马牙疳，出血作臭，用蜘蛛一枚，铜绿半钱，麝香少许，捣匀，擦患处。无蜘蛛可以用蜘蛛蜕壳代之。

10. 龋齿断烂。《永类钤方》：取大蜘蛛一个，用湿纸裹两层，荷叶外包，入灰火中煨焦，取出研末，入麝香少许，共研匀，外敷。

11. 聤耳出脓。蜘蛛一个，胭脂坯子半钱，麝香二、三分，共研末。用鹅翎毛将药末吹入耳中。

12. 乳痈疼痛。取蜘蛛一枚，用面裹着入灰火中烧存性，取出研末，用酒送服，效佳。

13. 额下结核。《医林集要》：大蜘蛛数个，用好酒浸泡，然后共同研烂，滤去渣滓，临睡时服用，最为灵验。

14. 瘰疬结核。《太平圣惠方》：不论有头无头，用大蜘蛛五枚，晒干，细研，以酥油调和，涂患处，每日两次。

15. 颈腋部瘰疬肿核。《千金方》：疮口已破出脓水者，用蜘蛛十四枚，烧后研末外敷患处。

16. 梅毒秽疮发于右侧腹股沟证的初起。《寿域神方》：大黑蜘蛛一枚，研烂，热酒一碗搅拌后服下，随左右侧卧以利小便。不愈再服，一定会有效。

17. 疔肿拔根。《千金方》：取生于房屋旁的蜘蛛捣烂，用醋调和。在疔疮四周用针挑破出血，疮根稍微露出，敷上蜘蛛膏，干了就换，一昼夜疔肿的根即可拔出，效果很好。

18. 腋下狐臭。陈无择《三因极一病症方论》：选大蜘蛛一枚，再用黄土泥和少量赤石脂末、盐混合均匀，将蜘蛛包裹，入火中煅透后取出，研成末，加入轻粉二、三分，用醋调和成膏。夜间临睡时将膏敷于腋下，第二天早上大便定会排出黑汁。

19. 蜂蝎蜇伤。《广利方》：用鲜蜘蛛研汁涂抹蜇伤处，并用活蜘蛛放在蜇伤处吸其毒。

20. 蜈蚣咬伤。孙思邈：同蜂蝎蜇伤方。

21. 毒蛇咬伤。蜘蛛捣烂外敷，甚效。

22. 一切恶疮。《仁斋直指方论》：蜘蛛晒干，研末，加入麻油、轻粉混合后涂患处。

附　蜘蛛蜕壳

[主治]　李时珍说：虫牙，牙疳（指牙龈肿痛，继之腐烂，流腐臭血水者）。

[附方]　旧方一条，新方一条，计两条。

1. 虫牙有孔。《备急方》：用蜘蛛壳一枚，棉絮裹着塞虫牙孔中。

2. 牙疳出血。《仁斋直指方论》：可将蜘蛛壳研末，加入胭脂、麝香少许，敷患处。

附　蜘蛛网

[主治]　《名医别录》：治健忘，在七月七日将蜘蛛网放入衣领中，不要让人知道。

苏恭说：用蜘蛛网丝缠绕疣赘，七天便可脱落。很效验。

李时珍说：《太平圣惠方》治疗疮毒，止金疮出血。用蜘蛛网炒黄研末，以酒送服，治吐血。

[发明]　李时珍说：据侯延庆《退斋雅闻录》记载：凡突然吐血，用大蜘蛛网搓成丸子，用米汤送服，一次即愈。这是孙绍先所传的方子。又《酉阳杂俎》说：裴旻行于山间，看到山上有蜘蛛吐丝结网如布匹一样，就用弓箭射之，截断蛛丝数尺，将其收藏起来。每当部下有患金疮者，剪一片贴患处，出血便被立即止住。由此看出，蛛网属于止血之物。

[附方]　新方四条。

1. 积年诸疮。《千金方》用蜘蛛膜贴疮上，更换数次。

2. 翻花疮疾。同积年诸疮方。

3. 肛门鼠痔。用蜘蛛丝缠绕痔核，便可脱落。

4. 疣瘤初起。《简便方》：用柳树上花蜘蛛丝缠绕于疣瘤之上，日久便自然脱落。

草　蜘　蛛
（见《本草拾遗》）

[正误]　以往老本草书用鼅鼄标作药名，今根据《尔雅》改为草蜘蛛。见《集解》项下。

[集解]　陈藏器说：蠾蝓生长于孔穴中和草木稠密的地方，抽丝张网像蚕吐丝作茧一样以覆盖自己，且网中间开有一孔来回出进，蠾蝓形状大小略似蜘蛛，身上斑点较小。陶弘景认为蠾蝓就是蜘蛛，是错误的。

李时珍说：《尔雅》称鼅鼄就是蝃蝥。草鼅鼄，是在草丛间抽丝络网者。据此，陶弘景所说的鼅鼄，正好与《尔雅》相一致，而陈藏器所说的鼅鼄，即是《尔雅》记载的草蜘蛛，故今将鼃鼁之名更正为草蜘蛛。然而在草丛上生者也有数种，应取其中个大的入药用。有的有剧毒，应注意辨别。李延飞《三元延寿书》说：草上的花蜘蛛丝毒性最强，能够缠断牛尾巴。有人解小便，被花蜘蛛丝缠着了阴茎，结果使阴茎断烂。另外，沈括在《梦溪笔谈》中说。草上花蜘蛛咬人，是天蛇毒，这是弄错了。详细内容见于鳞部天蛇项下。

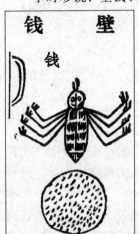

[气味]　　缺。

[主治]　　陈藏器说：拔疔肿根，用草蜘蛛捣烂成膏涂于患处。

附　草蜘蛛丝

[主治]　　李时珍说：去瘤赘疣子，止截疟疾。

[附方]　　新收方两条。

1. 瘤疣。《小儿卫生总微论方》：捕捉稻谷上花蜘蛛十余个，放在桃树枝上，等到丝吐垂下来时，取东边的蛛丝捻成线缠于瘤疣上，七天一换，瘤疣便会自然脱落。

2. 截疟。《普济方》：五月五日捕捉花蜘蛛晒干，用绛色布袋装起来。待疟疾发作时，将袋子系于手臂上，男左女右，不要让人知道。

壁　钱
（见《本草拾遗》）

[释名]　　壁镜（《本草纲目》）

李时珍说：壁钱、壁镜等名均根据其窠幕（卵囊）的形状而命名。

[集解]　　陈藏器说：壁钱虫形状与蜘蛛相似，抽丝织造卵囊，外形如钱，贴于墙壁上，北方人称作壁茧。

李时珍说：大小似蜘蛛，形扁有斑点，有四对长足，定时脱壳，其卵囊色白有光泽如茧。有人说壁钱有毒，咬伤人后可致人死。只有用桑柴灰火煎熬壁钱取汁，与白矾末调和外敷，效佳。

[气味]　　无毒。

[主治]　　陈藏器说：鼻衄及金疮出血不止。可挤出虫汁，注鼻中或点疮上。也疗外痔下血。

李时珍说：《太平圣惠方》等方书中治成人、小儿急疳（谓疳势急暴），牙蚀腐臭，用壁钱、人中白（为人尿自然沉结的固体物）各等份，烧后研匀，敷患处。又治喉痹。

[附方] 新收方一条。

喉痹乳蛾。病重将死者也能治愈。用墙上壁钱七个，其中活壁钱二枚，捻在一起，取七分白矾化开，将壁钱混入矾中，用火烧存性，除去火毒后研成末，用竹管吹入喉中，立刻即愈。忌食热肉、质硬食物。

附　壁钱窠幕

[主治]　陈藏器说：治小儿呕逆，取壁钱窠幕十四枚煎汁饮服。

李时珍说：妇女产后咳逆，三、五天不止将会死亡，可取壁钱窠幕三、五个煎汁频频细服，效佳。另外，止金疮、诸疮出血不止以及治疮口不敛，可用壁钱窠幕连续贴敷患处。壁茧能止虫牙疼痛。

[附方]　新收方两首。

虫牙疼痛。《普济方》：用墙上白蟏窠（壁钱案幕）四、五个（剥去黑色部分），同铁刀烧出汗，将窠与汗混合成团，填入虫牙孔中，效果颇佳。另外将乳香装入窠幕中用火烧存性，塞入虫孔中也能治之。又有方：用墙上白蟏窠（壁钱窠幕），包裹胡椒细末塞入耳中，左侧牙痛塞右耳，右侧牙痛塞左耳，用手捂住耳朵，侧卧位，待额上微有汗出，即愈。

蛞蚰（蛞蚰，读间 diédāng）
（见《本草拾遗》）

[释名]　蛈蜴（tāng）（《尔雅》）　颠当虫（《本草拾遗》）　蛈（tiě）母（《本草纲目》）　土蜘蛛（《尔雅》）

陈藏器说：蛞蚰，《尔雅》称作蛈蜴，现在转音为颠当虫，黄河以北人们称作蛈蚰。《鬼谷子》中叫做蛈母。

[集解]　陈藏器说：蛞蚰到处均有，形似蜘蛛，穴居土中，抽丝作搐，穴上有盖子盖在穴口。

李时珍说：蛈蜴，就是《尔雅》中所说的土蜘蛛，穴居土中抽丝作网。据段成式《酉阳杂俎》说：雨后的房屋前常有颠当虫穴，像蚯蚓洞一样深，内有丝网，上面有盖与地面平齐，盖子大小似榆荚。常常仰开其盖，待蝇、尺蠖等小虫从洞穴旁行过时，就掩盖捕食，盖子闭上与地面一样颜色，无缝隙可找，但蜂能够捕食蛈蜴。秦中（今陕西省）有儿谣唱道：颠当颠当牢守门，蠮螉寇汝（捕你）无处奔。

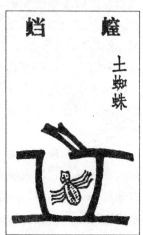

[气味]　有毒。

[主治]　陈藏器说：治一切疗肿、附骨疽蚀等疮以及宿肉赘瘤，将蜣螂烧后研末，同腊月猪板油调和均匀，外敷患处。也可以同其他药物调和成膏外敷疗肿，治疗疮拔根效果很好。

蝎
（见《开宝本草》）

　　[释名]　蚚（yī）螂（qí）（《蜀本草》）　主簿虫（《开宝本草》）　杜伯（《广雅》）虿（chài）尾虫（《说文》）

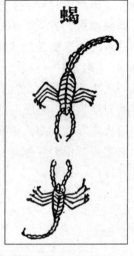

蝎

　　马志说：段成式《酉阳杂俎》记载：江南（泛指长江以南）以前不产蝎，开元（公元713—741年）初曾有一主簿官把蝎装入竹筒带过江，至今江南到处都有，因此俗名叫做主簿虫。

　　李时珍说：据唐代史书记载：剑南（包括今四川剑阁县以南、长江以北，甘肃墦冢山以南，云南东北境地区）原来没有蝎，有主簿官将蝎传入，就得名为主簿虫。另外，张揖《广雅》中说，杜伯，即是蝎。《陆玑毛诗义疏》说，虿又叫杜伯，幽州人（大致在河北北部和辽宁省一带）称为蝎。从这方面看，主簿是杜伯的讹音，而后世人们也就附会其说。许慎说：蝎，即是虿尾虫，长尾者称虿，短尾者称蝎。葛洪说：蝎前面称螫，蝎后部称虿。古语说：蜂、虿末端有锐利的钩刺，毒力全在尾部。现在有全身都作药用的，称为全蝎；也有单用蝎尾的，称为蝎稍，药力更大。

　　[集解]　马志说：蝎出产于青州（约相当今山东益都县），以个小者为好。段成式说：鼠妇虫中个大的，多变化成蝎。蝎子多伏在母背上，白色，初生时像稻谷粒一样。陈州（约相当于今河南周口地区）古旧粮仓中有种蝎，外形似钱币，能蜇死人。蜗牛能够捕食蝎，先用黏液划痕将蝎圈起来，蝎便爬不出去。

　　寇宗奭说：现今青州人（约相当于今山东益都县）在山坡上的石头下捕捉到蝎，慢慢用小火烤它，或在烈日下曝晒，直至蝎发渴时，用青泥喂食，吃饱以后，用火将其制死，因此，其颜色多呈红色。蝎变重而后卖出，用的时候，要去除掉蝎腹中的泥土。

　　苏颂说：现今汴洛（今河南开封市、洛阳市）、河陕州郡（今河南陕县）都产蝎，随时都可采集，用火焙至干后收藏起来。陶隐居《集验方》说：蝎分为雄蝎、雌蝎。雄蝎蜇伤人，疼痛只局限于一个地方，可用井底污泥外敷以止痛；雌蝎蜇伤人，疼痛牵连全身，可用瓦房屋檐下的泥土外敷而止痛。不论雄蝎、雌蝎蜇伤，都可以在地上划十字后，取该处的土，用水冲服二至三钱。如果蜇伤手足，可将咬伤的手足放入冷水中浸泡，水微变温就重新换水；如果蜇伤躯干，可以用湿布揾敷患处，都很灵验。

还有用画符念咒的（迷信）方法来止痛，也可以。

　　李时珍说：蝎形如水龟，有八个步足，尾部细长，身上有节，色青。现在人们捕捉后多用盐混合泥土喂食，入药应去足焙干后再用。《古今录验方》说：被蝎蜇伤，只用（漆）木碗扣合在咬伤处就可以，这是条灵验而不外传的秘方。

　　[气味]　甘、辛，平，有毒。

　　[主治]　《开宝本草》：诸风隐疹，中风半身不遂，口眼㖞斜，语言謇涩，手足抽掣。

　　李时珍说：小儿惊痫风搐，成人疟疾，耳聋疝气，多种疮疾，妇女带下阴挺。

　　[发明]　寇宗奭说：不论成人、小儿均可选用，惊风病人，蝎更是不可缺少之品。

　　苏颂说：古今治疗中风抽掣，以及小儿惊风抽搐的方子中多用蝎。《箧中方》在治小儿风痫方中用全蝎。

　　李时珍说：蝎主产于东部，身青属木，归足厥阴肝经，因此可用来治疗多种厥阴病。多种风证出现振掉、眩晕、抽掣，疟疾往来寒热，耳聋，都属于厥阴风木之脏有病。东垣（今河北正定县南）医家李杲说：凡疝气、带下病，大多与风有关。蝎是治风要药，因此治这些疾病都应加用蝎。

　　[附方]　旧有方四首，新方十九首，共二十三首。

　　1. 小儿脐风。《全幼心鉴》载宣风散治新生儿断脐后为风湿秽毒之邪所侵，症见唇青、口撮，时吐白沫，不能吮乳。用全蝎二十一个，将不放石灰的酒同蝎拌炒后，研为末，加麝香少许，每次用金、银煎汤调服药末一、二分。

　　2. 小儿风痫。《箧中方》载：取蝎五个，用一个大石榴在头部开口，将石榴籽剜空，把蝎装入，用原石榴头部将口盖上，用纸浆和黄土泥将口蜜封，先用小火烤干，逐渐加大火力煅红为至，取出放凉后去泥，将石榴中烧成焦黑者细研成末，每次用乳汁调和药末半钱灌服，痫发自定。若患儿年龄稍大，可用防风汤调服药末。

　　3. 慢脾惊风。小儿久病，或久吐久泻之后，以致虚风内动，形成慢脾风。用蝎尾一两研末，取不放石灰的酒调和药末，然后装入挖空的石榴中，盖好。放在火候由小到大的火上搅熬成膏，取出放凉，每次服二、三分，用金、银、薄荷煎汤送下。另外，《普济本事方》中，治吐利后困倦、昏迷沉睡，将继发风痫的慢脾风证，用全蝎、白术、麻黄（去节）各等份共研为末。两岁以下患儿每次服二、三分，三岁以上患儿每次服半钱，均用薄荷汤送服。

　　4. 天钓惊风。《太平圣惠方》治小儿天钓惊风，目睛翻上，用干全蝎一个（放瓦上焙炒好），朱砂约三粒绿豆大，共研为末，加饭做成绿豆大的丸子，另用少许朱砂，同酒一起冲服丸子一粒，立刻痊愈。

　　5. 小儿胎惊。汤衡《婴孩宝书》治新生儿非因脐风而出现的惊风证候，取蝎一个，用薄荷叶包裹，置火上烤焦后，研为末，加入少许朱砂，麝香混匀，用麦门冬煎汤，每次调服二、三分，便可取效。

　　6. 小儿惊风。《经验方》：取全蝎一个（头尾全者），用薄荷叶四片包裹，放火上烤焦后，同研为末，分作四次服，用蒸米饭时取出的米汤送下。

7. 大人风涎。同小儿惊风方，一次服下。

8. 风淫湿痹。《仁斋直指方》：手足不能抬举，筋脉关节拘挛疼痛，先通利关节，然后用全蝎七个，放瓦上焙炒，加麝香二、三分，研匀后，用酒三盅，空心调服。若取效便停服，不见效者可再次服用。若病不能彻底根除，可以单用婆蒿根洗净后，加酒煎煮取汁，每天服两次。

9. 破伤中风。《普济方》：用干蝎、麝香各一分，共研为末，敷患处，使其迅速痊愈。《太平圣惠方》用干蝎（酒炒过）、天麻各半两，共研为末，蟾酥二钱，用汤将蟾酥化为糊，同药末共捣匀，做成丸子如绿豆大，每次服用一至二丸（病重者服三丸），用黑豆淋酒送服，取身有汗出。

10. 肾气冷痛。《太平圣惠方》：载定痛丸治肾脏虚损，冷气上攻脐腹，致使脐腹疼痛难忍，连及两胁。用干蝎七钱半，焙干研末，用酒和童便各三升，煎煮药末成稠膏，做成丸子如梧桐子大，每次用温酒送服二十丸。又有方名蚰蜒散：选头足俱全的蚰蜒（即全蝎）三十六个，在地下挖一宽深各五寸的坑，用木炭五斤将土坑烧红后，除去炭火，往坑内淋醋一升，待渗干后，将全蝎均匀放置于坑底，盖上瓷碗，过一夜，取出。加木香、萝卜子各一分，胡椒三十粒，槟榔、肉豆蔻各一个，共研为末，每次用热酒送服药末一钱。

11. 小肠疝气。用小全蝎焙干后研为末，每次发作时用蝎末一钱，加麝香一、二分，温酒送服。过一会儿，再服一次，疗效极好。

12. 肾虚耳聋。《杜壬方》：病程达十年者，服两次即可痊愈。用小蝎四十九个，生姜（如蝎大小）四十九片，同炒至姜干为度，共研为末，温酒送服。夜间一、二更时，再用温酒送服一次，酒醉也无妨碍。第二天耳中似有笙簧乐器的声音，即为有效。

13. 耳暴聋闭。周密《志雅堂杂钞》：用全蝎去毒后研为末，每次以酒送服一钱，至耳中听到流水声即为有效。

14. 脓耳疼痛。《杨氏家藏方》：用蝎尾七枚，去毒焙干，加麝香半钱共研为末，每次用药末少许拨入耳中，一昼夜三、四次，直至治愈。

15. 偏正头风。《德生堂经验方》：治邪气上攻，头痛难忍。用全蝎二十一个，地龙六条，土狗（蝼蛄）三个，五倍子五钱，共研为末，用酒调匀，摊贴于太阳穴上。

16. 风牙疼痛。《仁斋直指方》：用全蝎三个，蜂房二钱，炒过研细，擦痛处。

17. 肠风下血。《太平圣惠方》：用干蝎（炒过）、白矾（火煅）各二两，共研为末，每次用米汤送服半钱。

18. 子肠不收（子宫脱垂）。《卫生宝鉴》：用全蝎炒后研末，嘱患者嘴里含水，用鼻将药末吸入，立刻见效。

19. 诸痔发痒。《袖珍方》：取全蝎不拘多少，烧烧以烟熏痒处，立刻见效，这是秘不外传的治法。

20. 诸疮毒肿。《澹寮方》：取全蝎七个，栀子七个，用麻油将药煎至变黑，去渣滓，将黄蜡加入油中，化成膏，涂敷疮肿。

水　蛭
（见《神农本草经》下品）

[释名] 蚑（与蜞同。《尔雅》作蛣）　至掌（见《名医别录》）　大个的名叫马蜞（见《唐本草》）　马蛭（见《唐本草》）　马蟥（见《本草衍义》）　马鳖（见《本草衍义》）

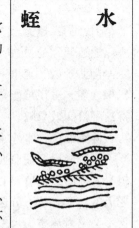

李时珍说：水蛭，方音土语讹误读蛭为痴，因此习惯上称它为水痴、草痴。寇宗奭说：汴人（今河南开封一带人）称大个的为马鳖，腹部黄色的为马蟥。

[集解]　《名医别录》记载说：水蛭生长在雷泽池泽中，五月份、六月份进行采集，晒干。

陶弘景说：水蛭所有河池里都有。它的种类有好几种，在水中咬过人，腹中有积血，晒干后的马蜞为最好。山蛭以及个子小的。都不能用。

苏恭说：蛭有水蛭、草蛭，大的有一尺多长，并且能吸牛、马、人血。现在临床上习惯多取水中小的蛭，用起来很有疗效，不必要用咬过人，腹中有血的。草蛭生活在深山草丛中，人走过的，缠吸在人小腿大腿上，不知不觉进入肉里，在肉里产子为害，山里人有对付的方法。

韩保昇说：应用的只是从水中采来的小水蛭。另外还有生长在石头上的山蛭，如果误服，则会人感觉眼中好像生烟，逐渐导致虚损之症。

李时珍说：据李石《续博物志》记载：南方水痴（水准）好像鼻涕一样，闻到人体的气味，立即快速地闪动，侵袭人体，侵害人体后，会成疮疡，只有用麝香、朱砂涂抹患处，可以立即痊愈。这就是草蛭。

[修治]　韩保昇说：采到水蛭后，把它放在竹筒里，等它干后，用米泔浸泡一夜，晒干，再用冬天的猪油煎黄，然后就可以用了。

陈藏器《本草拾遗》说：采收干蛭，应当拉长舒展其身，肚子里有子的应该去除掉。蛭子的生命力很强，很不容易死，虽然用火烤，好像鱼子一样烟熏很长时间，放在水里仍然可以活。

人大明说：水蛭这东西很难炮制，必须用锉锉成细沫，用小火炒，颜色变黄后才熟了。不然，入人腹生子而引起病患。

李时珍说：从前有人在旅途中饮用生水，吃水菜时又误把水蛭一起吃进了肚子里，水蛭繁殖，食吸脏血，为害严重，弄得肠子疼痛面黄肌瘦。只将田泥、或者研磨黄土水饮几升，就一定能够将它全部排泄出来。因为水蛭在人的肚子里，忽然受到泥土气息的攻伐，也就随着排泄下来了。或者用牛、羊的热血一、二升，连同猪的油脂一起饮用，也能够把它排泄下来。

[气味] 咸，苦，平，有毒。《名医别录》说：微寒。畏石灰，食盐。

[主治] 《神农本草经》：恶血淤血引起的闭经，血瘕积聚，无子，水道不利。

《名医别录》：堕胎。

《药性本草》：女子闭经，血劳初起。

《本草拾遗》：赤白游疹，痈肿，毒肿。

《本草衍义》：骨折，扭伤，坠扑畜血。

[发明]：成无己说：咸走血，苦胜血。水蛭性咸苦，能除畜血，是肝经的血分药，所以能通调经的淤血。

陶弘景说：楚惠王吃凉拌菜时，在菜中发现了水蛭，把它吞吃了，结果却治愈了积聚之症。虽说可能是老天爷暗中保佑，但可能也是由于水蛭有食血的习性，因而获得这种治病效果吧。

陈藏器说：水蛭很难死去，但正适应了楚王的病症。

李时珍说：按照西汉贾谊在《新书》里的说法：楚惠王在吃凉菜时发现了水蛭，担心管理膳食的官员因此事而处以死刑，就吞吃了它，因而腹痛不能饮食。令尹说：老天爷的意志是不分远近亲疏的，只辅佐帮助有仁德的帝王。大王有仁有德，水蛭病就不会成为危害。大王的病情果然好转痊愈了。这就是楚惠王生吞水蛭的故事。东汉王充《论衡》一书中也论述说：水蛭是食血的小动物，楚惠王可能有积血的病症，吞食了水蛭，因此病除体愈。同梁代陶弘景的说法是一致的。

[附方] 收有古代附方四种，新近常用的附方八种，共十两种。

1. 漏血不止方。《千金方》：水蛭炒为末，每一次一钱，用酒服用，每天两次。恶血消散即可痊愈。

2. 产后血结方。《保命集》：血液结聚于胸中，或者偏于少腹，或者连于胁肋。用水蛭（炒）、虻虫（去翅膀、脚，炒）、没药、麝香各一钱，研为末，用四物汤调下。血结祛除，疼痛立即可以止住，仍服四物汤。

3. 折伤疼痛方。《经验方》：水蛭，用新瓦焙为细末，用酒服一钱。可以止痛。吃一顿饭的工夫又痛，可再服一次。疼痛止住后，便可以用药敷于骨折处，用东西夹住固定。进行调理。

4. 跌扑损伤方。《济生方》：淤血凝滞，心腹胀痛，大便小便不通，昏绝欲死。用红蛭（石灰炒黄）半两，大黄、牵牛头末各二两，为末，每次服二钱，热酒调下。能够使恶血祛除，以完全干净为限度。名叫夺命散。

5. 坠跌打击方又名内伤神效方。《古今录验方》：水蛭、麝香各一两锉碎，烧烤使烟散出，为末，用酒服一钱，应该泻下蓄血，没有止痛，继续服用，它的效果很灵验。

6. 杖疮肿痛方。周密《志雅堂杂抄》：水蛭炒后研末，同朴消等份，研末，用水调后敷于患处。

7. 赤白丹肿方。《本草拾遗》：以十几条水蛭，吸于病人患处，直到皮肤皱缩肉色变白为有效。冬天没有水准时，可以从地下挖掘，用热水温养能动后，洗净人的皮肤，用竹筒装蛭盖在皮肤上，一会水蛭就咬住皮肤，吸满血后，自己就脱下来了，用饿的水蛭更佳。

8. 痈肿初起。同上法。

9. 刡染白须。《谈野翁方》：把水蛭研为很细的末，用乌龟的尿调，捻胡须末梢，自己就入根。

10. 刡染白须。《谈野翁方》：用白乌骨鸡一只，杀死把血倒入瓶中，再把几十条活水蛭放入瓶内，等化成水，用猪胆皮包指，蘸捻须梢，自然从根变黑。

11. 刡染白须。《普济本事方》：用七条水准研末，汞一两，以银三两作小盒盛之。用蚯蚓泥封固半指厚，深埋于马粪中，四十九天后取出，变化为黑油，用鱼脬裹指，每次蘸一点捻胡须，黑油自然倒流到根，变为黑色。

12. 黑须倒卷帘方。《普济本事方》：用大马蜞二、三十条，装入竹筒，夜里放在外面受气。饿七日，以鸡冠血磨京墨给它吃，四、五次后，再阴干。把猪胫骨打断，放入水蛭，然后合上，用铁线缠住，盐泥涂上，干后放在地上，用火烤五寸香功夫，再烤两次，又烤三寸香功夫，又烤五寸香功夫三次，再不烤，再烤，取出为末。将猪胆皮包指，用末搽胡须，就可以使胡须倒上。

蚁
（见《本草纲目》）

［释名］　玄驹（亦作蚼）姚蛢

李时珍说：蚁有君臣的意思，所以蚁字是按照字义来的。也可以是蟓字。大个的是姚蛢，也叫马蚁。红色的名叫蚍，能飞的叫蠪。

杨雄《方言》说：齐鲁之间（今山东一带）叫蚼蟓，梁益之间（今河南一带）叫玄蚼，幽燕之间（今河北一带）叫蛾蚌。

夏小正说：十二月时，天气寒冷，玄蚼开始伏藏于地下，称为蚁入蛰。大蚁喜欢打斗，所以有马蚼的称呼。然而崔豹《古今注》用蚁为妖怪来附着附会这种说法，是错误的，现在不提畅。

［集解］　李时珍说：蚁到处都有。有大、有小，有黑、白、黄、红几种。住在穴洞里，通过卵子来生育，居处有一定规律，行走排成一行行。能予知下雨与否，春天爬出地面，冬天入藏于地下。能聚土成封，叫蚁封（蚂蚁做窝时堆在穴口的土堆），以及蚁蛭、蚁蝼，蚁冢，形状像封、垤、娄、冢（四者都是土堆，大小不同）。蚁的卵子

名叫蚔（音迟），山里人挖掘出来，堆积起来可以装一大筐。古代人多把它作为食物进行食用，所以内则、周官常彼此赠送含有卵子的豆子。现在只有南方人吃蚁。

刘恂《岭表录异》说：在与广溪峒这地方的酋长交往中发现，如果有贵客来访，常常取蚁卵洗净为酱，说味道很近似肉酱。又说：岭南蚁的数目很多，它的巢穴，好像薄薄的棉絮囊袋，连同枝叶，那里人一起用布袋贮存，把它卖给养柑子的人，用来预防蠹虫。

《古今五行记》说：后魏的时候，兖州（今山东省）有红蚁与黑蚁争战，蚁聚集在一起，长六、七步，宽四寸，红蚁断头而死。所以《楚辞·招魂》所论的西方"红蚁像大像，黑蜂像壶"不是寓言。

陈藏器说：岭南（今广东一带）有一只脚的蚁，一脚与树根相连，只能摇动，不能脱离。也是一个奇观。

附　独脚蚁

[主治]　陈藏器说：主治疗肿疽毒，捣烂后涂摩患处。

附　白蚁

李时珍说：白蚁，即蚁的颜色为白色，一名蠥，一名飞蚁。居住在地下巢穴中，以吃树木为食。如果过于潮湿，能把土聚成土堆，是一个很大的危害。初生的时候是为蚁蝝，夏天来临，排卵后，生出翅膀可以飞舞，颜色也从白变黑，不久就死亡了。蝝音铅，畏焊炭、桐油、竹鸡等。

附　蚁蛭土　白蚁泥（并见土部）

青 腰 虫
（见《本草拾遗》）

[集解]：陈藏器说：虫的大小好像中等大小的蚁，红色。腰中青黑，好像狗獗，一条尾巴而且很尖，有短翅膀，能够飞行，春天、夏天可以见到。

[主治]　陈藏器说：主治大毒，大毒着人皮肉后引起的肿痛。大毒所引起的剥人面皮，重者除印字到骨以外全部剥离。恶疮瘜肉，癣虫。

蛆
（见《本草纲目》）

[释名]　李时珍说：蛆爬行困难，越（zī）趄（jū）不前，因此得名。有人说，

因它生于沮（jū）洳（rù）（指腐烂低湿的泥沼），故叫做蛆，这种解释也通。

[集解]　李时珍说：蛆是苍蝇的幼虫。凡东西腐败变臭则会生蛆。古代人们治酱中生蛆，采用将草乌切片放入酱中的方法。张子和治痈疽疮疡腐烂生蛆，用木香槟榔散敷患处。李楼治痘疮溃烂生蛆，让患者睡卧在铺有嫩柳叶的地方，引蛆外出；高武治痘疮生蛆，是用猪肉片把蛆引出，再将藜芦、贯众、白敛共研为末，用好香油调和外敷痘疮。

[气味]　寒，无毒。

[主治]　粪中蛆：治小儿各种疳积疳疮，热病谵妄，毒痢作吐。

泥中蛆：治目赤，将蛆洗净晒干，研末外敷。

马肉蛆：治针、箭入肉中，拔虫牙。

蛤蟆肉蛆：治小儿各种疳积。

以上都是李时珍所说。

[附方]　新收方十首。

1. 一切疳疾。《圣济总录》：在六月间取粪坑中蛆淘净，封入竹筒中，待干后研为末。每次用一、二钱，加麝香少许，米汤送服。

2. 同上。用淘米水把蛆蜕壳浸泡五天，每天都重新换淘米水，然后再用清水浸泡三天，逐日换水，捞出晒干，火焙研末，加入等份的黄连粉末，每半两混合药末加麝香五分，一起和阉割过的雄猪胆汁调成丸子，如粘黄米大。每次服三、四十丸，米汤送下，极效。

3. 小儿热疳（指疳病症候表现偏于外，偏于热，病程较短者）。小便如淘米水一样，大便不调。可用粪中蛆烧成灰，与食物混合服用。

4. 小儿瘠积。《小儿卫生总微论方》：用粪中蛆洗净浸泡后晒干，研为末，加甘草少许，拌米糊做成丸子，如梧桐子大，每次用米汤送服五至七丸，甚效。

5. 小儿诸疳。《仁斋直指方》：治疳积和小儿疳病兼头项部生核如弹丸大，服药一次热退，两次烦渴自止，三次则泻痢止。在端午节中午捕捉蟆（金眼大腹，不跳不叫者），用棒槌捶死，放入尿桶中，待生蛆将蛤蟆肉食完后，将蛆取出装入新布布袋中，悬挂于长流水中三天，然后放新瓦上焙干。取这种蛆与少许麝香共研为末。每次空腹时用砂糖煎汤调服一钱药末；或者将药末与粳米糊混合制成丸子，每次用米汤送服二、三十丸。

6. 齿鼻疳疮。用带尾的粪中蛆烧成灰，取一钱，同粗麻、毛衣裳烧成的灰五分调和均匀，频频吹入患处，疗效特别好。

7. 热痢吐食。由于服热药所致者，可取粪中蛆用流水洗净，晒干，研为末，每次用米汤送服一钱。

8. 眼目赤瞎。《保命集》：取青泥中蛆淘洗干净，晒干，研为末。让患者仰卧，闭上眼睛，每次用药末一钱撒于眼上，一会儿药便发挥作用，不多时便可擦去药末，眼目赤瞎即可治愈。

9. 利骨取牙。《普济方》载如神散：取牙，可用肥红马肉一斤，加入硇砂二两拌和，待生蛆后，将蛆取出晒干，研为末。每一两中加入粉霜（水银霜）半钱，研匀。先用针拨动虫牙根，使四周空虚；再用灯心草蘸药末少许点敷于牙根，很长一段时间后，就可自然脱落。

10. 同上。《乾坤秘韫》载利骨散：用白马头上肉一、二斤，待生蛆后，用蛆喂食一只白毛乌骨鸡，收取鸡粪阴干。每次用一钱干鸡粪，加硇砂一钱研匀，取药末少许擦疼痛处，片刻后骨利易取。

蝇
（见《本草纲目》）

[释名]　李时珍说：蝇飞时自行发出营营之声，所以叫蝇。

[集解]　李时珍说：蝇子到处都有。夏天飞出来，冬天躲藏起来，喜欢温暖，害怕寒冷。青色的发出的声音很雄壮，背部金颜色的声音清脆，青色的蝇的粪便可以使物质腐败，大的头好像火一样，麻蝇是由茅根所化生。蝇的声音发自鼻子，脚喜欢到处乱站，蝇的蛆是蝇的胎生地，蛆入灰中可以蜕化成蝇子，好像蚕、蝎化蛾子一样。蝇掉入水中能淹死，可是得灰又能复活。所以《淮南子》说：杂土脏土能生蝇子，古人很讨厌蝇子，大多有避免蝇子蜕化的方法。有一种小蟢蛛，专门捉捕蝇子吃，所以叫蝇虎。

[主治]　李时珍说：蝇子主治卷毛眼睫毛倒立。用冬天腊月藏在地下的蝇子研为细末，多放在鼻子下嗅，立即痊愈。

[发明]　李时珍说：蝇子这味药，古代方书未见记载，近代《普济方》一书记载了此种应用方法，说出自《海上名方》。

狗　蝇
（见《本草纲目》）

[集解]　李时珍说：狗蝇生长在狗身上，形状像蝇子，色黄会飞，皮硬嘴尖，能吸食狗血，冬天则藏在狗耳中。

[气味]　缺

[主治]　李时珍说：治疗痎疟不止。方法是捉一只活狗蝇，去掉翅膀、足，用面裹成丸，用黄丹作为外壳。疾病刚发，用米粥吞服，吐出后即痊愈，或用蜡丸酒服也可以。又可以用擂酒服，治疗痘疮黑痣。

[发明]　李时珍说：狗蝇这味药，古代医方未见记载应用，近世《医方大成》载

治疗疟疾，《齐东野语》记载为托痘方，大概也是鼠负、牛虱之类。

周密说：我的同僚括苍陈坡，是一个读书人。说他的孙子三岁时，发热七天后，出现了痘子和黑痣，面色黑，唇口冰冷，是一种危险病症。尝试了很多药都没有疗效，因此求卜。

后来遇见了一方士，告诉事情的原委。方士说：恰好有药可以治疗这个疾病，非常奇特。因此买了一些，拿着回家给他的孙子吃了，转身，面色就红润了。因此经常恳求得到这个方子，乃是用狗蝇七个擂研为细末，配黄酒少许调食。痘疮固然是危险病候，但是不必要担忧。主要是培固脏气，然后任其自然。有些变证，则应该用药治疗。

附 壁虱

李时珍说：壁虱就是臭虫。形状像酸枣仁，吃人血肉，和蚤一样都是人床榻边的祸害。古人都在席子下放置麝香、雄黄，或菖蒲末，或葫芦末，或楝花末，或蓼末，或烧木瓜烟，黄檗烟，牛角烟，马蹄烟，以驱除壁虱。

牛　虱
（见《本草纲目》）

[释名]　牛蜱（bì）。

李时珍说：蜱，也作蜱字。据吕忱《字林》说：蜱，就是咬牛的虱。

[集解]　李时珍说：牛虱生在牛身上，形似蓖麻子，有白色、黑色两种。吮吸牛血到腹胀满时，便从牛身上掉落。入药应选用白色的。

[气味]　缺。

[主治]　李时珍说：焙干研末服用，能预防、解小儿痘疹毒。

[发明]　李时珍说：以前方药中没有见用牛虱的，近来预防、解痘毒的方药中偶尔有用的。据高仲武《痘疹管见》说：世上人们习惯用牛虱治痘，经考证本草书上没有记载。牛虱吸食牛血，与蛀虫相似，恐怕不适宜于痘病患者，也不一定能解痘毒。

[附方]　新收方两首。

1. 预防痘疮，解痘毒。《谈野翁试验方》：取白水牛虱，按患儿年龄一岁一枚，与大米粉混合做饼，空腹时服用。服后大便可排除恶粪，终身便不会患痘疮。

2. 同上。另有一方：用白牛虱四十九枚（焙干），绿豆四十九粒，朱砂四分九厘，共研为末，与炼蜜混合制成如赤小豆大的丸子，用绿豆汤送服。

人　虱
（见《本草拾遗》）

[释名]　虱。

李时珍说：虱字从虮，从虫。虮音为迅，虱音为昆，虱爬行迅速而子孙繁盛，故作虱。习惯作虱。

[集解] 唐慎微说：按照《酉阳杂俎》记载：人濒临死亡时，虱即离身而去。有的说用病人虱放在床前，可以测知疾病的预后。如果病趋痊愈，虱将朝向患者身边爬行，若虱背向患者爬行，患者必然死亡。荆州（约在今湖南常德县东北）张典兵曾经用两个虱子验证。

李时珍说：人与物都会生虱，但形状各不相同。最初是秉人或物的气而化生，以后便生卵长成虮子而逐渐繁殖。草木上生的虱子有六足，常朝北爬行。《抱朴子》说：人头上虱为黑色，爬到身上就变成白色；身体上虱为白色，爬到头上就变为黑色，因其所生的地方不同而颜色逐渐起变化。另外有治疗虱瘕、虱瘤的方法，可以看出虱子对人体的危害不小。《千金方》说：有人咬吞虱子进入腹中，生长变化成为虱瘕，能够使人丧命。可选用破旧的篦子和梳子，各用其一半烧成灰，用另一半加水煮汤调服灰末，病邪便会从大小便中排出。徐铉《稽神录》说：浮梁（今属江西省景德镇市）有一姓李的读书人，背部生如盂儿一样的瘤子，痒得难以忍受，人们都不知是什么病。医士秦德立说：这是虱瘤。用药敷患处，一夜瘤便破裂开，出虱子约一斗多，当天病就减轻；但留一小孔不能闭合，常有好多虱子爬出，最后患者就死亡了。我（李时珍）记得唐代小说记载滑台（在今河南滑县东）有一人患这种病。贾魏公说：只有千年木梳烧灰，和黄龙浴水才能治疗。洪迈撰《夷坚志》说：临川（地名，属江西省）有人面颊上生瘤子，痒得难忍，只有用火烤才能缓解。有一医生将瘤剖开，出来虱子无数个，最后出来两个大虱子，一个白色，一个黑色，病立刻痊愈，也没有留下疤痕。这是虱瘤病。另外，现在人们阴毛中多生阴虱，痒得难忍，从肉中排出虱子，都是八只足而形扁，有白色的，有红色的。在古代的方书中没有记载。治阴虱可以用银杏擦阴毛处，或用银朱烧烟熏患处，都可治愈。

[气味] 咸，平，微毒。畏水银、银朱、百部、菖蒲、虱建草、水中竹叶、赤龙（浴）水、大空。

[主治] 陈藏器说：大发头热者，可顺脑缝划破，取头上黑虱三、五百个捣烂敷于脑缝。又可治疗疔肿，用十枚虱子放疮上，用荻花搓绳作炷，灸虱上，便可使疔肿出根。又治脚趾头间肉刺疮，用黑虱敷疮上，即可治愈。

李时珍说：眼毛倒睫，可将眼毛拔去，用虱血点敷，数次即愈。

[附方] 新收方一首。

脚趾鸡眼。《便民图纂》：先将鸡眼挑破，用黑、白虱各一枚置于挑破处，然后包扎，连续用几次即愈。